全国中医药行业高等教育“十二五”规划教材
全国高等中医药院校规划教材（第九版）

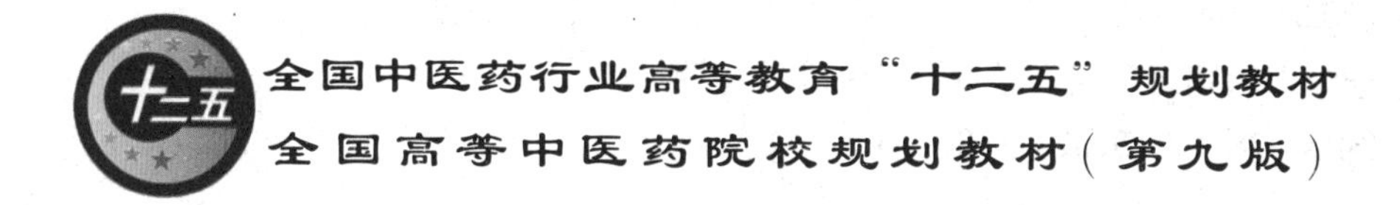

中药制剂分析

（新世纪第三版）

（供中药学类、药学类、制药工程等专业用）

主　编　梁生旺（广东药学院）
主　审　郭亚健（北京中医药大学）
副主编　（以姓氏笔画为序）
尹　华（浙江中医药大学）
刘　斌（北京中医药大学）
张　梅（成都中医药大学）
张振秋（辽宁中医药大学）
彭　红（江西中医药大学）

中国中医药出版社
·北　京·

图书在版编目（CIP）数据

中药制剂分析/梁生旺主编．—3版．—北京：中国中医药出版社，2013.4（2022.1重印）

全国中医药行业高等教育“十二五”规划教材

ISBN 978－7－5132－1380－6

Ⅰ.①中…　Ⅱ.①梁…　Ⅲ.①中药制剂学-药物分析-中医药院校-教材

Ⅳ.①R283

中国版本图书馆CIP数据核字（2013）第054683号

中国中医药出版社出版

北京经济技术开发区科创十三街31号院二区8号楼

邮政编码　100176

传真　010－64405721

三河市同力彩印有限公司印刷

各地新华书店经销

开本 787×1092　1/16　印张 30.625　字数 685 千字

2013年4月第3版　2022年1月第11次印刷

书号　ISBN 978－7－5132－1380－6

定价　78.00元

网址　www.cptcm.com

服务热线　010－64405510

购书热线　010－89535836

维权打假　010－64405753

微信服务号　zgzyycbs

微商城网址　https://kdt.im/LIdUGr

官方微博　http://e.weibo.com/cptcm

天猫旗舰店网址　https://zgzyycbs.tmall.com

如有印装质量问题请与本社出版部联系（010－64405510）

全国中医药行业高等教育“十二五”规划教材
全国高等中医药院校规划教材（第九版）
专家指导委员会

全国中医药行业高等教育“十二五”规划教材
全国高等中医药院校规划教材（第九版）

《中药制剂分析》编委会

主　编　梁生旺（广东药学院）

副主编　（以姓氏笔画为序）

尹　华（浙江中医药大学）
刘　斌（北京中医药大学）
张　梅（成都中医药大学）
张振秋（辽宁中医药大学）
彭　红（江西中医药大学）

编　委　（以姓氏笔画为序）

干国平（湖北中医药大学）
王淑美（广东药学院）
王小平（陕西中医学院）
牛丽颖（河北医科大学中医学院）
田树革（新疆医科大学中医学院）
刘晓秋（沈阳药科大学）
吴明侠（河南中医学院）
沈　岚（上海中医药大学）
邵　晶（甘肃中医学院）
张　宁（黑龙江中医药大学）
张玉萍（天津中医药大学）
张明昶（贵阳中医学院）
张淑蓉（山西中医学院）
单鸣秋（南京中医药大学）
赵碧清（湖南中医药大学）
贺吉香（山东中医药大学）
崔兰冲（长春中医药大学）
梁　洁（广西中医药大学）
谢晓梅（安徽中医药大学）
魏凤环（南方医科大学中医药学院）

主　审　郭亚健（北京中医药大学）

前　言

“全国中医药行业高等教育‘十二五’规划教材”（以下简称：“十二五”行规教材）是为贯彻落实《国家中长期教育改革和发展规划纲要（2010—2020）》《教育部关于“十二五”普通高等教育本科教材建设的若干意见》和《中医药事业发展“十二五”规划》的精神，依据行业人才培养和需求，以及全国各高等中医药院校教育教学改革新发展，在国家中医药管理局人事教育司的主持下，由国家中医药管理局教材办公室、全国中医药高等教育学会教材建设研究会，采用“政府指导，学会主办，院校联办，出版社协办”的运作机制，在总结历版中医药行业教材的成功经验，特别是新世纪全国高等中医药院校规划教材成功经验的基础上，统一规划、统一设计、全国公开招标、专家委员会严格遴选主编、各院校专家积极参与编写的行业规划教材。鉴于由中医药行业主管部门主持编写的“全国高等中医药院校教材”（六版以前称“统编教材”），进入2000年后，已陆续出版第七版、第八版行规教材，故本套“十二五”行规教材为第九版。

本套教材坚持以育人为本，重视发挥教材在人才培养中的基础性作用，充分展现我国中医药教育、医疗、保健、科研、产业、文化等方面取得的新成就，力争成为符合教育规律和中医药人才成长规律，并具有科学性、先进性、适用性的优秀教材。

本套教材具有以下主要特色：

1. 坚持采用“政府指导，学会主办，院校联办，出版社协办”的运作机制

2001年，在规划全国中医药行业高等教育“十五”规划教材时，国家中医药管理局制定了“政府指导，学会主办，院校联办，出版社协办”的运作机制。经过两版教材的实践，证明该运作机制科学、合理、高效，符合新时期教育部关于高等教育教材建设的精神，是适应新形势下高水平中医药人才培养的教材建设机制，能够有效解决中医药事业人才培养日益紧迫的需求。因此，本套教材坚持采用这个运作机制。

2. 整体规划，优化结构，强化特色

“‘十二五’行规教材”，对高等中医药院校3个层次（研究生、七年制、五年制）、多个专业（全覆盖目前各中医药院校所设置专业）的必修课程进行了全面规划。在数量上较“十五”（第七版）、“十一五”（第八版）明显增加，专业门类齐全，能满足各院校教学需求。特别是在“十五”“十一五”优秀教材基础上，进一步优化教材结构，强化特色，重点建设主干基础课程、专业核心课程，增加实验实践类教材，推出部分数字化教材。

3. 公开招标，专家评议，健全主编遴选制度

本套教材坚持公开招标、公平竞争、公正遴选主编的原则。国家中医药管理局教材办公室和全国中医药高等教育学会教材建设研究会，制订了主编遴选评分标准，排除各种可能影响公正的因素。经过专家评审委员会严格评议，遴选出一批教学名师、教学一线资深教师担任主编。实行主编负责制，强化主编在教材中的责任感和使命感，为教材质量提供保证。

4. 进一步发挥高等中医药院校在教材建设中的主体作用

各高等中医药院校既是教材编写的主体，又是教材的主要使用单位。“‘十二五’行规教材”，得到各院校积极支持，教学名师、优秀学科带头人、一线优秀教师积极参加，凡被选中参编的教师都以高涨的热情、高度负责、严肃认真的态度完成了本套教材的编写任务。

5. 继续发挥教材在执业医师和职称考试中的标杆作用

我国实行中医、中西医结合执业医师资格考试认证准入制度，以及全国中医药行业职称考试制度。2004年，国家中医药管理局组织全国专家，对“十五”（第七版）中医药行业规划教材，进行了严格的审议、评估和论证，认为“十五”行业规划教材，较历版教材的质量都有显著提高，与时俱进，故决定以此作为中医、中西医结合执业医师考试和职称考试的蓝本教材。“十五”（第七版）行规教材、“十一五”（第八版）行规教材，均在2004年以后的历年上述考试中发挥了权威标杆作用。“十二五”（第九版）行业规划教材，已经并继续在行业的各种考试中发挥标杆作用。

6. 分批进行，注重质量

为保证教材质量，“十二五”行规教材采取分批启动方式。第一批于2011年4月，启动了中医学、中药学、针灸推拿学、中西医临床医学、护理学、针刀医学6个本科专业112种规划教材，于2012年陆续出版，已全面进入各院校教学中。2013年11月，启动了第二批“‘十二五’行规教材”，包括：研究生教材、中医学专业骨伤方向教材（七年制、五年制共用）、卫生事业管理类专业教材、中西医临床医学专业基础类教材、非计算机专业用计算机教材，共64种。

7. 锤炼精品，改革创新

“‘十二五’行规教材”着力提高教材质量，锤炼精品，在继承与发扬、传统与现代、理论与实践的结合上体现了中医药教材的特色；学科定位更准确，理论阐述更系统，概念表述更为规范，结构设计更为合理；教材的科学性、继承性、先进性、启发性、教学适应性较前八版有不同程度提高。同时紧密结合学科专业发展和教育教学改革，更新内容，丰富形式，不断完善，将各学科的新知识、新技术、新成果写入教材，形成“十二五”期间反映时代特点、与时俱进的教材体系，确保优质教材进课堂。为提高中医药高等教育教学质量和人才培养质量提供有力保障。同时，“十二五”行规教材还特别注重教材内容在传授知识的同时，传授获取知识和创造知识的方法。

综上所述，“十二五”行规教材由国家中医药管理局宏观指导，全国中医药高等教育学会教材建设研究会倾力主办，全国各高等中医药院校高水平专家联合编写，中国中医药出版社积极协办，整个运作机制协调有序，环环紧扣，为整套教材质量的提高提供了保障，打造“十二五”期间全国高等中医药教育的主流教材，使其成为提高中医药高等教育教学质量和人才培养质量最权威的教材体系。

“十二五”行规教材在继承的基础上进行了改革和创新，但在探索的过程中，难免有不足之处，敬请各教学单位、教学人员及广大学生在使用中发现问题及时提出，以便在重印或再版时予以修正，使教材质量不断提升。

国家中医药管理局教材办公室
全国中医药高等教育学会教材建设研究会
中国中医药出版社
2014年12月

编写说明

《中药制剂分析》是全国中医药行业高等教育“十二五”规划教材、全国高等中药院校规划教材之一，是中药学类专业的主要专业课程。本版教材是在原全国高等中医药院校规划教材（新世纪二版）基础上修订而成。本版教材与上版教材相比，有较大的变动。近年来，在中药研究方面取得了很大的成就，特别是在中药质量分析和质量控制方面取得了许多新成果，中药分析的理论不断完善，中药制剂分析教材体系日臻成熟，众多新技术、新方法达到了广泛的应用，中药质量控制和检测水平不断提高。本版教材的编写遵循以中医药理论为指导，以现代科技为手段，传统与现代相结合，特色与实用相结合的原则，力图编写出符合中药类专业培养目标和中药分析人才实际需求的精品教材。

全书共分九章。第一章绪论，主要介绍中药制剂分析的意义、内容、任务、特点、程序及药典，以了解中药制剂分析的概貌；第二至第四章按照中药制剂质量检验程序讲述，依次为中药制剂的定性鉴别、检查和含量测定；第五章讲述中药各类成分分析，突出中药成分分析特色；第六章讲述中药剂型分析，突出不同剂型分析特色；第七章为中药制剂的质量标准制定；第八章为生物样品分析；第九章为中药制剂分析的新方法简介。在中药制剂定性鉴别一章中，增加了红外光谱法、X－射线衍射法、质谱法在鉴别中的应用。并将指纹图谱法和特征指纹图谱法列入该章项下。在中药剂型分析一章中，增加了中药制剂过程分析，为中药制剂生产过程中的质量分析提供方法。在中药制剂质量控制与评价新方法简介一章中，主要介绍了几种目前在中药研究领域有较好应用前景的与中药质量控制和分析有关的研究方法，如一测多评法、近红外光谱法、中药的生物评价方法等。书后附有 40 个实验，其中定性鉴别实验 9 个，检查实验 7 个，含量测定 17 个，综合性实验 3 个，设计性实验 4 个，供使用本教材者选用。

本书在编写过程中，充分体现了中药分析的特点、当前现状和发展趋势，使学生通过本课程的学习，能掌握中药制剂质量检验的程序和方法、质量标准制定的基本原则以及中药质量评价的方法。在绪论一章中更加强调了中药制剂分析的意义、现状和目前中药制剂质量控制的水平，并指出了中药分析的不足和发展趋势。本书首次将中药制剂生产过程质量控制列入教材体系，由于中药制剂的生产工艺复杂性和特殊性，对其进行生产过程质量控制很有必要，采用现代分析技术对中药制剂的生产全过程进行质量监控是科技发展的必然趋势。在最后一章主要介绍了中药质量控制研究中的新技术、新方法，目前中药制剂的质量标准只能作为生产和质控部门检验产品的一致性和真伪优劣的依据，无法对复方制剂的有效性进行评价。书中介绍的几种中药质量控制的新方法，供从事中药分析研究者参考，为早日破解中药质量控制难题，起到抛砖引玉的作用。

本教材可供全国高等医药院校中药学类专业使用，也可供药学类、制药工程类等专业使用。还可供药品质量检验部门、药品生产企业、药品研究机构等专业技术人员参阅。

本书在编写过程中，达到了各参编单位的大力支持。本版教材特聘请北京中医药大学郭亚健教授主审，郭亚健教授对本教材提出了许多建设性意见，并对本教材进行了逐字逐句的通读、审校，在此深表谢意。

中药分析学科是一个飞速发展的学科，书中内容难免挂一漏万。书中也难免存在缺点和不当之处，敬请同行专家、使用本教材的师生和其他读者提出宝贵意见，以便下次修订。

梁生旺

2013 年 3 月

目 录

第一章 绪 论

第一节 概 述

一、中药制剂分析的意义

中药制剂分析是以中医药理论为指导，运用现代科学理论和方法(包括化学、物理学、生物学和微生物学等)，研究和发展中药制剂质量控制的一门学科，也是我国中药类专业规定设置的一门专业课程，是中药科学领域中一个重要组成部分。

中药制剂是在中医药理论指导下，以中药为原料，按规定的处方和方法加工成一定的剂型，用于防病、治病的药品。中药制剂质量的优劣，不但直接影响预防和治疗疾病的效果，而且关系到人民的健康与生命安全。中药制剂分析的意义是为了保证用药的安全、合理和有效，在中药制剂的研究、生产、保管、供应及临床使用过程中，都应进行严格的分析检验，全面控制中药制剂的质量。

近几十年来，在中药的化学成分、作用机理、物质基础研究方面取得了许多成果和重要进展。但是，对于复方中药制剂的研究还比较薄弱，作用特点和物质基础还不十分清楚，还缺乏符合中药复方制剂特点的质量分析方法和体系。中药制剂作为复杂化学物质体系，其安全性和有效性是其化学物质群在人体生理病理过程中生物效应的综合体现。因此，必定有其化学作用的物质基础。只有在中药化学、药理学、药剂学、药物分析学及临床和基础医学等方面进行深入研究，探明中药制剂的作用机理、主要有效成分及相互的关系后，提出评价其质量的客观指标，制定出比较完善的质量标准，用于中药制剂的质量控制与评价。

二、中药制剂分析的内容和任务

中药制剂分析的任务是运用现代科学技术，研究适合中药质量控制和中药质量评价的分析方法，测定中药制剂的有效物质及有毒有害成分，制定质量标准，评价质量优劣，分析中药体内过程，保证中药质量稳定、疗效可靠和使用安全。

中药制剂分析研究内容涉及制剂质量标准的制定和检验、体内中药分析、中药分析方法学研究、中药质量控制体系研究、中药分析对照物质研究等范畴。

大多数中药的有效成分尚不十分清楚，对于某些已知有效成分的中药，还需要制备符合分析检测用的对照品，所以有关中药有效成分的研究、对照品的研究、中药分析方法学的研究，都将对中药制剂分析产生积极的影响。只有多学科协作，特别是对中药有效成分研究的不断深入，新的高灵敏的分析检测仪器不断出现，中药制剂质量控制才会逐渐发展和成熟。

1. 中药制剂质量分析

应用现代分析技术，建立科学合理的评价指标和方法，制定符合中医药特色的质量标准，充分体现中医药整体观，模糊与量化相结合，整体表征与局部指征相结合，保证建立的质量标准可以控制药品的有效性、安全性和质量均一性。主要内容包括药品的定性鉴别研究、杂质及毒害成分限量检查研究、效标成分选择及定量研究等，建立从药材到成品全过程的质量控制技术标准。

中药制剂分析的对象主要是制剂中起主要作用的有效成分、毒性成分或其他影响疗效、质量的化学成分，对其作出鉴别、检查、含量等各方面的评价。根据中医药理论强调整体观念的原则，中药制剂多为复方，产生疗效是各成分的协同作用，难以用一种成分作为疗效指标，为了阐明复方制剂治病的物质基础，需要进行大量的临床实践和现代科学研究，目前尚难确定复方制剂的物质基础。在复方制剂中测定较多的是原料药材中的已知有效成分，但复方制剂中成分极其复杂，相互干扰较为严重，会给分析测定带来困难，需采用高灵敏度高分离能力的仪器对其进行检测。在新药研究与开发中，提取工艺是否合理，有效成分是否在新制剂中稳定，都属本学科研究范畴。

2. 中药制剂质量控制研究

围绕药品“可控、安全、有效”的基本属性，根据中药制剂多成分、多靶点、整体协同作用的特性，应用现代技术和方法，开展中药复杂体系质量控制的科学内涵研究，如体现整体学说的药效指纹图谱技术研究、多效标成分定量研究、能控制中药有效性的生物活性检测方法等，研究出适合中药制剂质量控制的方法和质量标准，丰富和完善中药制剂质量控制理论和方法。

3. 体内中药分析研究

以中医药理论为指导，采用现代分离分析方法，研究中药进入体内成分的变化规律及内源性成分受药物干预后的变化，建立生物样品的分离富集方法及符合定量要求的检测技术，研究生物体内外源性成分和内源性成分的变化规律，为药品质量评价、合理用药、物质基础研究等提供依据。

基于生物样品基质复杂、待测药物浓度低，采用现代分离富集技术，如固相微萃取、分子印迹、微透析和电透析等技术，提高样品测定的灵敏度；建立生物样品分析方法，测定生物样品中的中药成分，阐明体内中药化学成分的变化规律，对阐释中药物质基础、丰富中药质量评价指标、指导临床合理用药、评价其药理药效提供依据。

4. 分析新技术新方法研究

针对中药及复方制剂化学成分多、作用机制复杂的特点，探索以多学科融合技术，采用多维、多层次的分析技术方法，实现快速、高效的分离分析，构建适合中药特点的质量评价技术。如色谱联用技术、生物色谱技术、毛细管电泳及微流控芯片技术等都是本学科研究的内容。

5. 中药对照物质研究

目前的中药分析和质量检测，大多是检测制剂中的有效成分，所以建立符合中药质量要求的中药对照物质是摆在中药分析工作者面前的迫切任务，运用现代科技手段，寻找测定复方制剂中的有效物质，研究符合中药分析要求的定性、定量用对照品，采用更加灵敏、准确、专属和快速的分析仪器和方法，建立符合中医药特点的质量控制体系，制定科学、规范的原料药材及中药制剂的质量标准，全面保证中药制剂质量稳定、疗效可靠和使用安全。

此外，中药制剂的有效物质基础研究、中药图谱的数据挖掘、中药信息的网络分析、联用仪器分析数据的智能解析等也属于中药分析的学科内容。由于教材篇幅有限，有些内容在本书中不能介绍。

三、中药制剂分析的特点

中药制剂多由复方组成，所含药味较多，成分复杂，有效成分多，杂质多，含量差异大，作用复杂是其特点。此外中药制剂组方所选药材特定的生长环境、采收时间、加工炮制方法以及贮藏条件等问题也对中药制剂质量产生影响。

（一）以中医药理论为指导，评价中药制剂质量

中药制剂的组方原则有君、臣、佐、使之分，君药是针对主病或主证起主要治疗作用的药物，其次是臣药，是辅助君药治疗主病或主证的重要药物。在进行质量分析时，首先进行组方分析，按功能主治分出君、臣、佐、使药味，选择合适的化学成分为指标来评价中药制剂的质量，力求找到合理的检测方法，否则离开对君药和臣药的成分检测，只抓住佐、使药的研究，则不能得到合理和满意的结果。由于中药成分的复杂性、药理作用的多方面性，难于以某个或某些成分的含量评价中药制剂质量。目前多根据制剂中单味药有效成分的特性建立控制制剂中某味药质和量的检测方法，随方分析主药或药群的有效成分，进行质量评价。如由黄连组成的中药制剂在不同方中的作用和地位可不一样，在黄连上清丸中黄连是主药，在安宫牛黄丸中黄连则是辅药，在前者测定黄连中生物碱含量，以评价黄连上清丸质量优劣较为适宜；后者若同样测定黄连生物碱来评价质量优劣则为不妥。在检测成分上也要注意中医临床功能主治与现代药理学相结合进行研究，山楂在以消食健胃功能为主的制剂中，应测定有机酸含量；如以活血止痛治疗心血管病为主，则应测定黄酮类成分，因黄酮类成分具有降压、增强冠脉流量、强心、抗心律不齐等作用。所以在研究之前要先进行组方分析，找出主药，选择合适的检测指标，再进行质量分析。

（二）中药制剂化学成分的多样性与复杂性

任何一种中药的化学成分都十分复杂，包括各类型的有机和无机化合物，如人参所

含化学性质相似的人参皂苷类成分就有几十种之多，单味药本身就是一个混合物，所以由几味以至几十味药组成的复杂中药制剂所含成分更为复杂，有些化学成分还会相互影响，含量发生较大变化，给质量分析增加难度。例如黄连所含有效成分之一小檗碱能与大分子有机酸生成盐而降低在水中的溶解度，因此必须注意。当黄连与黄芩、甘草、金银花等中药配伍时，小檗碱能和黄芩苷、甘草酸、绿原酸等成分形成难溶于水的复合物而沉淀析出，影响测定结果的准确性。又如在研究7种含柴胡的复方煎剂中，含牡蛎的3个处方，柴胡皂苷d的含量明显高于其他方剂约4倍，这主要是牡蛎在煎煮过程中，使煎液pH值升高，减少了煎液中柴胡皂苷d的分解。

由于中药制剂中成分众多，各成分之间相互作用，有时可能还会生成一些稳定、亚稳定的复杂化合物，给分析测定带来更大的困难。在一个溶剂提取的分析部位中往往含有众多的某些性质相似的化合物，需要经过复杂的分离、净化过程，才可能用于分析测定，这些分离净化过程要最大限度地保留欲测定成分，除去非测定成分，使测定结果准确地反映中药制剂的质量。

（三）中药制剂原料药材质量的差别

1. 原料药材的品种、规格、产地、采收季节、加工方法的影响

中药品种繁多，往往出现同名异物或同科不同种的情况，例如葛根，《中华人民共和国药典》（以下简称《中国药典》）规定野葛和甘葛藤（粉葛）的干燥根均作葛根使用，但二者所含葛根素含量差异较大，野葛不得少于2.4%，粉葛不得少于0.3%。黄连植物来源也有多种，但味连中生物碱含量最高，质量最好，《中国药典》2010年版规定，味连中含小檗碱不少于5.5%，表小檗碱不少于0.80%，黄连碱不少于1.6%，巴马汀不少于1.5%。此外，药材规格、产地、生长环境、药用部位、采收季节、加工方法等均会影响药材中有效成分的含量，从而影响中药制剂的质量和临床疗效。

2. 炮制方法的影响

中药材经加工炮制后，其化学成分、性味、药理作用等方面都会发生一定的变化，为了保证中药制剂的质量，药材应严格遵守中药炮制规范，对炮制工艺、成品质量都要严格把关，才能保证中药制剂质量稳定、可靠。例如延胡索中有效成分为生物碱类，为了增加生物碱的溶解性能，常用醋制，但醋的浓度对总生物碱的溶出率影响较大。又如含草乌制剂，酯型生物碱属于毒性成分，毒性成分在制剂中含量高低与炮制条件有关，若用流通蒸汽蒸制草乌，随着压力和温度升高，总生物碱无明显变化，而酯型生物碱显著下降。

（四）中药制剂工艺及辅料的影响

同一种中药制剂，由于不同生产厂家生产工艺上的差别，如浓缩方法、干燥方法等不同，将会影响到制剂中化学成分的含量。如不同厂家生产的复方丹参片中丹参酮$Ⅱ_A$、隐丹参酮、原儿茶醛、丹参素的含量差异较大，尽管工艺相同，但是如果浓缩、干燥等方法没有具体限定，不同的生产企业就有可能采用不同的浓缩方法，如常压浓缩、减压浓缩、薄膜浓缩等，可能会对产品成分产生影响。这也是造成虽然中药制剂生产工艺相同，制剂产品质量不同的原因之一。

中药制剂的剂型种类繁多，制备方法各异，工艺较为复杂，很多在单味中药鲜品中存在的化学成分，经过炮制或制备工艺中的加热处理，结构发生变化，已不复存在或含量甚微，有些则在制备过程中因挥发、分解、沉淀等原因使质量分析更加困难。如地黄中含有梓醇，当长时间煎煮以后就很难检测到了。另外，中药制剂所用辅料也是一大特色，如蜂蜜、蜂蜡、糯米粉、植物油、铅丹等都可作为辅料，这些辅料的存在，对质量分析均有一定的影响，需选择合适的方法，将其干扰排除，才能获得准确的分析结果。

（五）中药制剂杂质来源的多途径性

中药制剂的杂质来源要比化学制剂复杂的多，如药材中非药用部位及未除净的泥沙；药材中所含的重金属及残留农药；包装、保管不当发生霉变、走油、泛糖、虫蛀等产生的杂质。所以中药制剂易含有较高的重金属、砷盐及残留农药等杂质。

（六）中药制剂有效成分的非单一性

中药制剂产生的疗效不是某单一成分作用的结果，也不是某些成分简单作用的加和，是各成分之间的协同作用。用一种成分衡量其质量优劣有失偏颇，某单一成分的含量高低并不一定与其临床作用效果具有简单的线性关系，检测任何一种活性成分均不能反映它所体现的整体疗效。研究复方中药制剂的物质基础，应用灵敏可靠的分析仪器，从中医整体观出发，模糊与量化相结合，整体表征与局部指征相结合，采用多种手段，测定多种有效信息，才能更加科学、客观地评价中药制剂质量。

总之，中药制剂分析与化学药品制剂分析有很大区别，中药制剂成分复杂，干扰较多，被测成分含量偏低、波动较大，有些测定混合物的分析方法，能很好地运用于化学药品分析，但鉴于以上原因就不能用于中药制剂分析。从某种意义上讲，中药制剂分析的难度更大，要求仪器的灵敏度更高，但随着中药化学成分研究、分析方法学研究及制剂工艺学研究的不断深入和发展，中药制剂分析的灵敏度、准确度和稳定性将会逐步提高，以满足中药制剂质量控制的实际需要。

四、中药制剂分析的发展趋势

1. 建立适合中药质量控制的分析体系

目前中药制剂的质量控制还仅局限于研究制剂中某一成分或某些成分存在与否、含量高低，所制定的质量标准只能作为生产和质控部门检验产品的一致性和真伪优劣的依据，无法对复方制剂的有效性进行评价。中药复方具有化学成分高度复杂性和整体治疗性，只对复方中几味中药的某些成分进行定性、定量分析研究，既难以保证整个复方的疗效和质量，也无法说清有效物质与作用机理的关系。一个理想的中药制剂质量标准应该能够说明质量与疗效，即疗效与化学成分的关系。研究中药制剂的有效物质并对其进行质量控制，才可保证中药制剂的有效性、可靠性和稳定性。

中药制剂是一个多成分的复杂体系，它包含有机小分子、生物大分子和无机离子等物质，具有多效性和整体平衡调节性，其治疗是一个整体协同的过程。药品的质量控制应该是基于对疗效的控制，所以，对中药的质量控制仅仅对其中一个或几个进行测定是不全面的，需要对它的整体性进行质量控制，才符合中医药的特色和规律。目前还没有任何一种方法可以简单明了地用于中药质量的全面控制，常见的中药质量控制方法有两大类：一是化学法，如单一成分分析法、多成分分析法、多维（多种分析仪器联用）多息（化学、药效等信息）分析法、指纹（特征）图谱法等；二是生物法，如生物效应测定法（生物效价测定法、体外活性检测法、药效指标测定法）、基因鉴定法、细胞生物学鉴定法、免疫鉴定法等。无论采用哪种方法，药物质量控制的最终目的就是要保证临床疗效，只有将所检测的信息与临床疗效联系起来才可以达到中药质量控制的目的。在中药制剂质量控制体系研究中，应从中医药整体观出发，以中医药研究成果为基础，采用整体表征与局部指征相结合、宏观整体控制与多成分量化相结合、化学物质基础指标与有效性生物信息相结合，尽快建立符合中药制剂特点的质量控制体系和质量标准。

2. 研究适合中药分析的新技术

随着现代科学技术的进步，中药制剂分析方法向着仪器化、自动化、快速和微量的方向发展。采用分离能力强、灵敏度高、稳定性好的分析仪器已成为趋势。如高效液相色谱、气相色谱、高效毛细管电泳、超临界流体色谱、高效逆流色谱及色谱－质谱联用技术等已广泛应用于中药制剂分析，这些分析方法与技术符合中药复杂成分分析的要求，可起到分离分析的双重功效，能有效地进行定性鉴别，确认中药制剂的真伪，并对其主要成分进行定量分析，全面控制药品质量。

今后应在仪器联用技术、微量检测技术、色谱通用检测技术、智能色谱技术、高效分离技术、中药活性检测技术等方面进行研究，以达到中药制剂分析的要求，提高分析灵敏度和准确性。

3. 中药对照物质研究

应用仪器分析的前提是要有对照品，中药制剂分析中对照品不足是影响中药质量标准化的一大障碍。寻找中药中的有效成分，制备能用于定性定量分析的对照品，会大大加速中药质量标准化的进程。目前，应用对照品对复方制剂进行定性或者定量分析，仍是主流。但也应看到，由于多方面条件限制，在这些研究和应用中，多数中药的化学成分缺少系统性，尤其缺乏与药理作用的结合研究，对明确中药的有效成分、有效部位难以提供可以直接应用的依据。

4. 整体特征指标研究

中药的指纹图谱，可用于控制中药制剂的内在质量。现行的中药制剂质量控制模式是借鉴化学药品质量控制模式，选定某一中药的“有效成分”、“活性成分”或“指标成分”，建立相应的定性、定量标准。但是中药制剂的功能主治不像化学药品那样明确地直接地瞄准某个或几个“靶点”发挥作用，往往是通过修复、调整、调动人体的某些机能而达到防病治病的目的，因而带有综合的宏观的非线性特征，任何单一的有效成分或活性成分的含量高低均不能表达其整体的疗效。中医这种不是成分信息与功能主治“一对一”的非线性理论和实践说明中药质量应该采用某种宏观的综合的质量评价手段，在各种分析手段中，色谱指纹图谱是确认中药制剂产品的真伪、质量稳定与否的综合的可量化的评价模式。虽然它不能代替含量测定，但比测定任何单一成分所提供的信息都丰富和有用得多，能更客观、有效地控制中药制剂的质量，保证中药产品质量的一致性和稳定性。

药物被人体吸收以后，才能发挥其治疗作用。实验证明，制剂中主要成分含量并非是决定临床疗效的唯一标准，化学等价并非生物等价，还应进行体内药物分析，如血药浓度、组织中药物浓度、尿中药物浓度和药物排泄量等，直接或间接地判断疗效，可为合理用药和新药开发研究提供理论依据。

中药制剂由于成分的多样性与复杂性，进行全面质量评价，需要多学科合作，运用现代科学技术，使质量控制科学、合理、先进、规范，保证临床用药安全有效，更好地造福于人类。

第二节　药品标准

药品标准是国家对药品质量规格及检验方法所作的技术规定，是药品生产、供应、使用、检验和管理部门共同遵循的法定依据。药品标准属于强制性标准。药品必须符合国家药品标准，国家药品标准包括《中国药典》和局(部)颁药品标准。凡药品不符合药品标准规定的均不得出厂、不得销售、不得使用。

一、国家药品标准

药品管理法规定，国务院药品监督管理部门颁布的《中国药典》和药品标准为国家药品标准。国家药品监督管理部门组织药典委员会，负责国家药品标准的制定和修订。国家药品监督管理部门的药品检验机构负责标定国家药品标准品、对照品。

国家药品标准，是指国家食品药品监督管理局颁布的《中国药典》、药品注册标准和其他药品标准，其内容包括质量指标、检验方法以及生产工艺等技术要求。

药品注册标准，是指国家食品药品监督管理局批准给申请人特定药品的标准，生产该药品的药品生产企业必须执行该注册标准。药品注册标准不得低于《中国药典》的规定。

药品标准物质，是指供药品标准中物理和化学测试及生物方法试验用，具有确定特性量值，用于校准设备、评价测量方法或者给供试药品赋值的物质，包括标准品、对照品、对照药材、参考品。

(一)《中国药典》

新中国成立以来，我国已出版了九版《中国药典》(1953、1963、1977、1985、1990、1995、2000、2005和2010年版)。

《中国药典》从1963年版开始根据药品属类的不同分为一部和二部。一部收载中药材及其制品、中药成方及单味制剂；二部收载化学药、生化药、抗生素、放射性药品、生物制品及各类制剂和辅料。《中国药典》从2005年版开始分为三部，一部收载药材及饮片、植物油脂和提取物、成方制剂和单味制剂等；二部收载化学药品、抗生素、生化药品、放射性药品以及药用辅料等；三部收载生物制品，首次将《中国生物制品规程》并入《中国药典》。

1. 2010年版《中国药典》简介

《中国药典》2010年版分一部、二部和三部，收载品种总计4567种，其中新增1386种。一部收载药材和饮片、植物油脂和提取物、成方制剂和单味制剂等，品种共计2165种，其中新增1019种(包括439个饮片标准)、修订634种。

本版《中国药典》的变化主要体现在以下几方面：

(1) 收载品种有较大幅度的增加。本版《中国药典》扩大了收载品种范围，基本覆盖了国家基本药物目录品种范围。此次收载品种的新增幅度和修订幅度均为历版最高。对于部分标准不完善、多年无生产、临床不良反应多的药品，也加大调整力度，2005年版收载而本版未收载的品种共计36种。

(2) 现代分析技术得到进一步扩大应用。除在附录中扩大收载成熟的新技术新方法外，品种正文中进一步扩大了对新技术的应用。如附录中新增离子色谱法、核磁共振波谱法、拉曼光谱法指导原则等。中药品种中采用了液相色谱质谱联用、DNA分子鉴定、薄层生物自显影技术等方法，以提高分析的灵敏度和专属性，解决了常规分析方法无法解决的问题。

(3) 药品的安全性保障得到进一步加强。除在凡例和附录中加强安全性检查总体要求外，在品种正文标准中增加或完善安全性检查项目。制剂通则中规定，眼用制剂按无菌制剂要求；橡胶膏剂首次提出卫生学要求；滴眼剂和静脉输液增订渗透压摩尔浓度检查项等。《中国药典》一部对中药注射剂增加重金属和有害元素限度标准；对用药时间长、儿童常用的品种增加重金属和有害元素检查，对易霉变的桃仁、杏仁等新增黄曲霉毒素检测。

(4) 对药品质量可控性、有效性的技术保障得到进一步提升。除在附录中新增和修订相关的检查方法和指导原则外，在品种正文标准中增加或完善有效性检查项目。如新增电感耦合等离子体原子发射光谱法、离子色谱法，修订原子吸收光谱法、重金属检查法等，组成较完整的控制重金属和有害元素的检测方法体系。《中国药典》一部大幅度增加符合中药特点的专属性鉴别，除矿物药外均有专属性强的薄层鉴别方法，并建立了与质量直接相关能体现有效活性的专属性检测方法。

(5) 药品标准内容更趋科学规范合理。为适应药品监督管理的需要，制剂通则中新增了药用辅料总体要求；可见异物检查法中进一步规定抽样要求、检测次数和时限等；不溶性微粒检查法中进一步统一了操作方法等。《中国药典》一部规范和修订了中药材拉丁名；明确了入药者均为饮片，从标准收载体例上明确了〔性味与归经〕、〔功能与主治〕、〔用法与用量〕为饮片的属性。

(6) 鼓励技术创新，积极参与国际协调。本版《中国药典》积极推进自主创新，根据中医学理论和中药成分复杂的特点，建立了能反映中药整体特性的色谱指纹图谱方法，以保证质量的稳定、均一。同时，积极引入了国际协调组织在药品杂质控制、无菌检查法等方面的要求和限度。

此外，本版《中国药典》也体现了对野生资源保护与中药可持续发展的理念，参照与珍稀濒危中药资源保护相关的国际公约及协议，不再新增收濒危野生药材，积极引导人工种养紧缺药材资源的发展。本版《中国药典》还积极倡导绿色标准，力求采用毒害小、污染少、有利于节约资源、保护环境、简便实用的检测方法。

作为我国保证药品质量的法典，本版《中国药典》在保持科学性、先进性、规范性和权威性的基础上，着力解决制约药品质量与安全的突出问题，着力提高药品标准质量控制水平，充分借鉴了国际先进技术和经验，客观反映了中国当前医药工业、临床用药及检验技术的水平，必将在提高药品质量过程中起到积极而重要的作用，并将进一步扩大和提升我国药典在国际上的积极影响。

2.《中国药典》内容概况

《中国药典》的内容一般分为凡例、正文、附录和索引四部分。

（1）凡例：凡例是为正确使用《中国药典》进行药品质量检定的基本原则，是对《中国药典》正文、附录及与质量检定有关的共性问题的统一规定。凡例和附录中采用“除另有规定外”这一术语，表示存在与凡例或附录有关规定不一致的情况时，则在正文中另作规定，并按此规定执行。

“凡例”中的有关规定具有法定的约束力。《中国药典》一部凡例包括名称及编排；项目与要求；检验方法和限度；对照品、对照药材、对照提取物、标准品；计量；精密度；试药、试液、指示剂；动物试验；说明书、包装、标签。

名称及编排：解释正文品种中中文名称排列的顺序；单列的饮片排放位置；每一正文品种项下所列内容及顺序。

项目与要求：内容包括药材来源；药材产地加工及炮制规定的干燥方法；制剂中的干燥方法一般用“干燥”或“低温干燥”（一般不超过60℃），采用特殊干燥方法的，在具体品种项下注明。性状项下记载药品的外观、质地、断面、臭、味、溶解度以及物理常数等内容；药品溶解度的常用术语，如极易溶解、易溶、溶解、略溶、微溶、极微溶解的定义；物理常数的范畴；鉴别项下包含的内容；储藏项下名词的表述含义等。检验方法和限度内容包括药品含量的表示方法；检验方法的依据；纯度和限度数值的有效位数表示方法。计量内容包括《中国药典》采用的计量单位；浓度表示方法；温度表示方法；百分比表示方法；药筛及粉末的分等方法等。精密度包括对精密称定、称定、精密量取、量取、称重、恒重、空白试验等概念的具体要求。另外，凡例中还对药品的包装、标签的要求进行了规定。

（2）正文：《中国药典》正文系根据药物自身的理化与生物学特性，按照批准的来源、处方、制法和运输、储藏等条件所制定的、用以检测药品质量是否达到用药要求并衡量其质量是否稳定均一的技术规定。正文项下根据品种和剂型不同，按顺序可分别列有：①品名；②来源；③处方；④制法；⑤性状；⑥鉴别；⑦检查；⑧浸出物；⑨特征图谱或指纹图谱；⑩含量测定；⑪炮制；⑫性味与归经；⑬功能与主治；⑭用法与用量；⑮注意；⑯规格：⑰贮藏；⑱制剂；⑲附注等内容。

（3）附录：附录包括制剂通则、通用检测方法和指导原则。制剂通则系按照药物剂型分类，针对剂型特点所规定的基本技术要求。通用检测方法系各正文品种进行相同检查项目的检测时所应采用的统一的设备、程序、方法及限度等。指导原则系为执行《中国药典》、考察药品质量、起草与复核药品标准等所制定的指导性规定。如药材及成方制剂显微鉴别法、一般鉴别试验、一般杂质检查方法、有关物理常数测定法、试剂配制法、分光光度法及色谱法等内容。

（4）索引：《中国药典》除有中文索引外，还有汉语拼音索引、拉丁名索引和拉丁学名索引。

（二）国家食品药品监督管理局标准

国家食品药品监督管理局标准原称中华人民共和国卫生部药品标准（简称部颁标准）。由于《中国药典》需隔10年或5年颁布一次（自1985年起《中国药典》规定为5年审议改版一次），在此期间只好颁布部颁标准，部颁标准由药典委员会编纂并颁布执行。

1989年2月公布了第一批170种中成药部颁标准、中药成方制剂第一册，1990年12月～1998年12月，陆续公布了部颁标准中药成方制剂第二册至第二十册，作为生产、供应、使用、监督等部门检验质量的法定依据。1992年公布了部颁药品标准（中药材第一册），1993年2月～1998年10月公布了部颁标准新药转正标准第一册至第十五册。以后颁布的叫国家药品监督管理局标准，现在叫国家食品药品监督管理局标准。

二、外国药典简介

世界上已有数十个国家编订了国家药典。有些国家采用其他国家的药典，作为本国药品生产、供应、使用、检验的质量控制与监督的依据。另外尚有区域性药典，如《欧洲药典》、《北欧药典》及世界卫生组织（WHO）编订的《国际药典》等。

1.《美国药典》

《美国药典》（The United States Pharmacopoeia，缩写为USP）及《美国国家处方集》（The National Formulary，缩写为NF）：《美国药典》由美国药典委员会编纂，首版于1820年出版。其后每10年左右修订一次，自1942年改为每五年修订一次，2002年起，每年一版。《美国国家处方集》为《美国药典》补充资料，原由美国药学会编纂，从1884年起发行，1975年以后由美国药典委员会负责修订编印，可看成是美国的副药典。美国药典委员会于1980年第一次将两者合并成一卷出版，USP（20）与NF（15）合并，于同年7月1日颁布施行。目前（2012年）为USP（35）与NF（30）。

《美国药典》分为三卷，一卷包括绪言、凡例、附录；食品补充剂附录、试剂、常用理化常数参考表、食品补充剂标准正文、辅料和NF等内容；二卷为药品英文名称A～L的标准正文；三卷为药品英文名称M～Z的标准正文。USP标准正文包括：①有效成分或制剂的药品名称及其化学结构特征；②成分及其含量限度要求；③包装、贮藏和标签等要求；④标准物质；⑤质量指标和限度规定，包括性状分析、鉴别试验、检查测定与含量测定，以及相应的限度规定等。

2.《英国药典》

《英国药典》(British Pharmacopoeia，缩写为BP)目前为2012年版本。《英国药典》收载的药品标准中，许多是直接收录自《欧洲药典》(EP)标准的内容。所以，由BP可方便地获得绝大多数在欧洲国家使用的药品标准。

BP标准正文中，原料药标准的格式包括英文名称、结构式、分子式和分子量、CA登记号、作用和用途、制剂化学名称和含量限度、性状、鉴别、检查、含量测定、贮藏，并包含可能的有关物质的结构式和名称等内容。制剂标准的格式包括英文名称、作用和用途、性状规定和含量限度、鉴别、检查、含量测定、贮藏、标签等内容。

3.《日本药局方》

《日本药局方》(Japanese Pharmacopoeia，缩写为JP)目前为第十六改正日本药局方，2012年版。

收载内容包括：凡例；动植物原料药物及生物制品通则；制剂通则；通用试验方法、步骤和仪器(收载有化学分析法及一般杂质检查法、物理分析法、色谱法、光谱法)、其他物理检查法(干燥失重、炽灼残渣、水分测定、旋光度、热分析等)、粉末特征测定法、生物/生化/微生物检查法、原料药检查、制剂质量检查、包装器材检查、灭菌等其他检查、标准物质/标准溶液/试剂/试液与仪器等；法定药品标准；标准红外图谱；标准紫外-可见图谱；通用测定法指导原则等。

原料药标准项下包括：药品INN名称、日文名称、结构式、分子式和分子量、化学系统名称/CAS登记号/含量限度、性状、鉴别、检查、含量测定和贮藏(保存条件和容器)，少量品种列出了有效期限。

制剂标准项下包括：药品INN名称、日文名称、含量限度、制法、性状、鉴别、检查、含量测定和贮藏。

4.《国际药典》

《国际药典》(The International Pharmacopoeia，缩写为Ph. Int)是世界卫生组织编制的药典，供成员国制订药品标准时参考或采用。采用国在有关法规上明文规定后，才具有法定效力。

对于一个中药分析工作者来说，不仅应正确使用药品质量标准，熟练地掌握分析方法的原理与操作技能，准确无误地报告其分析结果，还应熟悉药品质量标准制订的原则、方法与过程，以便使质量标准不断提高，科学、合理地控制药品质量，保证人民用药安全有效。

第三节　中药制剂分析工作的基本程序

中药制剂分析的对象包括制剂生产中的半成品、成品及新药开发研究中的试验样品，其检验程序一般可分为取样、制备供试品、鉴别、检查、含量测定、书写检测报告等。

一、取样

分析样品首先是取样，取样必须具有科学性、真实性和代表性。因此，取样的基本原则应是均匀合理，所取样品具有代表性。取得的样品要妥善保管，同时注明品名、批号、数量、取样日期及取样人等。因中药制剂的组成一般都分布均匀，在药品质量标准中对每种药品的具体取样方法都有规定，当遇到样品量大或经包装为箱时，可用以下方法取样。

（一）固体样品的取样方法

当样品为片剂时，如有包衣，要除净包衣，再研细后取样；若为丸剂，先取样，加稀释剂后再研磨均匀，进行提取。需要作装量差异（重量差异）检查的胶囊剂、丸剂等，一般取检查装量后的样品，混合均匀后再取样。有些特殊制剂，按照规定方法取样。

有些固体样品需要粉碎，粉碎后按要求过筛，使其全部通过筛孔，再进行取样。

各类中药制剂取样量应至少3倍检测的用量，贵重药可酌情取样。按《中国药典》规定，每份检测取样散剂、颗粒剂应不少于10袋，片剂不少于20片，丸剂不少于10丸（袋、瓶），胶囊剂不少于20粒，滴丸不少于20丸，膏药不少于5张，茶剂不少于10块（袋、包），栓剂不少于10粒。

（二）液体样品的取样方法

液体样品各组分的分散均匀性比固体样品好，一般容易得到均匀的样品，检验误差也比固体小。但浑浊液和浓度大的溶液（如糖浆剂等）均匀性较差，对这类样品采样时，可用吸管从容器中分层取样，然后将取出的样品混匀。当样品有沉淀时，要摇匀后再取样。

供试样品检查完毕，应保留一半数量作为留样观察，保存时间为半年或一年，并对该中药制剂质量情况作定期检查。

二、供试品的制备

中药制剂多为复方，组成复杂，大多需经提取分离后制成较纯净的供试品溶液，才可进行分析测定。供试品制备的原则是最大限度地保留被测定成分，除去干扰物质，将被测定成分浓缩至分析方法最小检测限所需浓度。由于中药制剂剂型多样，所测成分不一，对某一成分具体采用哪种方法进行提取分离，要根据被测成分的性质、存在剂型的特点及干扰成分的特性等条件而决定。对于同一成分在不同的剂型中所采用的提取、分离、净化方法可能完全不同，例如欲对制剂中马钱子成分士的宁生物碱进行分析，因马钱子存在于酊剂中，样品应先蒸去乙醇，再根据生物碱的性质特点，选择提取、分离方法；如存在于蜜丸中，则应考虑大量蜂蜜的存在对提取分离的影响，所以首先要加硅藻土作为稀释剂，与蜜丸研匀，干燥，碱化后再用有机溶剂将生物碱提取出来，再进一步进行分离、净化；如存在于散剂或颗粒剂中，可用酸水或在碱性条件下用有机溶剂提取；如存在于软膏中则应在酸性条件下加入亲脂性有机溶剂除去基质后，再按生物碱的性质提取分离。

（一）提取方法

中药制剂分析的提取方法众多，按提取原理可分溶剂提取法、水蒸气蒸馏法、升华法、微波辅助萃取法等。

1. 溶剂提取法

选用适当的溶剂将中药制剂中的被测成分溶出的方法称为溶剂提取法。溶剂的选择应遵循“相似相溶”原则，通过对被测成分的结构分析来选择合适的溶剂。如苷的测定可选用极性较强的溶剂，而苷元的测定则选用极性较小的溶剂；游离生物碱大多为亲脂性化合物，多用极性小的溶剂，而游离生物碱与酸结合成盐后能离子化，具有较强的亲水性，应选用极性较强的溶剂。

常用提取溶剂：选择溶剂的原则是对被测成分溶解度大，而对杂质溶解度小；所选溶剂不能与被测成分发生化学反应，溶剂价廉，使用安全。常用的提取溶剂有水、甲醇、乙醇、丙酮、氯仿、醋酸乙酯、石油醚、乙醚等。

常用提取方法：溶剂提取法又可分为冷提取、热提取和物理提取。

萃取法：适用于液体制剂的处理方法，此法简便、快速，根据所用萃取溶剂不同，既可用于除杂，又可用于提取欲测定成分。萃取的效率高低取决于所选用的溶剂，溶质在有机相和水相的分配比越大，萃取效果越好。当制备鉴别用供试品时，萃取次数一般为1～2次；当作含量测定时，应提取完全，萃取次数要通过检识而定。大多数酒剂和酊剂在萃取前应先挥去乙醇，以免影响萃取效果。

浸渍法：浸渍法分为冷浸法和温浸法，适用于固体样品的提取，方法简便。将样品粉碎后精密称取一定量置具塞容器内加入溶剂，浸泡一定时间。冷浸法的样品可以是药材提取物，也可以是含有原生药的粉末，整个浸提过程是指溶媒溶解、分散其有效成分而变成浸出液的全部过程，影响浸提效果的因素有溶媒种类与性质、样品的性质与颗粒直径、溶媒用量、浸提时间等。冷浸法的优点是适宜遇热不稳定成分的提取，且提取的杂质少，样品纯净。温浸法是在一定温度下浸渍提取，提取效率高，提取时间短。

回流提取法：本法是以有机溶剂作溶媒，用回流装置，加热回流提取，提取至一定时间后，滤出提取液，经处理后制成供试品溶液。本法主要用于固体制剂的提取，对热不稳定或具有挥发性的组分不宜用回流提取法提取。

连续回流提取法：连续回流提取法使用索氏提取器连续进行提取，操作简便，节省溶剂，提取效率高，遇热易破坏的成分不宜用此法。

超声提取法：超声波提取法是将样品置适当的容器中，加入提取溶剂，放入超声振荡器中提取。超声提取能使样品粉末更好地分散于溶剂中，提高提取效率和提取速度。本法特点是提取效率高，操作简便。

2. 水蒸气蒸馏法

适用于能随水蒸气蒸馏，而不被破坏的成分，此类成分具有挥发性，在100℃时有一定蒸气压，当水沸腾时，可随水蒸气蒸出。挥发油、一些小分子的生物碱如麻黄碱、槟榔碱，某些酚类物质如丹皮酚等可用本法提取。

3. 升华法

利用某些成分具有升华性质的特点，使其与其他成分分离，再进行测定，如游离羟基蒽醌类化合物、斑蝥素等成分可用升华法提取。

4. 微波辅助萃取(Microwave assisted extraction，MAE)

微波辅助萃取(MAE)是将样品置于不吸收微波的容器中，用微波加热，进行萃取的一种方法。一般认为，MAE的机制是微波辐射过程中产生的电磁场会加速目标成分向萃取溶剂中扩散的速率，当用极性分子物作溶剂时，在微波电磁场中，微波辐射使极性分子高速旋转至激发态，当返回基态时释放的能量将传递给物料和被萃取分子，加速其热运动，缩短分子扩散至萃取溶剂的时间，从而提高萃取效率。MAE和传统的索氏等萃取方法相比，具有以下特点：萃取时间短，效率高；溶剂用量少，污染小；可根据吸收微波能力的大小选择不同的萃取溶剂，控制样品与溶剂间的热交换；可实现多个样品的同时萃取。MAE是一种新的中药样品预处理技术，具有较好的应用前景。

此外，还有加压液体萃取(Pressurized liquid extraction，PLE)，亚临界水萃取(Subcriticalwater extraction，SWE)等方法。PLE是将样品放在密封容器中，加热到高于溶剂沸点的温度(通常50℃～200℃)，引起容器中压力升高，同时给予一定压力使溶剂不汽化，从而大大提高萃取速度。

(二) 净化方法

提取液大多还需作进一步的净化分离，除去干扰组分后才可进行测定。净化的原则是从提取液中除去对测定有干扰的杂质，而又不损失被测定成分。净化分离方法的设计主要依据被测定成分和杂质在理化性质上的差异，同时结合与所要采用的测定方法的要求综合考虑。常用的净化方法有以下几种：

1. 液-液萃取法

可采用适当的溶剂利用萃取法原理将被测成分或杂质提取出来，使被测成分与杂质分离，如用石油醚即可除去亲脂性色素，若干扰成分较多，还可利用被测成分溶解度的不同，反复用两相互不相溶的溶剂进行处理，以除去水溶性杂质或脂溶性杂质；也可利用被测成分的化学特性，如酸性、碱性，用不同pH值的溶剂进行萃取，当测定中药制剂中生物碱的含量时，一般先用酸水溶液从提取液中萃取生物碱，生物碱成盐在水中溶解度增大，而被提出，分取水相，加浓氨使成碱性后，再用有机溶剂将生物碱从水相中提出，可除去中性、酸性脂溶性杂质及水溶性杂质，达到净化的目的；也可利用生物碱能与酸性染料形成离子对能溶于有机溶剂的性质，利用离子对的萃取与杂质分离。

萃取法的原理是利用物质在不同溶剂中的溶解度不同来进行分离，使用相同量的溶剂，分多次萃取，其效率高于一次用全量溶剂萃取的效率，萃取次数应检识后确定。

2. 色谱法

色谱法是中药分析中常用的样品净化方法，包括柱色谱法、薄层色谱法和纸色谱法，其中以柱色谱法常用。柱长一般为5～15cm，内径0.5～1.0cm。本法的优点是设备简单、操作简便、适用范围广，尤其适用于同一类总成分的分析测定。

柱色谱法中常用的净化填料有中性氧化铝、硅藻土、硅胶、化学键合相硅胶、聚酰胺、大孔树脂、活性炭及离子交换树脂等。若一种填料净化效果不理想，也可用混合填料或串联柱子等手段，以提高分离效果。当含量测定时，净化后要符合定量分析的要求，一般可通过测定回收率来考察。净化时将提取液加于柱顶，用适当溶剂洗脱，可以使组分保留于柱上，将杂质洗去，再用适当溶剂将组分洗下；也可将组分洗下而将杂质保留于柱上。如人参皂苷类成分可用大孔树脂净化，先用水洗去糖类等水溶性杂质，再用70%乙醇洗脱人参皂苷类成分。

3. 沉淀法

沉淀法是基于某些试剂与被测成分或杂质生成沉淀，保留溶液或分离沉淀以得到净化的方法。如果将被测成分生成沉淀，这种沉淀必须是可逆的或者可以直接测定沉淀物，再根据化学计量关系求出被测成分含量；若使杂质生成沉淀，可以是不可逆的沉淀反应。如含益母草制剂中水苏碱的测定，可用雷氏盐沉淀剂，利用雷氏盐（硫氰酸铬铵）在酸性介质中可与生物碱生成难溶于水的复合物，将此沉淀滤过而与其他杂质分离。

4. 盐析法

盐析法是在样品的水提取液中加入无机盐至一定浓度或达到饱和状态，使某些成分在水中的溶解度降低而有利于分离。如用水蒸气蒸馏法提取挥发性成分，蒸馏液经盐析后用乙醚萃取出挥发性成分。常用作盐析的无机盐有NaCl、Na_2SO_4等。

例如用水蒸气蒸馏法测定中药制剂中丹皮酚的含量。在浸泡样品的水中加入一定量NaCl，可使丹皮酚较完全地被蒸馏出来，蒸馏液中也可加入一定量NaCl，再用乙醚将丹皮酚萃取出来。

5. 固相微萃取

固相微萃取技术是一种新型的样品前处理技术，它集萃取、浓缩、进样于一身，极大地提高了分析效率和速度，目前已应用于中药分析之中。SPME装置简单，操作方便，已实现自动化控制，可用于快速分析。它采用的是一个类似于气相色谱微量进样器的萃取装置，由一根涂布多聚物固定相的熔融石英纤维从液/气态基质中萃取待测物，并直接与气相色谱或高效液相色谱仪联用，在进样口（气相色谱即为汽化室）将萃取的组分解吸附后进行色谱分离检测。萃取模式可分为直接固相微萃取（Direct－SPME）和顶空固相微萃取（Headspace－SPME，HS－SPME）两种。

此外还有液相微萃取（Liquid phase micro－extraction，LPME）、浊点萃取（Cloud－pointextraction，CPE）等新技术，也可用于中药分析的样品纯化。

也可用蒸馏法净化，收集馏液进行分析，或某些成分经蒸馏分解生成挥发性成分，利用分解产物进行测定。

三、鉴别

中药制剂的鉴别是利用其各单味药材的形态、组织学特征及所含化学成分的结构特性、化学反应、光谱特性、色谱特性及某些物理化学常数来鉴别中药制剂中各单味药材的真伪及存在与否的分析方法。鉴别方法包括性状鉴别、显微鉴别和理化鉴别。

鉴别的方法、药味的选定，要据方分析，对于含有原生药粉的制剂，可采用显微鉴别法。在药味选定时，要首先选取君药与臣药、贵重药与毒剧药进行鉴别。其他药味的选择应根据药味基础研究工作的情况而定，选择在药材来源、中药成分化学、药物分析学等方面基础研究工作较好的药味进行鉴别。

目前，薄层色谱法在中药制剂鉴别中应用最为广泛，薄层色谱法具有专属性强、操作简便等优点，并具有分离和鉴别的双重作用，只要一些特征斑点(甚至是未知成分)具重现性、专属性，就可以作为确认依据。薄层色谱法可用单一对照品或对照药材(一个或多个斑点)作对照，根据供试品与对照品或对照药材色谱特征的相似性判断鉴别结果，确认中药制剂中某味药材的存在与否。

指纹图谱、特征图谱也可作为鉴别的依据，通过测试供试品的色谱或光谱指纹图谱或特征图谱，与被检测药味的标准指纹图谱或参数进行对比，确定某药味的存在与否或质量优劣，以达到鉴别目的。

此外，光谱法也可用于中药制剂的鉴别，如可见－紫外分光光度法、荧光法、红外分光光度法等，但其专属性不如色谱法强，目前实际应用不是太多。

四、检查

检查项目是中药制剂质量标准中的一项重要内容，按我国药典要求，中药制剂的检查项目可分为制剂通则检查、一般杂质检查、特殊杂质检查及微生物限度检查。

（一）制剂通则检查

检查项目及内容与剂型有关，如丸剂要求测定水分、重量差异、溶散时限及装量，片剂要求测定重量差异、崩解时限等；酒剂要求测定乙醇量、甲醇量、总固体、装量等；注射剂要求测定装量、澄明度、不溶性微粒等。

（二）一般杂质检查

一般杂质是指在药材生长、采集、收购、加工、制剂的生产或贮存过程中容易引入的杂质，如水分、灰分、酸不溶灰分、重金属、砷盐、残留农药及残留溶剂等。

（三）特殊杂质检查

特殊杂质检查是指有针对性地对与质量直接有关的专项检查项目进行检查，如大黄流浸膏中通过检查土大黄苷，判断原料中是否混有土大黄；含制附子、制川乌、制草乌制剂中酯型生物碱类成分的限量检查；银杏叶提取物中总银杏酸的检查；在有些含量高的、要求相对较纯净的提取物中，为了保证提取物的纯度，要检查有关物质等，都属于特殊杂质检查范畴。

（四）微生物限度检查

微生物限度检查系指对非规定灭菌制剂及其原、辅料受到微生物污染程度的一种检查。

微生物限度检查，包括染菌量及控制菌的检查。一般的中药制剂都应检查细菌数、霉菌和酵母菌数，其限度随剂型而异。有些剂型还规定不得检出大肠杆菌、金黄色葡萄球菌、铜绿假单胞菌。含动物及脏器的制剂（包括提取物）还不得检出沙门菌；用于创伤、溃疡、止血、深部组织及阴道的含原药材粉的制剂，还不得检出破伤风梭菌。中药制剂若霉变、长螨者以不合格论。

五、含量测定

含量测定是控制中药制剂内在质量的重要项目，测定对象应该是制剂中起主要作用的有效成分或毒性成分，以保证临床用药的有效性和安全性。中药制剂组成复杂，成分众多，产生疗效的往往是多种成分的协同作用，很难用一种成分作为疗效指标，尽管如此，选择具有生理活性的主要化学成分建立含量测定项目，对控制药物的质量，保证制剂质量的稳定性，仍然具有重要意义。含量测定的一般步骤如下。

（一）药味的选定

中药制剂大多为复方，根据中医理论，每味药在方剂中所起作用不同，应按照中医理论的组方原则，选取起主要治疗作用的药物建立含量测定项目。同时也应考虑对贵重药、毒性药的质量控制。

（二）测定成分的选定

当制剂中被测定药味确定以后，要确定被测成分，因为每味药所含成分众多，在确定被测成分时，应首选有效成分，因为要真正达到控制中药质量的目的，必须实行对有效成分的检控，还要综合考虑各方面因素，使测定指标既有实际意义，又能达到控制产品质量的目的。

此外，在中药制剂中有含量测定的药味，原料药必须要有含量限度，以保证成品质量。

（三）测定方法及条件的选定

可用于中药制剂分析的测定方法很多，在选用分析方法时，要根据被测成分的性质、含量、干扰成分的性质等因素进行综合考虑，另外还要考虑方法的灵敏性、准确度及普及性。化学分析法可用于成分清楚、比较纯净的中药制剂（如总提取物）及含有矿物药的中药制剂的含量测定。色谱法在中药制剂分析中应用最为广泛，包括气相色谱法、高效液相色谱法、薄层扫描法及高效毛细管电泳法等，这些方法都具有分离和分析的双重功能，特别适用于像中药制剂这样混合物的分析，并且都配备有高灵敏度的检测器，对于微量成分的检测也很方便。此外，光谱法也可应用，但抗干扰能力不及色谱法。

当分析方法选定以后，要根据分析方法的原理、仪器结构特点等选择合适的测定条件，以保证测定结果的准确性、稳定性和灵敏性。

（四）方法学考察内容

在研究制定中药制剂质量标准时，对于所选定的定量方法要进行方法学考察，以保证测定结果准确可靠。其主要内容包括线性范围试验、稳定性试验、精密度试验、重复性试验、专属性试验、定量限试验、加样回收率试验、耐用性试验等，在这些试验内容符合定量要求的前提下，最终确定分析条件。

六、原始记录和检验报告

（一）原始记录

中药制剂分析必须要有完整的原始记录，记录要真实、完整、清晰、具体。应用专用记录本，用钢笔或特种圆珠笔书写，一般不得涂改（若有写错时，应立即在原数据上划上单线或双线，然后在旁边改正重写）。

记录内容一般包括供试药品名称、来源、批号、数量、规格、取样方法、外观性状、包装情况、检验目的、检验方法及依据、收到日期、报告日期、检验中观察到的现象、检验数据、检验结果、结论等。若进行质量标准研究，对于方法的选择、样品的处理、研究结果等都应用图谱、照片或复印件等形式记录下来。

原始记录应妥善保存，以便备查。

（二）检验报告

书写报告时文字要简洁，内容要完整，报告内容一般包括检验项目（定性鉴别、检查、含量测定等）、标准规定（标准中规定的检测结果或数据）、检验结果（实际检验结果或数据）等内容。

经检验所有项目符合规定者，应作出符合规定的结论，否则应提出不符合规定的项目及相应结论。

以上是常规的中药制剂分析的基本程序，中药制剂分析工作还包括制剂质量标准的制定、中药制剂的质量评价等内容，中药制剂质量标准的制定详见第八章。中药制剂的质量评价可以参考以上程序，采用现代分析手段，利用化学、生物学等方法，测定多种化学成分或获取其他信息，进行综合质量评价，以客观反映中药的实际质量。

第四节　中药制剂分析课程的特点和主要内容

中药制剂分析是运用现代科学理论和方法，研究中药制剂质量的一门专业课程。通过本课程的学习，学生能掌握中药制剂分析的基本原理和实验技能，能应用现代分析技术对中药制剂进行全面质量评价和质量控制研究，掌握中药制剂的鉴别、检查和含量测定方法，为进一步研究、整理、制定中药制剂质量标准打下一定基础。中药制剂分析课程是在分析化学、中药化学、中药药剂学以及其他有关课程的基础上进行学习的，学生在学习中药制剂分析时，应综合应用以往所学有关知识，学习研究控制中药制剂质量的内在规律和方法，以便在今后工作中，采取的质量控制方法更科学、更合理，从而使中药制剂内在质量不断提高，保证临床用药安全有效。

本版教材所包含的主要内容有：中药制剂的鉴别、检查、含量测定的原理与基本方法；中药制剂中各类化学成分分析，主要讨论常见类别中药化学成分的分析方法与原理；各类中药制剂的分析；生物样品内中药制剂化学成分的测定；中药制剂质量标准制定及中药制剂质量控制与评价新方法简介。学生在学习本课程时，要将有关知识有机地结合在一起，注重实际操作，牢固树立质量意识，学会全面衡量药品内在质量，不断提高分析问题和解决问题的能力。

第二章　中药制剂的鉴别

中药制剂鉴别是运用一定的分析方法和技术，来确定制剂的真伪性。主要包括性状鉴别、显微鉴别、理化鉴别等方面；各鉴别项之间互相补充或互相佐证。鉴别是中药制剂质量检验工作的首要任务，只有在确定了药品真实性的前提下，进行其他项目的分析才有意义。为保证鉴别结果的可靠性，鉴别试验应符合重现性、专属性和耐用性要求。

第一节　性状鉴别

中药制剂的性状是对药品颜色和外表的感官描述。包括外观形状、大小、颜色、气味、表面特征、质地等方面。传统意义上的性状鉴别主要是通过用眼看、手摸、鼻闻、口尝等感官经验来进行；是去除包装后制剂的性状。片剂、丸剂如有包衣应描述去除包衣后的片心、丸心的性状；硬胶囊剂要描述胶囊内容物的性状。少数制剂还可以通过测量某些物理常数作为性状的一部分。一种制剂的性状往往与投料的原料质量及工艺有关，原料质量保证，制剂工艺稳定，则成品的性状应该基本一致。故制剂性状是其质量的一个外在体现。近年来，电子鼻、电子舌等现代智能化仪器在中药鉴别中的应用使得性状不再是主观性、抽象化的定性描述，而具有了客观化、数字化的特点，由此可降低对鉴别经验的依赖性。

一、性状鉴别的内容

颜色　指中药制剂显示的颜色。药品的颜色与所含化学成分、制备工艺等有关，从单一色到组合色不等；如以两种色调组合的，描述时以后者为主，如棕红色是以红色为主。对有多家企业生产的制剂品种，可根据实际情况规定一定的色度范围。

形态　指中药制剂具有的物理聚集态，如固体、液体；液体还可分为黏稠液体、澄清液体和澄明液体等。

大小　指中药制剂的大小之分。如丸剂的大蜜丸、小蜜丸。

形状　指中药制剂具有的形体状态。如栓剂，由于使用不同的腔道，分为球形、鱼雷形、卵形、鸭嘴形等。

气　指中药制剂被嗅觉所感知的味道，与其所含挥发性成分有关。气味描述分为香、芳香、清香、腥、臭、特异等；对气味不明显的，可用气微表示；香气浓厚时用芳香浓郁描述。

味　指中药制剂被味蕾所感知的味道。味的描述可分为甜、酸、苦、涩、辛、凉、咸、辣、麻等，也可用混合味描述，如清凉、苦涩、麻辣等。可取少量直接口尝，或加水浸泡后尝其浸出液。外用药、剧毒药一般不描述"味"。

表面特征　指中药制剂表面的光滑或粗糙，以及表面是否均一完整等。

其他　手试、水试、火试等。通过对中药制剂的手触摸感或在水中、或用火烧产生的现象进行鉴别。如无烟灸条点燃后有极少量的烟，且不熄灭；含有滑石的制剂，手捻有滑腻感；有些因工艺和药物组成的原因具有光泽感等。

一些中药提取物，挥发油和脂肪油或以其为主要成分生产的中药制剂，某些相关的物理常数在药品标准中也常作为性状判别依据之一，放在[性状]项下。

二、常用剂型的性状描述

2010年版《中国药典》(一部)附录收载中药成方制剂各种剂型共30种，常用剂型的性状要求和实例如下：

丸剂　外观应圆整均匀、色泽一致。蜜丸应细腻滋润、软硬适中。蜡丸表面应光滑无裂纹，丸内不得有蜡点和颗粒。

例1. 七味榼藤子丸：本品为棕褐色至黑褐色的水丸；有蒜样臭气，味辛、微苦。

例2. 艾附暖宫丸：本品为深褐色至黑色的小蜜丸或大蜜丸；气微，味甘而后苦、辛。

散剂　应干燥、疏松、混合均匀、色泽一致。

例1. 玉真散：本品为淡黄色至淡黄棕色的粉末；气香，味麻辣。

例2. 八味清心沉香散：本品为浅棕红色的粉末；气香，味微酸、苦。

颗粒剂　应干燥，颗粒均匀，色泽一致，无吸潮、结块、潮解等现象。

例1. 午时茶颗粒：本品为棕色的颗粒；气微香，味甜、微苦。

例2. 口炎清颗粒：本品为棕黄色至棕褐色的颗粒；味甜、微苦；或味甘、微苦(无蔗糖)。

片剂　外观应完整光洁、色泽均匀、有适宜的硬度。

例1. 祛风止痛片：本品为糖衣片，除去糖衣后显棕黑色；味苦、涩。

例2. 牛黄解毒片：本品为素片、糖衣片或薄膜衣片，素片或包衣片除去包衣后显棕黄色；有冰片香气，味微苦、辛。

锭剂　应平整光滑，色泽一致，无皱缩、飞边、裂隙、变形及空心。

例1. 紫金锭：本品为暗棕色至褐色的长方形或棍状的块体；气特异，味辛而苦。

例2. 片仔癀：本品为类扁椭圆形块状，块上有一椭圆环。表面棕黄色或灰褐色，有密细纹，可见霉斑。质坚硬，难折断。折断面微粗糙，呈棕褐色，色泽均匀，偶见少量菌丝体。粉末呈棕黄色或淡棕黄色，气微香，味苦、微甘。

煎膏剂 应为半流体；无焦臭、异味，无糖的结晶析出。

例1. 二冬膏：本品为黄棕色稠厚的半流体；味甜、微苦。

例2. 川贝雪梨膏：本品为棕黄色的稠厚半流体；味甜。

糖浆剂 应为澄清的水溶液。在贮存期间不得有发霉、酸败、产生气体或其他变质现象。

例1. 川贝枇杷糖浆：本品为棕红色的黏稠液体；气香，味甜、微苦、凉。

例2. 儿康宁糖浆：本品为棕黄色至棕褐色的黏稠液体；气芳香，味甜。

合剂 应为澄清的液体；在贮存期间不得有发霉、酸败、异物、变色、产生气体或其他变质现象。

例1. 小建中合剂：本品为棕黄色的液体；气微香，味甜、微辛。

例2. 止血复脉合剂：本品为棕色至棕褐色的液体；味微苦、微甘。

滴丸剂 应圆整均匀，色泽一致，无粘连现象，表面无冷凝液黏附。

例1. 复方丹参滴丸：本品为棕色的滴丸，或为薄膜衣滴丸，除去包衣后显黄棕色至棕色；气香，味微苦。

例2. 银杏叶滴丸：本品为棕褐色的滴丸或薄膜衣滴丸，除去包衣后显棕褐色；味苦。

胶囊剂 应整洁，不得有黏结、变形、渗漏或囊壳有破裂现象，并应无异臭。

例1. 安神胶囊：本品为硬胶囊，内容物为棕黄色至棕褐色的颗粒；气清香，味淡。

例2. 牡荆油胶丸：本品为黄棕色的透明胶丸，内容物为淡黄色至橙黄色的油质液体；有特殊的香气。

酒剂 应澄清；在贮存期间允许有少量摇之易散的沉淀。

例1. 舒筋活络酒：本品为棕红色的澄清液体；气香，味微甜、略苦。

例2. 国公酒：本品为深红色的澄清液体；气清香，味辛、甜、微苦。

酊剂 《中国药典》对酊剂的外观性状没有作具体规定，一般情况下酊剂都是澄清的液体。

例. 颠茄酊：本品为棕红色或棕绿色的液体；气微臭。

流浸膏剂和浸膏剂 《中国药典》对流浸膏剂和浸膏剂的外观性状没有作具体规定。流浸膏剂久置若产生沉淀时，在乙醇和有效成分含量符合各品种项下规定的情况下，可滤过除去沉淀。

例1. 颠茄流浸膏：为棕色的液体；气味臭。相对密度0.892～1.090。

例2. 甘草浸膏：本品为棕褐色的块状固体或粉末，有微弱的特殊臭气和持久的特殊甜味。

胶剂 应色泽均匀，无异常臭味的半透明固体。

例. 阿胶：本品呈长方形块、方形块或丁状。棕色至黑褐色，有光泽。质硬而脆，断面光亮，碎片对光照视呈棕色半透明状。气微，味微甘。

注射剂 溶液型注射剂应澄明。乳状液型注射剂应稳定，不得有相分离现象；静脉用乳状液型注射液中乳滴的粒度90%应在1μm以下，不得有大于5μm的乳滴。

例 1. 止喘灵注射液：本品为浅黄色的澄明液体。

例 2. 清开灵注射液：本品为棕黄色或棕红色的澄明液体。

膏药　膏体应油润细腻、光亮、老嫩适度、摊涂均匀、无飞边和缺口，加温后能粘贴于皮肤上且不移动。黑膏药应乌黑、无红斑；白膏药应无白点。

例. 狗皮膏：本品为摊于兽皮或布上的黑膏药。

贴膏剂　包括橡胶膏剂和巴布膏剂等。贴膏剂的膏料应涂布均匀，膏面应光洁，色泽一致，无脱膏、失黏现象；背衬面应平整、洁净、无漏膏现象。

例. 伤湿止痛膏：本品为淡黄绿色至淡黄色的片状橡胶膏；气芳香。

三、物理常数的测定

在性状项下要求测定的物理常数包括溶解度、相对密度、馏程、熔点、凝点、比旋度、折光率、黏度等。

例 1. 牡荆油胶丸：本品为牡荆油与适量稀释剂经加工制成的胶丸。本品依法测定折光率应为1.485～1.500。

例 2. 八角茴香油：八角茴香油是八角茴香新鲜枝叶或成熟果实经水蒸气蒸馏提取的挥发油。本品在 90% 乙醇中易溶。相对密度为 0.975～0.988；凝点应不低于 15℃；旋光度为 −2°～+1°；折光率应为 1.553～1.560。

例 3. 人参总皂苷：人参总皂苷是由人参提取制得。本品在甲醇或乙醇中易溶，在水中溶解，在乙醚或石油醚中几乎不溶。

第二节　显微鉴别

显微鉴别是指利用显微镜来观察药材的组织构造、细胞形状以及内含物等微观特征，以此鉴别药材品种和质量的方法。由于药材组织构造具有专属性和稳定性，使得显微鉴别在外形破损、不易分辨或粉末药材以及由原药粉制成的中药制剂鉴别中应用尤其广泛。中药制剂的显微鉴别适用于仍保留了原药味显微特征的成药，可利用成药中原药粉末的组织、细胞或内含物等特征来鉴别处方组成的真实性。显微鉴别方法操作简便、直观、耗费少，是《中国药典》鉴别含原药粉末中药制剂的常用方法之一。近年来，荧光显微技术、X－射线相衬显微技术和计算机图像技术的引入，使显微鉴别向着更加科学、完善的方向发展。

一、特点

中药制剂的显微鉴别与单味药材相比要复杂得多。这是由于中药制剂一般多由两味以上中药饮片制备而成，可能存在几种药味具有相似的显微特征，或者由于制备方法的影响，有些原本在药材中易检的显微特征会消失或变得难以检出。因此在选取处方各药味显微特征时，要考虑到所选特征在方中的专一性，药材鉴别的主要特征有时不一定能作为制剂中药味的鉴别依据，而某些较为次要的特征有时却能起到重要的鉴别作用。如杞菊地黄丸、六味地黄丸中牡丹皮的显微鉴别选择了薄壁细胞中草酸钙簇晶为鉴别特征，而归芍地黄丸中牡丹皮的显微鉴别采用了淡红色至微紫色的长方形木栓细胞为鉴别特征；同样现象也发生在山药的显微鉴别，即在不同的中药制剂中，对同一药味的鉴别选取了不同的显微特征。又如大黄药材粉末的显微鉴别特征是导管和草酸钙结晶，而在牛黄解毒丸中导管因制剂加工已有所破坏，因而只将草酸钙簇晶作为鉴别依据。

中药制剂显微鉴别原则上应对处方中所有以粉末投料的药味逐一进行，选择容易观察(制片5张，可检出规定特征的应不少于3张，镜检出现概率达到60%)、与处方中其他药味无交叉干扰的显微特征作为鉴别依据。对于中药提取物制成的中药制剂，由于显微特征缺失而不适宜采用显微鉴别方法。

二、制片方法

中药制剂显微鉴别中的制片方法与原药材粉末的制片方法不尽相同，必须按不同剂型经过适当处理后装片观察。

1. 散剂、胶囊剂

取适量粉末(应研细)，置于载玻片上，摊平，选用适当的试液(甘油醋酸或水合氯醛等)处理后直接进行显微观察。

2. 片剂

取2~3片(包衣者除去包衣)，研碎后取少量装片。

3. 水丸、锭剂、颗粒剂

取适量分别置乳钵中研成粉末，取适量粉末，选适当试剂透化装片。

4. 蜜丸

将药丸切开，从切面由外至中央挑出适量装片，或将蜜丸切碎，加水搅拌洗涤后，离心分离，如此反复处理以除去蜂蜜，取少量沉淀物装片。对于较大群束集成不易进行观察的样品，需离解组织后方可装片观察。常用的离解方法有：

(1) 氢氧化钾法：将供试品置试管中，加5%氢氧化钾溶液适量，加热至用玻璃棒挤压能离散为止，倾去碱液，加水洗涤后，取少量置载玻片上，用解剖针撕开，滴加稀甘油，盖上盖玻片。

(2) 硝铬酸法：将供试品置试管中，加硝铬酸(20%硝酸和20%铬酸等量混合)试液适量，放置至用玻璃棒挤压能离散为止，倾去酸液，加水洗涤后，照(1)法装片。

(3) 氯酸钾法：将供试品置试管中，加硝酸溶液(1→2)及氯酸钾少量，缓缓加热，待产生的气泡逐渐减少时，再及时加入氯酸钾少量，以维持气泡稳定地发生，至用玻璃棒挤压能离散为止，倾去酸液，加水洗涤后，照(1)法装片。

如需制作长久保存的固定标本片，可按如下方法：取各制剂粉末少量置离心管中，加稀醇浸过后，玻璃棒搅5~10分钟后使粉末沉集，倾去稀醇液，再加无水乙醇2次，丙酮1次，丙酮二甲苯等量混合液1次，同前操作，每次10~20分钟；最后加入纯二甲苯，略加搅拌，取微量样品置载玻片上，滴加中性树胶，加盖玻片封藏，贴标签即可。

若观察细胞内含物，应选用不同试剂装片。一般观察淀粉粒用水或甘油醋酸试液；糊粉粒用甘油；水溶性内含物用乙醇或水合氯醛试液。

总之，进行中药制剂显微鉴别，首先应了解制剂处方及制法，明确相关原料的药用部位，然后才能根据原料药部位的组织、细胞及内含物显微特征来完成鉴别。

三、应用实例

例1　六味地黄丸的显微鉴别

［处方］熟地黄160g、酒萸肉80g、牡丹皮60g、山药80g、茯苓60g、泽泻60g。

［制法］以上六味，粉碎成细粉，过筛，混匀。每100g粉末加炼蜜35～50g与适量的水，制丸，干燥；或加炼蜜80～110g制成小蜜丸或大蜜丸，即得。

［显微鉴别］取本品，置显微镜下观察：

（1）淀粉粒三角状卵形或矩圆形，直径24～40μm，脐点短缝状或人字状。（山药特征）

（2）不规则分枝状团块无色，遇水合氯醛试液溶化；菌丝无色，直径4～6μm。（茯苓特征）

（3）薄壁组织灰棕色至黑棕色，细胞多皱缩，内含棕色核状物。（熟地黄特征）

（4）草酸钙簇晶存在于无色薄壁细胞中，有时数个排列成行。（牡丹皮特征）

（5）果皮表皮细胞橙黄色，表面观类多角形，垂周壁链珠状增厚。（酒茱萸特征）

（6）薄壁细胞类圆形，有椭圆形纹孔；集成纹孔群；内皮层细胞垂周壁波状弯曲，较厚，木化，有稀疏细孔沟。（泽泻特征）

例2　归芍地黄丸的显微鉴别

［处方］当归40g、白芍（酒炒）40g、熟地黄160g、山茱萸（制）80g、牡丹皮60g、山药80g、茯苓60g、泽泻60g。

［制法］以上八味，粉碎成细粉，过筛，混匀。每100g粉末用炼蜜35～50g加适量的水泛丸，干燥，制成水蜜丸；或加炼蜜80～110g制成小蜜丸或大蜜丸，即得。

［显微鉴别］取本品，置显微镜下观察：

（1）糊化淀粉粒团块类白色。（白芍特征）

（2）不规则分枝状团块无色，遇水合氯醛试液溶化；菌丝无色或淡棕色，直径4～6μm。（茯苓特征）

（3）薄壁细胞纺锤形，壁略厚，有极微细的斜向交错纹理。（当归特征）

（4）薄壁组织灰棕色至黑棕色，细胞多皱缩，内含棕色核状物。（熟地黄特征）

（5）果皮表皮细胞橙黄色，表面观类多角形，垂周壁链珠状增厚。（山茱萸特征）

（6）草酸钙针晶束存在于黏液细胞中，长80～240μm，针晶直径2～8μm。（山药特征）

（7）木栓细胞长方形，壁稍厚，淡红色至微紫色。（牡丹皮特征）

（8）薄壁细胞类圆形，有椭圆形纹孔，集成纹孔群；内皮细胞垂周壁波状弯曲，较厚，木化，有稀疏细孔沟。（泽泻特征）

例 3 银翘解毒片的显微鉴别

[处方] 金银花 200g、连翘 200g、薄荷 120g、荆芥 80g、淡豆豉 100g、牛蒡子(炒) 120g、桔梗 120g、淡竹叶 80g、甘草 100g。

[制法] 以上九味，金银花、桔梗分别粉碎成细粉，过筛；薄荷、荆芥提取挥发油，蒸馏后的水溶液另器收集；药渣与连翘、牛蒡子、淡竹叶、甘草加水煎煮二次，每次 2 小时，滤过，合并煎液；淡豆豉加水煮沸后，于 80℃ 温浸二次，每次 2 小时，合并浸出液，滤过。合并以上各药液，浓缩成稠膏，加入金银花、桔梗细粉及硬脂酸镁 3g，加淀粉或滑石粉适量，混匀，制成颗粒，干燥，放冷，喷加薄荷、荆芥挥发油，混匀，压制成 1000 片，或包薄膜衣，即得。

[显微鉴别] 取本品，置显微镜下观察：

(1) 花粉粒类球形，直径约 76μm，外壁有刺状雕纹，具有 3 个萌发孔；草酸钙簇晶成片，直径 5 ~ 17μm，存在于薄壁细胞中。(金银花特征)

(2) 联结乳管 14 ~ 25μm，含淡黄色颗粒状物。(桔梗特征)

银翘解毒片方中的连翘、薄荷、荆芥等系经过水煎、过滤、浓缩至稠膏投料，故显微特征已不复存在。

第三节 理化鉴别

中药制剂理化鉴别是利用中药所含化学成分或成分群的某些理化性质，通过化学反应或光谱法、色谱法等现代分析方法和技术来检测制剂中的某些成分和物质，以此判断该制剂真伪。中药制剂多为复方，化学组成非常复杂；在对全部组方药味逐一进行鉴别存在困难时，应据方分析，首选主药(君药)、辅药(臣药)、毒剧药及贵重药材；其他药味的选择应根据其基础研究水平而定。根据待测定成分的结构、性质及共存物的干扰情况，采用专属性强、灵敏度高、简便快速、结果可靠的鉴别方法；尽量避免将中药复方制剂中共性成分作鉴别之用。理化鉴别常用的方法有：化学反应法、显微化学法、光谱法、色谱法以及指纹图谱和特征图谱鉴别技术。

一、化学反应鉴别法

利用中药制剂中单一药味中的化学成分或成分群与适宜试药发生化学反应，根据所产生的颜色变化或生成沉淀等现象，来判断该药味或成分(群)的存在，以此判断该制剂的真实性。供试品溶液的制备应根据中药制剂剂型以及其中化学成分的性质，采用合适的溶剂，将待鉴别的成分提取(或萃取)出来。如丸剂、散剂、片剂、胶囊剂等固体制剂，用酸性乙醇溶液回流提取，滤液一般可供检识酚类、有机酸、生物碱等成分；用水在室温下浸泡过夜，滤液可供检识氨基酸、蛋白质；用 60℃ 热水浸泡，滤液可供检识单糖、多糖、鞣质及皂苷等；用乙醚等有机溶剂提取，滤液可供检识醌、内酯、苷元；药渣挥去乙醚，再用甲醇回流提取，滤液可供检识各种苷类；如果待鉴别的成分具有挥发性，可用水蒸气蒸馏法提取制备供试品溶液。液体制剂如注射剂、糖浆剂、合剂、酒剂、酊剂等，可以直接取样分析，有的则需要通过萃取法、沉淀法、柱色谱法等纯化方法处理后制成供试品溶液进行鉴别。总之，要把鉴别成分提取出来，并尽可能地排除其他干扰成分以得到正确的判断。

当中药制剂中存在具有升华性质的化学成分时，可采用微量升华法，先加热使升华物与制剂复杂的本底分离，然后与合适的试液发生显色等化学反应而加以鉴别。若制剂中有两种以上的药味都含有可升华成分，且升华的温度不同时，则可以通过控制加热温度，分段收集升华物进行分别鉴别。由于升华物组成简单，纯度较高，使得微量升华试验具有很好的专属性。

显色反应通常利用组方药味中化学成分与适宜试药发生化学反应，生成有色物质的颜色特征作为该制剂的鉴别依据之一。常用的显色反应有：蒽醌类成分遇碱性试剂的呈色反应；黄酮类成分的盐酸－镁粉反应；香豆素和内酯类成分的异羟肟酸铁反应；酚类成分的三氯化铁反应；皂苷类成分的 Liebermann－Burchard 反应；氨基酸的茚三酮反应；糖的 Molish 反应等。沉淀反应则是利用药味中化学成分与适宜试药发生化学反应，生成沉淀物作为该制剂的鉴别依据之一。如生物碱类与碘化铋钾试液的沉淀反应；鞣质加明胶的沉淀反应等。

例1　牛黄解毒片的鉴别

牛黄解毒片由牛黄、雄黄、石膏、大黄、黄芩、桔梗、冰片和甘草制成。鉴别方法之一：取本品1片，研细，进行微量升华，所得白色升华物，加新配制1%香草醛的硫酸溶液1～2滴，液滴边缘显玫瑰红色。

本方法先利用冰片受热可升华的性质，使其与其他共存组分分离，然后利用其与香草醛硫酸溶液显色反应来鉴别方中冰片。

例2　小儿惊风散的鉴别

小儿惊风散由全蝎、炒僵蚕、雄黄、朱砂和甘草制成。鉴别方法之一：取本品0.2g，置坩埚中，加热至产生白烟，用玻片覆盖后，有白色冷凝物；将此玻片置烧杯中，加水10mL，加热使溶解。取溶液5mL，加硫化氢试液数滴，即显黄色，加稀盐酸生成黄色絮状沉淀，加入碳酸铵试液后沉淀复溶解。

本方法用于鉴别方中雄黄。雄黄为矿物药，主要成分是 As_2S_2，在加热时氧化生成 As_2O_3（白色冷凝物），再与 H_2S 反应生成黄色的 As_2S_3，后者在稀 HCl 中生成黄色絮状沉淀，溶于 $(NH_4)_2CO_3$ 试液。

在做微量升华试验时，应缓缓加热，温度过高时，供试品易炭化，且在载玻片上产生焦油状物，影响升华物的观察。

例3　脑立清丸的鉴别

脑立清丸由磁石、赭石、珍珠母、清半夏等十味药制成。鉴别方法之一：取本品0.6g，研细，置具塞离心管中，加6mol/L 盐酸4mL，振摇，离心（转速为每分钟3000转）5分钟，取上清液2滴，加硫氰酸铵试液2滴，溶液即显血红色；另取上清液0.5mL，加亚铁氰化钾试液1～2滴，即生成蓝色沉淀；再加25%氢氧化钠溶液0.5～1mL，沉淀变成棕色。

本方法是利用上清液中铁离子配位显色反应和沉淀反应来鉴别方中磁石和赭石。

例 4 大黄流浸膏的鉴别

大黄流浸膏由大黄制成。鉴别方法之一：取本品 1mL，加 1% 氢氧化钠溶液 10mL 煮沸，放冷，滤过。取滤液 2mL，加稀盐酸数滴使成酸性，加乙醚 10mL 振摇，乙醚层显黄色；分取乙醚液，加氨试液 5mL，振摇，乙醚层仍显黄色，氨液层显持久樱红色。

本方法是利用大黄中蒽醌成分在碱性条件下溶解于水，酸性条件下溶解于乙醚，并在碱性溶液中显红色的性质来鉴别大黄。前期的样品处理起到提取蒽醌成分除去干扰的作用。

例 5 大山楂丸的鉴别

大山楂丸由山楂、六神曲（麸炒）和炒麦芽制成。鉴别方法之一：取本品 9g，剪碎，加乙醇 40mL，加热回流 10 分钟，滤过，滤液蒸干，残渣加水 10mL，加热使溶解，加正丁醇 15mL 振摇提取，分取正丁醇液，蒸干，残渣加甲醇 5mL 使溶解，滤过。取滤液 1mL，加少量镁粉与盐酸 2～3 滴，加热 4～5 分钟后，即显橙红色。

本方法是利用黄酮类成分的盐酸－镁粉显色反应来鉴别方中含有黄酮成分的山楂。

例 6 参茸保胎丸的鉴别

参茸保胎丸由党参、鹿茸等 23 味中药制成。鉴别方法之一：取本品 2g，研细，加水 10mL，置水浴上温热 10 分钟，放冷，滤过，滤液滴在滤纸上，加茚三酮试液 1 滴，在 105℃ 加热约 2 分钟，斑点显紫色。

本方法是利用氨基酸和茚三酮的显色反应来鉴别方中鹿茸。

例 7 养阴清肺膏的鉴别

养阴清肺膏由地黄、麦冬、玄参、川贝母、白芍、牡丹皮、薄荷、甘草 8 味中药制成。鉴别方法之一：取本品 2g，置 100mL 烧杯中，加水 10mL，搅匀，烧杯口平铺一张用水湿润的滤纸，滤纸上平铺少量氯亚氨基－2,6－二氯醌 1 份与四硼酸钠 32 份的混合粉末，上盖一表面皿，小火加热至微沸时停止加热，滤纸即显蓝色。

本方法是利用 Gibbs 反应来鉴别方中牡丹皮。利用丹皮酚随水蒸气蒸馏的性质进行提取，在弱碱性条件下，氯亚氨基－2,6－二氯醌可与丹皮酚酚羟基对位的活泼氢缩合生成蓝色化合物。

例 8 马钱子散的鉴别

马钱子散由制马钱子和地龙（焙黄）制得。鉴别方法之一：取本品 1g，加浓氨试液数滴及三氯甲烷 10mL，浸泡数小时，滤过，取滤液 1mL 蒸干，残渣加稀盐酸 1mL 使溶解，加碘化铋钾试液 1～2 滴，即生成黄棕色沉淀。

本方法是利用生物碱的沉淀反应，碘化铋钾试液与方中马钱子所含士的宁、马钱子碱等生物碱成分生成黄棕色沉淀物，以此来鉴别方中马钱子。为避免蛋白质、多肽等的干扰，本法采用碱性条件下用三氯甲烷提取，然后用酸水溶解生物碱进行沉淀反应。

用于鉴别的化学反应一般多在试管中或滤纸上进行；利用化学反应伴随的现象鉴别中药简单易行。但是由于化学反应只是某种或某类成分官能团的反应，相对于中药制剂这种多成分的复杂体系来说，无法对各成分进行逐一鉴别；同时还有一些中药含有同样的化学成分，因而无法准确说明化学反应鉴别的是哪一药味。为了提高化学反应鉴别中药制剂的可靠性和专属性，应该注意以下几点：

首先，应慎重使用专属性不强的化学反应，如泡沫生成反应、三氯化铁显色反应等，因为在中药制剂中蛋白质、酚类成分较为普遍存在。

其次，在分析前对样品进行必要的前处理，以除去干扰鉴别反应的物质，提高鉴别方法的专属性。前处理中分离、净化方法要与被鉴别成分、干扰成分的性质以及鉴别反应的条件要求相适应。

最后，在制定中药制剂质量标准时，一定要采用阴性对照和阳性对照试验，对拟定的方法进行反复验证，防止出现假阳性。

随着科学技术的发展，化学反应法逐渐成为了一种辅助鉴别手段，需要与其他鉴别方法相结合来加强中药制剂整体的鉴别能力。

二、显微化学鉴别法

显微化学鉴别法是将中药粉末、切片或浸出液少量置于载玻片上，滴加适宜的化学试液，在显微镜下观察化学反应结果。实验大致有三种方法：其一是将粉末或切片置于载玻片上，滴加某些试液，使所含的成分结晶析出，或成为盐类析出，观察其晶形或产生的特殊颜色反应。其二是利用微量升华试验，观察升华物结晶形状，或滴加试液后化学反应的现象。其三是采用溶剂提取，将提取液滴于载玻片上，滴加试液并观察产生的现象。此法简单、迅速，需用的样品和试剂量少。当中药供试品数量很少且某些化学反应较灵敏时，可选择使用显微化学鉴别法。

例 1 牡丹皮的鉴别

将粉末升华物置显微镜下观察，可见长柱形结晶或针状、羽毛状结晶；滴加三氯化铁醇溶液 1 滴，结晶溶解呈暗紫色。

本方法检测牡丹皮所含的丹皮酚。

例 2 槟榔的鉴别

取粉末 0.5g，加水 3～4mL，5% 硫酸液 1 滴，微热数分钟。取滤液 1 滴于载玻片上，加碘化铋钾试液 1 滴，即显浑浊，放置后，置显微镜下观察，可见石榴红色球晶或方晶。

本方法检测槟榔中槟榔碱。

例 3 大黄流浸膏的鉴别

取本品 1mL，置瓷坩埚中，在水浴上蒸干后，坩埚上覆以载玻片，置石棉网上直火徐徐加热，至载玻片上呈现升华物后，取下载玻片，放冷，置显微镜下观察，有菱形针状、羽状和不规则晶体，滴加氢氧化钠试液，结晶溶解，溶液显紫红色。

本方法是先利用游离蒽醌可升华的性质，使其与其他共存组分分离，然后利用升华物结晶形状及在碱性溶液中显红色来鉴别大黄。在 2010 年版《中国药典》中，化学反应鉴别法、显微化学鉴别法与薄层色谱鉴别法一起共同承担了对大黄流浸膏的鉴别任务。

显微化学法还可以用于细胞壁和细胞内含物的性质鉴别。

1. 细胞壁性质的鉴别

(1)木质化细胞壁：加间苯三酚试液1～2滴，稍放置，加盐酸1滴，因木化程度不同，显红色或紫红色。

(2)木栓化或角质化细胞壁：加苏丹Ⅲ试液，稍放置或微热，显橘红色至红色。

(3)纤维素细胞壁：加氯化锌碘试液，或先加碘试液湿润后，稍放置，再加硫酸溶液(33→50)，显蓝色或紫色。

(4)硅质化细胞壁：加硫酸无变化。

2. 细胞内含物性质的鉴别

(1)淀粉粒：①加碘试液，显蓝色或紫色。②加甘油醋酸试液，置偏光显微镜下观察，未糊化的淀粉粒显偏光现象；已糊化的无偏光现象。

(2)糊粉粒：①加碘试液，显棕色或黄棕色。②加硝酸汞试液，显砖红色。

(3)脂肪油、挥发油或树脂：①加苏丹Ⅲ试液，显橘红色、红色或紫红色。②加90%乙醇，脂肪油不溶解(蓖麻油及巴豆油例外)，挥发油则溶解。

(4)菊糖：加10%α-萘酚乙醇溶液，再加硫酸，显紫红色并很快溶解。

(5)黏液：加钌红试液，显红色。

(6)草酸钙结晶：①加稀醋酸不溶解，加稀盐酸溶解而无气泡发生。②加硫酸溶液(1→2)，逐渐溶解，片刻后析出针状硫酸钙结晶。

(7)碳酸钙结晶：加稀盐酸溶解，同时有气泡发生。

(8)硅质：加硫酸不溶解。

三、光谱鉴别法

光谱法用于中药制剂的鉴别，主要有荧光法(FS)、紫外-可见分光光度法(UV-Vis)、红外光谱法(IR)、X-射线衍射法(XRD)等。

(一) 荧光法

中药或中药制剂中的某些化学成分(通常具有共轭双键体系及芳香环分子，如黄酮、蒽醌、香豆素等)在可见光或紫外光照射下能产生一定颜色的荧光，具有这一特性的中药或中药制剂可用荧光法鉴别。荧光法最主要的优点是灵敏度高。鉴别时，可将样品用适当溶剂提取后，点在滤纸或试纸上，或直接置紫外灯下(365nm或254nm)检识。有的成分本身不具有荧光性，但加酸、碱处理后，或经过其他化学方法处理后也可产生荧光供鉴别用。

例 天王补心丸的鉴别

主要组成：丹参、当归、石菖蒲、党参等。

鉴别方法：取本品1g(或大蜜丸半丸)，捣碎，平铺于坩埚中，上盖一长柄漏斗，徐徐加热，至粉末微焦时停止加热，放冷，取下漏斗，用水5mL冲洗内壁，洗液置紫外光灯(365nm)下观察，显淡蓝绿色荧光。(检出当归)

（二）紫外 – 可见分光光度法

中药或中药制剂若含有芳香族或不饱和共轭结构的化学成分，在紫外 – 可见光区有选择性吸收，显示出特征吸收光谱，在一定条件下吸收光谱的特征差异可作为紫外 – 可见分光光度法鉴别依据。该法具有简便、快速、易普及等特点。但由于中药制剂所含的化学成分复杂，多种成分的混合物由于各自的吸收光谱相互叠加会产生干扰，若对样品进行适当前处理，除去干扰成分，则可有效地提高该法的专属性。常见的鉴别方法有：

（1）规定吸收波长法：样品经适当处理后，测定其吸收光谱，在一定波长处有最大吸收。《中国药典》规定以最大吸收波长（λ_{max}）作为鉴别参数，样品吸收峰波长应在该品种项下规定的波长 ±2nm 以内。

（2）对照品对比法：取对照品或对照药材及供试品，经处理后，制成对照品溶液及供试品溶液，分别测定吸收光谱，比较二者吸收光谱的一致性。

（3）规定吸收波长和吸收度法：取样品经处理后，测定吸收光谱，在规定波长下吸收光谱应有若干个吸收峰，并有相应的吸收度值。

（4）规定吸收波长和吸收度比值法：样品在一定波长下应产生相应的吸收峰，并且吸收度与对照峰的吸收度比值应在一定的范围之内，此法的条件是要有对照品或参照物。

（5）多溶剂光谱法（又称为紫外光谱组法）：选用不同极性的溶剂按一定次序提取样品，将样品为分若干个溶剂组，然后测定各组的吸收光谱，根据所得到的特征吸收光谱或导数光谱进行鉴别。应用这种方法时原料药品质量应恒定，并有对照物或对照图谱，否则难以说明问题。

例　木香槟榔丸的鉴别

主要组成：木香、槟榔、枳壳、陈皮、青皮（醋炒）、香附（醋制）、三棱（醋制）、莪术（醋制）。

鉴别方法：取本品粉末 4g，置蒸馏瓶中，加水 10mL，使供试品湿润后，水蒸气蒸馏，收集馏液约 100mL，照紫外分光光度法测定，在 253nm 波长处有最大吸收。（检出挥发性成分）

（三）红外光谱法

中药制剂是多组分的混合物，一般认为其红外光谱是组分中各基团吸收峰的叠加（分子间发生作用除外），混合物组成的变化将导致红外光谱的变化，因此也具有一定的特征性，可用于中药的真伪鉴别。如六味地黄丸的红外鉴别研究见图 2 – 1，在一定条件下，将六味地黄丸制成标准红外图谱，再测定不同厂家或不同批次样品的红外图谱，比较两者的红外图谱差异，进行相似度分析，以鉴别样品的真伪。红外光谱法具有取样量小、操作简便迅速等特点，但由于中药制剂所含化学成分的复杂性，组分吸收峰相互干扰，往往表现出较高的相似度而难以区分，使得单纯的红外光谱法鉴别中药制剂存在一定的局限。

近红外光谱（NIR）是应用化学计量学方法将近红外光谱反映的样品结构或性质信息与标准方法测得的信息建立校正模型，从而快速预测样品组成或性质的一种分析方法。

NIR 技术可从未经处理的中药样本中直接获取分析信息，有效地避免样品因预处理所造成的微量组分的损失及组分形态的变化，最大限度地保留同种类药材不同产地间的微小差异，提高中药生产过程的可控性和中药制剂的均一性。因此，NIR 在中药材产地判定、有效成分定量分析、假药识别等中药质量控制领域得到了日益广泛的应用。

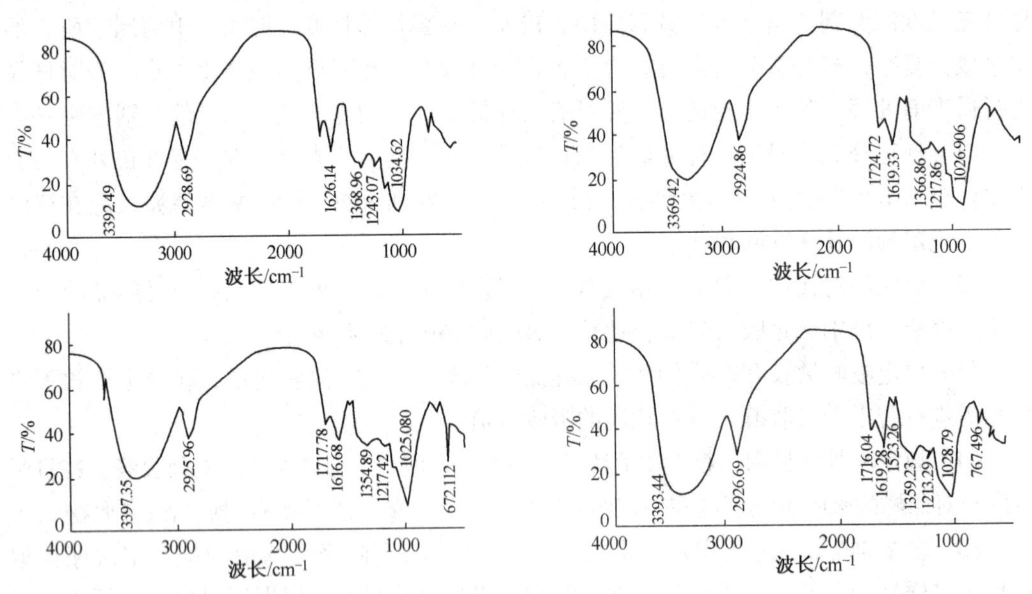

图 2－1　4 个厂家六味地黄浓缩丸的红外光谱图

近年来，近红外光谱(0.76～2.5μm)结合化学模式识别法应用于中药分析的报道日益增多。与中红外光谱相比，近红外光谱具有不破坏样品、分析重现性好、可在线分析等特点。该法除可以得到化合物的组成和结构信息外，还可以得到一系列物理性质，如密度、粒子尺寸、大分子聚合度等特殊信息。因此，可用于中药的真伪鉴别、判断药材产地、检测有效成分含量，还可用于中药生产的在线检测，提高生产过程的可控性，保证中药制剂产品的均一性。如采用近红外光谱结合聚类分析法鉴别小儿抽风散见图 2－2，该制剂 5 种缺味样品的近红外光谱相似度较高，难以从表观上进行指纹特征提取，

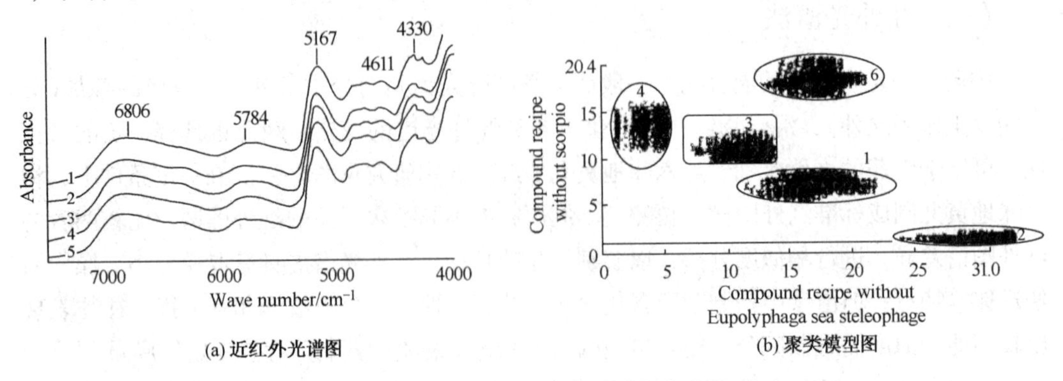

(a) 近红外光谱图　　(b) 聚类模型图

图 2－2　小儿抽风散的 5 种缺味复方的鉴别

1—缺蜈蚣；2—缺全蝎；3—缺僵蚕；4—缺土鳖虫；5—缺蝉蜕

而在聚类模型上，各缺味样品间没有重叠，互不干扰，差异明显，从而实现了快速无损鉴别。

（四）X－射线衍射法

X－射线衍射法作为物质结构和成分分析的一种现代科学分析方法，已逐步在各学科研究和生产中广泛应用。当对某物质（晶体或非晶体）进行衍射分析时，该物质被X射线照射产生不同程度的衍射现象，物质组成、晶型、分子内成键方式、分子的构型、构象等决定该物质产生特有的衍射图谱。如果物质是混合物（如中药材或中成药）则所得衍射图是各组分衍射效应的叠加，只要混合物组成恒定，该衍射图谱就可作为该混合物的特征图谱。由于所含成分不同，其衍射图谱亦各不相同，以此达到对中药材及中药制剂鉴别的目的。其中X射线衍射傅立叶（Fourier）指纹图谱在中药鉴别中具有广阔的应用前景，它既能反映中成药的整体结构特征，又表现其局部变化，根据衍射图谱的几何拓扑图形及特征标记峰值可实现鉴别。

例　X－射线Fourier指纹图谱法对三黄片进行分析

供试品制备：取13个厂家生产的中成药三黄片样品，除去糖衣，得棕褐色片，经研磨并过100目筛，称重100mg，制成供粉末X射线衍射实验用样品。

光谱条件：X射线衍射仪（2550粉末，日本理学D/max）Cuka辐射，40kV，250mA，石墨单色器，步长0.02°，扫描速度8°/min，2θ扫描范围：3°～60°。根据衍射图形几何拓扑特征的差异，实现了中成药三黄片的鉴别。

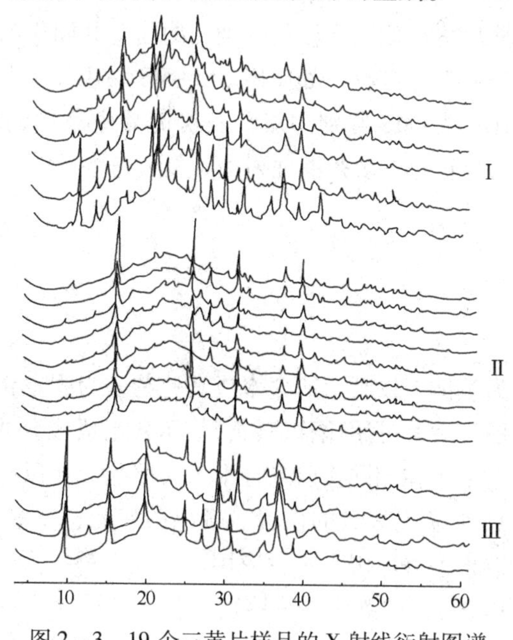

图2－3　19个三黄片样品的X射线衍射图谱

按照衍射图形的几何拓扑特征，19个样品可划分为3类（图2－3，Ⅰ、Ⅱ、Ⅲ），3类样品的衍射图形几何拓扑存在明显的差异。所列19个样品每个样品均以其X射线衍

射峰数目 σ 与所属类型（Ⅰ、Ⅱ、Ⅲ类）中共有的 X 射线衍射峰均值数目 Σ 之比来计算其符合度（σ/Σ），其值均高于60%，表明同类样品的一致性，可作为三黄片微观鉴定的依据。

应用 X 射线衍射傅立叶（Fourier）指纹图谱法尚能检测出样品中含有的 α－石英、一水草酸钙、蔗糖、滑石粉等晶态成分。

按照衍射弥散拓扑图形分析，Ⅰ类样品与掌叶大黄药材对照品（批号：902－9104）衍射图形及峰值一致；Ⅱ类样品与唐古特大黄药材标本（山西凤翔）衍射图形及峰值一致；Ⅲ类样品与药用大黄药材标本（陕西安康）衍射图形及峰值一致，显示了不同大黄药材的种类及来源差异。

按照建立的数据库获得的盐酸小檗碱晶体结构数据，经计算获得其理论粉末 X 射线衍射图谱，以盐酸小檗碱中不与 α－石英、蔗糖衍射峰重叠的 3 个主强峰值：12.78/70、9.64/55、6.39/27 为对照，经分析可知 3 类样品中的盐酸小檗碱的含量顺序。

四、质谱法

质谱法是在真空系统中将样品分子离解成带电的离子（带电粒子），并通过对生成的离子的质量和强度测定，形成按照离子的质量对电荷的比值（m/z）大小依次排列的图谱，而进行样品成分和结构分析的方法。该法具有分析速度快、灵敏度高、样品用量少等特点。

由于中药成分复杂，一般不单用质谱法进行鉴别，通常与 HPLC、GC 等色谱技术联用，色谱高效的分离和分离之后质谱提供的多维结构信息共同作为中药鉴别的依据，在中药及中药制剂鉴别中应用日益广泛。如应用 GC－MS 联用技术鉴别感冒清颗粒中的紫苏叶、荆芥穗和薄荷；HPLC－MS 鉴别中成药及保健品中添加的糖皮质激素类化学药物，HPLC－MS 指纹图谱分析丹参及丹参注射液、复方丹参片等。

五、色谱鉴别法

（一）纸色谱法

纸色谱法系以滤纸为载体，以纸上所含水或其他物质为固定相，用展开剂进行展开的分配色谱。供试品经展开后，可用比移值（R_f）表示各组成成分的位置，由于影响比移值的因素较多，因而一般采用在相同实验条件下与对照品对比以确定其异同。进行制剂鉴别时，供试品在色谱中所显主斑点的位置、颜色（或荧光），应与对照品相同。此法由于展开时间长，分离效果差等原因，极少应用。

例 1 化癥回生片中益母草的纸色谱法鉴别

主要组成：益母草、红花、花椒（炭）、水蛭（制）、当归等。

鉴别方法：取本品 20 片，研细，加 80% 乙醇 50mL，加热回流 1 小时，滤过，滤液蒸干，残渣加 1% 盐酸溶液 5mL 使溶解，滤过，滤液滴加碳酸钠试液调 pH 值至 8.0，滤过，滤液蒸干，残渣加乙醇 1mL 使溶解，作为供试品溶液。另取益母草对照药材 1g，按供试品溶液制备方法制备，作为对照药材溶液。照纸色谱法试验，吸取上述两种溶液各20μL，分别点于同一色谱滤纸上，使成条状，以正丁醇－醋酸－水(4∶1∶1)的上层溶液为展开剂，展开，取出，晾干，喷以稀碘化铋钾试液，晾干。供试品色谱中，在与对照药材相应的位置上，显相同颜色的条斑。

例2　五味麝香丸的鉴别

主要组成：麝香、诃子、黑草乌、木香、藏菖蒲。

鉴别方法：取本品2g，研细，加60%乙醇20mL，加热回流15分钟，稍冷，放置片刻，滤入小烧杯中，用宽2.4cm、长12cm滤纸条，一端垂于杯底吸收溶液，至不再上行时，将滤纸取出，干燥后，置紫外光灯(365nm)下观察，上部显黄色荧光，中部显蓝色荧光。

（二）薄层色谱法

薄层色谱法鉴别中药制剂，通常是在同一块薄层板上点加供试品和对照品，在相同条件下展开，显色检出色谱斑点后，将所得供试品与对照品的色谱图进行对比分析，从而对制剂进行鉴别。

薄层色谱法作为目前中药制剂鉴别最常用的方法，具有简便、快速、易普及等特点。该法具有分离和分析双重功能，且采用共薄层对照分析法，故专属性较强。为了保证试验的重现性、准确性及分离度，薄层色谱需进行规范化操作。

1. 操作方法

(1) 供试液的制备：薄层色谱法虽然有分离作用，但分离能力有限，有的被检成分含量相对较少，有的成分展开后可能仍与其他成分斑点混合在一起难以检出。因此，有必要对样品进行适当的提取和净化，以除去干扰成分，提高被检成分浓度，获得清晰的色谱图。

样品预处理的方法很多，有浸渍法、加热回流提取、超声提取、水蒸气蒸馏法提取和升华法分离等。对于提取液的进一步净化，可采用液液萃取法、固液萃取法[即用自制或商品化小型色谱柱(亦称预柱)，如中性氧化铝柱、大孔吸附树脂柱、离子交换树脂柱和C_{18}柱等]。

(2) 对照物的选择：2010年版《中国药典》(一部)中鉴别用的对照物有对照品、对照药材、对照提取物三种。一般情况下，选用对照品即可满足薄层鉴别的需要，而有些情形下需结合对照药材或对照提取物才能确定制剂的真实性。

① 对照品对照：用已知中药制剂中某一药材的某一有效成分或特征性成分对照品制成对照液，与样品在同一条件下展开，显色，比较在相同位置上有无同一颜色(或荧光)的斑点，以此来检测制剂中是否含有某原料药材。当同时检测多种成分时，如果这些成分的化学类型相近，可以将多个对照品和样品分别点样在同一薄层板上展开；如果待检测的各成分化学类型不同，可按各类成分色谱条件在不同薄层板上进行鉴别，也可采用适当的色谱条件，将不同的成分点在同一板上进行鉴别。

② 阴阳对照法：由于中药制剂中化学成分复杂，在薄层板上分离度有限的前提下，

要验证薄层鉴别的专属性，常采用本法。

阳性对照液制备：把制剂中要鉴别的某对照药材，按制剂的制法处理后，以制剂相同的比例、条件、方法提取，制成该味药的阳性对照液。

阴性对照液制备：从制剂处方中减去要鉴别的该味药材，剩下其他各味药，按制剂方法处理后，以制剂相同比例、条件、方法提取，所得的提取液，为该味药的阴性对照液。

将样品和阳性对照液、阴性对照液在同一条件下展开，观察样品在同一位置上与阳性对照液有无相同颜色的斑点，以决定样品中有无该味药的成分，并且观察阴性对照液中有无干扰，确定该鉴别的专属性。用阳性和阴性对照液对照，最好选择几种层析条件分别展开，将所得结果综合分析。因为一种对照液中可能有几种不同类型的化学成分，它们的色谱条件不尽相同，只用一种条件展开有时可能因为色谱条件选择不当而分离效果不佳或虽分离但显现不出斑点，而得不到正确的判断结果。

③ 采用对照药材和对照品同时对照：为了能够准确检验出制剂投料的真实性，有时只用对照品无法鉴别出来，若增加原药材的阳性对照液对照就可以克服这一不足之处。如鉴别制剂中黄连、黄柏，如只设小檗碱对照品，而小檗碱是多种植物中普遍含有的一种成分，因而无法确认制剂中的投料是黄连还是黄柏，或是其他植物。因此在设小檗碱对照品的同时增设对照药材，按规定的展开条件展开，由于黄连、黄柏的色谱不尽相同，从而可以检验出投料的情况，控制制剂的内在质量。

（3）薄层板的选择与制备：薄层板有预制薄层板和自制薄层板，预制薄层板又可分普通薄层板和高效薄层板。常用规格有 10cm × 10cm、10cm × 15cm、20cm × 10cm 或 20cm × 20cm 等。预制薄层板临用前一般应在 105℃ ~ 110℃活化约 30 分钟，置干燥器中备用。聚酰胺薄层板不需要活化；铝基片薄层板可根据需要剪裁，但需注意剪裁后薄层板底边的硅胶层不得破损。高效薄层板具有分离效能高的特点，主要适用于分析较难分离的供试品。

（4）点样：用专用毛细管手动点样或配合相应的专用半自动、全自动点样器点样，接触点样时注意勿损伤薄层表面。点样浓度一般为 0.1 ~ 10mg/mL；点样体积一般普通板为 1 ~ 10μL，高效板为 0.1 ~ 0.5μL。点样形状一般为圆点或窄细的条带状，圆点直径一般普通板≤3mm，高效板≤2mm；条带状普通板宽度一般为 5 ~ 10mm，高效板为 4 ~ 8mm。点间距可视斑点扩散情况以相邻斑点互不干扰、不影响检出为宜，一般普通板≥8mm，高效板≥5mm；点样线距底边普通板为 10 ~ 15mm，高效板为 8 ~ 10mm。

（5）展开：将点样后的薄层板置入加有展开剂的层析缸中，密闭，待展开剂蒸气饱和后，展开，当溶剂前沿达到规定的展距（普通板上行展开 8 ~ 15cm，高效板上行展开 5 ~ 8cm）时，取出薄层板，标记溶剂前沿，晾干或电吹风吹干。必要时可进行二次展开或双向展开。

（6）显色与检视：色谱斑点本身有颜色者，可直接在日光下检视；在紫外光激发下可发射荧光者，可直接置紫外光灯下观察荧光色斑；需加试剂后方能显色或发射荧光者，可将试剂用喷雾器均匀喷洒于薄层板面（或用浸渍法），再按规定直接观察或加热后观察，但需注意试剂对薄层材料的影响、加热的温度和时间；用蒸气熏蒸(如碘蒸气)显色者，可在密闭器皿中放置适当时间至斑点显色清晰；对于可见光下无色但有紫外吸收的成分鉴别，可用荧光板展开，在紫外灯下观察荧光淬灭形成的暗斑。

(7) 结果记录与保存：除测量各斑点的 R_f 值外，可用数码照相等方法尽快将显色或荧光检测后拍下的彩色照片保存，也可在扫描仪上扫描记录扫描图谱等方法保存色谱结果。

2. 影响薄层色谱分析的主要因素

薄层色谱，是一种“敞开系统”的色谱技术，影响薄层色谱的因素较多，例如供试液的净化程度、吸附剂的性能和薄层板的质量、点样、展开剂的组成和饱和情况、展开距离、相对湿度和温度等。主要影响因素有以下几方面：

(1) 样品的预处理：由于中药制剂所含的成分复杂，供试液中溶出的物质较多，其中有欲测成分也有其他“杂质”，常常由于相互干扰或背景污染而难以得到满意的分离效果，甚至难以辨认。所以在许多情况下为了得到一个较为清晰的色谱图，样品提取物需经预处理，使供试液得以净化，这一步骤往往是一个重要的有时甚至是关键的步骤。制备样品供试液所用的溶剂黏度不宜太高，沸点适中；但往往希望中药制剂各成分尽量多地提取出来，最常选用的是甲醇或乙醇，欲测成分和许多其他“杂质”均可能被提取出来，因此供试液的净化就显得更为必要。

(2) 展开剂的优选：展开剂是被检成分能否具有良好分离度的关键因素。展开剂的选择和优化主要考虑溶剂的极性和溶剂的选择性。前者决定被检成分斑点 R_f 值处于0.2～0.8范围内，后者决定成分的分离度。一般认为，分离亲脂性较强的成分，宜用极性较小的展开剂，分离亲水性较强的成分，宜用极性较大的展开剂，即展开剂的极性应与被分离成分的极性相适应。此外，分离碱性成分，展开剂中往往加入少量碱性试剂；分离酸性成分(有机酸、酚类等)，往往加入少量酸性试剂。《中国药典》收载的品种已对展开剂的种类和配比做出明确规定，一般不需另行考虑和选择。

(3) 吸附剂的活性与相对湿度的影响：日常操作时，当活化后硅胶(或氧化铝)薄层板从干燥器中取出，自开始点样到展开前，薄层板一般是暴露在实验室的大气中，其活性取决于实验室环境的相对湿度。在其他条件相同的情况下，相对湿度对许多样品色谱质量的影响是明显的。通常认为薄层色谱重现性差，在不同的相对湿度下点样和展开是其原因之一。控制展开时的相对湿度可在双槽展开箱的一侧用一定浓度的硫酸溶液，密闭放置一定时间(如15～30分钟)，再加入展开剂于另一侧展开。也可将点样后的薄层板放入内有一定浓度的硫酸溶液或其他调节相对湿度的无机盐水溶液的容器中(或特制的湿度控制箱中)，密闭放置一定时间后，取出，立即在箱中展开。试验结果必须有展开时的相对湿度的记录。

(4) 温度的影响：温度也是影响层析行为的因素之一。最直观的影响是被分离物质的 R_f 值和物质的分离度以及斑点的扩散等，在温差较大的不同地点或时间，其他条件相同，展开同样的样品，所得色谱可能会有差异。因此记录展开时的温度也是保证重现性的一个措施。

3. 实例

例1 牛黄解毒片中大黄的薄层色谱鉴别

主要组成：人工牛黄、雄黄、石膏、大黄、黄芩、桔梗、冰片、甘草。

鉴别方法：取本品1片，研细，加甲醇20mL，超声处理15分钟，滤过，取滤液10mL，蒸干，残渣加水10mL使溶解，加盐酸1mL，加热回流30分钟，放冷，用乙醚振摇提取2次，每次20mL，合并乙醚液，蒸干，残渣加三氯甲烷2mL使溶解，作为供试品溶液；另取大黄对照药材0.1g，同法制成对照药材溶液；再取大黄酸对照品适量，加甲醇制成每毫升含1mg的溶液，作为对照品溶液。吸取上述三种溶液各4 μL，分别点于同一硅胶H薄层板上，以石油醚(30℃～60℃)－甲酸乙酯－甲酸(15∶5∶1)的上层溶液为展开剂，展开，取出，晾干，置紫外光灯(365 nm)下检视。供试品色谱中，在与对照药材色谱相应的位置上，显相同的5个橙黄色荧光主斑点，在与对照品色谱相应的位置上，显相同的橙黄色荧光斑点。

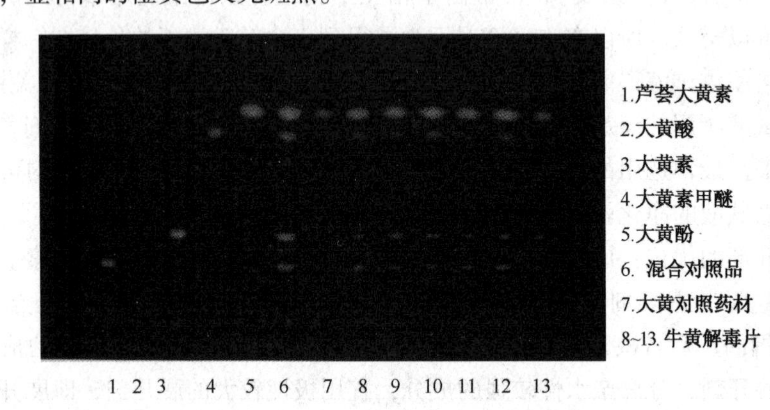

图2－4 牛黄解毒片中大黄的薄层色谱鉴别图(温度33℃，湿度66%)

例2 六味地黄丸中牡丹皮的薄层色谱鉴别

主要组成：熟地黄、山茱萸(制)、牡丹皮、山药、茯苓、泽泻。

鉴别方法：取本品水蜜丸6g，研细，或取小蜜丸或大蜜丸9g，剪碎，加硅藻土4g，

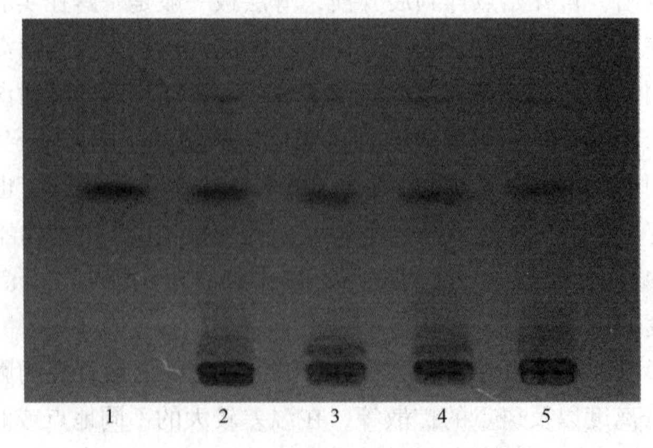

图2－5 六味地黄丸中牡丹皮的薄层色谱鉴别图(温度26℃，湿度47%)

1—丹皮酚对照品溶液；2～5—供试品溶液

研匀，加乙醚 40mL，回流 1 小时，滤过，滤液挥去乙醚，残渣加丙酮 1mL 使溶解，作为供试品溶液；另取丹皮酚对照品，加丙酮制成每毫升含 1mg 的溶液，作为对照品溶液。吸取上述两种溶液各 10μL，分别点于同一硅胶 G 薄层板上，以环己烷 - 乙酸乙酯（3 ∶ 1）为展开剂，展开，取出，晾干，喷以盐酸酸性 5% 三氯化铁乙醇溶液，加热至斑点显色清晰。供试品色谱中，在与对照品色谱相应的位置上，显相同的蓝褐色斑点。

（三）气相色谱法

气相色谱法（GC）在中药制剂的鉴别中也较为常用。在同一色谱条件下，将供试品溶液和对照品溶液分别注入气相色谱仪，对二者的气相色谱图进行比对，供试品应呈现与对照品保留时间相同的色谱峰，从而对样品作出鉴别。这种方法可称为保留时间比较法，《中国药典》即采用此法对某些中成药进行真伪鉴别。所采用的对照品可以为该味中药的有效成分，也可以为原药材的制备液。

气相色谱法具有高分辨率、高灵敏度、快速、准确等特点，尤其适合分析制剂中的挥发性成分，如麝香酮、薄荷醇、冰片、水杨酸甲酯等。一般情况下该法不适合分析蒸气压较低的也即挥发性较小的成分，因此该法在实际工作中具有一定的局限性。

例　少林风湿跌打膏中薄荷脑、冰片和水杨酸甲酯的鉴别

主要组成：生川乌、生草乌、乌药、白及、白芷、白蔹、土鳖虫、木瓜、三棱、莪术、当归、赤芍、肉桂、大黄、连翘、血竭、乳香（炒）、没药（炒）、三七、儿茶、薄荷脑、水杨酸甲酯、冰片。

鉴别方法：取本品 10 片，研碎，置 250mL 平底烧瓶中，加水 150mL，照挥发油测定法试验，加乙酸乙酯 5mL，加热回流 40 分钟，分取乙酸乙酯液，用铺有无水硫酸钠的漏斗滤过，滤液作为供试品溶液。另取薄荷脑对照品、冰片对照品和水杨酸甲酯对照品，加乙醇制成每 1mL 各含 0.8mg 的溶液，作为对照品溶液。照气相色谱法试验，以聚乙二醇 20000（PEG - 20M）为固定液，涂布浓度为 10%，柱长为 2m，柱温 130℃。分别吸取对照品溶液和供试品溶液适量，注入气相色谱仪。供试品色谱中应呈现与对照品色谱峰保留时间相同的色谱峰。

（四）高效液相色谱法

高效液相色谱法（HPLC）鉴别与气相色谱法有很多相似之处，一般当 TLC 无法鉴别时才考虑采用 HPLC 法鉴别。《中国药典》采用保留时间比较法，即在相同的色谱条件下，比较样品和对照品色谱峰的保留时间（t_R）是否一致，从而对被检成分（药味）的存在情况做出判断。对于复杂未知成分，也可以加入对照品，观察被测峰是否增高，以便初步作定性结论。为慎重起见，至少应选用两种不同的固定相和分离条件与对照品比较保留时间。对于复杂组分尚可采用联用技术，如本法与质谱联用，先分离后作定性鉴别。

高效液相色谱法不受样品挥发性的限制，流动相、固定相可选择的种类多，检测手段多样，所以应用范围比气相色谱法广泛，不过，目前在中药制剂的质量标准中，一般

很少单独使用本法作鉴别，而是多与含量测定结合。但应用本法进行特征图谱、指纹图谱鉴别正在逐渐增多。

例 七叶神安片中人参皂苷 Rb_1、人参皂苷 Rb_3 的鉴别

主要组成：三七叶总皂苷。

色谱条件与系统适应性试验：以十八烷基硅烷键合硅胶为填充剂；以乙腈为流动相A，以0.2%磷酸溶液为流动相B，按下表中的规定进行梯度洗脱；检测波长203nm。理论塔板数按人参皂苷 Rb_3 峰计算应不低于6000。

时间(分钟)	流动相A(%)	流动相B(%)
0~29	30~35	70~65
19~21	35~50	65~50
21~26	50	50

鉴别方法：取本品10片，除去包衣，精密称定，研细，精密称取适量(约相当于含三七叶总皂苷100mg)，置锥形瓶中，精密加入乙醇20mL，密塞，称定重量，超声处理(功率300W，频率50kHz)15分钟，放冷，再称定重量，用乙醇补足减失的重量，摇匀，滤过，取续滤液，即为供试品溶液。取人参皂苷 Rb_1 对照品、人参皂苷 Rb_3 对照品，分别加乙醇制成每1mL含0.5mg的溶液，作为对照品溶液。吸取上述两种对照品溶液及供试品溶液各10μL，注入液相色谱仪，记录色谱图。供试品溶液中应呈现与对照品色谱峰保留时间相同的色谱峰。

六、指纹图谱鉴别法

中药指纹图谱是指某些中药材或中药制剂经适当处理后，采用一定的分析手段，得到的能够标示该中药特性的共有峰的图谱。中药指纹图谱是一种综合的，可量化的鉴定手段，它是建立在中药化学成分系统研究的基础上，主要用于评价中药材、饮片、中药制剂及其半成品质量的真实性、稳定性和一致性。“整体性”和“模糊性”为其基本属性。

1. 中药指纹图谱的分类

中药指纹图谱可按应用对象、研究方法、测定手段的不同进行分类。按应用对象可分为中药材(原料药材)指纹图谱、中药原料药(包括饮片、配伍颗粒)指纹图谱、中间体指纹图谱和中药制剂指纹图谱；按研究方法可分为中药化学指纹图谱和中药生物学指纹图谱。中药化学指纹图谱系指采用光谱、色谱和其他分析方法建立的用以表征中药化学成分特征的指纹图谱，是中药分析中应用较为广泛的技术手段。狭义的中药指纹图谱是指中药化学(成分)指纹图谱。中药生物学指纹图谱包括中药DNA指纹图谱、中药基因组学指纹图谱、中药蛋白组学指纹图谱。

目前，中药指纹图谱技术已涉及众多方法，大致分为色谱法、光谱法及其他方法。色谱法包括薄层扫描(TLCS)、高效液相色谱法(HPLC)、气相色谱法(GC)和高效毛细管电泳法(HPCE)等；光谱法包括紫外光谱法(UV)、红外光谱法(IR)、近红外光谱法(NIR)；另外还可采用质谱法(MS)、核磁共振法(NMR)和X-射线衍射法等。其中色谱方法为主流方法，尤其是HPLC、TLCS和GC已成为公认的三种常规分析手段。由于

HPLC具有分离效能高、选择性高、检测灵敏度高、分析速度快、应用范围广等特点；中药成分绝大多数可在高效液相色谱仪上进行分析检测，且积累了较丰富的应用经验。因此高效液相色谱法已成为中药指纹图谱技术的首选方法。随着HPLC - MS、GC - MS等联用技术的应用，中药指纹图谱技术更趋完善。

2. 中药指纹图谱建立的原则

中药指纹图谱可全面反映中药所含内在化学成分的种类与数量，进而反映中药质量，尤其在现阶段，中药的有效成分大多没有明确，采用中药指纹图谱的方式，将有效地表征中药质量。同时指纹图谱也为国际社会所认可，有利于中药及其产品进入国际市场。中药指纹图谱的建立应以系统的化学成分研究和药理学研究为依托，体现系统性、特征性和稳定性三个基本原则。唯此，才能保证指纹图谱的标准化、规范化、客观化，便于推广和应用。

（1）系统性：是指指纹图谱中反映的化学成分应包括该中药有效部位所含大部分成分，或指标性成分的全部，如中药两头尖中抗肿瘤的有效成分为皂苷类化合物，其指纹图谱应尽可能地反映其中的皂苷类成分；银杏叶的有效成分是黄酮类和银杏内酯类，其指纹图谱可采用两种方法，针对这两类成分分别分析，达到系统全面的目的。

（2）特征性：是指指纹图谱中反映的化学信息(如保留时间)应具有较强的选择性，这些信息的综合结果，将特征性地区分中药的真伪与优劣，成为中药自身的“化学条码”。如北五味子的HPLC指纹图谱和TLC指纹图谱，不仅包括多种五味子木脂素类成分，而且具有许多未知类成分，这些成分的峰位顺序、比值在一定范围内是固定的，并且随药材品种不同而产生差异，依此可以很好地区别其来源、产地，判别药材的真伪优劣。

（3）稳定性：是指所建立的指纹图谱在规定的方法、条件下的耐用程度，即不同操作者、不同实验室所重复做出的指纹图谱应在所允许的误差范围内，以体现其通用性和实用性。因而要求包括样品制备、分析方法、实验过程及数据采集、处理、分析等全过程都要规范化操作，同时，还应建立相应的评价方法，对其进行客观评价。

3. 中药指纹图谱的建立

中药指纹图谱研究的基本程序包括：样品收集、方法建立、数据分析、样品评价和方法检验等。样品采集要求一定的数量，以保证供试品的代表性和均一性；方法建立是指选择的方法在建立指纹图谱时要进行方法学考察；数据分析是对研究过程中获得的数据进行处理，找出共性和不同点，确定评价指标；样品评价是指按确定的指标对样品进行的品质评价；方法检验是指在方法确立后的一段时间内对更多未知样品进行的检验，进一步考察方法的可行性和实用性。

（1）方案设计与思路

① 研究对象的确定：在调研有关文献、新药申报资料(质量部分和工艺部分)及其他研究结果的基础上，尽可能详尽地了解药材、中间体及成品中所含成分的种类及其理化性质，综合分析后找出成品中的药效成分或有效成分，作为成品和中间体指纹图谱的研究对象，即分析检测目标。例如，黄芪含黄酮、皂苷及多糖等有效成分，黄芪多糖注

射液及其中间体的指纹图谱则以多糖为研究对象，黄芪原药材的指纹图谱应把黄酮、皂苷及多糖作为研究对象。复方注射剂应根据君臣佐使的原则，以君药、臣药中的有效成分作为指纹图谱的研究对象，佐使药中的成分可采用其他指纹图谱方法进行辅助、补充研究。

② 研究方法的选择：研究方法应根据研究对象的物理化学性质来选择。大多数化合物可采用 HPLC，如黄芪中黄酮、皂苷、多糖等。挥发性成分应采用 GC，如鱼腥草中的鱼腥草素、土木香中的土木香内酯、异土木香内酯和二氢土木香内酯等。某些有机酸经甲酯化后亦可用 GC 分析。一个中药制剂的指纹图谱可以同时采用多种方法进行研究。选择方法时，还需考虑药品检验系统复核时的设备、技术等因素。

③ 研究内容：根据国家食品药品监督管理局《中药注射剂指纹图谱研究的技术要求（暂行）》的规定，主要研究内容有原药材、中间体、注射剂的指纹图谱，涉及样品名称、来源、制备、测定方法、指纹图谱及技术参数等。

（2）样品的收集：样品收集是指纹图谱研究最初也是最关键的步骤。收集的样品必须有真实性和足够的代表性。研究指纹图谱用的原药材、饮片、提取物及各类制剂和相关产品的收集量均不应少于 10 个批次，每批供试品取样量应不少于 3 次检验量，并留有足够的观察样品。10 批的意义是为了保证测试样品的代表性，实际操作中应尽量收集多批次的样品，包括不同产地、不同采收季节及不同物候条件获得的样品，以掌握所用原料药材的内在质量情况和规律。

样品收集时需注意：①不可将同一批次样品分散成数个批次，充当样品。②原药材尽可能固定产地（GAP 基地药材，道地药材）、采收期和炮制方法。对光线稳定，疗效稳定，无临床不良反应的药材批次应重点选择。③中间体、注射剂样品的收集应重点选择工艺稳定、疗效稳定、无不良反应的批次。④留样应不少于实验用量的 3 倍。

（3）供试品溶液的制备：根据中药中所含化学成分的理化性质和检测方法的要求，选择适宜的制备方法，确保该中药中的主要化学成分或有效成分在指纹图谱中得以体现。对于仅提取其中某类或数类成分的制剂和相关产品，可按化学成分的性质并参考生产工艺提取相应类别的成分。

各类制剂根据样品的具体情况，采用直接使用、稀释或溶剂提取的方法制备相应的供试品溶液。如液体注射剂一般可稀释或直接作为供试品溶液，必要时也可用适宜的溶剂提取、纯化后制备成一定量的溶液；固体制剂和相关产品（冻干粉）需注意成品的附加剂对分析方法有无干扰，若有干扰，须采取适宜的样品预处理方法消除干扰。此外，单方制剂或复方制剂中各药材成分类别如果差别较大，分析条件要求不同，进行样品预处理时，应分别进行试验，以获得 2 张或 2 张以上的图谱。

① 原药材、饮片供试液的制备：选用适宜的溶剂（尽可能与生产工艺的提取溶剂一致或接近）和提取方法，定量操作进行，分离富集样品，尽量使较多成分在谱图中反映出来，并达到较好的分离。如黄芪中黄酮类成分通过碱的萃取、皂苷类通过大孔吸附树脂吸附；苦参中总生物碱通过阳离子交换树脂分离；挥发性样品常用水蒸气蒸馏法制

备。样品富集后，还需通过氧化铝预柱、C_{18}预柱、硅胶预柱、聚酰胺预柱等，除去色素等杂质，过微孔滤膜，供 HPLC 测试。

② 中间体供试液制备：根据提取物或中间体所含化学成分的理化性质和检测方法的要求，参考制剂和相关产品的制备工艺，选择适宜方法进行制备，确保提取物或中间体中的主要化学成分在指纹图谱中得以体现。

③ 制剂及相关产品供试液制备：各类制剂根据具体情况，选择直接、稀释或溶剂提取制备供试品溶液，液体注射剂一般可直接或稀释后进样分析。固体制剂需注意附加剂对分析方法有无干扰。若制剂中不同中药成分差别较大，进行样品预处理时，应分别进行试验，获得 2 张或以上的图谱。

(4) 对照品(参照物)溶液的选择和制备：建立指纹图谱应设立参照物或参照峰，一般根据供试品中所含成分的性质，选取样品中容易获得且含量较高的一个以上主要活性成分或指标成分的对照品作为参照物(S)。参照物主要用于指纹图谱技术参数的确定，如特征峰(共有峰)的相对保留时间、峰面积比值等，并有助于图谱的稳定性、重现性考察。在与临床药效未能取得确切关联的情形下，对照品起着辨认和评价指纹图谱特征的指引作用，不等同于含量测定的对照品。对照品(参照物)应说明名称、来源和纯度。若没有合适的对照品，也可选取指纹图谱中结构已知、稳定的色谱峰作为参照峰，说明其色谱行为和有关数据。如情况需要，也可考虑选择适宜的内标物。

精密称取对照品(参照物)，根据对照品的性质和检测的要求，用适宜的溶剂配成标示浓度的参照物溶液(g/mL，mg/mL)。

(5) 指纹图谱获取实验：指纹图谱获取首选色谱方法，主要有液相色谱、薄层色谱、气相色谱及其他色谱技术。指纹图谱试验条件应能满足指纹图谱的需要，不宜简单套用含量测定用的试验条件，并需根据指纹图谱的特点进行试验条件的优化选择。

色谱指纹图谱实验方法和条件的选择，是通过比较试验，从中选取相对简便易行的方法和条件，获取足以代表品种特征的指纹图谱，以满足指纹图谱的专属性、重现性和普遍适用性的要求，并须经过严格的方法学验证(如稳定性试验、精密度试验、重现性试验等)。

指纹图谱的建立和应用关键在于分析方法，包括仪器、试剂、测定条件等，以色谱法最为常用，一般首选 HPLC 法，对含生物碱、蒽醌、黄酮、有机酸、酚类、木脂素等成分的中药均可采用。HPLC 色谱条件选择主要包括色谱柱、流动相、检测器的选择与优化，建立的最佳色谱条件要使供试品中所含成分尽可能地获得分离，即分得的色谱峰越多越好，使中药的内在特性都显现出来，为中药的指纹图谱评价及其品质鉴定提供足够的信息。

但需注意：供试液的制备和色谱分析时均需定量操作，以保证图谱在整体特征上进行半定量（差异程度或相似程度)的比较，体现色谱指纹图谱所具备量化的特点。但指纹图谱分析又不同于含量测定，提高其分离度应以不牺牲色谱的整体特征为前提，故不应孤立地苛求分离度达到含量测定的要求。采用 HPLC 和 GC 制定指纹图谱，记录时间一般为1小时。实验中应记录2小时的色谱图，以考察1小时以后的色谱峰情况。

（6）对照指纹图谱的建立及技术参数：根据已确定的试验方法和条件，对所有供试样品(10批次以上)进行测定，根据足够样品数(10批次以上)测试结果所给出的峰数、峰值(积分值)和峰位(保留时间)等相关参数，据参照物的保留时间，计算指纹峰的相对保留时间，标定共有指纹峰(亦称特征峰)。用“S”标示参照物峰，用阿拉伯数字标示共有指纹峰。特征峰选取原则是：与相邻峰的分离度达到1.2以上，其他特征峰也达到一定分离，峰尖到峰谷的距离至少大于该峰高的2/3以上，如果未达到，则2个峰可以合并为1个峰计算。采用相关软件，对以上图谱进行拟合，制定对照指纹图谱(共有模式)，以此作为药品指纹图谱检验的依据。

指纹图谱的技术参数主要包括总峰面积、共有峰相对保留时间($RRT = RT_i/RT_s$)，共有峰峰面积比($RA = A_i/A_s$)，非共峰面积等，这些技术参数可用作方法学验证。共有峰系指所有被检批次中均含有的相同色谱峰，主要来源于样品中主要有效成分或指标成分。共有峰的化学归属，可采用对照品加入法或HPLC/DAD/MS/MS联用技术进行鉴别，后者可在无对照品的情况下使用。

4. 指纹图谱方法认证

指纹图谱所表达的信息是否能代表样品的化学特征，是否能将样品中各药味都能反映在图谱上，要经过认证，确定指纹图谱的系统性和特征性。

（1）需要证明获取的指纹图谱能够表征该中药产品的化学组成。

（2）各原药材的化学组成特征应该在中药产品的谱图中得到体现。

5. 指纹图谱方法学验证

指纹图谱实验方法验证的目的是为了考察和证明采用的指纹图谱测定方法具有可靠性和可重复性，符合指纹图谱测定的要求。中药指纹图谱测定是一个复杂的分析过程，影响因素多，条件繁杂，合理的实验方法有效性评价是对测定整体过程和分析系统的综合验证，需要在制定指纹图谱方法时充分考虑。

中药指纹图谱实验方法验证所包括的项目有：精密度、重复性及稳定性等。

（1）精密度试验：主要考察仪器的精密度。取同一供试品，连续进样5次以上，考察色谱峰的相对保留时间、峰面积比值的一致性。采用高效液相色谱和气相色谱制定指纹图谱，在指纹图谱中规定共有峰面积比值的各色谱峰，其峰面积比值的相对标准偏差(*RSD*)不得大于3%，其他方法不得大于5%，各色谱峰的相对保留时间应在平均保留时间±1分钟内。

（2）重复性试验：主要考察实验方法的重复性。取同一批号的样品5份以上，分别按照选定的提取分离条件制备供试品溶液，并在选定的色谱条件下进行检测，考察色谱峰相对保留时间、峰面积比值的一致性。采用高效液相色谱和气相色谱制定指纹图谱，在指纹图谱中规定共有峰面积比值的各色谱峰，其峰面积比值的相对标准偏差(*RSD*)不得大于3%，其他方法不得大于5%，各色谱峰的相对保留时间应在平均保留时间±1分钟内。

（3）稳定性试验：主要考察供试品的稳定性。取同一供试品溶液，分别在不同时间（0、1、2、4、8、12、24、36、48 小时）检测，考察色谱峰相对保留时间、峰面积比值的一致性，确定检测时间。

6. 指纹图谱的评价

中药指纹图谱的评价系指将样品指纹图谱与建立起来的该品种对照指纹图谱（共有模式）进行相似性比较，从而对药品质量进行评价和控制。但中药指纹图谱的评价不同于含量测定，它强调的是相似性（Similarity），而不是相同性（Identity），也即着重辨识完整图谱"面貌"，而不是求索细枝末节。分析比较的结果是对供试品与对照品之间的差异或一致性作出的评价。

相似性的比较可以用"相似度"表达，相似度可借助国家药典委员会推荐的"中药指纹图谱计算机辅助相似度评价软件"计算，一般情况下相似度在 0.9～1.0 之间即认为符合要求。其中采用相似度评价软件计算相似度时，若峰数多于 10 个，且最大峰面积超过总峰面积的 70%，或峰数多于 20 个，且最大峰面积超过总峰面积的 60%，计算相似度时应考虑去除该色谱峰。

对于用于鉴别的指纹图谱，若能够提供对照提取物，则优先考虑采用对照提取物作对照，也可以采用标准中给出的对照指纹图谱作对照进行目测比较，比较其色谱峰的峰数、峰位、峰与峰之间的比例等简单易行的方法。

为确保特征或指纹图谱具有足够的信息量，必要时可使用二张以上特征或指纹图谱。

7. 药材、中间体和制剂指纹图谱的相关性

制剂的指纹图谱与半成品（提取物）、原药材的指纹图谱应有一定的相关性和可追溯性，允许原药材中的某些特征峰在提取物、制剂指纹图谱中因生产工艺而有规律地丢失。制剂中各特征峰均可在药材及中间体的指纹图谱中得到追踪，中间体与制剂的指纹图谱应非常接近，药材图谱中的色谱峰应比制剂多。必要时可采用加入某一药材、有效部位或中间体的供试品，或制备某一药材、有效部位或中间体阴性供试品的方法，标定各指纹图谱之间的相关性，提供相关性研究的指纹图谱。

8. 中药指纹图谱的应用实例

中药指纹图谱技术已成为当前植物药领域国内外公认的质量控制方法，国家食品药品监督管理局已对中药注射剂提出了建立中药指纹图谱质量控制的要求，并将以此为突破口逐步实现中药材、中成药质量标准的现代化。目前，采用指纹图谱技术主要用于鉴别中药材真伪，评价中药材的质量，监控中成药的质量和临床研究用"新药"的质量控制和监督等。

（1）复方当归注射液指纹图谱标准（草案）

指纹图谱：照高效液相色谱法测定。

色谱条件与系统适用性试验：以十八烷基硅烷键合硅胶为填充剂；以甲醇为流动相 A 及 1% 醋酸溶液为流动相 B，梯度洗脱；流速为 1mL/min；检测波长为 298nm；柱温为 25℃。理论塔板数按参照物（阿魏酸）峰计算，应不低于 6000。

时间(min)	A	B
0	5	95
40	15	85
75	40	60
90	40	60

参照物溶液的制备：取阿魏酸对照品适量，精密称定，加50%甲醇使成每1mL含阿魏酸50μg的溶液，即得。

供试品溶液的制备：取本品，微孔滤膜(0.45μm)滤过，即得。

测定：精密吸取参照物溶液和供试品溶液各10μL，注入液相色谱仪，测定，记录色谱图，即得。

按中药色谱指纹图谱相似度评价系统计算，供试品指纹图谱与对照指纹图谱相似度不得低于0.90。

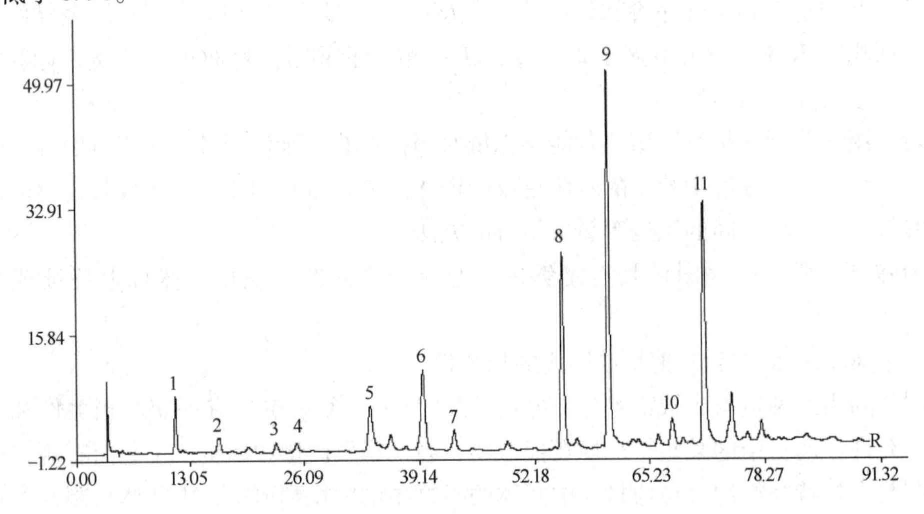

图2-6　复方当归注射液对照指纹图谱

本指纹图谱共确定11个共有峰，应在梯度洗脱90分钟内洗脱完全。其中9号峰为阿魏酸峰，为本指纹图谱的参照峰。供试品溶液的色谱图应具有复方当归注射液标准指纹图谱中的全部11个共有峰，且顺序一致。

（2）复方当归注射液指纹图谱起草说明：复方当归注射液临床主要用于活血通经，祛瘀止痛。其由当归、川芎、红花三味按照等比例混合制备而成。按照《中药注射剂指纹图谱研究的技术要求(暂行)》有关规定，采用高效液相色谱法对复方当归注射液的进行指纹图谱研究。

① 仪器与试药

仪器：Agilent 1200液相色谱仪(DAD检测器)；国家药典委员会《中药色谱指纹图谱相似性评价系统2004B版》。

试药：阿魏酸对照品(中国食品药品检定研究院提供，编号110773－200611)；复方当归注射液10批(江西桔都药业有限公司提供)；当归药材、川芎药材、红花药材经检验，符合药典要求。

② 色谱条件及系统适用性试验

色谱条件：色谱柱 Agileng Eclipse XDB－C_{18}（4.6mm×250mm，5μm）；以甲醇为流动相 A 及 1% 醋酸溶液为流动相 B，按下表中的规定进行梯度洗脱；流速为 1mL/min；检测波长为 298nm；柱温为 25℃。

时间(min)	A	B
0	5	95
40	15	85
75	40	60
90	40	60

理论塔板数按阿魏酸峰计算不低于 6000，阿魏酸与相邻峰之间的分离度大于 2.0。

③ 供试品溶液的制备：采用注射液直接进样。供试品制备：取本品，微孔滤膜(0.45μm)滤过，即得。

④ 实验方法及条件的选择

检测波长的选择：用 DAD 二极管阵列检测器对 190～400nm 扫描的各波长的色谱图进行分析比较，得到不同波长的色谱图(见下)。

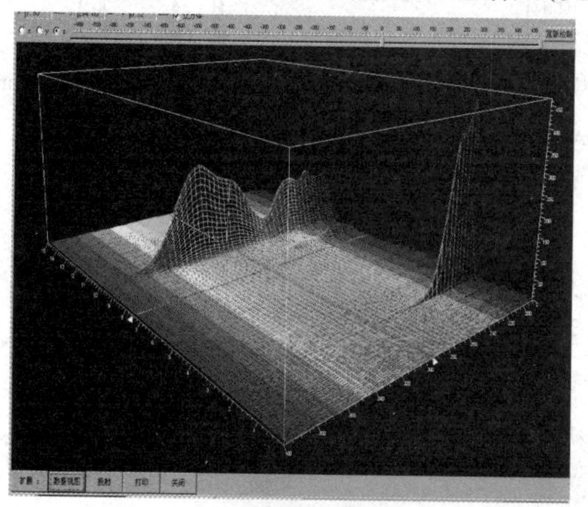

图 2－7　阿魏酸的 DAD 吸收图谱

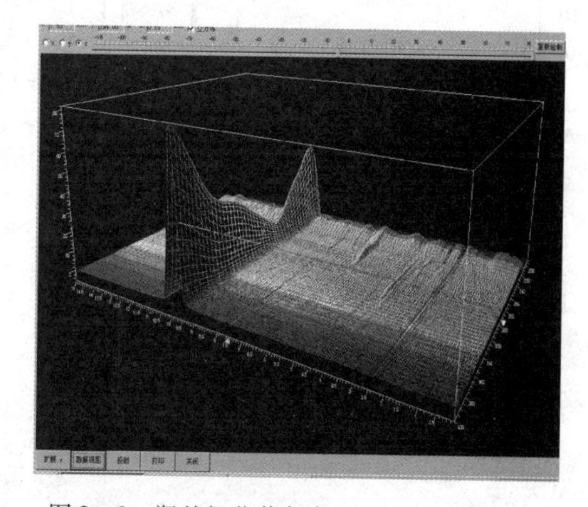

图 2－8　羟基红花黄色素 A 的 DAD 吸收图谱

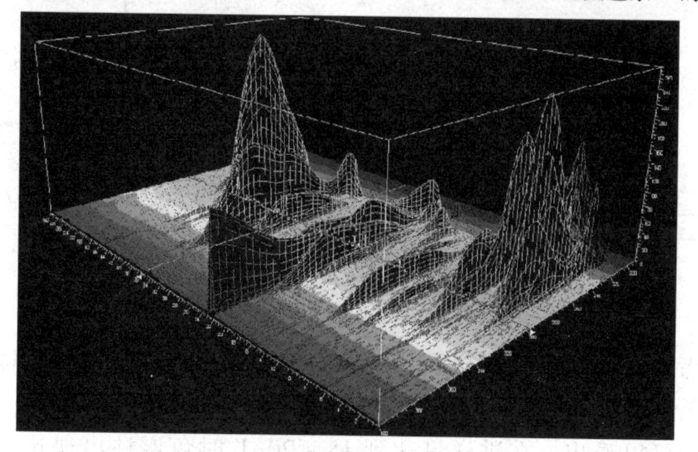

图 2－9　复方当归注射液 DAD 吸收图谱

对比以下不同波长下的复方当归注射液色谱图，选择峰数目较多，信息量丰富，分离状况较好，同时结合其已知的有效成分吸收波长确定检测波长为298nm。

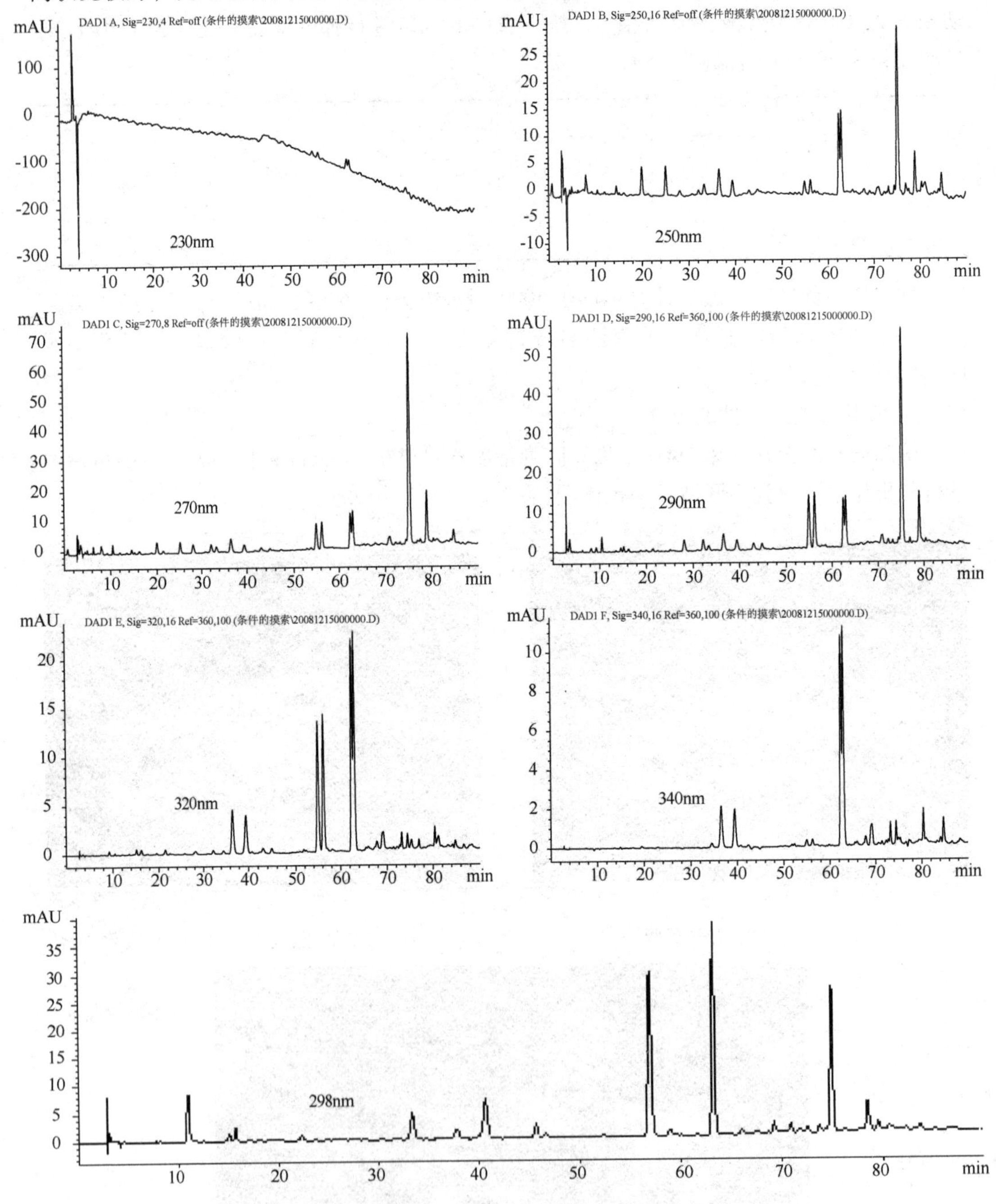

图2－10 复方当归注射液不同波长扫描色谱图

进样量的考察：取同一批次样品，进样，分别选择5μL、10μL、15μL、20μL进样，得到相应色谱图。

从以上图谱可以看出，在进样量达到15～20μL时色谱柱出现超载，峰型前沿，

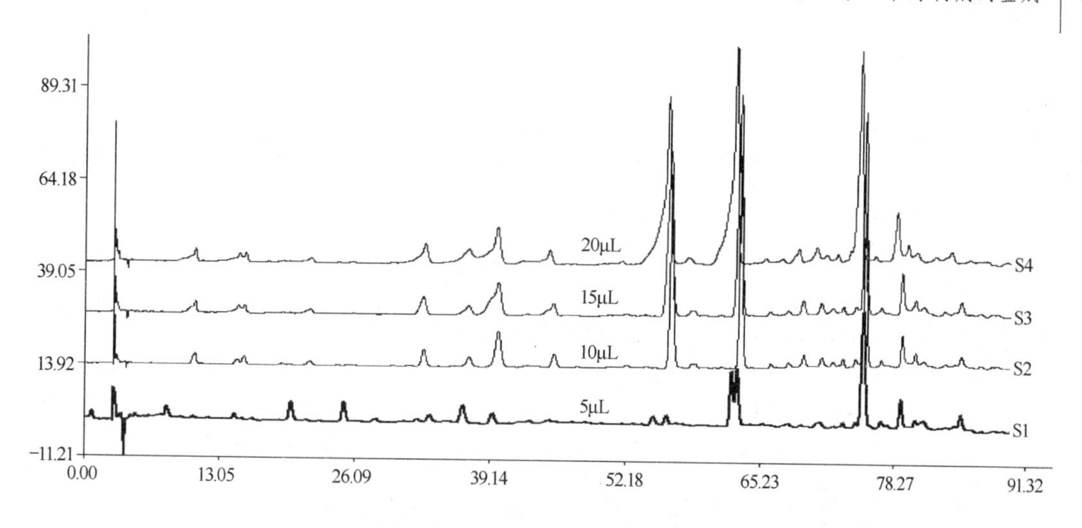

图2－11　不同进样量指纹图谱

5μL有些色谱峰较小，因此确定进样量为10μL。

柱温的考察：分别选取20℃、25℃、30℃和35℃进行考察。

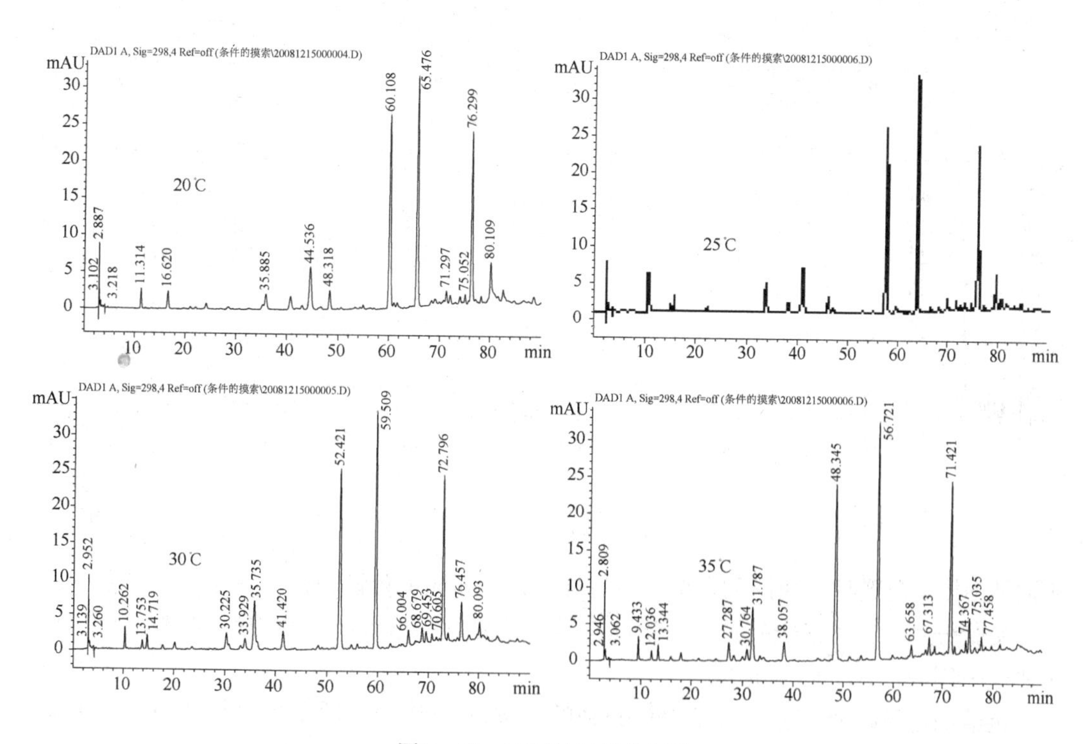

图2－12　不同柱温指纹图谱

20℃与25℃图谱较好，考虑到25℃为室温，故选择柱温25℃为佳。

恒流洗脱与梯度洗脱的考察：分别选择10%、15%、20%、25%、30%的甲醇与1%的醋酸水等度洗脱。

比较不同色谱峰的分离度、保留时间等因素，确定洗脱方式为梯度洗脱。

不同色谱柱的考察：使用同一台高效液相色谱仪（Agilent 1200 DAD检测器），采用

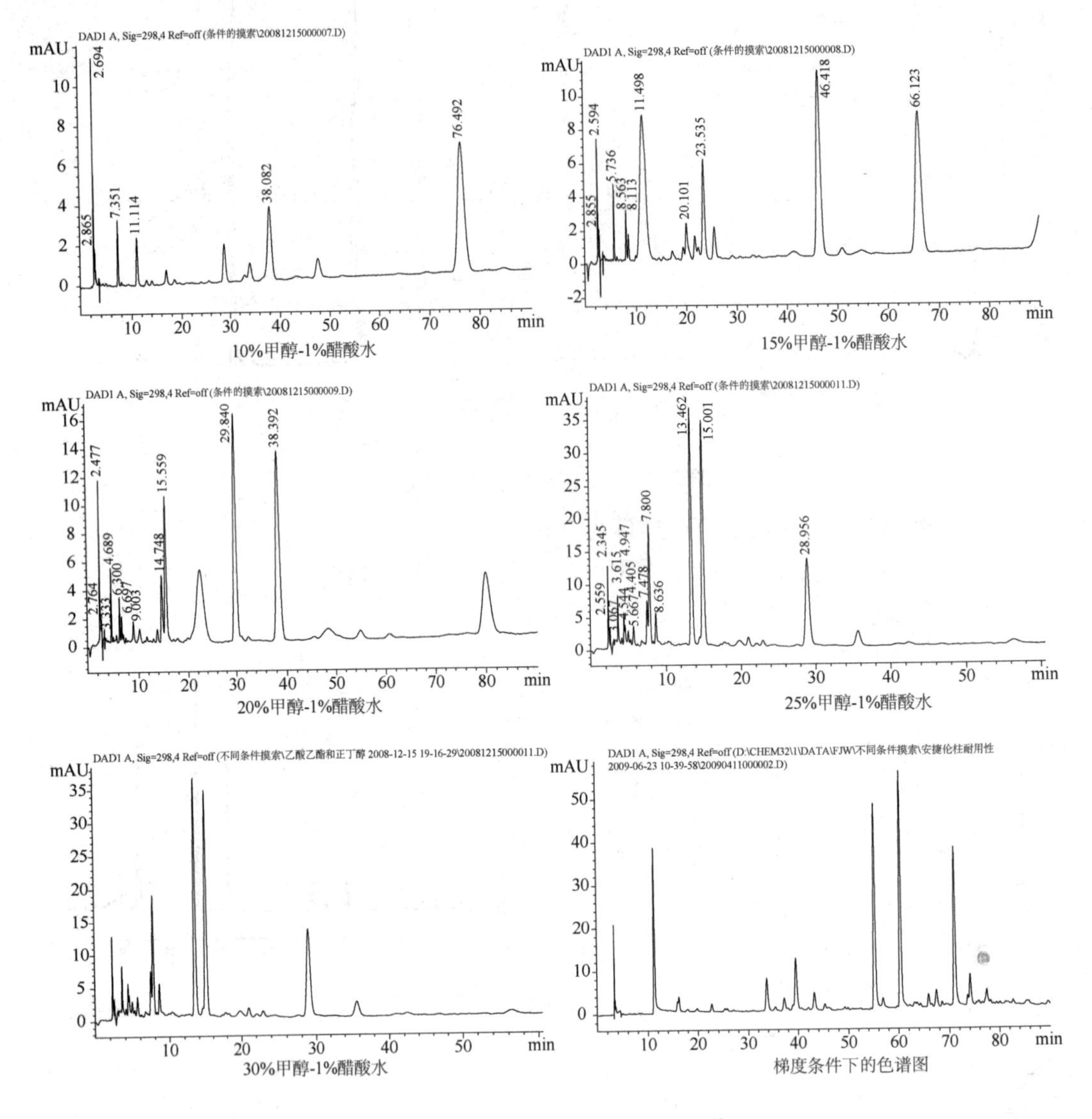

图 2-13　不同洗脱条件指纹图谱

不同的 HPLC 色谱柱，相同的色谱条件进样，得到相应的色谱图(图 2-12)。

实验分别考察了三个品牌的色谱柱，具有很好的一致性，表明方法的耐用性良好。本研究采用的是 Agilent 色谱柱。

色谱图记录时间选定：记录 180 分钟的色谱图，90 分钟后无色谱峰出现，因此选择 90 分钟作为复方当归注射液的液相分析时间。

⑤ 方法学考察

精密度考察：取同一供试品溶液，连续进样 5 次，记录色谱图。结果表明，所有色谱峰的相对保留时间 *RSD* 均不大于 1.0%，相对峰面积 *RSD* 均不大于 2.0%，精密度良好。

重复性考察：取同一批号的复方当归注射液样品 5 份，分别进样 10μL，记录色谱图，所有色谱峰的相对保留时间 *RSD* 均不大于 1.0%，相对峰面积 *RSD* 均不大于

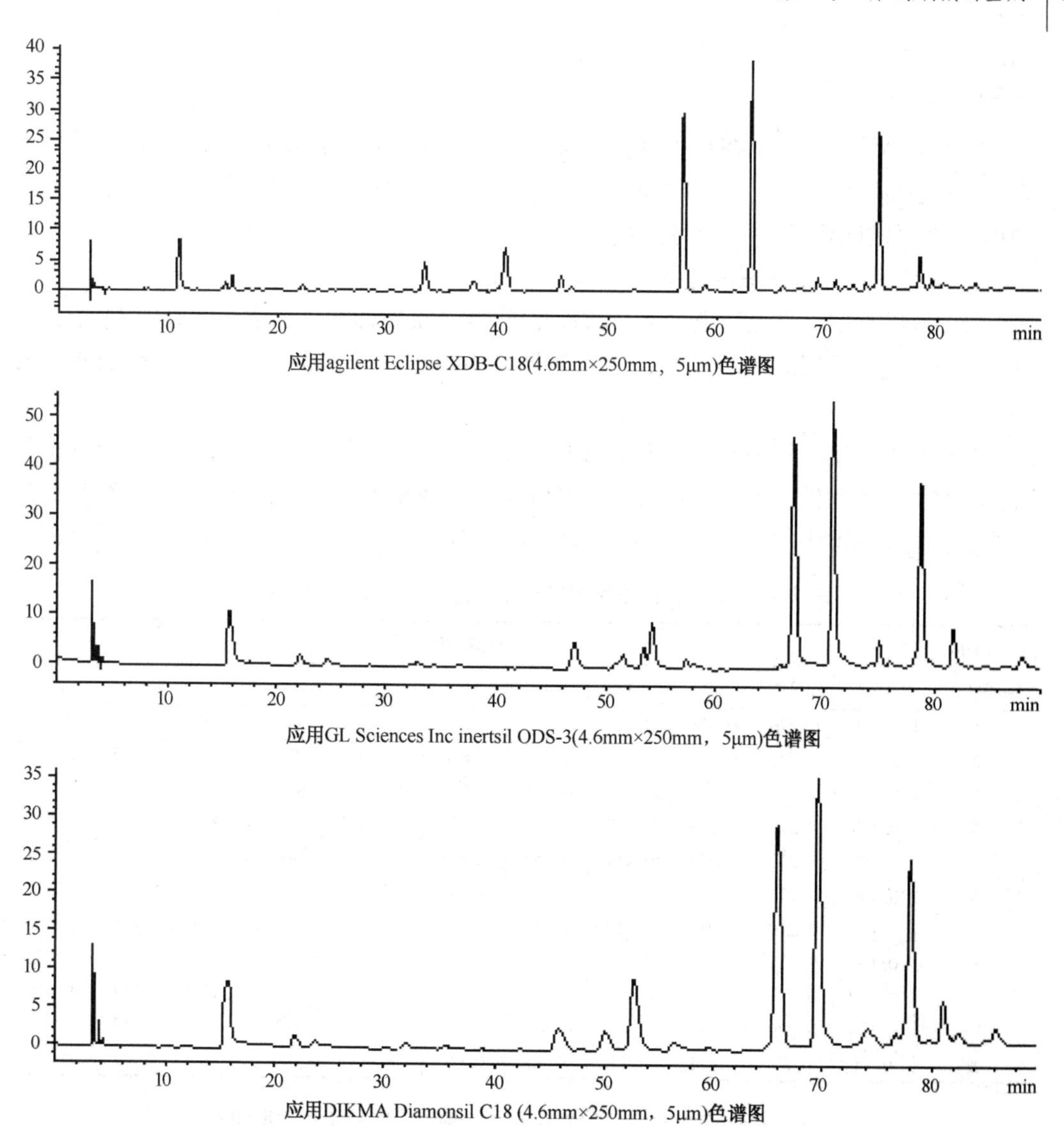

应用agilent Eclipse XDB-C18(4.6mm×250mm，5μm)色谱图

应用GL Sciences Inc inertsil ODS-3(4.6mm×250mm，5μm)色谱图

应用DIKMA Diamonsil C18 (4.6mm×250mm，5μm)色谱图

图 2－14　不同色谱柱指纹图谱

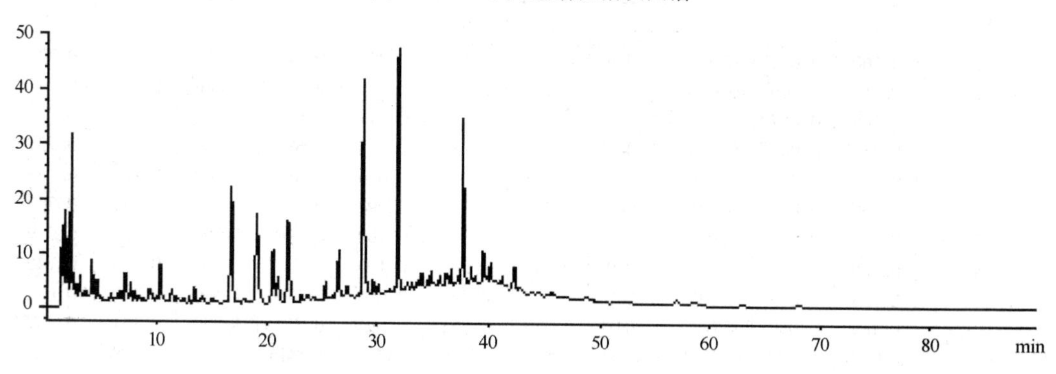

图 2－15　色谱图记录时间考察(3 小时)

3.0%，表明方法的重现性良好。

稳定性考察：

取供试品溶液，分别在0小时、4小时、8小时、16小时、24小时测定，记录色谱图。所有色谱峰的相对保留时间 *RSD* 均不大于1.0%，相对峰面积 *RSD* 均不大于3.0%，表明供试品溶液稳定性符合要求。

⑥ 指纹图谱技术参数的建立

参照峰的确定：在上述条件下，通过测定10个批次的指纹图谱，共确定11个共有峰，其中通过试验用对照品比对，证明9号峰为阿魏酸峰，为注射液测定时的参照峰（S）。

共有峰的确定：按照质量标准中的方法共测定了十批样品，将各个色谱图导入指纹图谱相似度计算软件，考虑到色谱峰分离情况和色谱峰面积以及方法学考察的结果，最后选定了质量标准中规定的11个色谱峰作为共有峰。

表2-1　复方当归注射液对照指纹图谱共有峰相对保留时间

Batch NO.	Peak NO.										
	1	2	3	4	5	6	7	8	9	10	11
1	0.189	0.270	0.379	0.417	0.556	0.654	0.713	0.914	1.000	1.117	1.228
2	0.189	0.271	0.379	0.417	0.557	0.654	0.713	0.916	1.000	1.119	1.229
3	0.191	0.269	0.379	0.417	0.555	0.654	0.713	0.914	1.000	1.118	1.228
4	0.189	0.271	0.378	0.417	0.556	0.653	0.712	0.913	1.000	1.116	1.227
5	0.189	0.270	0.378	0.417	0.556	0.654	0.713	0.914	1.000	1.118	1.229
6	0.190	0.272	0.379	0.417	0.555	0.654	0.713	0.914	1.000	1.117	1.227
7	0.189	0.270	0.380	0.418	0.556	0.653	0.708	0.914	1.000	1.118	1.229
8	0.190	0.271	0.379	0.418	0.562	0.654	0.713	0.914	1.000	1.121	1.223
9	0.189	0.270	0.379	0.417	0.556	0.654	0.713	0.914	1.000	1.117	1.228
10	0.189	0.270	0.377	0.417	0.555	0.652	0.713	0.913	1.000	1.117	1.228
RSD%	0.34	0.27	0.22	0.11	0.36	0.09	0.23	0.07	0.00	0.11	0.14

表2-2　复方当归注射液对照指纹图谱共有峰相对峰面积

Batch NO.	Peak NO.										
	1	2	3	4	5	6	7	8	9	10	11
1	0.160	0.066	0.042	0.046	0.230	0.345	0.097	0.673	1.000	0.127	0.723
2	0.155	0.066	0.040	0.044	0.219	0.326	0.090	0.676	1.000	0.124	0.693
3	0.166	0.067	0.041	0.046	0.228	0.345	0.099	0.682	1.000	0.127	0.734
4	0.158	0.067	0.044	0.047	0.228	0.330	0.098	0.682	1.000	0.123	0.737
5	0.160	0.067	0.040	0.046	0.233	0.340	0.096	0.682	1.000	0.127	0.735
6	0.160	0.066	0.041	0.047	0.229	0.343	0.094	0.662	1.000	0.121	0.709
7	0.169	0.068	0.043	0.046	0.232	0.353	0.100	0.690	1.000	0.127	0.719
8	0.160	0.075	0.046	0.049	0.241	0.363	0.103	0.711	1.000	0.133	0.746
9	0.154	0.065	0.042	0.042	0.224	0.341	0.095	0.674	1.000	0.119	0.692
10	0.164	0.069	0.045	0.048	0.217	0.351	0.095	0.714	1.000	0.131	0.737
$\overline{A}$	0.1606	0.0676	0.0424	0.0461	0.2281	0.3437	0.0967	0.6846	1.000	0.1259	0.7225
RSD%	2.91	4.19	4.84	4.42	3.06	3.15	3.53	2.40	0.00	3.53	2.64

⑦ 对照指纹图谱的建立：取10批样品，得到不同批次的样品HPLC指纹图谱。采

用国家药典委员会《中药色谱指纹图谱相似性评价系统2004B版》，生成复方当归注射液照指纹图谱，建立共有模式。复方当归注射液的对照指纹图谱主要特征是：5分钟到26分钟之间有四个比较明显的色谱峰，且12分钟左右有一较强的色谱峰；在30分钟到40分钟之间有一组峰，有时呈肩峰状态；50分钟到80分钟分布有比较多的强峰和中强峰，其中63分钟左右的峰为阿魏酸的峰。

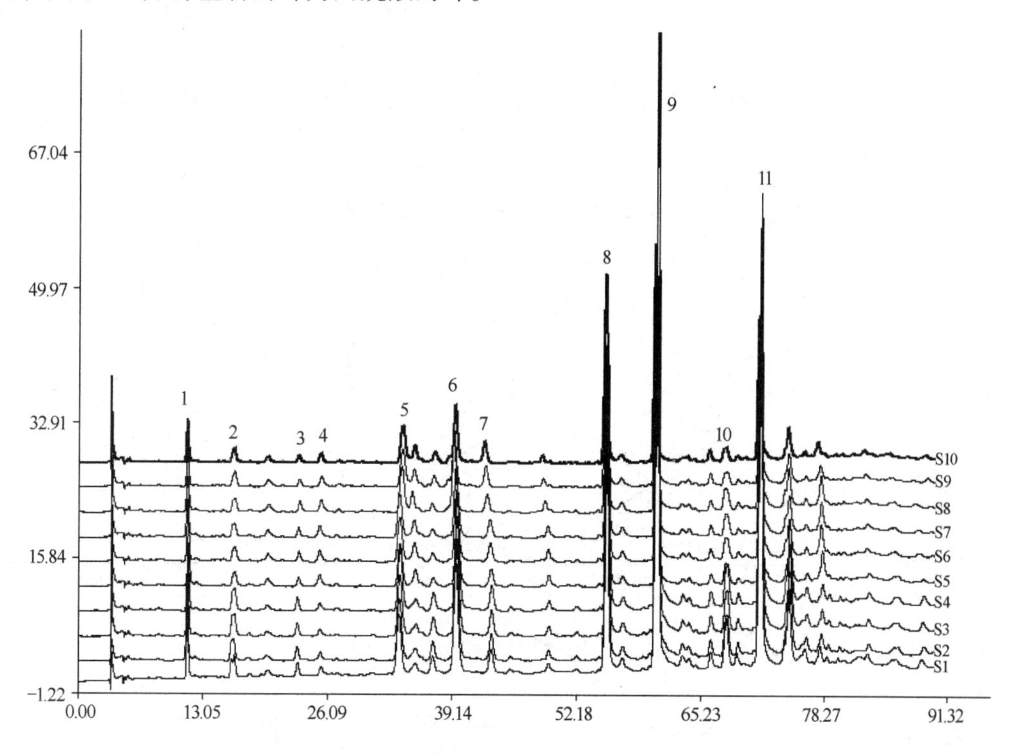

图2-16　10批复方当归注射液指纹图谱

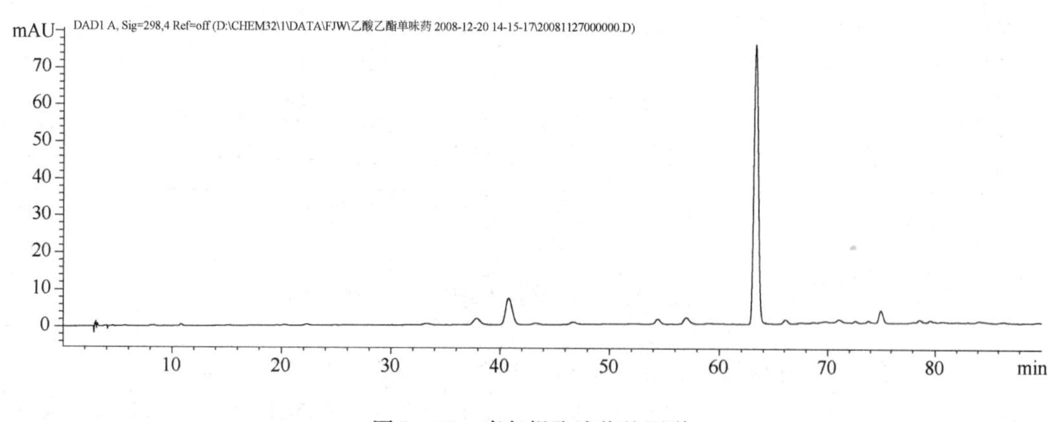

图2-17　当归提取液指纹图谱

⑧ 中间体与注射液相关性研究

对三味原药材按注射液工艺制备的中间体进行指纹图谱的研究，分别取当归、川芎、红花提取液中间体各2mL，过0.45μm滤膜，即得，进样。

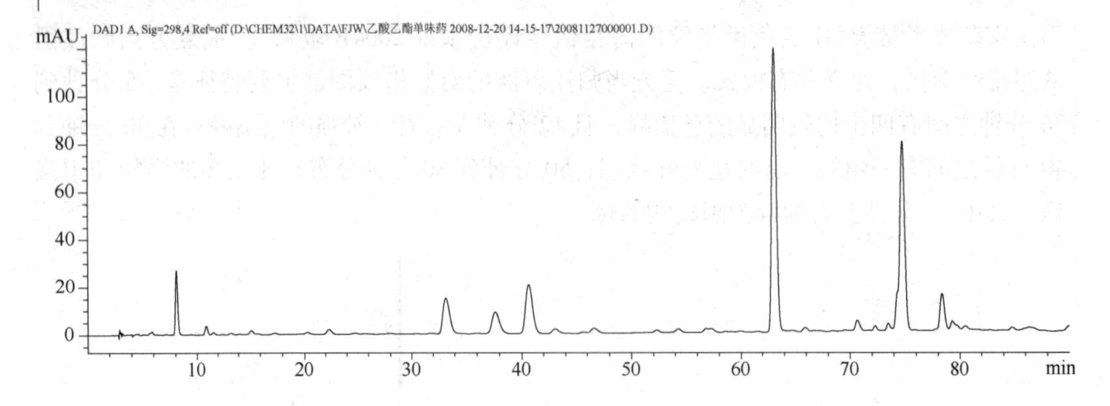

图 2-18　川芎提取液指纹图谱

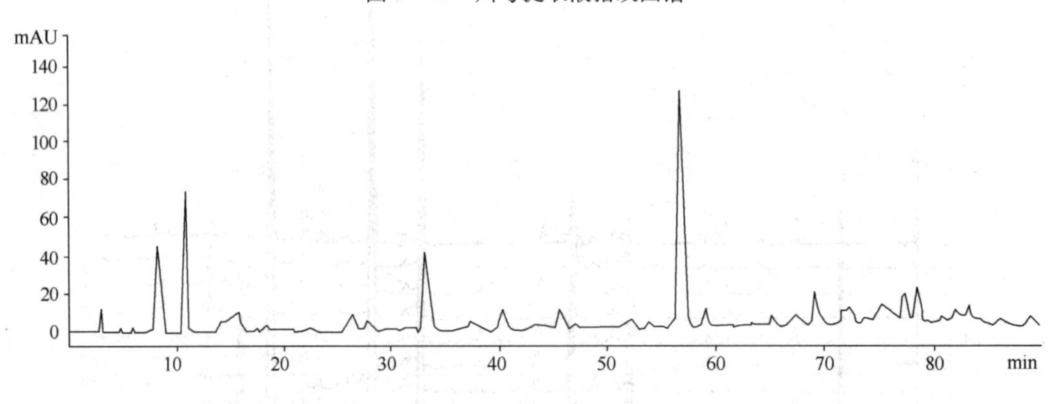

图 2-19　红花提取液指纹图谱

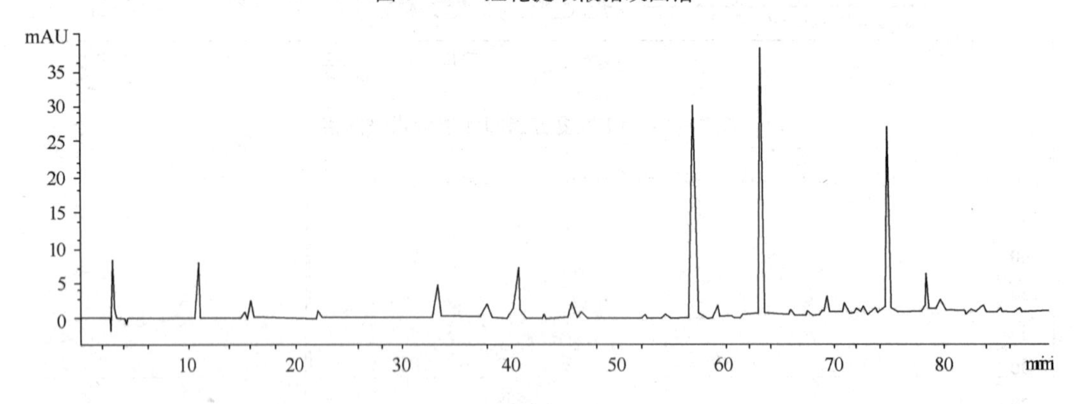

图 2-20　复方当归注射液指纹图谱

通过对复方当归注射液及各原药材指纹图谱的相关性对比分析，确定了样品指纹图谱各共有峰的归属。其中注射剂中 1、9 号共有峰来源于当归和川芎；2、11 号峰来源于川芎；5 号峰来源于川芎和红花，6 号峰来源于当归、川芎和红花；7 号峰来源于川芎；8 号峰来源于红花。

七、特征图谱鉴别法

特征图谱鉴别法是指样品经过适当的处理后，采用一定的分析手段和仪器检测得到能够标识其中各种组分群体特征的共有峰的图谱。可分为化学(成分)特征图谱和生物特征图谱。化学(成分)特征图谱是建立在中药成分系统研究的基础上，借助于色谱(HPLC、GC、HPCE 等)、光谱(IR、NMR、MS 等)及联用技术等现代分析手段和软件，寻找同一药群体化学成分的相似性，以此反映药材化学成分组成和种类上的特征。中药化学特征图谱既能有效鉴别中药材的品种、真伪、产地等，又可以通过主要特征峰面积、比例、吸收峰的强度、相似度等量化指标检测药材的量。生物特征图谱则多采用分子标记技术测定，以研究和建立 DNA 特征图谱为主，反映药材生物遗传学上的特征。DNA 特征图谱在道地药材的鉴定以及动、植物中药种质资源的研究中具有良好的应用前景。目前常用的 DNA 特征图谱技术主要有 RAPD（随机扩增多态性 DNA）、RFLP（限制性内切酶片段长度多态性）、AFLP（扩增片断长度多态性）、DNA 测序法等。

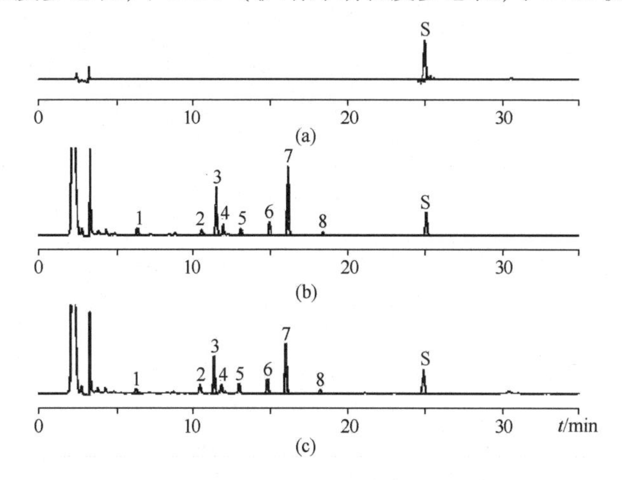

图 2-21　5-甲基蜂蜜曲霉素对照品(a)、乌灵菌粉对照药材(b)、乌灵胶囊样品(c)色谱图

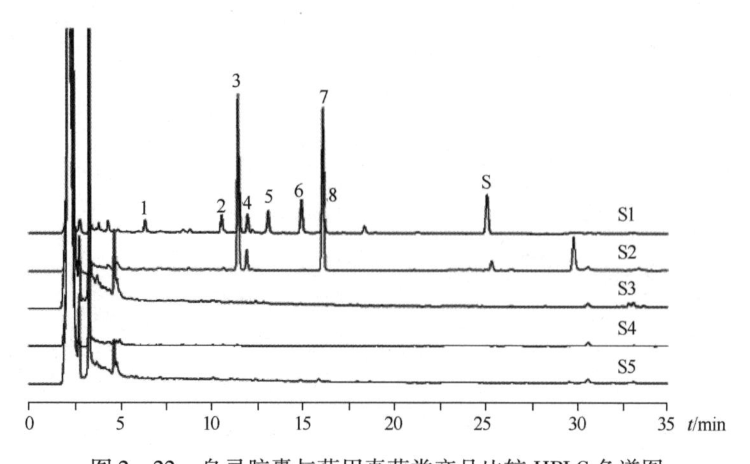

图 2-22　乌灵胶囊与药用真菌类产品比较 HPLC 色谱图

S1. 乌灵胶囊；S2. 金水宝胶囊；S3. 至灵胶囊；S4. 宁心宝胶囊；S5. 百令胶囊

特征图谱法是中药领域新兴的一种综合的、可量化的鉴别手段，与传统中药鉴定方法相比，它不受样品形态的限制，原药材、饮片、粉末乃至含有生药原型的中成药亦可应用，准确性高、重现性好，所需检样量少，特征性明显。如采用 HPLC 法构建乌灵胶囊的化学特征图谱，并据此提取分离得到其特征性成分 5 - 甲基蜂蜜曲霉素。随着中药分析技术的快速发展和特征图谱分析软件的完善以及数据库系统的建立，中药特征图谱将在中药制剂鉴定领域发挥举足轻重的作用。

第三章　中药制剂的检查

中药制剂的检查是指在制剂生产、储存过程中可能含有并需要控制的物质或物理参数，包括安全性、有效性、均一性与纯度四个方面。本章重点介绍影响中药制剂质量的一般杂质和特殊杂质的检查方法。

第一节　中药制剂杂质检查

中药制剂的杂质(impurity)是指能危害人体健康或影响药物质量的物质。

中药制剂是否优良有效，主要从两方面评价：首先是中药制剂本身的效力及其有无副作用；其次是所含杂质的程度及杂质对人体所产生的影响。因此，为了确保用药安全有效，就必须根据杂质对人体的危害性和使用要求，对中药制剂所含的杂质及其限量，作必要的检查和规定。

一、杂质的来源

中药制剂中的杂质检查项目是根据其中可能存在的杂质来确定的，因此，了解中药制剂的杂质来源，可以有针对性地制订杂质检查的项目和方法。

中药制剂中存在的杂质，来源于三个方面：一是由中药材原料中引入；二是在生产制备过程中引入；三是贮存过程中受外界条件的影响而使中药制剂的理化性质改变而产生。

在中药制剂制备过程中，由于原料不纯，有可能带入杂质。中药制剂原料来源广泛，不同产地的中药材质量差别很大，其质量又受生长环境、采收季节、炮制、加工及贮藏条件等多种因素的影响。同一品种药材由于其药用部位不同，质量也不同，因此在收购和生产过程中有可能混入掺杂物。因此，药材中混存的杂质主要包括基原不正、药用部位有误、人为掺假等引入的杂质以及一些泥土、砂石等无机杂质。如大黄流浸膏中，所用原料药大黄，在收购过程中有可能引入土大黄，把它作为原料药投料，在制备时尚未除去，通过检查成品中的土大黄苷杂质，来确定是否混入土大黄。另外，一些中药材因土壤环境污染以及农药化肥的使用等而有可能将重金属、砷盐、有机磷、钾离子、钙离子、硫酸盐等杂质带入制剂中。

在制剂生产制备过程中，常需使用各种溶剂、试剂等，这些试剂溶剂有可能会残留在制剂中成为杂质。在生产中如果用污染的水清洗原料药材，也会使产品污染，引入杂质。制剂生产过程中所接触到的仪器设备、用具、管道，也包括工作人员等，都有可能将一些杂质引入到药品中。另外，对于一些从中药材提取分离的单一成分制剂，由于植物中常含有多种与产品化学结构、性质相似的物质，在提取、分离、精制过程中除不尽，引入产品中成为杂质。

中药制剂在包装、贮存、运输过程中，由于处理不当，都可造成产品破损、分解、霉变、腐败以及鼠咬、虫蛀等而引入大量杂质。一些中药制剂，在外界条件(日光、空气、温度、湿度等)影响或微生物作用下，其内部成分发生聚合、分解、氧化、还原、水解、发霉等变化，而使制剂产生一些新物质。这些杂质不仅使药物外观性状发生改变，降低药物的稳定性和质量，甚至对人体产生毒害或使药物失去治疗效力。《中国药典》根据药物的性质规定了药物的贮藏条件，以保持其相对的稳定性。对于一些易发生变化的制剂，则必须加入一定量的稳定剂。

中药制剂的杂质可分为一般杂质(general impurities)和特殊杂质(special impurities)。一般杂质是指自然界中分布较广泛，在多种药材的采集、收购、加工以及制剂的生产或贮存过程中容易引入的杂质，如酸、碱、水分、氯化物、硫酸盐、铁盐、重金属、砷盐等。它们的检查方法均在《中国药典》附录中规定。特殊杂质是指在制剂的生产和贮存过程中，根据其来源、生产工艺及药品的性质有可能引入的杂质，这种杂质的检查方法在《中国药典》中列入个别制剂的检查项下。

二、杂质的限量检查

药物中的杂质检查不仅是保证用药安全有效，也是考核生产工艺和企业管理是否正常，以保证提高药品质量的需要。杂质的量应愈少愈好，但是不可能完全除尽。对于药物中所存在的杂质，在不引起毒性、不影响药物的稳定性和疗效的原则下，综合考虑杂质的安全性、生产的可行性与药品的稳定性，允许药物中含有限定量的杂质。因此，《中国药典》规定的杂质检查通常为限量检查(limit test)，限量检查不要求测定其准确含量，只需检查杂质是否超过限量。药物中所含杂质的最大允许量，即为杂质限量(limit of impurity)，通常用百分之几或百万分之几(parts per million，ppm)来表示。

三、杂质限量计算方法

杂质的限量检查多采用对照法，即取一定量与被检杂质相同的纯物质或其他对照品配制成标准溶液，与一定量供试药物的溶液，在相同处理条件下，比较反应结果，从而确定杂质限量是否超过规定。

$$杂质限量(L) = \frac{杂质最大允许量}{供试品量} \times 100\%$$

对照法中，供试品(S)中所含杂质的量是通过与一定量杂质标准溶液的比较来确定的，杂质的最大允许量用杂质标准溶液的浓度（C）和体积（V）的乘积表示，因此杂质限量（L）的计算公式为：

$$\text{杂质限量}(L)=\frac{\text{标准溶液体积}(V)\times\text{标准溶液浓度}(C)}{\text{供试品量}(S)}\times 100\%$$

$$L=\frac{V\times C}{S}\times 100\%$$

采用该法须注意平行操作原则，即供试品溶液和对照溶液应在完全相同的条件下反应，如加入的试剂、反应的温度、放置的时间等均应相同，这样结果才有可比性。药物中杂质限量检查的示例如下。

例1　阿胶砷盐的检查

取本品2.0g，加氢氧化钙1g，混合，加少量水，搅匀，干燥后先用小火烧灼使炭化，再在500℃～600℃炽灼使完全灰化，放冷，加盐酸3mL与适量水使溶解成30mL，分取溶液10mL，加盐酸4mL与水14mL，依法检查其砷盐（《中国药典》2010年版附录ⅨE）。如果标准砷溶液（每1mL相当于1μg的As）取用量为2mL，药物中砷盐的杂质限量为：

$$L=\frac{V\times C}{S}\times 100\%$$

$$=\frac{2\times 1.0\times 10^{-6}}{2.0\times\frac{10}{30}}\times 100\%=0.0003\%=3\text{ppm}$$

例2　黄连上清丸中重金属检查

取本品5丸，切碎，过二号筛，取适量，称定重量，照炽灼残渣检查法（《中国药典》2005版附录ⅨJ）炽灼至完全灰化。取遗留的残渣，依法检查（《中国药典》2010年版附录ⅨF第二法），含重金属不得过百万分之二十五。如果标准铅溶液（每1mL相当于10μg的Pb）取用量为2mL，供试品的取样量为：

$$S=\frac{V\times C}{L}\times 100\%=\frac{2\times 10\times 10^{-6}}{0.000025}\times 100\%=0.8\text{g}$$

杂质的检查方法，还有灵敏度法。此法是向供试品溶液中加入一定量的试剂，在一定反应条件下，观察有无正反应出现，即从该测定条件下的反应灵敏度来控制杂质限量。如肉桂油中重金属的检查方法为：取本品10mL，加水10mL与盐酸1滴，振摇后，通硫化氢气使饱和，水层与油层均不得变色。

此外，杂质检查法还常用测出相应杂质的量，与规定的数值比较来判断杂质是否超过限量，如水分、干燥失重、炽灼残渣等的检查。

《中国药典》中未规定检查的杂质项目，可能是在正常生产和贮存过程中不可能引入，或者虽引入，但含量甚微，对人体无不良影响，也不影响药物质量，故不予检查。有一些则是由于从生产实践到检验方法对其认识尚不够，有待进一步积累资料，也可暂缓定入“检查”项目。

第二节　一般杂质检查方法

一、重金属检查法

重金属系指在规定实验条件下，能与硫代乙酰胺或硫化钠作用显色的金属杂质。在弱酸性(pH 3 ~ 3.5)条件下能与硫代乙酰胺生成不溶性硫化物而显色的金属离子有 Pb^{2+}、As^{3+}、As^{5+}、Hg^{2+}、Ag^{+}、Bi^{3+}、Cu^{2+}、Cd^{2+}、Co^{2+}、Ni^{2+}、Sb^{3+}、Sn^{2+}、Sn^{4+} 等金属离子；在碱性溶液中能与硫化钠作用生成不溶性硫化物而显色的有 Pb^{2+}、Hg^{2+}、Bi^{3+}、Cd^{2+}、Cu^{2+}、Co^{2+}、Fe^{3+}、Ni^{2+}、Zn^{2+} 等金属离子。由于在药品生产中遇到铅的机会比较多，而且铅易积蓄中毒，故检查时以铅为代表。《中国药典》(2010 年版)附录收载三种方法，即硫代乙酰胺法、炽灼后的硫代乙酰胺法、硫化钠法。

（一）第一法

本法又名硫代乙酰胺法，是重金属检查最常用的方法，适用于供试品可不经有机破坏，溶于水、稀酸和乙醇的药物重金属检查。

1. 原理

在弱酸性(pH3 ~ 3.5)溶液中，硫代乙酰胺发生水解，产生硫化氢，可与重金属离子作用，生成有色硫化物的均匀沉淀(混悬液)。可与铅标准液在相同条件下产生的颜色进行比较，判定供试品中重金属是否符合限量规定。反应式如下：

$$CH_3CSNH_2 + H_2O \xrightarrow{pH\ 3.5} CH_3CONH_2 + H_2S\uparrow$$

$$Pb^{2+} + H_2S \xrightarrow{pH\ 3.5} PbS\downarrow(\text{黑色}) + 2H^+$$

2. 检查方法

取 25mL 纳氏比色管三支，甲管中加标准铅溶液一定量与醋酸盐缓冲液(pH3.5) 2mL 后，加水或各药品项下规定的溶剂稀释成 25mL，乙管中加入按药品项下规定的方法制成的供试液 25mL，丙管中加入与乙管相同量的供试品，加配制供试品溶液的溶剂适量使溶解，再加与甲管相同量的标准铅溶液与醋酸盐缓冲液(pH3.5)2mL 后，用溶剂稀释成 25mL；若供试品溶液带颜色，可在甲管中滴加少量的稀焦糖溶液或其他无干扰的有色溶液，使之与乙管、丙管一致；再在甲、乙、丙三管中分别加入硫代乙酰胺试液各 2mL，摇匀，放置 2 分钟，同置白纸上，自上向下透视，当丙管中显出的颜色不浅于甲管时，乙管中显出的颜色与甲管比较，不得更深。如丙管中显出的颜色浅于甲管，应取样按第二法重新检查。

3. 标准铅溶液配制

称取硝酸铅 0.1599g，置 1000mL 量瓶中，加硝酸 5mL 与水 50mL 溶解后，用水稀释至刻度，摇匀，作为贮备液。

精密量取贮备液 10mL，置 100mL 量瓶中，加水稀释至刻度，摇匀，即得。

制备与贮存用的玻璃容器均不得含铅。

4. 注意事项

（1）本法以25mL溶液中含10～20μg的铅，即相当于标准铅溶液1～2mL时，加硫代乙酰胺试液后所显的黄褐色最适合于目视法观察，硫代乙酰胺试液与重金属反应的最佳pH值是3.5，最佳显色时间为2分钟。

（2）若供试液带有颜色，可在甲管与丙管中滴加少量的稀焦糖溶液或其他无干扰的有色溶液，使之均与乙管一致。仍不能使颜色一致时，应取样按第二法检查。

稀焦糖溶液的制备：取蔗糖或葡萄糖约5g，置瓷蒸发皿或瓷坩埚中，在玻璃棒不断搅拌下，加热至呈棕色糊状，放冷，用水溶解成约25mL，滤过，贮于滴瓶中备用。

（3）供试品中如含微量高铁盐，在弱酸性溶液中会氧化硫化氢而析出硫，产生浑浊，影响比色，可在甲、乙、丙三管中分别加维生素C 0.5～1.0g，将高铁离子还原为亚铁离子，再照上述方法检查。

（二）第二法

本法即为样品炽灼后的硫代乙酰胺法，适用于含芳环、杂环以及难溶于水、稀酸和乙醇的有机药物重金属检查。

1. 原理

重金属可能与芳环或杂环形成较牢固的价键，供试品需先炽灼破坏，再加盐酸转化为易溶于水的氯化物，再照第一法检查。

2. 检查方法

取各品种项下规定量的供试品，按炽灼残渣检查法(《中国药典》2010年版一部附录Ⅸ J)进行炽灼处理，然后取遗留的残渣，如供试品为溶液，则取各品种项下规定量的溶液，蒸发至干，再按上述方法处理后取遗留的残渣，加硝酸0.5mL，蒸干，至氧化氮蒸气除尽后(或取供试品一定量，缓缓炽灼至完全炭化，放冷，加硫酸0.5～1mL，使恰湿润，用低温加热至硫酸除尽后，加硝酸0.5mL，蒸干，至氧化氮蒸气除尽后，放冷，在500℃～600℃炽灼使完全灰化)，放冷，加盐酸2mL，置水浴上蒸干后加水15mL，滴加氨试液至对酚酞指示液显微粉红色，再加醋酸盐缓冲液(pH3.5)2mL，微热溶解后，移置纳氏比色管中，加水稀释成25mL，作为甲管；另取配制供试品溶液的试剂，置瓷皿中蒸干后，加醋酸盐缓冲液(pH3.5)2mL与水15mL，微热溶解后，移置纳氏比色管中，加标准铅溶液一定量，再用水稀释成25mL，作为乙管；再在甲、乙两管中分别加入硫代乙酰胺试液各2mL，摇匀，放置2分钟，同置白纸上，自上向下透视，乙管中显出的颜色与甲管比较，不得更深。

3. 注意事项

（1）本法的炽灼温度须控制在500℃～600℃，超过700℃，多数重金属盐都有不同程度的损失。

（2）为使有机物分解破坏完全，炽灼残渣中需加硝酸加热处理，此时必须将硝酸蒸干，除尽亚硝酸，否则亚硝酸会氧化硫代乙酰胺水解生成的硫化氢，析出硫，影响观察。

（三）第三法

本法为硫化钠法，适用于供试品能溶于碱而不溶于稀酸或在稀酸中生成沉淀的药物重金属检查。

1. 原理

在碱性条件下，硫化钠与重金属离子作用生成不溶性硫化物，反应式如下：

$$Pb^{2+} + S^{2-} \longrightarrow PbS\downarrow$$

2. 检查方法

取供试品适量，加氢氧化钠试液 5mL 与水 20mL 溶解后，置纳氏比色管中，加硫化钠试液 5 滴，摇匀，与一定量的标准铅溶液同样处理后的颜色比较，不得更深。

3. 注意事项

硫化钠对玻璃有腐蚀作用，久置会产生絮状物，应临用时配制。

（四）铅、镉、砷、汞、铜的检查

铅、镉、砷、汞、铜是目前公认的对人体有害的元素，国际上十分重视，许多国家对进口中药及中药制剂中的有害元素均有明确限度规定。由于水土环境污染，中药和天然药物受到有害元素的严重污染。为了加强我国中药产品的安全性，同时也能与国际接轨，《中国药典》针对上述五种元素建立了测定方法，并且对常用中药材中的五种元素进行了控制，规定其中铅≤5ppm，镉≤0. 3ppm，砷≤2ppm，汞≤0. 2ppm，铜≤20ppm。

对于铅、镉、砷、汞、铜五种元素的测定，《中国药典》(2010 年版)采用了原子吸收分光光度法和电感耦合等离子体质谱法。

二、砷盐检查法

砷盐检查法系指药物中用于微量砷(以 As 计算)限量检查的方法。《中国药典》2010 版一部采用古蔡氏法及二乙基二硫代氨基甲酸银法检查砷盐。

（一）古蔡氏法

《中国药典》砷盐限量检查项下第一法。

1. 原理

利用金属锌和酸作用，产生新生态的氢，与供试品中微量砷盐反应，生成挥发性砷化氢，砷化氢再与溴化汞试纸作用生成黄色至棕色砷斑。与标准砷溶液在同一条件下所形成的砷斑进行比较，判定供试品中砷盐是否符合限量规定。

$$AsO_3^{3-} + 3Zn + 9H^+ \longrightarrow AsH_3\uparrow + 3Zn^{2+} + 3H_2O$$

$$AsH_3 + 3HgBr_2 \longrightarrow 3HBr + As(HgBr)_3\text{（黄色）}$$

$$AsH_3 + 2\,As(HgBr)_3 \longrightarrow 3AsH(HgBr)_2\text{（棕色）}$$

$$AsH_3 + As(HgBr)_3 \longrightarrow 3HBr + As_2Hg_3\text{（棕黑色）}$$

五价砷在酸性溶液中能被金属锌还原为砷化氢，但生成砷化氢的速度较三价砷慢，故在反应液中加入碘化钾及酸性氯化亚锡将五价砷还原为三价砷，碘化钾被氧化生成的碘又可被氯化亚锡还原为碘离子，维持反应过程中碘化钾还原剂的存在。

$$AsO_4^{3-} + 2I^- + 2H^+ \longrightarrow AsO_3^{3-} + I_2 + H_2O$$

$$AsO_4^{3-} + Sn^{2+} + 2H^+ \longrightarrow AsO_3^{3-} + Sn^{4+} + H_2O$$

$$I_2 + Sn^{2+} \longrightarrow 2I^- + Sn^{4+}$$

溶液中的碘离子还能与反应中产生的锌离子形成配合物，使生成砷化氢的反应不断进行。

$$4I^- + Zn^{2+} \longrightarrow [ZnI_4]^{2-}$$

氯化亚锡与碘化钾存在，可抑制锑化氢的生成，因锑化氢也能与溴化汞试纸作用生成锑斑，在试验条件下 100μg 锑的存在不会干扰测定。氯化亚锡又可与锌作用，在锌粒表面形成锌锡齐(锌锡的合金)，起去极化作用，使锌粒与盐酸作用缓和，从而使氢气均匀而连续地发生，有利于砷斑的形成，增加反应的灵敏度和准确度。

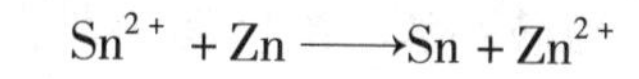

$$Sn^{2+} + Zn \longrightarrow Sn + Zn^{2+}$$

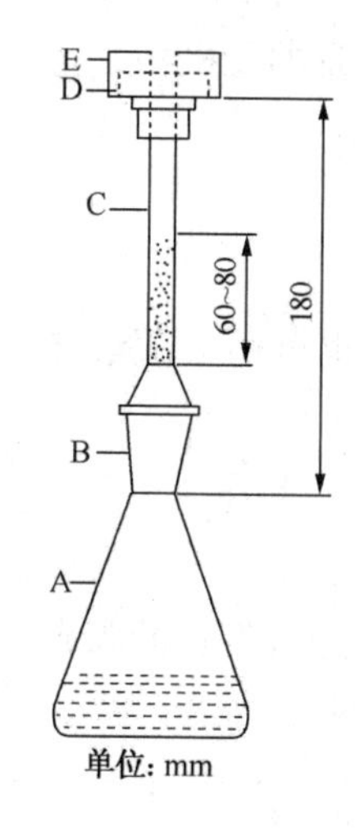

图 3-1 古蔡氏法测砷装置

2. 方法

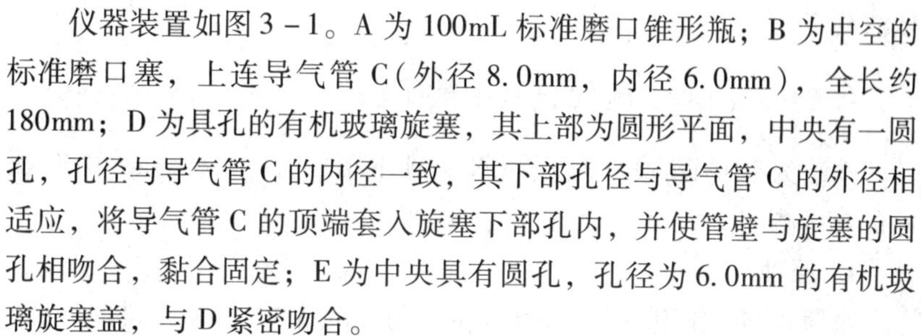

仪器装置如图 3-1。A 为 100mL 标准磨口锥形瓶；B 为中空的标准磨口塞，上连导气管 C(外径 8.0mm，内径 6.0mm)，全长约 180mm；D 为具孔的有机玻璃旋塞，其上部为圆形平面，中央有一圆孔，孔径与导气管 C 的内径一致，其下部孔径与导气管 C 的外径相适应，将导气管 C 的顶端套入旋塞下部孔内，并使管壁与旋塞的圆孔相吻合，黏合固定；E 为中央具有圆孔，孔径为 6.0mm 的有机玻璃旋塞盖，与 D 紧密吻合。

测试时，于导气管 C 中装入醋酸铅棉花 60mg(装管高度为60~80mm)；再于旋塞 D 的顶端平面上放一片溴化汞试纸(试纸大小以能覆盖孔径而不露出平面外为宜)，盖上旋塞盖 E 并旋紧，即得。

标准砷斑的制备 精密量取标准砷溶液 2mL，置 A 瓶中，加盐酸 5mL 与水 21mL，再加碘化钾试液 5mL 与酸性氯化亚锡试液 5 滴，在室温放置 10 分钟后，加锌粒 2g，立即将照上法装妥的导气管 C 密塞于 A 瓶上，并将 A 瓶置 25℃ ~40℃水浴中反应 45 分钟，取出溴化汞试纸比较。

若供试品需经有机破坏后再行检砷，则应取标准砷溶液代替供试品，照该品种项下规定的方法同法处理后，依法制备标准砷斑。

检查 取按各品种项下规定方法制成的供试品溶液，置 A 瓶中，照标准砷斑的制备，自“再加碘化钾试液 5mL”起，依法操作。将生成的砷斑与标准砷斑比较，不得更深。

3. 注意事项

(1) 用三氧化二砷制备标准砷贮备液，临用前取贮备液配制标准砷溶液(每 1mL 相当于 1μg 的 As)。标准砷贮备液存放时间一般不宜超过一年，标准砷溶液最好当天精密量取标准砷贮备液进行稀释。

(2) 本法反应灵敏度为1μg(以As计算)，以2～10μgAs所形成的砷斑易于观察。《中国药典》规定用2μg的As(即取标准砷溶液2mL)。

(3) 反应溶液的酸度相当于2mol/L的盐酸溶液。碘化钾的浓度为2.5%，氯化亚锡的浓度为0.3%。酸性氯化亚锡试液以新鲜配制较好，放置时间不宜过长，否则不能把反应中生成的碘还原，影响砷斑的色调，以加入1～2滴碘试液后，色褪方可使用。一般，碘化钾试液贮存不得超过10日，酸性氯化亚锡不得超过3个月。

(4) 供试品和锌粒中可能含有少量硫化物，在酸性溶液中产生的H_2S气体会干扰检查，用醋酸铅棉花可吸收除去H_2S。醋酸铅棉花用量和装填高度应适当且保持干燥状态。

(5) 根据药物的性质不同，选择供试品的预处理方法，可溶于水的或可溶于酸的药物中的砷盐检查，一般不经破坏，直接依法检查砷盐；多数环状结构的有机药物，可能与砷以共价键有机状态结合为金属有机化合物，如不经破坏则砷不易析出，通常应先行有机破坏。常用的有机破坏法有碱破坏法、酸破坏法及直接炭化法等，《中国药典》采用碱破坏法。即在碱性情况下，经高温(500℃～600℃)灼烧转变成不挥发的无机物，再依法测定。

(二) 二乙基二硫代氨基甲酸银法

本法为《中国药典》砷盐限量检查项下第二法，简称Ag-DDC法，也可用于微量砷盐的含量测定。

1. 原理

金属锌与酸作用，产生新生态的氢与供试品中的微量亚砷酸盐反应，生成具有挥发性的砷化氢，被二乙基二硫代氨基甲酸银溶液吸收，使Ag-DDC中的银还原成红色的胶态银。比较供试品与标准砷溶液在同一条件下生成红色胶态银颜色的深浅。

$$AsH_3 + 6\,(H_5C_2)_2N{-}C(=S){-}S{\rightarrow}Ag \rightleftharpoons 6Ag + As\left[(H_5C_2)_2N{-}C(=S){-}S\right]_3 + 3\,(H_5C_2)_2N{-}C(=S){-}SH$$

二乙基二硫代氨基甲酸银（简称Ag-DDC）

二乙基二硫代氨基甲酸（简称HDDC）

2. 方法

仪器装置如图3-2。A为100mL标准磨口锥形瓶；B为中空的标准磨口塞，上连导气管C(一端的外径为8mm，内径为6mm；另一端长180mm，外径4mm，内径1.6mm，尖端内径为1mm)。D为平底玻璃管(长180mm，内径10mm，于5.0mL处有一刻度)。测试时，于导气管C中装入醋酸铅棉花60mg(装管高度为约80mm)，并于D管中精密加入Ag-DDC试液5mL。

精密量取标准砷溶液5mL，置A瓶中，加盐酸5mL与水21mL，再加碘化钾试液5mL与酸性氯化亚锡试液5滴，在室温放置10分钟后，加锌粒2g，立即将导气管C与

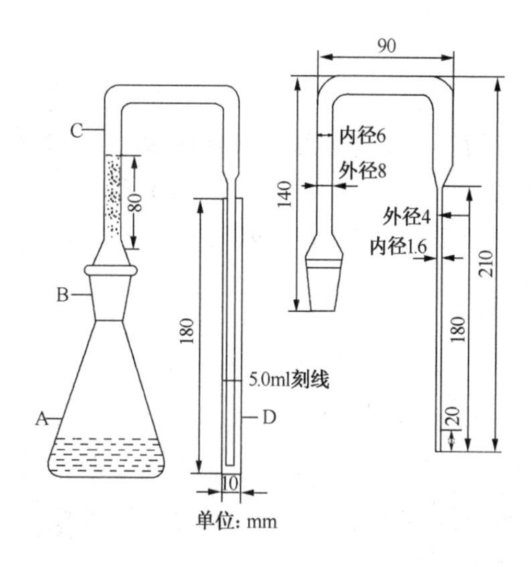

图 3－2　Ag－DDC 法测砷装置

A 瓶密塞，使生成的砷化氢气体导入 D 管中，并将 A 瓶置 25℃～40℃水浴中反应 45 分钟，取出 D 管，添加三氯甲烷至刻度，混匀，即得标准砷对照液。

检查时，取各药品项下规定方法制成的供试品溶液，置 A 瓶中，照标准砷对照液的制备，自“再加碘化钾试液 5mL”起，依法操作。将所得溶液与标准砷对照液同置白色背景上，从 D 管上方向下观察、比较，所得溶液的颜色不得比标准砷对照液更深。必要时，可将所得溶液转移至 1cm 吸收池中，用分光光度计在 510nm 波长处以 Ag－DDC 试液作空白，测定吸光度，与标准砷对照液按同法测得的吸光度比较。

3. 注意事项

（1）本法灵敏度为 0.5μg As/30mL。本法优点可避免目视误差，灵敏度较高，在 1～10μgAs/40mL 范围内线性关系良好，显色在 2 小时内稳定，重现性好。

（2）锑化氢与 Ag－DDC 的反应灵敏度较低，故在反应液中加入 40% 氯化亚锡溶液 3mL、15% 碘化钾溶液 5mL 时，500μg 的锑不干扰测定。

（3）本法以在 25℃～40℃水浴中反应 45 分钟为宜。在此温度下，反应过程中有部分氯仿挥发损失，比色前应添加氯仿至 5.00mL，摇匀后再进行测定。

三、铁盐检查法

中药制剂中微量铁盐的存在会促使药物的氧化和降解，需进行限度检查。《中国药典》铁盐的检查方法为硫氰酸盐法。

（一）原理

三价铁盐在盐酸酸性溶液中与硫氰酸盐作用生成红色可溶性的硫氰酸性铁配离子，与一定量标准铁溶液用同法处理后进行比色，判定供试品中铁盐是否符合限量规定。

$$H^{+}Fe^{3+} + 6SCN^{-} \xrightarrow{H^{+}} [Fe(SCN)_6]^{3-}\text{（红色）}$$

（二）方法

取各品种项下规定量的供试品，加水溶解使成25mL，移置50mL纳氏比色管中，加稀盐酸4mL与过硫酸铵50mg，用水稀释使成35mL后，加30%硫氰酸铵溶液3mL，再加水适量稀释成50mL，摇匀；如显色，立即与标准铁溶液（10μgFe/mL）一定量按同法制成的对照溶液比较，即得。

（三）注意事项

1. 标准铁溶液系用硫酸铁铵（$[FeNH_4(SO_4)_2 \cdot 12H_2O]$）配制而成，加入硫酸可防止硫酸铁铵水解，易于保存。在50mL溶液中含Fe^{3+}为20～50μg时，颜色梯度明显。

2. 加入氧化剂过硫酸铵$[(NH_4)_2S_2O_8]$可将供试品中的Fe^{2+}氧化成Fe^{3+}。同时，可以防止光致硫氰酸铁还原或分解褪色。

$$2Fe^{2+} + (NH_4)_2S_2O_8 \longrightarrow 2Fe^{3+} + (NH_4)_2SO_4 + SO_4^{2-}$$

3. 某些药物在检查过程中需加硝酸处理。硝酸可使Fe^{2+}氧化成Fe^{3+}，此时可不加过硫酸铵，但必须加热煮沸除去剩余的硝酸。因为硝酸中可能含有亚硝酸，亚硝酸与硫氰酸根作用生成红色亚硝酰硫氰化物（NO·SCN）而影响比色测定。

$$SCN^- + HNO_2 + H^+ \longrightarrow NO \cdot SCN + H_2O$$

4. 铁盐与硫氰酸根离子的反应为可逆反应，所以，加入过量的硫氰酸铵，不仅可以减少生成的配离子解离，提高反应灵敏度，还能消除氯化物（可使Cl^-干扰减少）和其他在酸性溶液中能与铁盐生成配位化合物的物质所引起的干扰。

5. 在盐酸的微酸性溶液中可防止Fe^{3+}水解，以50mL溶液中含稀盐酸4mL为宜。

6. 供试品溶液与标准液颜色不一致时，可分别移至分液漏斗中，各加正丁醇或异戊醇提取，分取醇层比色。

7. 某些有机药物，在实验条件下不溶解或对检查有干扰，应先炽灼破坏，使铁盐转变成Fe_2O_3留于残渣中，再依法进行检查。

四、干燥失重测定法

药品中若含有较多的水分或其他挥发性物质，不仅使其成分的含量降低，而且会引起药物中某些成分水解或发霉变质。另外含水量还可反映出制剂的生产工艺是否稳定，包装及贮存条件是否适宜等。因此要进行干燥失重和水分测定。

药品的干燥失重系指药品在规定的条件下，经干燥后所减失的重量。主要是检查药物中的水分、结晶水及其他挥发性的物质如乙醇等。由减失的重量和取样量计算供试品的干燥失重。

干燥失重的检查方法一般包括常压恒温干燥法、干燥剂干燥法、减压干燥法和热分析法。《中国药典》（2010年版）一部附录中收载的干燥失重检查方法即为第一种方法，又名烘干法，适用于受热稳定的供试品。

方法：取供试品，混合均匀（如为较大的结晶，应先迅速捣碎使成2mm以下的小粒），取约1g或各品种项下规定的重量，置与供试品相同条件下干燥至恒重的扁形称量瓶中，精密称定，除另有规定外，在105℃干燥至恒重。由减失的重量和取样量计算供试品的干燥失重。

供试品干燥时，一般取约1g，将颗粒控制在2mm以下，应平铺在扁形称量瓶中，厚度不可超过5mm，如为疏松物质，厚度不可超过10mm。放入烘箱或干燥器进行干燥时，应将瓶盖取下，置称量瓶旁，或将瓶盖半开进行干燥；取出时，须将称量瓶盖好。置烘箱内干燥的供试品，应在干燥后取出置干燥器中放冷，然后称定重量。

供试品如未达规定的干燥温度即融化时，应先将供试品在低于熔点5℃～10℃的温度下干燥至大部分水分除去后，再按规定条件干燥。

当用减压干燥器（通常为室温）或恒温减压干燥器（温度应按各品种项下的规定设置）时，除另有规定外，压力应在2.67kPa以下。常用的干燥剂为五氧化二磷、无水氯化钙或硅胶，恒温减压干燥器中常用的干燥剂为五氧化二磷。干燥剂应及时更换。

五、水分测定法

《中国药典》一部收载的水分测定法，系针对中药固体制剂或中药材中的水分，用于测定中药固体制剂或中药材中的水分含量（%），其测定方法、测定条件和要求有别于干燥失重。《中国药典》水分测定收载有四法，包括烘干法、甲苯法、减压干燥法和气相色谱法。

测试用的供试品一般先破碎成直径不超过3mm的颗粒或碎片；直径和长度在3mm以下的可不破碎；减压干燥法需通过二号筛。由于药品性质不同，水分测定方法也各不相同。

（一）烘干法

本法适用于不含或少含挥发性成分的药品。测定法：取供试品2～5g，平铺于干燥至恒重的扁形称量瓶中，厚度不超过5mm，疏松样品不超过10mm，精密称定，打开瓶盖，在100℃～105℃干燥5小时，将瓶盖盖好，移至干燥器中，冷却30分钟，精密称定重量，再在上述温度干燥1小时，冷却，称重，至连续两次称重的差异不超过5mg为止。根据减失的重量，计算供试品中含水量（%）。

（二）甲苯法

本法适用于含挥发性成分的药物。仪器装置如图3－3。A为500mL的短颈圆底烧瓶；B为水分测定管；C为直形冷凝管，外管长40cm。使用前，全部仪器应清洁，并置烘箱中烘干。

测定方法　取供试品适量（约相当于含水量1～4mL）精密称定，置A瓶中，加甲苯约200mL，必要时加入干燥、洁净的沸石（无釉小瓷片数片）或玻璃珠数粒，将仪器各部分连接，自冷凝管顶端加入甲苯，至充满B管的狭细部分。将A瓶置电热套中或用其他适宜方法缓缓加热，待甲苯开始沸腾时，调节温度，使每秒钟馏出2滴。待水分完全

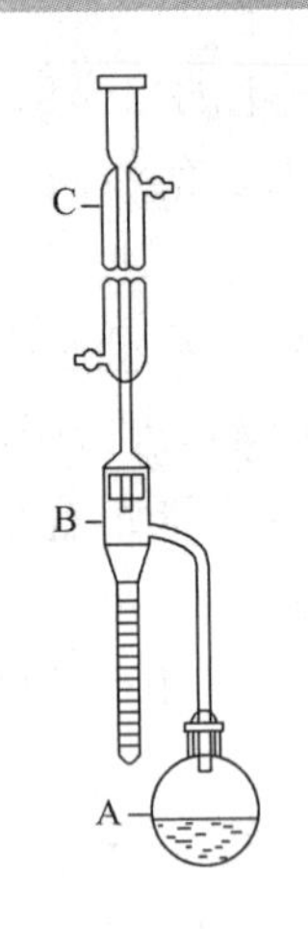

图3-3 甲苯法水分测定装置

馏出，即测定管刻度部分的水量不再增加时，将冷凝管内部先用甲苯冲洗，再用饱蘸甲苯的长刷或其他适当方法，将管壁上附着的甲苯推下，继续蒸馏5分钟，放冷至室温，拆卸装置，如有水黏附在B管的管壁上，可用蘸甲苯的铜丝推下，放置，使水分与甲苯完全分离(可加亚甲蓝粉末少量，使水染成蓝色，以便分离观察)。检读水量，并计算成供试品中含水量(%)。

注意事项 通常用化学纯甲苯直接测定，必要时甲苯可先加水少量，充分振摇，使水在甲苯中达到饱和，放置，将水层分离弃去，经蒸馏后可使用，以减少因甲苯与微量水混溶而引起水分测定结果偏低。馏出液甲苯和水分进入水分测定管中，因水的相对密度大于甲苯，沉于底部，甲苯流回A瓶中。

(三) 减压干燥法

本法适用于含有挥发性成分的贵重药品。测定法：先取直径12cm的培养皿，加入新鲜五氧化二磷干燥剂适量，使铺成0.5~1cm的厚度，放入直径30cm的减压干燥器中。取供试品2~4g，混合均匀，分取0.5~1g，置已在供试品同样条件下干燥并称重的称量瓶中，精密称定，打开瓶盖，放入上述减压干燥器中，减压至2.67kPa(20mmHg)以下持续半小时，室温放置24小时。在减压干燥器出口连接新鲜无水氯化钙干燥管，打开活塞，待内外压一致，关闭活塞，打开干燥器，盖上瓶盖，取出称量瓶迅速精密称定重量，计算供试品中含水量(%)。

(四) 气相色谱法

该方法具有简便、快速、灵敏、准确的特点，且不受样品组分和环境湿度的影响，可适用于各类型中药制剂中微量水分的精密称定，测定方法如下。

色谱条件与系统适用性试验 用直径为0.18~0.25mm的二乙烯苯-乙基乙烯苯型高分子多孔小球作为载体，柱温为140℃~150℃，热导检测器检测。注入无水乙醇，照气相色谱法测定，应符合下列条件要求：

(1) 理论塔板数按水峰计算应大于1000，理论塔板数按乙醇峰计算应大于150。

(2) 水和乙醇两峰的分离度应大于2。

(3) 用无水乙醇进样5次，水峰面积的相对标准偏差不得大于3.0%。

对照溶液的制备 取纯化水0.2g，精密称定，置25mL量瓶中，加无水乙醇至刻度，摇匀，即得。

供试品溶液的制备 取供试品适量(含水量约0.2g)，粉碎或研细，精密称定，置具塞锥形瓶中，精密加入无水乙醇50mL，密塞，混匀，超声处理20分钟，放置12小时，再超声处理20分钟，密塞放置，待澄清后倾取上清液，即得。

测定 取无水乙醇、对照溶液和供试品溶液各1~5μL，注入气相色谱仪，计算，即得。

注意事项 对照溶液与供试品溶液的配制须用新开启的同一瓶无水乙醇；用外标法计算供试品中的含水量，计算时应扣除无水乙醇中的含水量，方法如下：

对照溶液中实际加入的水的峰面积＝对照溶液中总水峰面积－K×对照溶液中乙醇峰面积

供试品中水的峰面积＝供试品溶液中总水峰面积－K×供试品溶液中乙醇峰面积

$$K = \frac{\text{无水乙醇中水峰面积}}{\text{无水乙醇中乙醇峰面积}}$$

六、炽灼残渣检查法

有机药物经炽灼炭化，再加硫酸湿润，加热使硫酸蒸气除尽后，于高温(700℃～800℃)炽灼至完全灰化，使有机质破坏分解变为挥发性物质逸出，残留的非挥发性无机杂质(多为金属的氧化物或无机盐类)成为硫酸盐，称为炽灼残渣(residue on ignition)，也称硫酸灰分。其检查的目的是用于控制有机药物或挥发性无机药物中非挥发性无机杂质。

(一) 方法

取供试品1.0～2.0g或各品种项下规定的重量，置已炽灼至恒重的坩埚中，精密称定，缓缓炽灼至完全炭化，放冷至室温；加硫酸0.5～1mL使湿润，低温加热至硫酸蒸气除尽后，在700℃～800℃炽灼使完全灰化，移置干燥器内，放冷至室温，精密称定后，再在700℃～800℃炽灼至恒重，即得。

如需将残渣留作重金属检查，则炽灼温度必须控制在500℃～600℃。

$$\text{炽灼残渣}\% = \frac{\text{残渣及坩埚重} - \text{空坩埚重}}{\text{供试品重}} \times 100\%$$

(二) 注意事项

1. 取样量可根据炽灼残渣限量来决定，取样量过多，炭化及灰化时间长，取样量少，炽灼残渣量少，称量误差大。由于炽灼残渣限量一般在0.1%～0.2%，所以取样量一般为1～2g左右。

2. 为了防止供试品在炭化时骤然膨胀而溢出，可将坩埚斜置，缓缓加热，直至完全灰化；在移至高温炉炽灼前，必须低温蒸发除尽硫酸，否则会腐蚀炉膛，甚至造成漏电事故，若温度过高，亦会因溅射影响测定结果；含氟药物对瓷坩埚有腐蚀作用，可采用铂坩埚。

3. 若需将残渣留作重金属检查，则供试品的取用量应为1.0g，炽灼温度必须控制在500℃～600℃。

4. 具有挥发性的无机成分中药受热挥发或分解，残留非挥发性杂质，也可用炽灼残渣法检查。如中药轻粉其来源主要为水银、胆矾、食盐升华而制成的氯化亚汞结晶，具有挥发性。《中国药典》(2010年版)规定用本法检查其炽灼残渣不得超过0.1%。

七、灰分测定法

中药经粉碎后加热，高温炽灼至灰化，则其细胞组织及其内含物成为灰烬而残留，由此所得的灰分为“生理灰分”。总灰分除包含药物本身所含无机盐(即生理灰分)外，还包含外来掺杂物(泥土、砂石等无机杂质)。规定中药的总灰分限度，主要是为了控制药材中泥土、砂石的量，同时还反映药材中生理灰分的量，对于保证中药的品质和洁净程度，有一定的意义。

中药经高温炽灼得到的总灰分加盐酸处理，得到不溶于酸的灰分，称酸不溶性灰分。由于在盐酸酸性环境下，钙盐等无机物可溶，而泥土、砂石等不溶解，因此酸不溶性灰分对于那些生理灰分差异较大，特别是组织中含草酸钙较多的药材，更能准确反映其中泥土砂石等的掺杂含量。如大黄的总灰分由于生长条件不同可从8%到20%以上，此类药材的总灰分就不能明确地说明外来杂质的量，故需要测定酸不溶性灰分。

（一）测定方法

总灰分测定法 测定用的供试品须粉碎，使能通过二号筛，混合均匀后，取供试品2～3g(如须测定酸不溶性灰分，可取供试品3～5g)，置炽灼至恒重的坩埚中，称定重量(准确至0.01g)，缓缓炽热，注意避免燃烧，至完全炭化时，逐渐升高温度至500℃～600℃，使完全灰化并至恒重。根据残渣重量，计算供试品中总灰分的含量(%)。

如供试品不易灰化，可将坩埚放冷，加水或10%硝酸溶液2mL，使残渣湿润，然后置水浴上蒸干，残渣照前法炽灼，至坩埚内容物完全灰化。

酸不溶性灰分测定法 取总灰分测定所得的灰分，在坩埚中小心加入稀盐酸约10mL，用表面皿覆盖坩埚，置水浴上加热10分钟，表面皿用热水5mL冲洗，洗液并入坩埚中，用无灰滤纸滤过，坩埚内的残渣用水洗于滤纸上，并洗涤至洗液不显氯化物反应为止。滤渣连同滤纸移至同一坩埚中，干燥，炽灼至恒重。根据残渣重量，计算供试品中酸不溶性灰分的含量(%)。

（二）注意事项

1. 测定前先将供试品称取适量粉碎，使其通过2号筛，将粉末混合均匀后再取样。
2. 如供试品不易灰化，可将坩埚放冷，加热水或10%硝酸铵溶液2mL，使残渣湿润，然后置水浴上蒸干，得到的残渣再按上面所说的方法炽灼至坩埚内容物完全灰化。

第三节　特殊杂质与有关物质检查

一、特殊杂质检查的目的意义

由于各种药品的来源不同、制备方法不同、剂型不同，即使同一个品种也可以采用不同的工艺路线，而且药品在贮存过程中也可能有不同分解变化的产物。因此，药品的检查，仍应按照该制剂制备和贮存过程中，根据其来源、生产工艺及药品的性质有可能引入的杂质进行检查，即特殊杂质的检查。该项检查在《中国药典》中通常列在各药品的检查项下。特殊杂质的检查一般是利用药品和杂质的理化性质及生理作用的差异，采用化学的、物理的、微生物的或其他方法来进行。有关物质检查是指在特定的提取工艺条件下所产生的未知成分，在中药注射剂的提取物中，为了保证注射剂和提取物的纯度，还要检查有关物质。

二、特殊杂质的检查

1. 银杏叶提取物中总银杏酸的检查

色谱条件与系统适应性试验：以十八烷基硅烷键合硅胶为填充剂；以甲醇-1%冰醋酸溶液(90∶10)为流动相；检测波长为310nm。理论板数按白果新酸峰计算应不低于4000。

对照品溶液的制备：取白果新酸对照品适量，精密称定，加甲醇制成每1mL含5μg的溶液，作为对照品溶液。另取总银杏酸对照品适量，加甲醇制成每1mL含100μg的溶液，作为定位用对照溶液。

供试品溶液的制备：取本品粉末约10g，精密称定，置具塞锥形瓶中，精密加入石油醚(60℃~90℃)50mL，密塞，称定重量，回流提取2小时，放冷，再称定重量，用石油醚(60℃~90℃)补足减失的重量，摇匀，滤过。精密量取续滤液25mL，减压回收溶剂至干，精密加入甲醇2mL，密塞，摇匀，即得。

测定：精密吸取供试品溶液、对照品溶液及定位用对照溶液各10μL，注入液相色谱仪，计算供试品溶液中与总银杏酸对照品相应色谱峰的总峰面积，以白果新酸对照品外标法计算总银杏酸含量，即得。

本品含总银杏酸不得过百万分之十。

注：在银杏叶提取物中银杏酸不是有效成分，而且会产生副作用，所以规定不得过百万分之十。

2. 黄藤素中盐酸小檗碱的检查

取本品粉末5mg，加乙醇10mL，搅拌溶解，滤过，滤液作为供试品溶液。另取盐酸小檗碱对照品，加甲醇制成每1mL含0.1mg的溶液，作为对照品溶液。照薄层色谱法试验，吸取上述两种溶液各2μL，分别点于同一硅胶G薄层板上，以甲苯-异丙醇-乙酸乙酯-甲醇-浓氨试液(6∶1.5∶3∶1.5∶0.5)为展开剂，置氨蒸气饱和的展开缸内，展开，取出，晾干，置紫外光灯(365nm)下检视。供试品色谱中，在与对照品色谱相应的位置上，不得显相同颜色的荧光斑点。

3. 桉油中水茴香烃的检查

取本品2.5mL，加石油醚(60℃~90℃)12.5mL，摇匀，加亚硝酸钠溶液(5→8)5mL，再缓缓加入冰醋酸5mL，摇匀，10分钟内不得析出结晶。

4. 大黄流浸膏中土大黄苷的检查

取本品0.2 mL，加甲醇2mL，温浸10分钟，放冷，取上清液10μL，点于滤纸上，以45%乙醇展开，取出，晾干，放置10分钟，置紫外灯(365nm)下检视，不得显持久的亮紫色荧光。

5. 乌头双酯型生物碱的检查

乌头中含有多种生物碱，其中乌头碱型生物碱中C_{14}、C_8的羟基常和乙酸、苯甲酸成双酯型生物碱存在，如乌头碱、美沙乌头碱等。这种双酯型生物碱有麻辣味，亲脂性强，毒性大，它们是乌头有大毒的主要成分。因此应对乌头及其饮片、制剂进行双酯型生物碱的检查。

(1)制川乌中双酯型生物碱的检查——高效液相色谱法

色谱条件与系统适用性试验：以十八烷基硅烷键合硅胶为填充剂；以乙腈-四氢呋喃(25:15)为流动相A，以0.1mol/L醋酸铵溶液(每1000mL加冰醋酸0.5mL)为流动相B，按下表中的规定进行梯度洗脱；检测波长为235nm。

表3-1 制川乌中酯型生物碱高效液相色谱检测条件

时间(分钟)	流动相A(%)	流动相B(%)
0~48	15→26	85→74
48~49	26→35	74→65
49~58	35	65
58~65	35→15	65→85

对照品溶液的制备：取乌头碱对照品、次乌头碱对照品及新乌头碱对照品适量，精密称定，加异丙醇-三氯甲烷(1:1)混合溶液分别制成每1mL含乌头碱50μg、次乌头碱和新乌头碱各0.15mg的混合溶液，即得。

供试品溶液的制备：取本品粉末(过三号筛)约2g，精密称定，置具塞锥形瓶中，加氨试液3mL，精密加入异丙醇-乙酸乙酯(1:1)混合溶液50mL，称定重量，超声处理(功率300W，频率40kHz；水温在25℃以下)30分钟，放冷，再称定重量，用异丙醇-乙酸乙酯(1:1)混合溶液补足减失的重量，摇匀，滤过。精密量取续滤液25mL，40℃以下减压回收溶剂至干，残渣精密加入异丙醇-三氯甲烷(1:1)混合溶液3mL溶解，滤过，取续滤液，即得。

测定：分别量取对照品溶液与供试品溶液各10μL，注入液相色谱仪，测定，即得。

本品含双酯型生物碱以乌头碱($C_{34}H_{47}NO_{11}$)、次乌头碱($C_{33}H_{45}NO_{10}$)及新乌头碱($C_{33}H_{45}NO_{11}$)的总量计，不得过0.040%。

(2)附子理中丸中乌头碱的限量检查——薄层色谱法：取本品水蜜丸适量，研碎，取25g，或取大蜜丸适量，剪碎，取36g，加氨试液4mL，拌匀，放置2小时，加乙醚60mL，振摇1小时，放置24小时，滤过，滤液蒸干，残渣加无水乙醇溶解使成1mL，作为供试品溶液。取乌头碱对照品适量，精密称定，加无水乙醇制成1mL含1.0mg的溶液，作为对照品溶液。照薄层色谱法(附录ⅥB)试验，精密吸取供试品溶液12μL、对照品溶液5μL，分别点于同一硅胶G薄层板上，以二氯甲烷(经无水硫酸钠脱水处理)-丙酮-甲醇(6:1:1)为展开剂，展开，取出，晾干，喷以稀碘化铋钾试液。供试品色谱中，在与对照品色谱相应位置上出现的斑点应小于对照品的斑点或不出现斑点。

三、有关物质或相关物质的检查

在中药注射剂中要检查有关物质，有关物质是指中药材经提取、纯化制成注射剂后，残留在注射剂中可能含有并需要控制的物质，如蛋白质、鞣质、树脂、草酸盐、钾离子等，这些属于一般杂质，还有些是未知的物质，也要进行检查。在有些含量高的、相对较纯净的提取物中，为了保证提取物的纯度，也要检查有关物质。

1. 灯盏花素中相关物质检查

取本品适量(相当于野黄芩苷 20mg)，置 50mL 量瓶中，加甲醇适量，超声处理(功率 50kHz)45 分钟，放至室温，加甲醇稀释至刻度，摇匀，作为供试品溶液。精密量取供试品溶液 1mL，置 100mL 量瓶中，加甲醇稀释至刻度，摇匀，作为对照溶液。照〔含量测定〕项下的色谱条件，取对照溶液 5μL，注入液相色谱仪，调节检测灵敏度，使主成分色谱峰的峰高为满量程的 10%，再精密量取供试品溶液与对照溶液各 5μL，分别注入液相色谱仪，记录色谱图至主成分峰保留时间的 2.5 倍。供试品溶液色谱中，其他成分峰面积的和不得大于对照溶液主峰峰面积的 2 倍。

2. 薄荷脑中有关物质检查

取本品适量，加无水乙醇稀释制成每 1mL 含 50mg 的溶液，作为供试品溶液；精密量取薄荷脑对照品适量，加无水乙醇制成每 1mL 含薄荷脑 0.5mg 的溶液，作为对照品溶液。照〔含量测定〕项下的色谱条件，其中柱温为 110℃，取对照品溶液 1μL 注入气相色谱仪，调节检测灵敏度，使主成分色谱峰的峰高为满量程的 20% ~30%；再精密量取供试品溶液与对照品溶液各 1μL，分别注入气相色谱仪，记录色谱图至主成分峰保留时间的 2 倍。供试品色谱图中如有杂质峰，各杂质峰面积的和不得大于对照品溶液的主峰面积(1.0%)。

第四节　农药残留量的检查

中药材生产有相当数量为人工栽培，为提高药材产量，减少昆虫、真菌和霉菌的危害，在生产过程中常需喷洒农药。此外，土壤中残留的农药也可能引入药材中，致使中药材中农药残留问题较为严重，而农药对人体危害极大，故控制中药材及其制剂中农药残留量已成为必然。

只有含氯的碳氢化合物及有关的农药(艾氏剂、BHC、氯丹、狄氏剂、DDT)和少数的有机磷农药(如三硫磷)是长期残留的，其他农药大多数残留期较短，因此在接触农药时间长短未知的情况下，应当测定有机氯和有机磷。

一、供试品的制备

(一) 残留农药的提取

根据样品类型和农药种类来决定采用的提取方法和溶剂体系。在农药残留分析中最广泛使用的提取溶剂有乙腈、丙酮、苯、三氯甲烷、二氯甲烷、醋酸乙酯、乙醇、己烷、甲醇或它们的混合剂。分析有机氯类农药常用正己烷(或石油醚)、乙腈、丙酮、苯等，混合溶剂常用正己烷(或石油醚)-丙酮、乙腈-水等。有机磷类农药包括的种类很多，极性差异很大，很难用一种溶剂将所有的有机磷农药提取完全，一般应根据有机磷农药的极性采用相应极性的溶剂进行提取。乙腈和丙酮是各类型农药最常用的提取溶剂。乙腈的优点是很多亲脂性化合物如脂肪、蜡质物等不被萃取，但由于乙腈的价格较贵，有毒性，现已基本被丙酮代替。丙酮之所以被广泛用作萃取剂，是由于丙酮既能萃取极性物质也能萃取非极性物质。另外，它还具有低毒、容易提取和过滤、价格较低等优点。

最常用的提取方法有索氏提取法和振荡提取法。超声波振荡提取是常用的手段，也有将被测样品与萃取剂置于组织粉碎机中高速搅拌，以达到萃取完全的目的。

(二) 样品纯化

最常用的净化步骤是液-液分配(LLE)后经过柱层析分离。LLE常用的溶剂体系有二氯甲烷-丙酮/水、二氯甲烷-甲醇/水、乙腈-石油醚、乙腈-石油醚/水、二氯甲烷-乙腈/水等。柱层析常用的吸附剂有弗罗里硅土(Florisil)、Celite - Nuchar、硅胶和氧化铝，活性炭对植物色素有很强的吸附作用，因此中药材中大量叶绿素的除去常以活性炭作吸附剂。对于有机氯农药的净化还常用到磺化法，即利用脂肪、蜡质等杂质与浓硫酸的磺化作用，生成极性很大的物质而与农药进行分离。具体做法是用浓硫酸9mL，20% SO_3发烟硫酸9mL及30g Celite 545一起混合后装柱使用。现改进为在提取液中直接加入1/10量的浓硫酸在分液漏斗中进行磺化处理，更为方便简单，效果也很好，因而得到广泛使用。加浓硫酸次数视提取液中含杂质多少而定，一般1~3次。磺化后再加2%硫酸钠水溶液，用量为提取液的3~6倍，振摇10多次，洗去提取液中残余硫酸，然后即可定容检测。磺化法对易分解或发生反应的有机磷、氨基甲酸酯类农药则不能使用。

二、检测方法

农药残留量的测定以色谱分离方法为主，样品采用适当的溶剂进行提取，杂质用分配法或吸附法除去，多种农药可以一次性地测定。

(一) 注意事项

1. 收集样品后应尽快地进行分析，以免发生物理或化学的变化。如果需要长期保存，样品应置于密闭容器内冷藏，也可以进行提取，除去溶剂。浸出物应在阴凉处保存。

2. 光线可使许多农药降解，因此样品及其浸出物应避免曝光。

3. 容器和包装材料应不干扰样品或导致错误的分析结果。

4. 溶剂和试剂应不含有能干扰化学反应，改变分析结果或促使农药降解的物质。

通常必须使用特殊精制的溶剂或在全玻璃器皿中新鲜蒸馏的溶剂，并按规定的方法做空白试验。

5. 应使用最简单快速的方法净化样品，以便在样品多的情况下节省时间。

6. 规定的方法如有修改，应由测定者在报告中详细说明并提出理由和数据。

7. 溶液的浓缩，特别是溶剂蒸发到最后几滴时要加倍小心，以防止农药残留量的损失。因此最好是不要除去最后的那一点溶剂，可以加矿物油或其他低挥发性的油以延缓农药的挥发，但这种措施只适用于比色分析而不适用于气相色谱，受热易发生变化的化合物应使用旋转式真空干燥器蒸发溶剂。

（二）气相色谱法

较之薄层色谱，气相色谱在农药残留分析方面的使用更为广泛。

色谱柱　常用弹性石英毛细管柱。

检测器　常用电子捕获检测器(ECD)，也可用氢焰离子化检测器(FID)、氮磷检测器(NPD)或质谱检测器(MSD)。

固定液及其配比　常用非极性的HP-5、SE-54、DB-5或中等极性的HP-1701、OV-1701、DB-1701等。

柱温　通常采用程序升温的方法，温度范围100℃~300℃。

载气　常使用高纯氮(含氮99.99%)为载气，流速为50~150mL/min。

例　丹参片中有机氯农药残留分析

(1) 色谱条件：HP-5柱(30m×0.25mm ×0.25μm)，^{63}Ni-ECD电子捕获检测器。进样口温度230℃，检测器温度300℃，色谱柱初温130℃，然后以15℃/min的升温速率，升至220℃，保持2分钟，再以每分钟1.5℃的升温速率升至240℃，然后以10℃/min升温速率升至280℃，保持5分钟。载气：高纯氮，流速为1mL/min。

(2) 标准曲线的绘制：分别精密吸取浓度为0.1mg/mL的混合有机氯农药(α-BHC，β-BHC，γ-BHC，δ-BHC，PP′-DDE，PP′-DDD，OP′-DDT，PP′-DDT)，PCNB，Aldrin各0.25mL于5mL容量瓶中，用石油醚稀释至刻度，摇匀，制成农药标准品储备液。从储备液中精密吸取10、50、100、500、1000、2000μL分别置于50mL量瓶中，各加石油醚稀释至刻度，摇匀，得到浓度为1、5、10、50、100、200 ng/mL的标准品试液。分别精密吸取标准品试液1μL进样测定，以进样浓度为横坐标，峰面积为纵坐标绘制标准曲线。

(3) 样品测定：丹参片样品磨成细粉，取适量，精密称量，置于100mL具塞锥形瓶中，加水20mL浸泡过夜，加丙酮40mL，超声处理30分钟，加氯化钠6g及二氯甲烷30mL，超声15分钟，静置使分层。将有机相迅速转入有适量无水硫酸钠的100mL具塞锥形瓶中，放置4小时，精确量取35mL，于40℃水浴减压浓缩至近干，加少量石油醚(沸点范围为60℃~90℃)，如前反复操作至二氯甲烷及丙酮除净。用石油醚溶解并转移至具塞刻度离心管中，加石油醚至5mL，加入硫酸1mL，振摇1分钟，离心(3000r/min)10分钟。精确吸取上清液2mL于K-D瓶中，再在40℃下浓缩至适量，精密稀释至1mL，即可进样测定，如图3－4、图3－5。

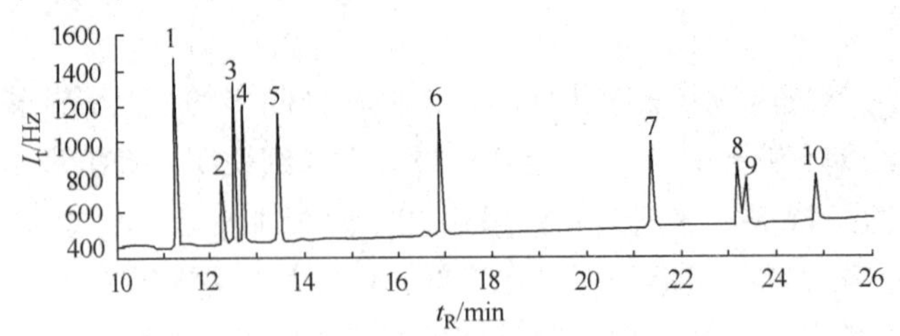

图3－4　10种农药标准品的气相色谱图

1. α－BHC；2. β－BHC；3. γ－BHC；4. PCNB；5. δ－BHC；6. Aldrin；7. PP′－DDE；8. PP′－DDD　9. OP′－DDT；10. PP′－DDT

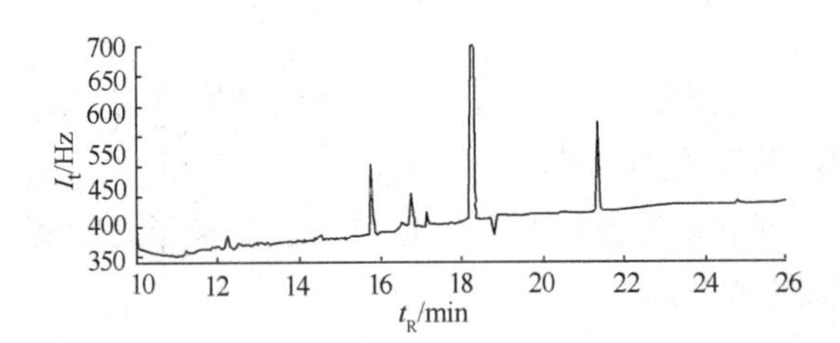

图3－5　丹参片样品的气相色谱图

近年来随着科学技术的发展，农药残留分析领域取得了许多重要进展。样品提取和净化方法向着简单化、微型化和自动化发展，出现了一些先进的提取净化技术，如加速溶剂提取法(ASE)、微波加热提取法(MAE)、固相萃取技术(SPE)、吹扫蒸馏技术、超临界流体萃取(SFE)等，尤其是SPE的应用已相当普遍，而在定量分析方面也出现了新变化。在残留分析中占绝对优势的气相色谱法，已由过去以填充柱为主，变到目前以毛细管柱为主，从分辨能力、灵敏度、分析速度以及色谱柱的相对惰性各方面看，毛细管柱都比填充柱优越。而弹性石英毛细管柱的出现，使操作更方便易行。进样系统也不断完善。高效液相色谱的使用也越来越广泛，用它可很方便地测定热不稳定和强极性农药及其代谢物。此外，超临界流体色谱(SFC)和免疫分析法的应用也拓宽了残留分析的范围。

三、有机氯农药残留量检查

《中国药典》2010年版规定采用气相色谱法测定中药材、饮片及制剂中部分有机氯类农药。

样品中六六六、滴滴涕经提取净化后用气相色谱法测定，与标准比较定量。

电子捕获检测器对于负电性强的化合物具有较高的灵敏度。利用这一特点，可分别测出微量的六六六和滴滴涕。不同异构体和代谢物可同时分别测定。

色谱条件与系统适用性试验　弹性石英毛细管柱(30m×0.32mm×0.25μm) SE－54(或DB－1701)，^{63}Ni－ECD(电子捕获检测器)。进样口温度：230℃；检测器温度：300℃。不分流进样。程序升温：初始100℃，每分钟10℃升至220℃，每分钟8℃升至250℃，保持10分钟。理论塔板数按α－BHC峰计算应不低于10^6，两个相邻色谱峰的分离度应大于1.5。

对照品储备液制备　精密称取六六六(BHC)[α-BHC，β-BHC，γ-BHC，δ-BHC]，滴滴涕DDT[PP′-DDE，PP′-DDD，OP′-DDT，PP′-DDT]及五氯硝基苯(PCNB)农药对照品适量，用石油醚(60℃~90℃)分别制成每1mL约含4~5μg的溶液，即得。

混合对照品储备液的制备　精密量取上述各对照品储备液0.5mL置10mL量瓶中，用石油醚(60℃~90℃)稀释至刻度，摇匀，即得。

混合对照品溶液的制备　精密量取上述混合对照品储备液，用石油醚(60℃~90℃)制成每1L分别含0μg、1μg、5μg、10μg、50μg、100μg、250μg的溶液，即得。

供试品溶液制备　取供试品于60℃干燥4小时，粉碎成细粉，取约2g，精密称定，置100mL具塞锥形瓶中，加水20mL浸泡过夜，精密加丙酮40mL，称定重量，超声处理30分钟，放冷，再称定重量，用丙酮补足减失的重量，再加氯化钠约6g，精密加二氯甲烷30mL，称定重量，超声处理15分钟，用二氯甲烷补足减失的重量，静置(使分层)，将有机相迅速移入装有适量无水硫酸钠的100mL具塞锥形瓶中，放置4小时。精密量取35mL，于40℃水浴减压浓缩至近干，加少量石油醚(60℃~90℃)如前反复操作至二氯甲烷及丙酮除净，用石油醚(60℃~90℃)溶解并转移至10mL具塞刻度离心管中，加石油醚(60℃~90℃)精密稀释至5mL。小心加入硫酸1mL，振摇1分钟，离心(3000r/min)10分钟。精密量取上清液2mL置具刻度的浓缩瓶(见图3-6)中，连接旋转蒸发器，40℃下(或用氮气)将溶液浓缩至适量，精密稀释至1mL，即得。

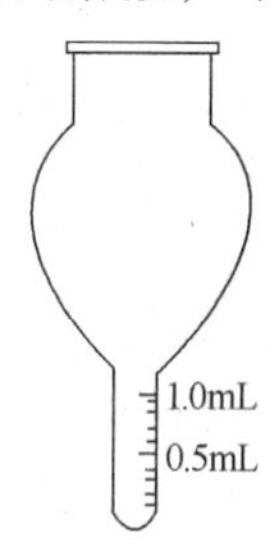

图3-6　刻度浓缩瓶

中药制剂：取供试品研成细粉(蜜丸切碎，液体制剂直接量取)，精密称取适量(相当于药材2g)，按上述供试品溶液制备法制备成供试品溶液。

测定　分别精密吸取供试品溶液和与之相对应浓度的混合对照品溶液各1μL，分别连续进样3次，取3次平均值，按外标法计算供试品中9种有机氯农药残留量。

亦可采用SPE-GC-MS联用法测定有机氯的残留量。

例　气相色谱法-质谱法联用测定甘草锌颗粒中有机氯农药残留量

甘草锌颗粒是由甘草提取加工并加入锌制成的制剂。

(1) 色谱-质谱条件

分离条件：弹性石英毛细管柱：DB-1701；载气：高纯氮气；流速：1.0mL/min；进样口温度：230℃；不分流进样；程序升温：初始温度100℃保持1分钟，以每分钟10℃的速率升温至220℃，保持5分钟，再以每分钟8℃的速率升温至250℃，保持8分钟，再以每分钟20℃的速率升温至280℃，保持2分钟。

质谱检测条件：选择化学电离负离子源，离子源温度200℃，电离能量100eV，甲烷(纯度>99.99%)为反应气，流速3.0mL/min，传输管温度290℃。扫描质量范围30~450*m/z*，以选择离子监测(SIM)方式定量。

（2）标准曲线的制备：精密吸取混合有机氯农药对照品贮备液，用石油醚制成一系列不同浓度的标准混合溶液，进样，测定，以峰面积为纵坐标，浓度为横坐标，绘制标准曲线。

（3）样品测定：甘草锌样品5g，研细，精密称定，置锥形瓶中，加入乙酸乙酯25mL，超声30分钟，取出，滤过，滤渣和滤器用乙酸乙酯适量分数次洗涤，洗涤液和滤液合并，室温下用氮气吹至近干，残渣加乙酸乙酯－石油醚(60℃～90℃)(8∶92)混合液约4mL溶解，过柱(弗罗里硅土5g，上下均铺有无水硫酸钠约1.5g)，用混合液50mL洗脱，收集洗脱液，室温下用氮气吹至近干，残渣用石油醚(60℃～90℃)溶解并定容至5mL，即可进样测定。

四、有机磷农药残留量检查

《中国药典》2010年版规定有机磷类农药残留量采用气相色谱法测定。

色谱条件与系统适应性试验 弹性石英毛细管柱(30m×0.25mm×0.25μm)DB－17MS(或HP－5)，氮磷检测器(NPD)。进样口温度220℃，检测器温度300℃，不分流进样。程序升温：初始120℃，每分钟10℃升至200℃，每分钟5℃升至240℃，保持2分钟。每分钟20℃升至270℃，保持0.5分钟。理论塔板数按敌敌畏峰计算应不低于6000，两个相邻色谱峰的分离度应大于1.5。

对照品溶液的制备 精密称取对硫磷、甲基对硫磷、乐果、氧化乐果、甲胺磷、久效磷、二嗪农、乙硫磷、马拉硫磷、杀扑磷、敌敌畏、乙酰甲胺磷农药对照品适量，用乙酸乙酯分别制成每1mL约含100μg的溶液，即得。

混合对照品储备液的制备 精密量取上述各对照品储备液1mL，置20mL棕色量瓶中，加乙酸乙酯稀释至刻度，摇匀，即得。

混合对照品溶液的制备 精密量取上述混合对照品储备液，用乙酸乙酯制成每1mL分别含0.1μg、0.5μg、1μg、2μg、5μg的溶液，摇匀，即得。

供试品溶液的制备 取供试品粉末(过二号筛)约5g，精密称定，加无水硫酸钠5g，加入乙酸乙酯50～100mL，冰浴超声处理3分钟，放置，取上层液滤过，药渣加乙酸乙酯30～50mL，冰浴超声处理2分钟，放置，滤过，合并两次滤液，用少量乙酸乙酯洗涤滤纸及残渣，与上述溶液合并。取滤液于40℃以下减压浓缩至近干，用乙酸乙酯转移至5mL量瓶中，并稀释至刻度，精密量取1mL，置活性炭小柱[120～400目，0.25g，内径0.9cm(如SupelclenENVI－Carb SPE Tubes，3mL活性炭小柱)，用乙酸乙酯5mL预洗]上，置多功能真空样品处理器上，用正己烷－乙酸乙酯(1∶1)混合溶液5mL洗脱，收集洗脱液，置氮吹仪浓缩至干，精密加入乙酸乙酯1mL使溶解，即得。

测定 分别精密吸取供试品溶液和与之相对应浓度的混合对照品溶液各1μL，分别连续进样3次，取3次平均值，按外标法计算供试品中12种有机磷农药残留量。

也可采用高效液相色谱法、高效液相－质谱联用法测定中药材中有机磷农药残留。

例 高效液相色谱法－质谱法联用测定金银花中有机磷农药残留量

（1）色谱条件：色谱柱：C_{18}柱(100mm×2.0mm，3μm)；柱温：室温；流速：

200μL/min；流动相：0.1%甲醇水溶液(V/V)：甲醇 = 50:50，0~3分钟甲醇比例从50%线性增加至95%，然后保持4.5分钟，7.5~8分钟线性恢复至初始流动相比例，然后平衡2分钟。

（2）质谱条件：离子源：电喷雾离子化源(ESI)；扫描方式：正离子模式；检测方式：选择反应检测(SRM)；电喷雾电压：4000V；毛细管温度：350℃；碰撞气：高纯度氩气。

（3）标准曲线制备：准确吸取各对照品贮备液适量，用空白样品提取液在10~500μg/L范围内稀释成一系列不同浓度梯度的混合对照品液，分别测定，以样品中各有机磷农药的峰面积为纵坐标，含量为横坐标，绘制标准曲线。

（4）供试品制备：取样品，粉碎，过0.45mm筛，称取样品5.0g，置于50mL离心管中，加入30mL乙腈，加入5g无水硫酸钠，混匀，超声30分钟，3500r/min离心5分钟，取上清液15mL于100mL梨形瓶中，35℃旋转蒸发至干，加10mL乙腈 - 甲苯(体积比为3:1)分三次溶解，过活性炭小柱，用20mL乙腈 - 甲苯(体积比为3:1)洗脱，合并洗脱液，于35℃旋转蒸发至0.5mL左右，氮气吹干，加1mL乙腈溶解，过0.22μm微孔滤膜，进样测定。

五、拟除虫菊酯类农药残留量检查

《中国药典》2010年版规定，拟除虫菊酯类农药残留量采用气相色谱法测定。

色谱条件与系统适用性试验 弹性石英毛细管柱(30m×0.32mm×0.25μm)SE-54(或DB-5)，^{63}Ni-ECD电子捕获检测器。进样口温度270℃，检测器温度330℃。分流比20:1；5:1(或根据仪器设置选择最佳的分流比)。程序升温：初始160℃，保持1分钟，每分钟10℃升至278℃，保持0.5分钟，每分钟1℃升至290℃，保持5分钟。理论塔板数按溴氰菊酯峰计算应不低于1×10^5，两个相邻色谱峰的分离度应大于1.5。

对照品储备液的制备 精密称取氯氰菊酯、氰戊菊酯及溴氰菊酯农药对照品适量，用石油醚(60℃~90℃)分别制成每1mL约含20~25μg的溶液，即得。

混合对照品储备液的制备 精密量取上述各对照品储备液1mL，置10mL量瓶中，用石油醚(60℃~90℃)稀释至刻度，摇匀，即得。

混合对照品溶液的制备 精密量取上述混合对照品储备液，用石油醚(60℃~90℃)稀释制成每1L分别含0μg、4μg、8μg、40μg、200μg的溶液，即得。

供试品溶液的制备 取药材供试品60℃干燥4小时，粉碎成细粉(过五号筛)，取约1~2g，精密称定，置100mL具塞锥形瓶，加石油醚(60℃~90℃)-丙酮(4:1)混合溶液30mL，超声处理15分钟，滤过，药渣再重复上述操作2次后，合并滤液。滤液加入适量无水硫酸钠脱水后，于40℃~45℃减压浓缩至近干，用少量石油醚(60℃~90℃)反复操作至丙酮除净，残渣加适量石油醚(60℃~90℃)溶解，置混合小柱[从下至上依次为无水硫酸钠2g、弗罗里硅土4g、微晶纤维素1g、氧化铝1g、无水硫酸钠2g，用石油醚(60℃~90℃)-乙醚(4:1)混合溶液20mL预洗]上，用石油醚(60℃~90℃)-乙醚(4:1)混合溶液90mL洗脱，收集洗脱液。于40℃~45℃减压浓缩至近干，再用石油醚(60℃ ~90℃)3 ~4mL 重复操作至乙醚除净，用石油醚(60℃ ~90℃)溶解转移至 5mL 量瓶中，并稀释至刻度，即得。

测定 分别精密吸取供试品溶液和与之相对应浓度的混合对照品溶液各 1μL，分别连续进样 3 次，取 3 次平均值。按外标法计算供试品中 3 种拟除虫菊酯农药残留量。

第五节 黄曲霉毒素的检查

黄曲霉毒素(aflatoxin)是黄曲霉和寄生曲霉的代谢产物，具有极强的毒性和致癌性，对其最敏感的动物是鸭雏，其 LD_{50} 为 0. 24mg/kg。此外应还能引起多种动物发生癌症，主要诱发肝癌。实验证明，黄曲霉毒素 B_1 在动物体内转变成两种主要代谢产物——黄曲霉毒素 M_1 和黄曲霉毒素 Q。前者的毒性和致癌性与黄曲霉毒素 B_1 相近似。当动物摄入黄曲霉毒素 B_1 后，经过代谢所产生的黄曲霉毒素 M_1 从尿和乳汁排出，部分存留肌肉中。因此，为了保证人民用药安全，应该对中药及其制剂中黄曲霉毒素的含量进行控制。

黄曲霉毒素是一类结构相似的化合物，其基本结构都有二呋喃和香豆素(氧杂萘邻酮)。在紫外线照射下，都能发出荧光，根据荧光颜色、R_f 值及结构等不同，分别命名为 B_1、B_2、G_1、G_2、M_1、M_2、P_1、Q 等。目前，已明确结构的共有 10 多种，并认为其毒性、致癌性与结构有关，最重要的六种毒素结构如下：

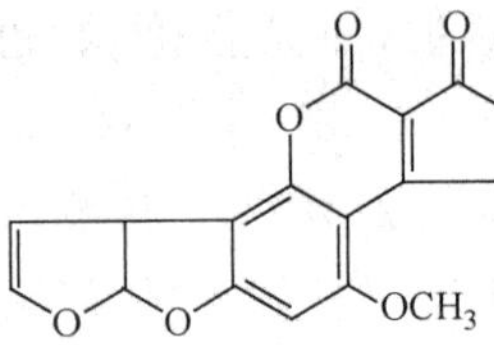

黄曲霉毒素 B_1(AFB_1) 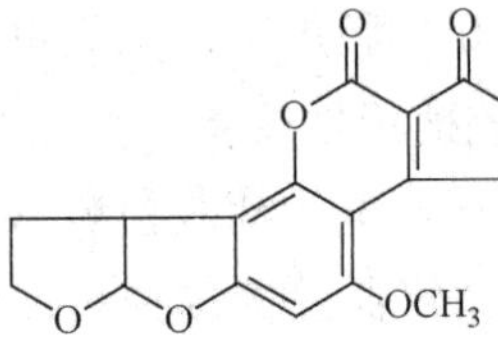　　黄曲霉毒素 B_2(AFB_2)

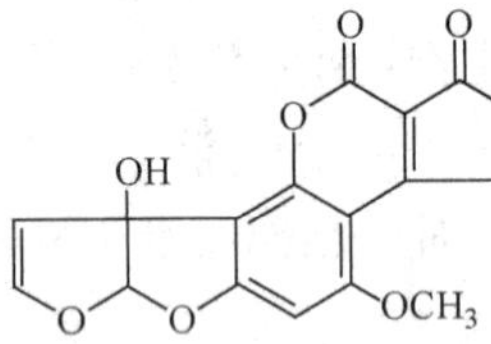

黄曲霉毒素 M_1(AFM_1) 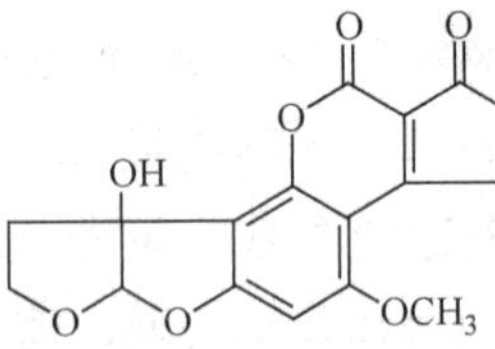　　黄曲霉毒素 M_2(AFM_2)

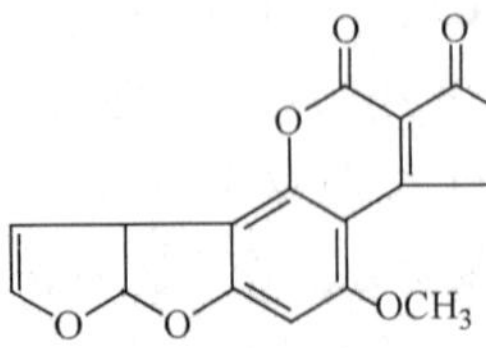

黄曲霉毒素 G_1(AFG_1) 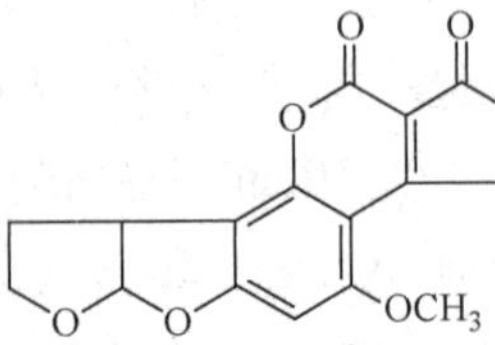　　黄曲霉毒素 G_2(AFG_2)

黄曲霉属中温、中湿型霉菌，最适宜生长温度为 25℃ ~37℃，相对湿度为 80% ~ 90%；干热致死温度为 120℃，需 60 分钟；湿热致死温度为 80℃，需 30 分钟。黄曲霉毒素污染食品和中药制剂，以黄曲霉毒素 B_1 最多，主要污染地区为我国南方高温、高湿地区。黄曲霉毒素耐热，一般在制药加工的温度下很少被破坏，在280℃时发生裂解。低浓度黄曲霉毒素 B_1 易受紫外线破坏，遇氧化性物质(如次氯酸钠、过氧化氢、高锰酸钾)和氢氧化钠、氨水等均可被破坏。黄曲霉毒素在水中溶解度低，如黄曲霉毒素 B_1 在水中最大溶解度为 10×10^{-6}，易溶于油及一些有机溶剂，如三氯甲烷、丙酮、甲醇等，但不溶于乙醚、石油醚和己烷。

《中国药典》2010年版采用高效液相色谱法测定药材、饮片及制剂中的黄曲霉毒素(以黄曲霉毒素 B_1、黄曲霉毒素 B_2、黄曲霉毒素 G_1 和黄曲霉毒素 G_2 总量计)。也可采用荧光分析法、免疫化学分析法、薄层色谱法、微柱色谱法等测定黄曲霉毒素的量。

一、高效液相色谱法

1. 原理

黄曲霉毒素都具有紫外吸收，如黄曲霉毒素 B_1 在苯-乙腈溶剂中的 λ_{max} 为346nm，ε 为19800，在紫外线照射下能产生荧光，但荧光较弱，常通过衍生而使荧光增强。可用柱前三氟乙酸衍生、柱后碘衍生和柱后过溴化溴化吡啶(PBPB)衍生，用荧光检测器进行检测，最小检出量为0.2μg/kg。

HPLC具有灵敏度高，特异性好，分离能力强等优点。

2. 分析方法

(1)色谱条件与系统适用性试验：以十八烷基硅烷键合硅胶为填充剂；以甲醇-乙腈-水(40∶18∶42)为流动相，流速每分钟0.8mL；采用柱后衍生法检测，衍生溶液为0.05%的碘溶液(取碘0.5g，加入甲醇100mL使溶解，用水稀释至1000mL制成)。衍生化泵流速每分钟0.3mL，衍生化温度70℃；以荧光检测器检测，激发波长 $\lambda_{ex}=360$nm(或365nm)，发射波长 $\lambda_{em}=450$nm，两个相邻色谱峰的分离度应大于1.5。

(2)混合对照品溶液的制备：精密称取黄曲霉毒素混合标准品(黄曲霉毒素 B_1、黄曲霉毒素 B_2、黄曲霉毒素 G_1、黄曲霉毒素 G_2，标示浓度分别为1.0μg/mL、0.3μg/mL、1.0μg/mL、0.3μg/mL)0.5mL，置10mL量瓶中，用甲醇稀释至刻度，作为储备液。精密量取储备液1mL，置25mL量瓶中，用甲醇稀释至刻度，即得。

(3)供试品溶液的制备：取供试品粉末约15g(过二号筛)，精密称定，加入氯化钠3g，置于均质瓶中，精密加入70%甲醇溶液75mL，高速搅拌2分钟(搅拌速度大于11000转/分钟)。离心5分钟(离心速度2500转/分钟)，精密量取上清液15mL，置于50mL量瓶中，用水稀释至刻度，摇匀，用微孔滤膜(0.45μm)滤过，量取续滤液20.0mL，通过免疫亲合柱(AflaTest P)，流速每分钟3mL，用水20mL洗脱，洗脱液弃去，使空气进入柱子，将水挤出柱子，再用适量甲醇洗脱，收集洗脱液，置2mL量瓶中，并用甲醇稀释至刻度，摇匀，即得。

(4)测定：分别精密吸取上述混合对照品溶液5μL、10μL、15μL、20μL、25μL，注入液相色谱仪，测定峰面积，以峰面积为纵坐标，进样量为横坐标，绘制标准曲线。另精密吸取上述供试品溶液20～25μL，注入液相色谱仪，测定峰面积，从标准曲线上读出供试品中相当于黄曲霉毒素 B_1、黄曲霉毒素 B_2、黄曲霉毒素 G_1、黄曲霉毒素 G_2 的量，计算，即得。

注意：

(1)本实验应有相应的安全防护措施，并不要污染环境。

(2)残留有黄曲霉毒素的废液或残渣的玻璃器皿，应置于专用贮存容器(装有10%次氯酸钠溶液)内，浸泡24小时以上，再用清水将玻璃器皿冲洗干净。

二、荧光分析法

根据黄曲霉毒素 B_1 有荧光的性质，可利用柱色谱法将样品分离后，用荧光法测定；也可利用碱能使黄曲霉毒素分离的原理，无需进行色谱分离而测定其荧光值。

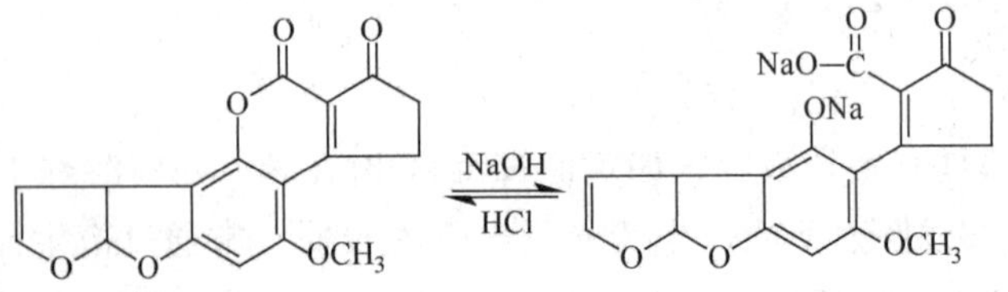

NaOH ⇌ HCl

黄曲霉毒素 B_1(显荧光)　　α - 香豆素钠盐(无荧光)

本品测定步骤是将样品经提取、净化后加入提取液体积1/5的3mol/L NaOH三氯甲烷溶液，1分钟后即可进行荧光值的测定。激发波长360nm，发射波长为450nm。

此外，还有免疫化学分析法、毛细管电泳法(CE)等，CE是新发展的一种黄曲霉毒素分析方法。该方法与激光减弱荧光检测器(Laser - induced Fluorescence，LIF)联用可大大提高灵敏度。但CE法操作复杂，成本较高，不适用于在样品检测中广泛应用。

凝胶渗透色谱法(Gel Permeation Chromatography，GPC)，属于体积排除色谱法，是以化学惰性物质凝胶作为固定相，有机溶剂作为流动相，试样组分按分子体积进行分离。利用该技术结合HPLC - 荧光检测法也可测定样品中的黄曲霉毒素含量。

第六节　二氧化硫残留量测定法

硫黄具有漂白、增艳、防虫等作用，某些中药材在加工过程中有用硫黄熏蒸的习惯，残留的二氧化硫可能影响人体健康。2010年版《中国药典》规定，中药材在加工过程中不再允许使用硫黄熏蒸，并且要对某些中药材进行二氧化硫残留量的检测。目前，关于测定二氧化硫残留量的方法有如下几种。

一、蒸馏滴定法

仪器装置　如图3 - 7。A为1000mL两颈圆底烧瓶；B为竖式回流冷凝管；C为(带刻度)分液漏斗；D为连接氮气流入口；E为二氧化硫气体导出口。另配磁力搅拌器及电加热套。

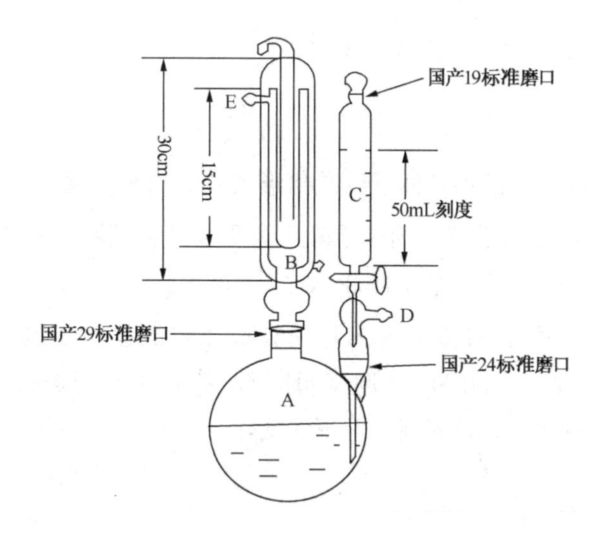

图3-7 二氧化硫蒸馏滴定装置

测定法 取药材细粉约10g，精密称定，置两颈圆底烧瓶中，加水300～400mL和6mol/L盐酸溶液10mL，连接刻度分液漏斗，并导入氮气至瓶底，连接回流冷凝管，在冷凝管的上端E口处连接导气管，将导气管插入250mL锥形瓶底部。锥形瓶内加水125mL和淀粉指示液1mL作为吸收液，置于磁力搅拌器上不断搅拌。加热两颈烧瓶内的溶液至沸，并保持微沸约3分钟后开始用碘滴定液(0.01 mol/L)滴定，至蓝色或蓝紫色持续20秒钟不褪，并将滴定的结果用空白试验校正。照下式计算：

$$供试品中二氧化硫残留量(mg/g) = \frac{(V - V_0) \times C \times 0.032 \times 1000}{W}$$

式中 V——供试品消耗碘滴定液的体积，mL；

V_0——空白消耗碘滴定液的体积，mL；

C——碘滴定液浓度，0.01mol/L；

W——供试品的重量，g；

1.032——每1mL碘滴定液(1 moL/L)相当的二氧化硫的质量，g。

以上是《中国药典》方法。

韩国食品医药品安全厅采用Monier Williams改良法对中药材中二氧化硫进行检查。其基本原理为：中药材蒸馏出的SO_2被3%过氧化氢溶液氧化成硫酸后，在微量滴定管中用0.01mol/L氢氧化钠溶液滴定。由氢氧化钠溶液的消耗量可计算出SO_2的量。

二、四氯汞钠-副玫瑰苯胺比色法

利用样品中的亚硫酸盐与四氯汞钠反应生成稳定的络合物，再与甲醛及盐酸副玫瑰苯胺作用生成紫色络合物，在分光光度计上与标准系列比较定量。

上述方法使用了剧毒的氯化高汞，且操作步骤复杂。其测定结果是游离型的二氧化硫，不是样品中的全部二氧化硫，只有放置72小时后进行比色测定，才是总二氧化硫，测定时间过于冗长。也可用EDTA二钠缓冲液代替四氯汞钠吸收液，于570nm处比色测定，实现无汞测定样品中的二氧化硫含量。

三、离子色谱法

样品中残留的SO_2可在酸性条件下以游离形式释放出来。通过水蒸气蒸馏法将SO_2带出，然后用碱性的离子色谱流动相加甲醛作为吸收液将其吸收转化成SO_3^{2-}，或者采用碱性流动相加过氧化氢作为吸收液吸收SO_2，并将其氧化成SO_4^{2-}，通过阴离子色谱柱分离后检测SO_3^{2-}或SO_4^{2-}，将检出的含量换算成亚硫酸盐或二氧化硫的含量。如以10mmol/L甘露醇为吸收液，用NaOH调节pH值，采用离子色谱法测定常用中药麦冬、党参和浙贝等中SO_2的含量，精密度及重现性良好。

四、示波极谱法

依据SO_2在滴汞电极上的特性，在磷酸酸性介质中SO_2在滴汞电极上于-0.44～-0.46V处有一吸附波，其波高与底液中的SO_2浓度在5.0～100μg/mL范围内有良好的线性关系。用在底液中添加铁离子的方法以抑制氧波干扰。该法与副玫瑰苯胺比色法对照，结果无显著差异。

五、其他方法

利用酒石酸、氢氧化钠、氯化钠等溶液提取样品中游离及结合的SO_2和其他还原性物质，然后用标准碘溶液滴定出总量还原物质；经加入甲醛结合SO_2，再用碘液滴定。根据所消耗碘液之差，可简便、快速地求出SO_2的含量。该法的最低检出限量为2.0×10^{-6}，重复性较好。

还可以利用活泼金属单质如铁、铝、镁和锌在稀盐酸中可还原亚硫酸或亚硫酸盐生成的硫化氢能使润湿的乙酸铅试纸变黑的原理，用一种简易的测试装置，定性或半定量样品中的二氧化硫。检出限量为10μg，测定下限为1mg/mL。

第七节 树脂残留物及溶剂残留物检查

大孔树脂吸附技术是上世纪70年代发展起来的用于植物成分分离纯化的一项新工艺，目前日益广泛地应用于食品、药品以及化妆品成分的开发和生产。由于大孔吸附树脂是一类人工合成的材料，因此在树脂中残留有甲苯、苯、正己烷等有机溶剂。其应用对提取成分安全性的影响不容忽视，尤其是大孔树脂有毒降解物和致孔剂对提取成分污染问题。我国在药品和保健食品的许可审批中，要求采用大孔吸附树脂技术时应提供相应的残留物控制标准，包括污染物的限量及测定方法。有些中药提取物在生产过程中也用到有机溶剂，所以也要检查相应的溶剂残留。《中国药典》2010年版规定这两种都采用采用气相色谱法测定残留溶剂。其测定方法如下。

一、色谱柱

1. 毛细管柱

除另有规定外，极性相近的同类色谱柱之间可以互换使用。

(1)非极性色谱柱：固定液为100%的二甲基聚硅氧烷的毛细管柱。

(2)极性色谱柱：固定液为聚乙二醇(PEG-20M)的毛细管柱。

(3)中极性色谱柱：固定液为(35%)二苯基-(65%)甲基聚硅氧烷、(50%)二苯基-(50%)二甲基聚硅氧烷、(35%)二苯基-(65%)二甲基聚硅氧烷、(14%)氰丙基苯基-(85%)二甲基聚硅氧烷、(6%)氰丙基苯基-(94%)二甲基聚硅氧烷的毛细管柱等。

(4)弱极性色谱柱：柱固定液为(5%)苯基-(95%)甲基聚硅氧烷、(5%)二苯基-(95%)二甲基硅氧烷共聚物的毛细管柱等。

2. 填充柱

以直径为0.18~0.25mm的二乙烯苯-乙基乙烯苯型高分子多孔小球或其他适宜的填料为固定相。

二、系统适用性试验

1. 用待测物的色谱峰计算，毛细管色谱柱的理论塔板数一般不低于5000；填充柱的理论塔板数一般不低于1000。

2. 色谱图中，待测物色谱峰与其相邻色谱峰的分离度应大于1.5。

3. 以内标法测定时，对照品溶液连续进样5次，所得待测物与内标物峰面积之比的相对标准偏差(*RSD*)应不大于5%；若以外标法测定，所得待测物峰面积的*RSD*应不大于10%。

三、供试品溶液的制备

1. 顶空进样

除另有规定外，精密称取供试品0.1~1g；通常以水为溶剂；对于非水溶性药物，可采用N,N-二甲基甲酰胺、二甲基亚砜或其他适宜溶剂；根据供试品和待测溶剂的溶解度，选择适宜的溶剂且应不干扰待测溶剂的测定。根据各品种项下残留溶剂的限度规定配制供试品溶液，其浓度应满足系统定量测定的需要。

2. 溶液直接进样

精密称取供试品适量，用水或合适的有机溶剂使溶解；根据各品种项下残留溶剂的限度规定配制供试品溶液，其浓度应满足系统定量测定的需要

四、对照品溶液的制备

精密称取各品种项下规定检查的有机溶剂适量，采用与制备供试品溶液相同的方法和溶剂制备对照品溶液；如用水作溶剂，应先将待测有机溶剂溶解在50%二甲基亚砜

或N,N－二甲基甲酰胺溶液中，再用水逐步稀释。若为限度检查，根据残留溶剂的限度规定确定对照品溶液的浓度；若为定量测定，为保证定量结果的准确性，应根据供试品中残留溶剂的实际残留量确定对照品溶液的浓度；通常对照品溶液色谱峰面积不宜超过供试品溶液中对应的残留溶剂色谱峰面积的2倍。必要时，应重新调整供试品溶液或对照品溶液的浓度。

五、测定法

1. 第一法（毛细管柱顶空进样等温法）

当需要检查有机溶剂的数量不多，且极性差异较小时，可采用此法。

(1)色谱条件：柱温一般为40℃～100℃；常以氮气为载气，流速为每分钟1.0～2.0mL；以水为溶剂时顶空瓶平衡温度为70℃～85℃，顶空瓶平衡时间为30～60分钟；进样口温度为200℃；如采用火焰离子化检测器(FID)，温度为250℃。

(2)测定法：取对照品溶液和供试品溶液，分别连续进样不少于2次，测定待测峰的峰面积。

对色谱图中未知有机溶剂的鉴别，可参考《中国药典》附录的规定进行初筛。

2. 第二法(毛细管柱顶空进样系统程序升温法)

当需要检查的有机溶剂数量较多，且极性差异较大时，可采用此法。

(1)色谱条件：柱温一般先在40℃维持8分钟，再以每分钟8℃的升温速率升至120℃，维持10分钟；以氮气为载气，流速为每分钟2.0mL；以水为溶剂时顶空瓶平衡温度为70℃～85℃，顶空瓶平衡时间为30～60分钟；进样口温度为200℃；如采用FID检测器，进样口温度为250℃。

具体到某个品种的残留溶剂检查时，可根据该品种项下残留溶剂的组成调整升温程序。

(2)测定：取对照品溶液和供试品溶液，分别连续进样不少于2次，测定待测峰的峰面积。

对色谱图中未知有机溶剂的鉴别，可参考《中国药典》附录的规定进行初筛。

3. 第三法(溶液直接进样法)

可采用填充柱，亦可采用适宜极性的毛细管柱。

测定法　取对照品溶液和供试品溶液，分别连续进样2～3次，测定待测峰的峰面积。

计算法：

(1)限度检查：除另有规定外，按各品种项下规定的供试品溶液浓度测定。以内标法测定时，供试品溶液所得被测溶剂峰面积与内标峰面积之比不得大于对照品溶液的相应比值。以外标法测定时，供试品溶液所得被测溶剂峰面积不得大于对照品溶液的相应峰面积。

(2)定量测定：按内标法或外标法计算各残留溶剂的量。

六、应用实例

（一）复脉定胶囊中的树脂残留量测定

1. 色谱条件

以14%氰丙基苯基-86%二甲基聚硅氧烷为固定相的毛细管柱（柱长为30m，内径为0.32mm，膜厚度为1μm），柱温为程序升温；初始温度为40℃，保持5分钟，以每分钟6℃的速率升温至150℃，再以每分钟10℃的速率升温至200℃，保持1分钟；顶空进样，顶空瓶平衡温度为100℃，平衡时间为30分钟。

2. 对照溶液的配制

分别取正己烷、苯、甲苯、二甲苯、苯乙烯、二乙烯苯各适量，精密称定，加二甲基亚砜适量，制成每1mL含正己烷、苯、甲苯、二甲苯、苯乙烯、二乙烯苯各为2.9mg、20μg、8.9mg、21.7mg、0.2mg、0.2mg的混合对照品储备液。精密量取上述储备液1mL，置100mL量瓶中，加水至刻度，摇匀，作为对照品溶液。

3. 供试品溶液的制备

取本品内容物1g，精密称定，置20mL顶空瓶中，精密加入1%二甲基亚砜溶液10mL，密封，超声处理10分钟，作为供试品溶液。

分别顶空进样上述两种溶液的顶空气体各1mL，测定，即得。

经过测定后，本品含正己烷不得过0.029%、苯不得过0.0002%、甲苯不得过0.089%、二甲苯不得过0.217%，含苯乙烯、二乙烯苯均不得过0.002%。

（二）灯盏花素中丙酮残留物测定

照残留溶剂测定法（《中国药典》二部附录Ⅷ P第二法）测定（供注射用）。

色谱条件与系统适用性试验 以聚乙二醇为固定相，采用弹性石英毛细管柱（柱长为30m，内径为0.32mm，膜厚度为0.5μm）；柱温为程序升温，初始温度为60℃，维持16分钟，以每分钟20℃升温至200℃，维持2分钟；检测器温度300℃；进样口温度240℃；载气为氮气，流速为每分钟1.0mL。顶空进样，顶空瓶平衡温度为90℃，平衡时间为30分钟。理论塔板数以丙酮峰计算应不低于10000。

对照品溶液的制备 取丙酮对照品适量，精密称定，加0.5%的碳酸钠溶液制成每1mL含100μg的溶液，作为对照品溶液。精密量取5mL，置20mL顶空瓶中，密封瓶口，即得。

供试品溶液的制备 取本品约0.1g，精密称定，置20mL顶空瓶中，精密加入0.5%的碳酸钠溶液5mL，密封瓶口，摇匀，即得。

测定 分别精密量取对照品和供试品溶液顶空瓶气体1mL，注入气相色谱仪，记录色谱图，按外标法以峰面积计算，即得。

本品含丙酮不得过0.5%。

第八节 微生物检查

几乎所有药品在应用于临床前都要进行安全性检查，一般分为"微生物限度检查"和"无菌检查"。其中最重要的检查就是微生物限度检查。微生物限度检查法系检查非规定灭菌制剂及其原料辅料受微生物污染程度的方法。检查项目包括细菌数、霉菌数、酵母菌数及控制菌检查。检查方法包括平皿法、薄膜过滤法等。

非无菌药品的微生物限度标准是基于药品的给药途径和对患者健康潜在的危害以及中药的特殊性而制订的。药品在生产、贮存、销售过程中的检验，中药提取物及辅料的检验，新药标准制订，进口药品标准复核，考察药品质量及仲裁等，除另有规定外，其微生物限度均以《中国药典》为依据。

表3－2 微生物限度检查

制剂类别	要　求
1. 制剂通则、品种项下要求无菌的制剂及标示无菌的制剂	应符合无菌检查法规定
2. 口服给药制剂	
2.1 不含药材原粉的制剂	细菌数　每1g不得过1000cfu。每1mL不得过100cfu 霉菌和酵母菌数　每1g或1mL不得过100cfu 大肠埃希菌　每1g或1mL不得检出
2.2 含药材原粉的制剂	细菌数　每1g不得过10000cfu(丸剂每1g不得过30000cfu)。每1mL不得过500cfu 霉菌和酵母菌数　每1g或1mL不得过100cfu 大肠埃希菌　每1g或1mL不得检出 大肠菌群　每1g应小于100个。每1mL应小于10个
2.3 含豆豉、神曲等发酵原粉的制剂	细菌数　每1g不得过100000cfu。每1mL不得过1000cfu 霉菌和酵母菌数　每1g不得过500cfu。每1mL不得过100cfu 大肠埃希菌　每1g或1mL不得检出 大肠菌群　每1g应小于100个。每1mL应小于10个
3. 局部给药制剂	
3.1 用于手术、烧伤或严重创伤的局部给药制剂	应符合无菌检查法规定
3.2 用于表皮或黏膜不完整的含药材原粉的局部给药制剂	细菌数　每1g或10cm^{2}不得过1000cfu。每1mL不得过100cfu 霉菌和酵母菌数　每1g、1mL或10cm^{2}不得过100cfu 金黄色葡萄球菌、铜绿假单胞菌　每1g、1mL或10cm^{2}不得检出
3.3 用于表皮或黏膜完整的含药材原粉的局部给药制剂	细菌数　每1g或10cm^{2}不得过10000cfu。每1mL不得过100cfu 霉菌和酵母菌数　每1g、1mL或10cm^{2}不得过100cfu 金黄色葡萄球菌、铜绿假单胞菌　每1g、1mL或10cm^{2}不得检出

续表

制剂类别	要求
3.4 耳、鼻及呼吸道吸入给药制剂	细菌数 每1g、1mL或10cm^{2}不得过100cfu 霉菌和酵母菌数 每1g、1mL或10cm^{2}不得过10cfu 金黄色葡萄球菌、铜绿假单胞菌 每1g、1mL或10cm^{2}不得检出 大肠埃希菌 鼻及呼吸道给药的制剂，每1g、1mL或10cm^{2}不得检出
3.5 阴道、尿道给药制剂	细菌数 每1g、1mL或10cm^{2}不得过100cfu 霉菌和酵母菌数 每1g、1mL或10cm^{2}应小于10cfu 金黄色葡萄球菌、铜绿假单胞菌、梭菌、白色念珠菌 每1g、1mL或10cm^{2}不得检出
3.6 直肠给药制剂	细菌数 每1g不得过1000cfu。每1mL不得过100cfu 霉菌和酵母菌数 每1g或1mL不得过100cfu
3.7 其他局部给药制剂	细菌数 每1g、1mL或10cm^{2}不得过100cfu 霉菌和酵母菌数 每1g、1mL或10cm^{2}应小于100cfu 金黄色葡萄球菌、铜绿假单胞菌 每1g、1mL或10cm^{2}不得检出
4. 含动物组织（包括脏器提取物）及动物类原药材粉（蜂蜜、王浆、动物角、阿胶除外）的口服给药制剂	每10g或10mL还不得检出沙门菌
5. 有兼用途径的制剂	应符合各给药途径的标准
6. 霉变、长螨者	以不合格论
7. 中药提取物及辅料	参照相应制剂的微生物限度标准执行

第四章　中药制剂的含量测定

中药制剂的含量测定是质量控制中的一项重要任务，它是分析某种成分的含量高低是否符合规定来判断药物是否合格。含量测定与中药成分化学、分析方法学、中药成分的药效学、中药药剂学等学科的研究有着密切的关系。虽然传统的中药制剂的含量测定项目还不多，但是我国药典中各种中药制剂的含量测定比例逐版迅速增加，而且还将继续增加。但需要指出的是，中药制剂的含量测定与化学药品的含量测定有很大的区别，化学药品成分明确，组成单一，中药制剂组成复杂，产生的疗效不是单一成分的作用结果，检测任何一种活性成分均不能反映它体现的整体疗效，但是这种借鉴化学药品质量控制的模式，测定某一味药物的有效成分、活性成分或指标成分的定量方法，对于中药制剂的生产、研究、优化生产工艺、控制药品质量起着不可替代的重要作用。它也确能反映中药制剂中有效成分、毒性成分或指标性成分等的含量高低，可以衡量其制剂工艺的稳定性和原料药的质量优劣，从而保证中药制剂的质量，以达到临床用药安全、有效的目的。

第一节　含量测定样品的处理

中药制剂样品的基质和成分组成十分复杂，而且样品中被测成分往往含量较低，因此需要对样品进行各种处理，使其符合所选定分析方法的要求。样品处理的主要作用有：①将被测成分有效地从样品中释放出来，并制成便于分析测定的稳定试样。②除去杂质、纯化样品，以提高分析方法的重现性和准确度。③富集浓缩或进行衍生化，以测定低含量被测成分。衍生化不仅可以提高检测器的灵敏度，还可以提高方法的选择性。④使试样的形式及所用溶剂符合分析测定的要求。

一、样品的粉碎

样品的粉碎有两个目的，一是保证含量测定所取样品均匀而有代表性，提高测定结果的精密度和准确度；二是使样品中的被测组分能更快地完全提取出来。但是样品粉碎得过细，在样品提取时，会造成过滤的困难，因此可视实际情况进行粉碎过筛。在粉碎样品时，要尽量避免由于设备的磨损或不干净等因素而污染样品，并防止粉尘飞散或挥发性成分的损失。过筛时，通不过筛孔的部分颗粒绝不能丢弃，要反复粉碎或研磨，让其全部通过筛孔，以保证样品的代表性。

粉碎设备目前主要有粉碎机、铜冲、研钵等，生物组织样品可用高速匀浆机或玻璃匀浆器。

二、样品的提取

对于中药材和固体制剂样品，在粉碎后，取粉末适量精密称定，首先用溶剂进行提取，使被测组分从中提取出来，与滤渣分离后，再对被测组分进行含量测定。常用的提取方法有：萃取法，适用于液体制剂；浸渍法、回流提取法、超声提取法，适用于固体制剂；水蒸气蒸馏法，适用于液体制剂和固体制剂。

（一）萃取法

萃取法是利用溶质在两种互不相溶溶剂中的分配系数不同，使物质从一种溶剂转移到另一种溶剂中，经过多次萃取，将待测组分萃取出来的方法。萃取法主要用于液体样品中待测组分的萃取分离，多用有机溶剂将水相中的有机成分萃取出来。

萃取用溶剂应根据待测组分的溶解性来选择。待测组分应在其中溶解度大，而杂质应在其中溶解度小。溶质在有机相和水相的分配比越大，萃取效率越高。根据相似相溶的原理，石油醚可萃取挥发油、亲脂性强的游离甾体及萜类；氯仿或乙醚可萃取游离生物碱、有机酸、极性较小的黄酮、醌类、二萜、三萜及香豆素等；乙酸乙酯萃取极性较大的黄硐、某些单糖苷、有机酸等；正丁醇（水饱和）可萃取含糖较多的苷类，如皂苷类。

水相的 pH 可影响弱酸弱碱性物质在两相的分配。酸性有机组分在酸性条件下不电离，在有机相中溶解度增大而有利于萃取；而碱性组分则在碱性条件下不电离，易被有机溶剂提出。溶液的 pH 应根据组分的 pK_a 来确定，酸性组分提取的 pH 一般应比其 pK_a 低 1～2 个 pH 单位，碱性组分提取的 pH 一般应比其 pK_a 高 1～2 个 pH 单位。萃取通常在分液漏斗中进行，加入有机溶剂后，振摇，放置分层后分取有机相。用作含量测定，应提取完全，一般需提取 3～5 次。

萃取过程中应注意防止和消除乳化。酒剂和酊剂在萃取前大多常先挥发去除乙醇。

（二）浸渍法

浸渍法是将样品置于溶媒中浸泡一段时间分离出浸渍液。分为冷浸法（室温）和温浸法（40℃～60℃）。常用溶剂有甲醇、适当浓度的乙醇、三氯甲烷等。

1. 冷浸法（室温提取）

冷浸法是将溶剂加入样品粉末中，室温下（15℃～25℃）放置一定时间，组分因扩散而从样品粉末中浸出的提取方法。

2. 温浸法

温浸法与冷浸法基本相同，但浸渍温度较高，一般在40℃～60℃溶媒中浸渍，浸渍时间短，却能浸出较多的有效成分。由于温度较高，浸出液冷却后放置贮存常析出沉淀，为保证质量，需滤去沉淀后再浓缩。

操作方法为准确称取一定量的样品置于带塞容器内，摇匀后静置，浸泡提取，溶剂用量为样品重量的10～50倍，称重。浸泡时间12～24小时，浸泡期间应注意经常振摇，浸泡后再称重，补足损失的溶剂量，充分摇匀，滤过或离心或长时间放置，得浸泡后的溶液备用。按提取温度不同有冷浸（室温15℃～25℃）、温浸（40℃～60℃）浸泡提取。浸泡后的溶液，可取部分测定，也可全部测定。部分测定法（即分量法）是将浸泡后的溶液，用适宜滤器滤过，弃去初滤液，精密量取一定体积的续滤液，进行纯化或直接测定。此法不适宜挥发性大的提取溶剂。全部测定（即总量测定法）是将浸泡后的溶液滤过，滤渣充分用溶剂洗涤至提取完全，合并滤液及洗液，浓缩或蒸干（可采用常压或减压蒸干、自然挥发或氮气流吹干），残留物用另一溶剂溶解，定量转入量瓶内，稀释至刻度，摇匀，进行纯化或直接测定。此法可克服部分测定法的缺陷，且提取时溶剂用量不必精密加入。

浸渍法的优点是操作方便，简单易行，适用于有效成分遇热易被破坏、挥发或含淀粉、果胶、黏液质较多的中药制剂的提取。其缺点是提取时间长，提出效率不高，用水作溶剂提取时，水提液易发霉变质，必要时需加防腐剂。

（三）回流提取法

回流提取法是将样品粉末置烧瓶中，加入一定量的有机溶剂，水浴上加热进行回流提取，其余操作方法同冷浸法。在加热的条件下组分溶解度增大，溶出速率加快，有利于提取。回流提取法主要用于固体样品的提取。提取溶剂沸点不宜太高，每次提取时间大约为0.5～2小时，直至提取完全为止。提取效率高于冷浸法，且可缩短提取时间，但提取杂质较多。该法提取速度快，但操作繁琐，且对热不稳定或具有挥发性的成分不宜使用。

（四）连续回流提取法

连续回流提取法通常是采用索氏提取器连续进行提取的方法，将样品置索氏提取器中，选用低沸点的溶剂，如乙醚、甲醇等进行反复提取，一般提取数小时方可完全。提取完全后取下虹吸回流管，无需过滤，就可回收溶剂，再用适宜溶剂溶解，定容，进行测定。应选用低沸点的溶剂，如乙醚、甲醇等，提取组分对热应稳定。本法提取效率高，所需溶剂少，提取杂质少，操作简便。但是受热易分解的成分不宜使用。

（五）超声提取法

超声波是频率高于20000Hz的机械波，人耳听不到的高频声波，由于其频率高，声强大，在媒质中传播时能把物质的力学结构破坏，具有强烈的振动和击碎作用，可以把物体打成极为细小的微粒，起到助溶的作用，因此可以用于样品中待测组分的提取。

超声提取时将供试品粉末置具塞锥形瓶中，加入提取溶剂，放入超声波振荡器槽中，槽中应加有适量的水，开启超声振荡器，进行超声提取，由于超声波的助溶作用，超声提取较冷浸法速度快，一般仅需数十分钟，即可达到平衡。由于提取过程中溶剂会有一定量的损失，所以用作含量测定时，应于超声振荡前，先称定重量，提取完毕后，放冷再称重，并补足减失的重量，滤过后，取滤液备用。

但也应注意，超声波会使大分子化合物发生降解和解聚作用，或者形成更复杂的化合物，也会促进一些氧化和还原过程，所以在用超声提取时，也应对超声波频率、提取时间、提取溶媒等条件进行考察，以提高提取效率。当超声提取用于药材粉末的提取时，由于组分是由细胞内逐步扩散出来的，速度较慢，加溶剂后宜先放置一段时间，再超声振荡提取。

超声提取法提取时间短，操作简便，无需加热，适用于固体样品中待测组分的提取，是目前较常用的一种提取方法。

（六）水蒸气蒸馏法

水蒸气蒸馏法是指将含有挥发性成分的样品与水共蒸馏，使挥发性成分随水蒸气一并馏出，经冷凝分取挥发性成分的提取方法。该法适用于具有挥发性、能随水蒸气蒸馏而不被破坏、在水中稳定且难溶或不溶于水的药材成分的提取。此类成分的沸点多在100℃以上，与水不相混溶或仅微溶，并在100℃左右有一定的蒸气压。当与水在一起加热时，其蒸气压和水的蒸气压总和为一个大气压时，液体就开始沸腾，水蒸气将挥发性物质一并带出。例如挥发油，一些小分子生物碱如麻黄碱、烟碱、槟榔碱，以及某些小分子的酚类化合物如丹皮酚等可以采用本法提取。有些挥发性成分在水中的溶解度稍大些，常将蒸馏液重新蒸馏，在最先蒸馏出的部分，分出挥发油层，或在蒸馏液水层经盐析并用低沸点溶剂将成分提取出来。

（七）微波辅助萃取法（Microwave assisted extraction，MAE）

微波辅助萃取又称微波萃取，是微波和传统的溶剂提取法相结合后形成的一种新的提取方法。微波萃取是指在样品的提取过程中（或提取的前处理）加入微波场，利用微波场的特点来强化有效成分浸出的新型提取技术。利用吸收微波能力的差异可使基体物质的某些区域或萃取体系中的某些组分被选择性加热，从而使被萃取物质从基体或体系中分离出来，进入到介电常数较小、微波吸收能力相对较差的萃取剂中，达到提取目的。

微波是波长在1mm～1m（频率介于300～300000MHz）的电磁波，它具有波动性、高频性、热特性和非热特性四大基本特性。常用的微波频率为2450MHz。微波加热是利用被加热物质的极性分子（如水、二氯甲烷等）在微波电磁场中快速转向及定向排列，从而产生撕裂和相互摩擦而发热。

微波萃取离不开合适的溶剂，因此微波萃取可作为溶剂提取的辅助措施。当被提取物和溶剂共处于快速振动的微波电磁场中时，目标组分的分子在高频电磁波的作用下，以每秒数十亿次的高速振动产生热能，使分子本身获得巨大的能量而得以挣脱周围环境的束缚。当环境存在一定的浓度差时，即可在非常短的时间内实现分子自内向外的迁移，这就是微波可在短时间内达到提取目的的原因。因此，采用微波辅助提取，可使溶剂提取过程更为有效。

一般来说，微波萃取首先要求溶剂必须具有一定的极性，以利于吸收微波能，进行内部加热，其次所选溶剂对被萃取组分必须具有较强的溶解能力，溶剂的沸点及后续测定的干扰也必须考虑。而控制萃取功率和萃取时间则是为了在选定萃取溶剂的前提下，选择最佳萃取温度。适宜的萃取温度既能使被测组分保持原有的化合物形态，又能获得最大的萃取效率。目前微波辅助萃取剂有：甲醇、丙酮、乙酸、二氯甲烷、正己烷、苯等有机溶剂和硝酸、盐酸、氢氟酸、磷酸等无机溶剂以及己烷－丙酮、二氯甲烷－甲醇、水－甲苯等混合溶剂。其中在提取小分子量低聚物时，用二氯甲烷做萃取剂的萃取效果最好。

微波萃取具有设备简单、适用范围广、萃取效率高、重现性好、节省时间、节省试剂、污染小等特点。但仅适用于热稳定性物质的提取，对于热敏性物质，可使其变性或失活。

另外，半仿生提取、酶法提取、高压逆流提取、亚临界水提取等提取方法的应用也正在兴起。

三、样品的分离净化

样品测定前是否需要分离纯化和分离纯化到何等程度，与所用测定方法的专属性、分离能力、检测系统对不纯样品污染的耐受程度等密切相关。中药液体制剂一般经萃取后，回收溶剂，定容后即可作为供试品溶液。成分比较复杂的中药固体制剂，大多须经提取后纯化分离方可测定。根据样品中被测成分和干扰物质的化学结构、理化性质、存在形式、浓度范围等，可采用相应的分离纯化方法。

（一）沉淀法

它是基于某些试剂与被测成分或杂质生成沉淀，分离沉淀或保留溶液以得到精制的方法。这种方法必须注意：①过量的试剂若干扰被测组分的测定，则应设法除去；②大量杂质以沉淀形式除去时，被测成分应不能产生共沉淀而损失；③被测组分生成沉淀时，其沉淀经分离后可重新溶解或直接用重量法测定。如复方益母草口服液中水苏碱的含量测定，利用雷氏盐（硫氰酸铬铵）作沉淀剂，在酸性介质中可与生物碱生成难溶于水的配合物与其他杂质分离。

（二）蒸馏法

利用某些被测成分具有挥发性，可采用蒸馏法，收集馏出液进行含量测定，或某些成分经蒸馏分解生成挥发性成分，利用分解产物（要求结构明确）进行测定。目前以水蒸气蒸馏法应用较多。它可分为共水蒸馏法(即直接加热法)、通水蒸气蒸馏法和水上蒸馏法。如中药制剂中的挥发油，某些小分子生物碱(麻黄碱、烟碱、槟榔碱)及丹皮酚等，都可用蒸馏法提取和分离净化。另外，为了使挥发性成分更完全地蒸馏出来，有时也可用盐析作用，即在蒸馏液中加入一定量的无机盐，常用 NaCl、Na_2SO_4、$MgSO_4$ 等。

(三)液－液萃取法(LLE)

1. 直接萃取法

利用试样中被测成分与干扰成分在有机溶剂(萃取剂)中的溶解度不同，通过多次萃取来达到分离净化的目的。直接萃取法常用的溶剂有氯仿、二氯甲烷、正丁醇、醋酸乙酯和乙醚等。可根据被测组分疏水性的相对强弱来选择极性适当的溶剂，既保证被测组分的充分萃取，又有很好的选择性。对于弱酸性成分应调节水相的 $pH \leqslant pK_a - 2$。而弱碱性成分应调节水相的 $pH \geqslant pK_a + 2$(此处为其共轭酸的 pK_a)，以使弱酸、弱碱性成分主要以非离子化的游离酸或碱形式存在，而提高萃取率。在提取过程中也常利用中性盐的盐析作用，如水相用 NaCl 饱和，使被测组分进入有机相而提高提取率。

2. 离子对萃取法

其原理是在适当的 pH 介质中，某些有机酸(碱)性物质形成的离子与带相反电荷的离子(也称离子对试剂)定量地结合成为弱极性的离子对，而易溶于有机溶剂，使之萃取分离。它最适合于高度电离的有机酸、碱化合物的萃取(不能用直接法萃取)，在中药制剂分析中主要用于生物碱(B)的分析，其离子对试剂常为酸性染料(In^-)，如溴麝香草酚蓝(BTB)和溴甲酚绿(BCG)等，在水相中的定量反应为：

$$BH^+_{(水相)} + In^-_{(水相)} \rightleftharpoons BH^+ \cdot In^-_{(水相)} \rightleftharpoons BH^+ \cdot In^-_{(有机相)}$$

形成的离子对 $BH^+ \cdot In^-$ 常用成氢键能力强的氯仿或二氯甲烷提取。由上面的反应可知，要求水相中生物碱和酸性染料均有较高的离子化程度，必须注意水相的 pH 和离子对试剂的选择。通常生物碱与 BTB 形成 1∶1 的离子对，最好在 pH 5.2～6.4 提取；而二元碱形成 1∶2 离子对，最好在 pH3.0～5.8 提取(二元碱的碱性弱，需要在较低的 pH 值下离子化后形成离子对)。若氯仿层中的微量水分引起浑浊，可通过加入少许乙醇或久置分层变得澄清，也可分离有机相后加入脱水剂(常用无水 Na_2SO_4)或经滤纸滤过除去微量水分，另外液－液萃取时应尽量避免发生乳化现象。

欲使 LLE 的操作简便迅速，误差小而重现性高，其操作的自动化势在必行。目前液－液自动提取装置已有广泛应用，使药物的提取、干燥、再溶解等操作均实现自动化。

(四)色谱法

吸附色谱、分配色谱、离子交换色谱和凝胶色谱皆可作为中药制剂分析中的净化分离方法，其操作方式有柱色谱、薄层色谱。其中经典微柱色谱，也称固相萃取或液－固萃取(LSE)，具有设备简单，使用方便，快速，净化效率较高等特点，在此作一简介。

LSE 通常是指样品溶液加到装有合适固定相(净化剂)，长 5 ~ 15cm，内径 0.5 ~ 1cm 的色谱柱中，将被测成分保留于柱上，洗去杂质后，再洗脱被测成分进行测定，或者是使杂质强烈保留于柱上，直接洗脱被测成分进行测定。用这种选择性好而柱效较低的方法进行样品的净化分离，尤其适用于一类总成分的含量测定，也可将色谱柱流出的样品进一步用 GC、HPLC、TLC 分离后测定。为此，商品 LSE 柱作为 GC 和 HPLC 的预处理柱，已得到广泛应用。如天津 MT 型净化富集柱，Waters 公司的 Sep - Pak Silica 和 C_{18}柱等。

LSE 的常用净化剂(填料)有氧化铝、硅藻土、硅胶、活性炭、大孔树脂、离子交换树脂及键合相硅胶 C_8、C_{18}和聚酰胺等。视其性质可分为亲脂型、亲水型和离子交换型填料。现将 LSE 常用的填料作一简介：

1. 硅胶、氧化铝

它们是传统的吸附剂，多以直径为 0.07 ~ 0.15mm(200 ~ 100 目)的颗粒 1 ~ 5g 用于样品的净化处理，其作用机制为溶质在吸附剂表面的极性吸附作用。通常是当溶于有机溶剂的样品加到柱上时非极性或低极性的杂质先被洗出色谱柱，再用适当极性的溶剂洗脱被测成分，而强极性的杂质仍保留在柱上。氧化铝能将黄酮类吸附在柱上，用于生物碱、苷类等的测定。例如用 UV 法(吸收系数法)测定左金丸、戊己丸、香连片(丸)和驻车丸中总生物碱含量(以盐酸小檗碱计)时，均使用氧化铝柱(内径约 0.9cm，中性氧化铝 5g，湿法装柱，30mL 乙醇预洗)，以乙醇洗脱生物碱；而用 TLCS 或 HPLC 测定苦参碱中的单一生物碱时则用氧化铝柱吸附黄酮，以 $CHCl_3$ - CH_3OH(7∶3)洗脱生物碱，进行净化处理。硅胶适合于分离中性或酸性化合物，强烈保留碱性化合物。若把样品提取液加到柱上，依次用极性由小到大的溶剂洗脱，则可以将杂质和被测成分分离。另外，硅胶也和下面所述的硅藻土等一样，还可作亲水型填料使用，常见的商品硅胶柱为 Sep - pak Silica，通常以甲醇、水处理后上样。

2. 键合相硅胶

十八烷基键合相硅胶(简称 C_{18}或 ODS)是常用的固体萃取剂，其次有苯基、氰基键合相硅胶，可用来分开脂溶性和水溶性杂质或成分，如苷元和苷的分离等。也常用于萃取，纯化水基质体液中憎水性药物。有些亲水性药物可通过调节 pH、形成离子对等方法来达到有效的萃取。文献中常见的商品 LSE 柱有 Sep - Pak C_{18}，Bon - ElutC_{18}及 CN(氰基)、C_2(乙基)、Ph(苯基)、Baker10 C_{18}等，该类填料的平均粒度为 30 ~ 60μm。该类 LSE 的一般操作程序为：①柱的活化。用 2mL 甲醇冲洗以润湿键合相和除去杂质，再用 0.5mL 水洗去柱中的甲醇。②上样。③清洗。用 2 ~ 5mL 的水清洗以除去弱保留的亲水成分，如无机盐、氨基酸、亲水的蛋白质、糖以及中等保留成分的极性化合物、低肽等。④洗脱。用 2 ~ 5mL 甲醇或甲醇 - 水洗脱大分子的肽、甾体、较亲脂的药物等强保留的待测组分。

3. 大孔树脂

它可分为极性和非极性型。前者为丙烯酰胺聚合物，如商品 XAD -7, -8,对极性化合物有相对强的吸附力；后者为苯乙烯和二乙烯苯的共聚物，如商品 XAD - 1、XAD - 2、

XAD-4、XAD-5，以 XAD-2 或 D_{101} 最为常用。其吸附性质与烷基键合相硅胶相似，通过疏水作用对非极性水溶性成分有吸附力。例如在测定复脉定胶囊中的黄芪甲苷时，用大孔树脂除去水溶性多糖杂质，先用水洗脱，再用 40% 乙醇洗脱除杂，最后用 70% 乙醇洗脱黄芪甲苷。

树脂在使用前需用甲醇、乙醇、丙酮等有机溶剂除去杂质，有时还需用酸、碱清洗。填料用量视上样量而定，一般填充柱高 5～15cm 不等，操作程序类似 ODS 填料。

4. 聚酰胺　它是常用的有机吸附剂，主要通过与溶质形成氢键而产生吸附作用。常用于含酚、酸、醌类药物样品液的净化分离，如测定黄酮时，用样品的乙醇提取液上柱，水洗去部分杂质，以 95% 乙醇洗脱总黄酮后测定。

5. 硅藻土、纤维素　它们为常用的亲水型填料，其原理为分配作用。填料作为支持剂，多以水基质液作为固定相，与水不混溶的有机溶剂为流动相，较亲脂的成分从固定相转移到流动相，而被洗脱，达到萃取的目的。其萃取率较高（一般大于 80%），无浓集作用，萃取液较纯净，但洗脱剂用量较大（一般大于 5mL）。

硅藻土柱则用干柱直接上样，柱可再生。纤维素柱的使用与硅藻土柱相似。例如采用不同 pH 缓冲液的硅藻土可分离生物碱、酚性生物碱和中性物质。当柱的 pH＝4 时，多数生物碱被保留，为了分离几种生物碱，可选择缓冲液的 pH 值比 4 稍大，流动相常用石油醚、乙醚、氯仿等。

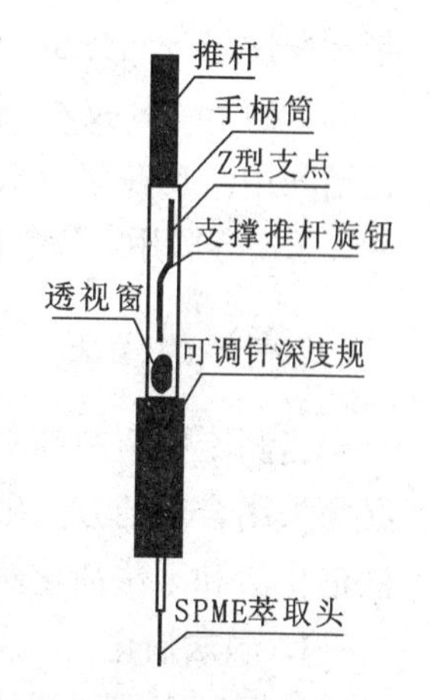

图 4-1　固相微萃取装置示意图

6. 离子交换树脂　憎水基质的离子交换树脂兼有离子交换剂及大孔树脂的一些性质，所以对于在水中溶解度不大的药物，洗脱剂中需含一定量的有机溶剂。离子交换树脂柱可用于除去样品中的离子，防止组分分解，更常用于萃取样品液中可离解化合物。例如对于弱酸性药物，可在中性和碱性条件下用阴离子交换树脂柱，以水及有机溶剂（多用甲醇）清洗，再用酸性溶液洗脱后测定，碱性药物则相反。离子交换法的萃取回收率可达 90% 以上，选择性较高，但操作较麻烦、费时。

（五）固相微萃取（SPME）技术

固相微萃取（Solid-Phase Microextraction，SPME）是近年来兴起的一项试样分析前处理新技术，1993 年推出商品化 SPME 装置。LSE 是目前最好的试样前处理方法之一，而 SPME 是在 LSE 基础上发展起来的，保留了 LSE 的优点，克服了 LSE 样品预处理技术的缺陷，即无需柱填充物和使用溶剂解吸被测组分的前处理，它能直接从样品中采集挥发和非挥发性的化合物，然后直接在 GC、GC/MS、HPLC 和 HPCE 上分析，集采样、萃取、浓缩、进样于一体。费用低、操作简单、费时少及无有毒的有机溶剂对人体的侵害。但也应该注意，SPME 具有萃取率偏低，重复性差的缺点。

SPME 由一支类似进样器的固相微萃取装置来完成试样前处理和色谱进样工作。该装置针头内有一伸缩杆，上连有一根熔融石英纤维，其表面涂有色谱固定相，通常熔融石英纤维隐藏于针头内，推动进样器推杆可以使石英纤维从针头内伸出（如图4－1）。分析时先将试样放入带隔膜塞的固相微萃取专用容器中，必要时可以加入无机盐、衍生剂或对pH值进行调节，还可加热或磁力转子搅拌。SPME分为两步：首先是萃取，将针头插入试样容器中，推出石英纤维，利用其表面的色谱固定相对分析组分的吸附作用，将组分从试样基质中萃取出来，并逐渐富集，完成试样前处理过程。然后是色谱进样。将针头插入色谱进样器，推出针头中的石英纤维，利用气相色谱进样器的高温，液相色谱、毛细管电泳的流动相将吸附的组分从固定相中解吸下来，完成色谱进样操作，再由色谱仪进行分离分析。SPME有两种萃取方式：①石英纤维直接插入试样中进行萃取，适用于气体与液体中组分的分析；②顶空萃取，适用于所有基质的试样中挥发性、半挥发性组分的分析。

目前SPME技术主要使用在分析挥发性、半挥发性物质上，因此文献报道多与气相色谱联用。现在萃取头有很大改进，也可用于不挥发组分的分析，并可与HPLC、IR、MS、CE等联用，以扩大应用范围。

（六）消化法

当测定中药制剂中的无机元素时，由于大量有机物的存在，会严重干扰测定。因此必须采用合适的方法破坏这些有机物质，常用的破坏方法有湿法消化和干法消化或称湿法消化法和干法消化法。

1. 湿法消化

根据所用试剂不同，下面介绍三种常见的消化方法。

（1）硝酸－高氯酸法：该法破坏能力强，反应较剧烈，故进行破坏时，必须严密注意，切勿将容器中的溶液蒸干，以免发生爆炸。本法适用于血、尿、生物组织等生物样品和含动植物药制剂的破坏，经破坏后所得无机金属离子均为高价态，本法对含氮杂环类有机物破坏不够完全。

（2）硝酸－硫酸法：该法适用于大多数有机物质的破坏，无机金属离子均氧化成高价态，与硫酸形成不溶性硫酸盐的金属离子的测定，不宜采用此法。

（3）硫酸－硫酸盐法：本法所用硫酸盐为硫酸钾或无水硫酸钠，加入硫酸盐的目的是为了提高硫酸的沸点，以使样品破坏加速完全。同时防止硫酸在加热过程中过早地分解为SO_3而损失。经本法破坏所得金属离子，多为低价态。本法常用于含砷或锑的有机样品的破坏，破坏后得到三价砷或三价锑。

湿法消化所用的仪器，一般为硅玻璃或硼玻璃制成的凯氏瓶（直火加热）或聚四氟乙烯消化罐（烘箱中加热）。所用试剂应为优级纯，水应为去离子水或高纯水，同时必须按相同条件进行空白试验校正。直火加热时最好采用可调温度的电热板，操作时应在通风橱内进行。

2. 干法消化

本法是将有机物灼烧灰化以达分解的目的，将适量样品置于瓷坩埚、镍坩埚或铂坩埚中，常加无水Na_2CO_3或轻质MgO等以助灰化，混匀后，先小火加热，使样品完全炭化，然后放入高温炉中灼烧，使其灰化完全即可。本法不适用于含易挥发性金属(如汞、砷等)有机样品的破坏。

应用本法时要注意以下几个问题：①加热灼烧时，控制温度在420℃以下，以免某些被测金属化合物挥发。②灰化完全与否，直接影响测定结果的准确度。如欲检查灰化是否完全，可将灰分放冷后，加入稍过量的稀盐酸－水(1∶3)或硝酸－水(1∶3)溶液，振摇。若呈色或有不溶有机物，可于水浴上将溶液蒸干，并用小火炭化后，再行灼烧。③经本法破坏后，所得灰分往往不易溶解，但此时切勿弃去。

第二节　常用含量测定方法

一、化学分析法

化学分析法是以物质的化学反应为基础的经典分析方法，包括重量分析法和滴定分析法。化学分析法的特点是仪器简单，结果准确。在严格的操作条件下，其相对误差不大于0.2%。但其有一定的局限性，灵敏度低，操作繁琐，耗时长，专属性不高，不适于微量成分测定。主要用于测定制剂中含量较高的一些成分及含矿物药制剂中的无机成分，如总生物碱类，总酸类，总皂苷及矿物药制剂等。

用化学分析法测定中药制剂中的成分含量，一般需经提取、分离、净化、浓集(或衍生化)后再进行测定；当被测组分为无机元素时，要经消化破坏制剂中其他有机成分后，再选择合适的测定方法；若制剂组成简单、干扰成分较少或组方纯粹为无机物时，也可直接测定。

(一)重量分析法

1. 挥发法

又叫汽化或干燥法，可测定具有挥发性或能定量转化为挥发性物质的组分含量，如《中国药典》规定药物纯度检查项目中水分的测定(烘干法)，灰分的测定，浸出物的测定，炽灼残渣的测定也是以挥发法为基础。

2. 萃取法

又称提取法或抽取法，是根据被测组分在互不相溶的两相中溶解度的不同，达到分离的目的。如2010年版《中国药典》收载的昆明山海棠片中总生物碱的含量测定、胆乐胶囊中猪去氧胆酸的含量测定及浸出物的测定均采用萃取法。

3. 沉淀法

沉淀法是将被测组分定量转化为难溶化合物，以沉淀的形式从溶液中分离出来，经滤过、洗涤、干燥、称重，依称量形式转换，计算其含量的方法，适用于制剂中纯度较高的成分的测定。如2010年版《中国药典》中西瓜霜润喉片中西瓜霜的含量测定。

(二)滴定分析法

滴定分析法分为酸碱滴定法、沉淀滴定法、配位滴定法和氧化还原滴定法等。多数滴定分析在水溶液中进行，当被测物质因在水中溶解度小或其他原因不能以水为溶剂时，也采用非水溶剂为滴定介质。

1. 酸碱滴定法

又叫中和滴定法，适用于测定中药制剂中所含的生物碱、有机酸类组分的含量。对于 $K \cdot C \geqslant 10^{-8}$ 的酸、碱组分，可在水溶液中直接确定。如2010年版《中国药典》收载的止喘灵注射液、北豆根片、颠茄酊中总生物碱的含量测定。而对于 $K \cdot C < 10^{-8}$ 的弱有机酸、生物碱或水中溶解度很小的酸、碱，只能采用间接滴定或非水滴定法测定。

2. 沉淀滴定法

分为银量法、四苯硼钠法和亚铁氰化钾法等，是以沉淀反应为基础的滴定方法。实质就是离子和离子形成难溶性的盐。在中药制剂分析中主要用于测定生物碱、生物碱的氢卤酸盐及含卤素的其他有机成分的含量。最常用的是银量法，适于中药中无机卤化物、有机氢卤酸盐及有机卤化物的含量测定。

3. 氧化-还原滴定法

适用于测定具有氧化还原性的物质，如含酚类、糖类及含 Fe、As 等成分的中药制剂。可分为碘量法、高锰酸钾法和亚硝酸钠法等。如2010年版《中国药典》收载的克痢痧胶囊中雄黄的测定即采用碘量法。该法往往需严格控制实验条件，且由于干扰因素较多，方法的专属性不高。

4. 配位滴定法

配位滴定法是以配位反应为基础的一种滴定方法，包括 EDTA 法和硫氰酸铵法等。在中药制剂分析中，用于测定鞣质、生物碱及含 Ca^{2+}、Fe^{3+}、Hg^{2+} 等矿物类制剂的含量。如2010年版《中国药典》收载的柏子养心片、小儿金丹片中朱砂的含量测定及化痔栓中铋盐、复方陈香胃片中铝盐的测定。

（三）应用实例

1. 昆明山海棠片的含量测定——重量法

取本品60片，除去包衣，精密称定，研细，取约7g，精密称定，置200mL锥瓶中，加硅藻土1.4g，混匀，加乙醇70mL，加热回流40分钟，放冷，过滤，滤渣加乙醇50mL。加热回流30分钟，放冷，滤过，滤液合并，置水浴上蒸干，残渣再用盐酸溶液(1→100)30mL置水浴上搅拌使溶解，放冷，滤过，残渣加盐酸溶液(1→200)同法提取3次(20mL，15mL，15mL)，合并滤液于分液漏斗中，加氨试液使溶液呈碱性，用乙醚振摇提取4次(40mL，30mL，25mL，20mL)，合并乙醚液用水振摇洗涤2次，每次10mL，乙醚液滤过，滤液置已在100℃干燥至恒重的蒸发皿中，在低温水浴上蒸去乙醚，残渣在100℃干燥至恒重，称定重量，计算，即得。

本品每片含总生物碱不得少于1.0mg。

2. 复方陈香胃片的含量测定——滴定分析法

取本品20片，研细，精密称取适量（约相当于氢氧化铝60mg），加盐酸2mL与水50mL煮沸，放冷，滤过，残渣用水洗涤；合并滤液与洗液，滴加氨试液至恰析出沉淀，再滴加稀盐酸使沉淀恰溶解，加醋酸－醋酸铵缓冲液（pH6.0）10mL，精密加乙二胺四乙酸二钠滴定液（0.05mol/L）25mL，煮沸10分钟，放冷，加二甲酚橙指示液10滴，用锌滴定液（0.05mol/L）滴定，至溶液由黄色转变为橘红色，并将滴定的结果用空白溶液校正，即得。每1mL乙二胺四乙酸二钠滴定液（0.05mol/L）相当于2.549mg的Al_2O_3。本品每片含氢氧化铝按氧化铝（Al_2O_3）计，应为32～48mg。

3. 柏子养心片的含量测定——滴定分析法

取本品20片，除去包衣，研细，取细粉适量（约相当于硫化汞0.2g），精密称定，置锥形瓶中，加硫酸20mL，小火加热，待开始发泡即停止加热，泡沫停止后，再如法操作，至泡沫消失，放冷，加硝酸2mL，瓶口加小漏斗，置电炉上加热，至溶液透明无色或微显黄绿色（如不透明无色，取下放冷，再加硝酸2mL，同法反复处理至溶液透明无色为止），取下，放冷，加水50mL，加热煮沸，放冷，加1%高锰酸钾溶液至显粉红色，再滴加2%硫酸亚铁溶液至红色消失后，加硫酸铁铵指示液2mL，用硫氰酸铵滴定液（0.1mol/L）滴定，至溶液显淡棕红色，经剧烈振摇后仍不褪色，即为终点。每1mL硫氰酸铵滴定液（0.1mol/L）相当于11.63mg的硫化汞（HgS）。本品每片含朱砂以硫化汞（HgS）计应为25.0～38.0mg。

二、紫外－可见分光光度法

紫外－可见分光光度法是根据物质分子对200～760nm波长范围的电磁波的吸收特征建立起来的光谱分析方法，其定量依据是Lambert－Beer定律。紫外－可见分光光度法是中药及其制剂含量测定的一种常用方法，具有灵敏度高、精度好和操作简便等优点。该法要求被测成分本身或其显色产物对可见－紫外光具有选择性吸收。在2010年版《中国药典》收载的紫外－可见分光光度法测定品种，均是采用单波长法，以测定总成分居多。例如测定总生物碱、总黄酮、总蒽醌、多糖等。

由于中药制剂成分复杂，不同组分的紫外吸收光谱彼此重叠，干扰测定，因此在测定前必须经过适当的提取、净化或采用专属的显色反应等步骤来排除干扰，以测定其中某一类总成分或单一成分。

单波长光谱法通常选择被测成分的λ_{max}为测定波长，而共存组分在此波长处基本无吸收。一般应控制供试液的吸收度读数在0.3～0.7之间。使用该法时，应对仪器波长、空白吸收进行校正，对吸收度的准确度进行检定，对杂散光进行检查，溶剂要符合要求。单波长法用于含量测定的方法有下列三种。

（一）吸收系数法

该法是测定供试品溶液在规定波长处的吸收度，根据被测成分的吸收系数（$E_{1cm}^{1\%}$），依据Lambert－Beer定律，计算其含量。该方法对仪器的要求严格，优点是无需对照品，方法简便。该法可用于药材中成分的含量测定。

例如在2010年版《中国药典》（一部）中用吸收系数法测定紫草中羟基萘醌总色素等。

（二）对照品比较法

在同样条件下配制对照品溶液和供试品溶液，且使前者中所含被测成分的量应为后者中被测成分的量的100% ±10%，所需溶剂也应完全一致，在规定波长处测定二者的吸收度，则可计算出供试品中被测成分的浓度或含量。

例如在2010年版《中国药典》中用此法测定的有：止咳宝片中吗啡、灯盏细辛注射液中总咖啡酸酯、华山参片中的总生物碱、黄杨宁片中的环维黄杨星D。

（三）标准曲线法

先配制一系列不同浓度的对照品溶液（一般为5~7个，常为5个），在相同条件下分别测定吸收度，绘制 $A-C$ 曲线或求出其线性回归方程（相关系数 $r>0.999$），即得标准曲线。在相同条件下测定供试品溶液的吸收度（其中供试品溶液的吸光度应在标准曲线的线性范围内），即可求得供试品中被测成分的浓度或含量。

该法较其他两种方法较为常用，例如在2010年版《中国药典》中测定复方皂矾丸中的硫酸亚铁，槐花和独一味胶囊中的总黄酮，金樱子中的多糖等成分。

（四）应用实例

例1 产复康颗粒中总生物碱的含量测定

对照品溶液的制备：取盐酸水苏碱对照品适量，精密称定，加入0.1mol/L盐酸溶液制成每1mL含1mg的溶液，即得。

标准曲线的制备：取本品内容物，研细，取12g或3g（无糖型），精密称定，置具塞锥形瓶中，精密加入乙醇50mL，超声处理（功率250W，频率40kHz）30分钟，滤过，精密量取续滤液25mL，置100mL烧杯中，置水浴上蒸干，精密加入0.1mol/L盐酸溶液10mL使溶解，即得。

测定：取上述对照品溶液和供试品溶液，各加入活性炭0.5g，置水浴上加热1分钟，搅拌，滤过，滤液分别置25mL量瓶中，用0.1mol/L盐酸溶液分次洗涤烧杯和滤器，洗涤液并入同一量瓶中；另取0.1mol/L盐酸溶液20mL置另一25mL量瓶中，作为空白试液。各精密加新制的2%硫氰酸铬铵溶液3mL，摇匀，加0.1mol/L盐酸溶液稀释至刻度，摇匀，置冰浴中放置1小时，用干燥滤纸滤过，取续滤液，以0.1mol/L盐酸溶液为空白，照紫外-可见分光光度计法，在525nm的波长处分别测定吸光度，用空白溶液的吸光度分别减去对照品与供试品的吸光度，计算，即得。

本品每袋含总生物碱以盐酸水苏碱（$C_7H_{13}NO_2 \cdot HCl$）计，不得少于6.0mg。

例2 诺迪康胶囊总黄酮的含量测定

对照品溶液的制备：取芦丁对照品适量，精密称定，加无水乙醇制成每1mL含无水芦丁0.25mg的溶液，即得。

标准曲线的制备：精密吸取对照品溶液1.0mL、2.0mL、3.0mL、4.0mL、5.0mL，分别置于25mL量瓶中，各加无水乙醇至5mL，分别依次加入5%亚硝酸钠溶液

1.0mL，摇匀，放置6分钟，加10%硝酸铝溶液1.0mL，摇匀，放置6分钟，加氢氧化钠试液(临用前新配) 15.0mL，再加无水乙醇至刻度，摇匀，放置15分钟，以相应试剂为空白，照紫外-可见分光光度法，在500nm的波长处测定吸光度，以吸光度为纵坐标，浓度为横坐标，绘制标准曲线。

测定：取装量差异项下的本品内容物，研细，混匀，取约0.6g，精密称定，置具塞锥形瓶中，加无水乙醇30mL，水浴加热回流1小时，趁热滤过，滤液置100mL量瓶中，用无水乙醇30mL分次洗涤烧瓶及滤器(15mL、10mL、5mL)，洗液并入同一量瓶中，放冷至室温，加无水乙醇至刻度，摇匀。精密吸取5.0mL，分别置于25mL量瓶中，照标准曲线制备项下自"分别依次加入5%亚硝酸钠溶液1.0mL"起，依法测定吸光度，从标准曲线上读出供试品溶液中含芦丁的重量(mg)，计算，即得。

本品每粒含总黄酮以无水芦丁($C_{27}H_{30}O_{16}$)计，应不少于5.0mg。

三、薄层色谱扫描法

(一)基本原理

薄层色谱扫描法(TLCS)又简称薄层扫描法，是以薄层色谱法为基础建立的薄层色谱组分分析方法，相应仪器称为薄层扫描仪(thin layer chromatogram scanner)。薄层扫描法是用一定波长的光照射在薄层板上，对薄层色谱中吸收紫外光或可见光的斑点，或经激发后能发射出荧光的斑点进行扫描，测定$A-t$或$F-l$曲线，将扫描得到的图谱及积分数据用于药品的鉴别、杂质检查或含量测定。

随着制板、点样、展开等操作的仪器化及仪器性能的改进，薄层扫描法检测的灵敏度、结果的精密度与准确度均有显著的提高，与高效液相色谱法相比，具有实验成本低、流动相的选择与更换方便等优点，在中药制剂分析中较为常用，通常作为高效液相色谱法或气相色谱法的补充应用。

薄层扫描法包括薄层吸收扫描法和薄层荧光扫描法。在2010年版《中国药典》中收载了部分用薄层扫描法测定含量的品种，大多采用双波长薄层吸收扫描法，如贝羚胶囊、牛黄抱龙丸中胆酸的含量测定，血脂宁片中麻黄的含量测定；而芎菊上清丸中黄连、导赤丸中黄连、黄柏中盐酸小檗碱含量测定，枳实导滞丸中枳实中橙皮苷的含量测定则采用薄层荧光扫描法。

薄层吸收扫描法适用于在可见光区、紫外光区有吸收的物质及通过色谱前或色谱后衍生成上述化合物的样品组分，可分别以钨灯和氘灯为光源，在200~800nm波长范围内选择合适波长进行测定。斑点中物质的浓度与吸收度的关系需用Kubelka-Munk理论及曲线来描述。Kubelka-Munk曲线是薄层吸收扫描法进行定量分析的理论依据。用于定量分析时需对曲线进行处理，曲线的处理有两类方法：曲线校直法和计算机回归法(线性及非线性回归)。岛津公司CS系列仪器采用前者，线性化器根据薄板的散射参数SX将Kubelka-Munk曲线校正为直线，简化A与KX间的关系，便于定量分析。CAMAG仪器则采用后者，根据最小二乘法原理，对标准样品测定值进行分析，得到回归方程，定义出最佳回归曲线。

薄层荧光扫描法适合于本身具有荧光或经过适当处理后可产生荧光的物质的测定，光源用氙灯或汞灯，采用直线式扫描。荧光测定法专属性强，灵敏度比吸收法高1～3个数量级，最低可测到10～50pg样品，但适用范围较窄。对于能产生荧光的物质，可直接采用荧光扫描法测定。对于有紫外吸收，而不能产生荧光的物质，需采用荧光淬灭法测定。

当溶液浓度很稀时($ECL \leqslant 0.05$)，荧光物质的荧光强度F与激发光光强I_0及物质浓度C之间存在如下关系：

$$F = 2.3KI_0ECL$$

或

$$F = KC$$

式中，K为常数(与荧光效率有关)，E为吸收系数，L为薄层厚度。上式即为薄层荧光扫描法定量分析的基本公式。在点样量很小时，斑点中组分的浓度与其荧光强度成线性关系。

薄层色谱扫描法的操作可分为薄层板的制备、活化、点样、展开及检测等步骤。

(二)定量分析方法

1. 方法学考察

新建薄层扫描定量方法必须进行方法学考察，以说明新建方法的可靠性，考察的内容有工作曲线、含量测定结果的精密度及准确度、分离度等内容。

(1)工作曲线：对于用Kubelka－Munk曲线校直法进行定量校准的仪器，如CS系列薄层扫描仪，绘制色谱峰峰面积A与纯品点样量(μg/斑点)间的工作曲线，并非直接用于定量，其目的是：①检查所选择的散射参数SX值是否适宜。SX值适宜则工作曲线被校正为直线，否则，调整SX值再校正，直至在一定点样量范围内工作曲线成直线为止。②考察工作曲线是否过原点，以便确定采用一点法或二点法定量。直线过原点，截距为零时，可用外标或内标一点法或二点法定量；直线不过原点，截距不为零时，不能用一点法定量，只能用二点法定量。③确定点样量的线性范围。即使采用曲线校直，也只是在一定点样量范围内工作曲线为直线，因此需确定点样量的上、下限。为降低定量误差，最好调整点样量，使供试品与对照品的峰面积相接近。为了克服薄层板间差异，外标法及内标法均应采用随行标准法，即标准溶液与供试品溶液交叉点在同一块薄层板上。

采用回归法进行定量计算的薄层扫描仪，如CAMAG系列，其工作曲线直接用于定量。平行点多点标准溶液(或对照品)，由计算机对所测得的数据进行线性或非线性回归，定义出回归方程或给出回归曲线，由回归方程式或回归曲线计算供试品的含量。其特点是无需进行曲线校直，但为了克服薄层板间差异，也宜采用随行标准法。

(2)精密度考察：取同一供试品溶液，在同一块薄层板上以相同点样量平行点6点，展开后测定其峰面积，求算相对标准差(RSD)，作为衡量定量分析结果精密度的指标。RSD应小于3.0%；需显色后测定的RSD应小于5.0%。

（3）准确度考察：回收率是衡量定量方法准确度的指标，常用加样回收率来衡量，其值应在95%～105%之间，测量数据一般为5～6个。

将加入纯品的试样溶液、供试品溶液及标准溶液点于同一块薄层板上，展开后进行薄层扫描，测定各斑点的峰面积，计算各溶液中组分的量，计算回收率。

（4）分离度考察：要求定量峰与相邻峰之间有较好的分离度，分离度（R）的计算公式为：

$$R = \frac{2(d_2 - d_1)}{W_1 + W_2}$$

式中　d_2——相邻峰中后一峰与原点的距离；

d_1——相邻峰中前一峰与原点的距离；

W_1及W_2——相邻峰各自的基线峰宽。

除另有规定外，分离度应大于1.0。

2. 定量方法

常用的定量方法有外标法、内标法、追加法（叠加法）及回归曲线定量法。

（1）外标法：外标法是薄层色谱扫描最常用的定量方法，方法简便，但点样必须准确。由于薄层板间差异较大，为克服这种差异，应采用随行标准法，即供试品与标准溶液（或对照溶液）交叉点在同一块板上，包括外标一点法和外标二点法。

外标一点法：工作曲线通过原点（截距为零）时可用外标一点法定量，如图4－2。只需点一种浓度的标准品溶液，与供试液同板展开，对比，测定组分含量，其计算公式为：

$$C = F_1 \cdot A$$

式中：C为组分的重量或浓度，A为测得组分的峰面积，F_1为直线的斜率或比例常数。

外标二点法：工作曲线不通过原点时，只能用外标二点法定量，至少需点二种不同浓度的标准溶液（或一种浓度两种点样量）才能确定一直线，如图4－3，其计算公式为：

$$C = F_1A + F_2$$

式中：C、A同前，F_1为直线的斜率或比例常数，F_2为纵坐标的截距，F_1和F_2值由仪器自动算出。

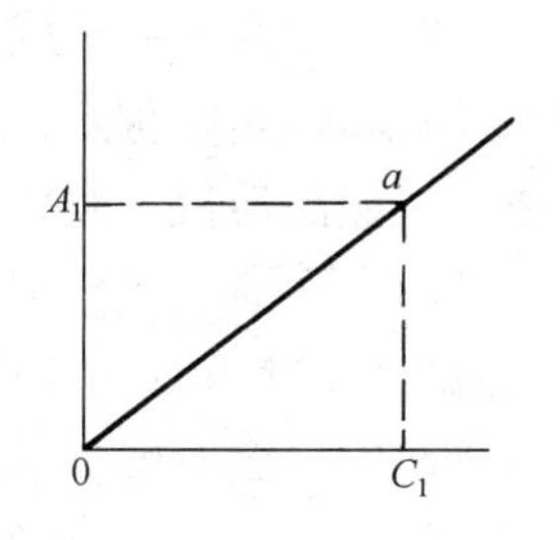

图4－2　外标一点法

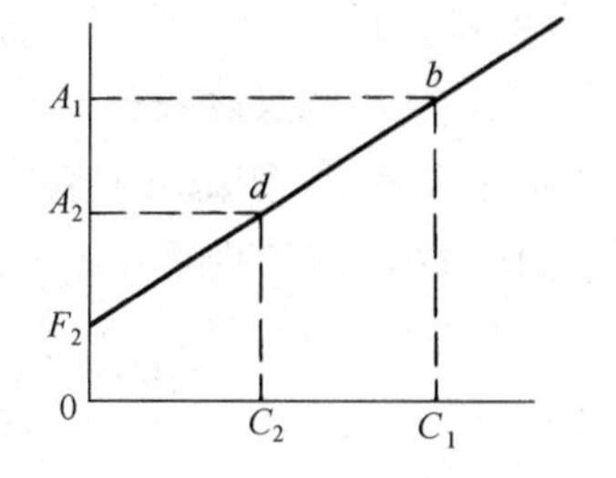

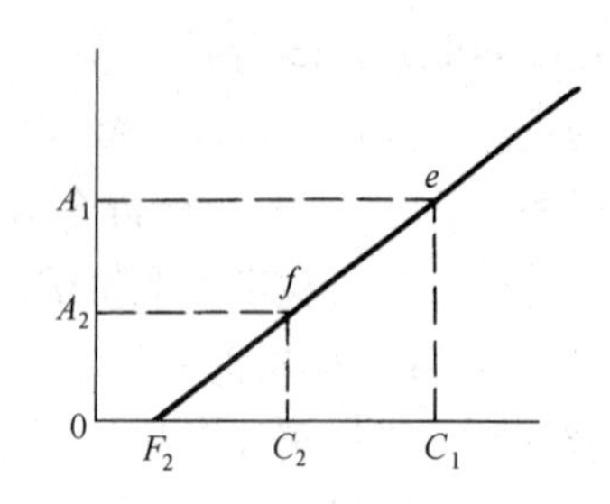

图4－3　外标二点法

外标一点法、二点法只是指用一种或二种浓度的标准溶液对比定量，为减小误差，同一薄板上供试品点样不得少于4个，对照品每一浓度不得少于2个；并调整标准溶液的浓度或供试品与标准溶液的点样量，使其峰面积相接近；且点样量必须准确，宜用自动点样仪或定量毛细管点样。

(2)内标法：内标法是选一个纯物质作为内标物，并准确称取一定量内标物加至供试液及标准液中，计算供试品溶液中某组分含量的定量方法。

与外标法相似，当工作曲线通过原点时采用内标一点法，工作曲线不通过原点时必须采用内标二点法；并以浓度比及峰面积比代替浓度及峰面积。

内标一点法公式：
$$\frac{C}{C_{is}} = F_1 \frac{A}{A_{is}}$$

内标二点法公式：
$$\frac{C}{C_{is}} = F_1 \frac{A}{A_{is}} + F_2$$

式中：C、C_{is}分别为组分及内标物的浓度或重量，A、A_{is}分别为测得组分及内标物的峰面积，F_1为直线的斜率或比例常数，F_2为截距，F_1和F_2由仪器自动计算并内存，可直接给出样品的浓度或重量。

在一定点样量范围内，内标法定量准确度与点样量无关，克服了外标法必须准确点样的缺点，这是内标法的优点。但对于复杂样品，常常不易找到适宜R_f值的纯品内标物，且溶液配制等操作较麻烦，而外标法采用随行标准并用同一根定量毛细管点样，其误差在允许范围内，所以实际工作中主要采用外标法而不用内标法。

(3)回归曲线定量法：回归曲线定量法是将不同浓度(或不同量)的标准溶液与供试液点在同一块薄层板上，展开，扫描，由计算机对所测得的峰面积及相应点样量进行线性或非线性回归，直接由回归方程或回归曲线计算供试液含量的方法，CAMAG 系列薄层扫描仪即采用此方法。

(4) 追加法：追加法(叠加法)适用于成分复杂供试品的定量分析，既具有内标法的特点又不需要内标物。

(三)应用实例

1. 芎菊上清丸的薄层扫描法含量测定

取本品 6g，研细(过四号筛)，取约 1g，精密称定，置具塞锥形瓶中，精密加入甲醇－盐酸(100:1) 的混合溶液 25mL，称定重量，浸泡过夜，超声处理(功率 200W，频率 40kHz)45 分钟，放冷，称定重量，用甲醇－盐酸 (100:1) 的混合溶液补足减失的重量，滤过，取续滤液作为供试品溶液。另取盐酸小檗碱对照品适量，精密称定，加甲醇－盐酸(100:1)的混合溶液制成每 1mL 含 60μg 的溶液，作为对照品溶液。照薄层色谱法试验，精密吸取供试品溶液 1～2μL，对照品溶液 1μL 与 2μL，分别交叉点于同一硅胶 GF_{254}薄层板上，以甲苯－乙酸乙酯－异丙醇－甲醇－浓氨试液 (12:6:3:3:1)为展开剂，置氨蒸气饱和的展开缸内，展开约 8cm，取出，挥干溶剂后，照薄层色谱法进行荧光扫描，激发波长 λ=366nm，测量供试品与对照品荧光强度的积分值，计算，即得。本品每 1g 含黄连以盐酸小檗碱($C_{20}H_{17}NO_4 \cdot HCl$)计，不得少于 0.97mg。

2. 贝羚胶囊中猪去氧胆酸的含量测定

取装量差异项下的本品内容物，混匀，研细，取 0.3g，精密称定，置具塞锥形瓶中，精密加入乙醇 50mL，密塞，称定重量，超声处理(功率为 180W ，频率为 50kHz) 20 分钟，放冷，再称定重量，用乙醇补足减失的重量，摇匀，滤过，取续滤液，作为供试品溶液。另精密称取猪去氧胆酸对照品适量，加乙醇制成每 1mL 含 1mg 的溶液，作为对照品溶液。照薄层色谱法试验，精密吸取供试品溶液 1μL 、对照品溶液 1μL 和 3μL，分别交叉点于同一硅胶 G 薄层板上，以环己烷－乙醚－冰醋酸(2∶2∶1)为展开剂，展开，取出，晾干，喷以 10% 硫酸乙醇溶液，105℃ 加热 5～10 分钟，取出，照薄层色谱法进行扫描，波长 $\lambda_S = 380nm$ ，测量供试品吸光度积分值与对照品吸光度积分值，计算，即得。本品每粒含猪去氧胆酸($C_{24}H_{40}O_4$)应为 85～115mg。

四、气相色谱法

在中药制剂分析中，气相色谱法作为常规分析方法，主要用于鉴别及测定含挥发油及其他挥发性组分的含量，如冰片、桉叶素、樟脑、丁香酚、薄荷脑、龙脑等；还可用于中药及其制剂的检查，如含水量、含醇量的测定。如酒剂、酊剂中乙醇、甲醇含量的测定，较蒸馏法简便、快速、准确。气相色谱法也是作为药物中农药残留量测定的主要手段。

气相色谱是根据汽化后的试样被载气带入色谱柱，由于各组分在两相间作用不同在色谱柱中移动有快有慢，经一定柱长后得到分离，依次被载气带入检测器，将各组分浓度或质量变化转换成电信号变化记录成色谱图，利用色谱峰保留值进行定性分析，利用峰面积或峰高进行定量分析的方法。

气相色谱法的两个基本理论是塔板理论和速率理论。分别从热力学观点和动力学观点阐述和归纳出混合物不同组分的层析分离规律。

（一）气相色谱法的系统适用性试验

按《中国药典》要求，中药制剂分析时，需按各品种项下要求对仪器进行适用性试验，即用规定的对照品对仪器进行试验和调整，以达到规定的要求；或规定在分析状态下色谱柱的最小理论塔板数、分离度、重复性和拖尾因子。

1. 色谱往的理论塔板数 *n*

在选定的条件下，注入供试品溶液或各品种项下规定的内标物质溶液，记录色谱图，量出供试品主成分或内标物质峰的保留时间和半峰宽 $W_{1/2}$，按 $n = 5.54(\frac{t_R}{W_{1/2}})^2$ 计算色谱柱的理论塔板数。若测得理论塔板数低于各品种项下规定的最小理论塔板数，应改变色谱柱的某些条件(如柱长、载体性能、柱填充等)，使理论塔板数达到要求。2010 年版《中国药典》中规定使用毛细管柱测定某组分，该组分的 n 一般不低于 10000。

2. 分离度 *R*

定量析时，为便于准确测量，要求定量峰与其他峰或内标峰之间有较好的分离度，一般 $R \geqslant 1.5$。

3. 重复性

取各品种项下的对照溶液，连续进样5次，除另有规定外，其峰面积测量值的相对标准偏差应不大于2.0%，也可按各品种校正因子测定项下，配制相当于80%、100%和120%的对照品溶液，加入规定量的内标溶液，配成3种不同浓度的溶液，分别进样3次，计算平均校正因子。其相对平均偏差也应不大于2.0%。

4. 拖尾因子 *T*

为保证测量精度，特别当采用峰高法测量时，应检查待测成分峰的拖尾因子 T 是否符合各品种项下的规定，或不同浓度进样的校正因子误差是否符合要求。拖尾因子计算公式为：

$$T = \frac{W_{0.05h}}{2d_1}$$

式中：$W_{0.05h}$ 为0.05峰高处的峰宽，d_1 为峰极大至峰前沿之间的距离，T 应在0.95～1.05之间。

（二）实验条件的选择

1. 固定相的选择

气－液色谱中固定相由固定液和载体组成，载体仅起支持剂作用，故固定液的选择十分重要，按极性相似、化学官能团相似的相似性原则和主要差别选择。对复杂样品的分析可使用混合固定液。并根据样品性质选择合适的固定液配比，对高沸点化合物宜采用低配比，对低沸点化合物，宜用高配比。并注意柱温不能超过固定液的最高使用温度。载体为适宜粒度、经酸洗并硅烷化处理的硅藻土等。

中药制剂分析中气－固色谱的固定相大多采用高分子多孔微球（GDX），用于分离水及含羟基（醇）化合物。

2. 柱温的选择

在实际工作中一般根据样品的沸点来选择柱温，具体有如下几点：

①高沸点的样品（沸点300℃～400℃），采用1%～5%低固定液配比，柱温200℃～250℃。②沸点为200℃～300℃的样品，采用5%～10%固定液配比，柱温150℃～180℃。③沸点为100℃～200℃的样品，采用10%～15%固定液配比。柱温选各组分的平均沸点2/3左右。④气体等低沸点样品，采用15%～25%高固定液配比，柱温选沸点左右，在室温或50℃下进行分析。⑤对于宽沸程样品，需采用程序升温方法进行分析。但需注意的是柱温要低于固定液的最高使用温度，以防止固定液的流失而减少色谱柱使用寿命。

3. 载气的选择

选择载气主要从对峰展宽（柱效）、柱压降和检测器灵敏度的影响三方面考虑。当载气流速较低时，宜用分子量较大的载气如 N_2；当流速高时，宜用低分子量的载气如 H_2、He。对于较长色谱柱，宜用 H_2 作载气，以减小柱压降。热导检测器应选用 H_2、He；对氢焰检测器、电子捕获检测器，一般用 N_2，N_2 是最常用的载气。载气流速选择得合适与否直接影响各组分分离效果和峰型的对称性。

4. 其他条件的选择

(1)汽化室(进样口)温度:汽化温度取决于样品的挥发性、沸点范围、稳定性及进样量等因素,一般采用样品的沸点或稍高于沸点,以保证瞬间汽化,但不超过沸点50℃以上,以防分解。对一般色谱分析,汽化室温度应高于柱温30℃~50℃。

(2)检测室温度:氢火焰离子化检测器需要进行温控,检测器温度一般需高于柱温,以免色谱柱的流出物在检测器中冷凝而污染检测器,同时防止检测器产生的水蒸气凝结熄灭火焰。通常可高于柱温30℃左右或等于汽化室温度,150℃~300℃为常用的范围。

(3)进样量:对于填充柱,气体样品为0.1~1mL,液体样品为0.2~1μL,最大不超过4μL为宜。毛细管柱需用分流器分流进样,分流后的进样量为填充柱的1/10~1/100。

5. 检测器

用于中药制剂分析的检测器有热导检测器(TCD)、氢焰离子化检测器(FID)、氮-磷检测器(NPD)和电子捕获检测器(ECD)等。其中FID是中药制剂分析中应用最广泛的质量型检测器,适用于含碳有机物的测定,载气多为N_2,通常N_2:H_2(燃气)=1:1~1:1.5,H_2:空气(助燃气)=1:5~1:10。NPD为专属性检测器,对含N、P有机化合物特别敏感,可用于中药及其制剂中农药残留量的检测。ECD也是一种专属性检测器,适用于痕量电负性大的有机物,如含卤素、硫、氧、硝基、羰基、氰基等化合物的分析。

(三)定量分析方法

1. 内标法

由于气相色谱进样量小,且进样量不易准确控制,故外标法测定的误差较大,而归一化法又要求所有组分都有响应,因而内标法是中药及其制剂有效成分含量测定最常用的方法。适用于样品的所有组分不能全部流出色谱柱,或检测器不能对每个组分都产生信号或只需测定样品中某几个组分含量时的情况。

选择化学结构、物理性质与待测组分相近的纯品作为内标物,将一定量的内标物加入到样品中,经色谱分离,根据试样重量W和内标物重量W_s及待测组分和内标物的峰面积A_i、A_s,求出待测组分的含量。

$$\frac{W_i}{W_s}=\frac{f_iA_i}{f_sA_s}$$

$$C_i\%=\frac{W_i}{W}\times 100\%=\frac{f_iA_iW_s}{f_sA_sW}\times 100\%=\frac{f_iA_i}{f_sA_s}C_s\%$$

式中f_i、f_s分别为被测组分和内标的重量校正因子。

内标法的关键是选择合适的内标物。使用内标法,可抵消仪器稳定性差、进样量不够准确等原因所带来的定量分析误差。其不足之处是样品的配制较麻烦,有些内标物不易寻找。

在中药制剂分析中，校正因子经常是未知的，可采用2010年版《中国药典》方法测定校正因子，再用内标法，或采用内标对比法测定。

(1)内标法加校正因子：精密称取待测物质的对照品 R，加入适量内标物 S 进样，记录色谱图，测量对照品和内标物的峰面积，则其相对校正因子为：

$$f=\frac{f_R}{f_s}=\frac{W_R/A_R}{W_s/A_s}=\frac{A_s/C_s\%}{A_R/C_R\%}$$

再取加入内标物的供试液，进样，记录色谱图，测量供试液中待测组分和内标物的峰面积，按下式计算其含量：

$$C_x\%=f\frac{A_x}{A_s}\times C_s\%$$

当配制校正因子测定用的对照溶液和含有内标物的供试液，使用等量同一浓度的内标物质溶液时，则配制内标物溶液不必精密称取。

(2)内标对比法：本法是在不知校正因子时内标法的一种应用。在中成药分析时，校正因子常常是未知的，内标对比法不需知道校正因子，又具有内标法定量精确度与进样量无关的特点，方法简便实用，在中药制剂定量分析时常常采用此法定量。先称取一定量的内标物，加入标准品溶液中，组成标准品溶液；然后再将相同量的内标物加入同体积的试样溶液，组成供试液。分别进样，由下式可计算出供试液中待测组分的含量。

$$\frac{(A_i/A_s)_{样品}}{(A_i/A_s)_{标准}}=\frac{(C_i\%)_{样品}}{(C_i\%)_{标准}}$$

$$(C_i\%)_{样品}=\frac{(A_i/A_s)_{样品}}{(A_i/A_s)_{标准}}\times(C_i\%)_{标准}$$

(3)内标工作曲线法：内标工作曲线法与外标法相同，只是在各种浓度的标准溶液中加入相同量的内标物，进样，以标准物与内标物的峰面积比 A_i/A_s 对 C 作工作曲线(或求回归方程)。样品测定时也加入等量的内标物。根据样品与内标物峰面积比 A_i/A_s，由工作曲线求得待测组分含量。

2. 外标法

外标法分为工作曲线法及外标一点法等。工作曲线法是用一系列浓度的对照品溶液确定工作曲线，在完全相同条件下，准确进样等体积的样品溶液，计算其含量。通常截距为零，若不等于零则说明存在系统误差。当工作曲线截距为零时，可采用外标一点法定量。

用一种浓度的对照品溶液和供试液在相同条件下，等体积平行进样多次，记录色谱图，测量对照品和供试品待测成分的峰面积，计算其含量：

$$C_x=C_R\times\frac{A_x}{A_R}$$

外标法操作简便，计算方便，不需用校正因子，不论样品中其他组分是否出峰，均可对被测组分定量，但要求进样量准确及实验条件恒定。

3. 归一化法

当样品中所有组分在操作时间内都能流出色谱柱，且检测器对它们都产生信号，同时已知各组分的校正因子时，可用校正面积归一化法测定各组分的含量：

$$C_i\% = \frac{W_i}{\sum W_i} \times 100\% = \frac{f_iA_i}{\sum f_iA_i} \times 100\%$$

若样品中各组分为同系物或性质接近，各组分的定量校正因子相近，可直接采用面积归一化法计算：

$$C_i\% = \frac{A_i}{\sum A_i} \times 100\%$$

归一化法的优点是简便，定量结果与进样量重复性无关(在最大进样量以下)，操作条件略有变化对结果影响较小。但其缺点是要求所有组分均要产生色谱峰，不适于中药中微量成分的含量测定。

(四)应用举例

麝香祛痛气雾剂中樟脑、薄荷脑、冰片的内标法含量测定

主要组成：人工麝香、红花、樟脑、独活、冰片、龙血竭、薄荷脑、地黄。

色谱条件与系统适用性试验：以聚乙二醇20000(PEG)-20M毛细管柱(柱长30m，内径0.53mm，液膜厚度1.0μm)为固定相，柱温为160℃。理论塔板数按樟脑峰计算应不低于20000；各目标峰之间分离度应大于1.5。

校正因子测定：取萘适量，精密称定，加无水乙醇制成每毫升含4mg的溶液，作为内标溶液。另分别取樟脑对照品、薄荷脑对照品、冰片对照品各30mg、10mg、20mg，精密称定，置同一50mL量瓶中，精密加入内标溶液5mL，加无水乙醇稀释至刻度，摇匀，吸取1μL，注入气相色谱仪，计算校正因子。

测定：取本品，除去帽盖，冷却至5℃，在铝盖上钻一小孔，插入连有干燥橡皮管的注射针头(勿与药液面接触)，橡皮管另一端放入水中，待抛射剂缓缓排出后，除去铝盖，精密量取药液1mL，置50mL量瓶中，精密加入内标溶液5mL，加无水乙醇稀释至刻度，摇匀，作为供试品溶液。吸取1μL，注入气相色谱仪，测定。冰片以龙脑、异龙脑峰面积之和计算，即得。

本品每1mL含樟脑($C_{10}H_{16}O$)应为25.5~34.5mg；含薄荷脑($C_{10}H_{20}O$)应为8.5~11.5mg；含冰片($C_{10}H_{18}O$)应为17.0~23.0mg。

五、高效液相色谱法(HPLC)

在中药制剂分析中，HPLC法以突出的优势广泛用于中药制剂的含量测定，2010年版《中国药典》收载的药材及中成药中，绝大多数是采用HPLC法进行含量测定。如注射用双黄连中连翘、金银花、黄芩的含量测定；香连片、加味香连丸中黄连、黄柏的含量测定；八珍丸、牛黄降压丸等制剂中白芍、赤芍的含量测定；三黄片、更年安片等制剂中大黄、虎杖的含量测定等。HPLC法也常用于中药制剂的鉴别及检查中，因此成为中药制剂检测中最常用的分析方法。

以气相色谱法为基础建立的塔板理论和速率理论，也适用于高效液相色谱，但液相色谱与气相色谱的速率理论及影响因素是有差别的。在 HPLC 中流动相为液体，黏度大，柱温低，扩散系数很小，为兼顾柱效与分析速度，一般都采用较低流速。内径 2 ~ 4.6mm 的色谱柱，多采用 1mL/min。

(一) HPLC 实验条件的选择

1. 色谱柱的选择

色谱柱由柱管和固定相组成，按其用途分为分析型和制备型。高效液相色谱柱的固定相多采用粒径 3 ~ 10μm 的硅胶、化学键合相硅胶等装柱。色谱柱填充的技术性很强，目前大部分实验室都使用已填充好的商品柱。

大多数药物可用十八烷基键合硅胶(简称 C_{18} 反相柱，ODS)为固定相加以分离测定，在建立 HPLC 分离方法时可先试用反相柱，有的可选用辛烷基硅烷键合硅酸；亲水性强的可选用正相分配色谱柱(氨基柱、氰基柱)或硅胶吸附色谱柱等。对于解离性药物如生物碱、有机酸等可用离子对色谱、离子抑制色谱或离子交换色谱分离测定；多糖类可选用凝胶色谱。具体选择时应考虑被分离物质的化学结构、极性和溶解度等因素。

2. 流动相的选择

在液相色谱中，可供选择的流动相的范围较宽，且还可组成多元溶剂系统与不同配比。在固定相一定时，流动相的种类、配比、pH 值及添加剂等能显著影响分离效果，因此 HPLC 中流动相的选择至关重要。

反相键合相色谱的流动相常选用以下三种：①部分含水溶剂：以水为基础溶剂，再加入一定量可与水互溶的有机极性调节剂(如甲醇、乙腈、四氢呋喃)，有机极性调节剂的性质及其与水的比例对保留值和分离选择性有影响。适用于分离中等极性、弱极性药物，常用甲醇 - 水、乙腈 - 水系统。②非水溶剂：用于分离疏水性物质，尤其在柱填料表面键合的十八烷基硅量较大时，固定相对疏水化合物有异常的保留能力，需用有机溶剂，可在乙腈或甲醇中加入二氯甲烷或四氢呋喃(称非水反相色谱)。③缓冲溶液：适用于可溶于水并具可解离特性的化合物，如蛋白质、肽及弱酸、弱碱类化合物。缓冲液及其 pH 不同会影响组分的保留值，常用的缓冲液有三乙胺磷酸盐、磷酸盐、醋酸盐溶液，选用的 pH 应使溶质尽可能成为非解离形式，使固定相有较大保留能力(反相离子抑制色谱)。

正相键合相色谱的流动相通常采用饱和烷烃(如正己烷)中加入一种极性较大的溶剂(无紫外吸收)为极性调节剂，通过调节极性调节剂的浓度来改变溶剂强度，常采用二元以上的混合溶剂系统，并可以薄层色谱(TLC)为先导来探索合适的流动相。

反相离子对色谱的流动相为极性较强的水系统混合溶剂，最常用的是甲醇 - 水、乙腈 - 水中加入 0.003 ~ 0.01mol/L 的离子对试剂。离子对试剂的性质和浓度、流动相的 pH 值及流动相中有机溶剂的性质和比例都会影响组分的保留值和分离的选择性。

3. 洗脱方式

HPLC 按其洗脱方式分为等度洗脱与梯度洗脱。等度洗脱是在同一分析周期内流动相的组成保持恒定，使所有组分的 k 值都处于这个范围内，适用于组分数较少、性质差别不大的样品。梯度洗脱是在一个分析周期内程序控制流动相的组成（如溶剂极性、离子强度和 pH 值等），适用于分析组分数多、性质相差较大的复杂混合物样品，从而使所有组分都在适宜条件下获得分离。

4. 检测器

（1）紫外检测器（UVD 或 DAD）：紫外检测器是 HPLC 应用最普遍的检测器，灵敏度较高，噪音低，最低检出量可达 $10^{-7}\sim10^{-12}$g，线性范围宽，对流速和温度波动不灵敏，可用于梯度洗脱，但只能用于检测有紫外吸收的物质，且流动相的选择有一定限制，流动相的截止波长必须小于检测波长。

目前应用的紫外检测器主要有可变波长型检测器和二极管阵列检测器。二极管阵列检测器能获得吸收度－波长－时间的三维光谱－色谱图，同时得到定性、定量信息，在体内药物分析和中药成分分析中都有广泛应用。

（2）荧光检测器（FD）：荧光检测器灵敏度比紫外检测器高，但只适用于能产生荧光或其衍生物能发荧光的物质，主要用于氨基酸、多环芳烃、维生素、甾体化合物及酶等，检测限可达 1×10^{-10}g/mL。由于荧光检测器的高灵敏度和选择性，是体内药物分析常用的检测器之一。

（3）蒸发光散射检测器（ELSD）：蒸发光散射检测器是一种通用型检测器，理论上这种检测器可用于挥发性低于流动相的任何样品组分，主要用于检测糖类、高分子化合物、高级脂肪酸、磷脂、维生素、氨基酸、甘油三酯及甾体等几十类化合物。但对有紫外线吸收的样品组分检测灵敏度比 UVD 低，且只适用于流动相能挥发的色谱洗脱。

（4）电化学检测器（ECD）：电化学检测器包括极谱、库仑、安培和电导检测器。电导检测器主要用于离子色谱，前三种统称伏安检测器，用于能氧化、还原的有机物质的检测。其中，安培检测器的应用最广泛，对有机还原性物质的检测限可达 1×10^{-12}g/mL，灵敏度很高，尤其适用于痕量组分的分析，但不能检测不能氧化、还原的物质。

（5）示差折光检测器（RID）：示差折光检测器是一种通用型检测器，利用组分与流动相折射率之差进行检测。该检测器对多数物质的灵敏度低（约 10^{-5}g/mL），通常不能用于痕量分析，但其稳定性好，操作方便。对少数物质检测灵敏度较高，尤其适合于糖类的检测，检测限可达 10^{-8}g/mL。这类检测器的缺点是灵敏度低，受环境温度、流动相组成等波动的影响大，不适合梯度洗脱。

（6）化学发光检测器（CLD）：化学发光检测器是近年来发展起来的高选择性、高灵敏度的新型检测器。设备简单，自身发光，无需光源，价格便宜。化学发光反应常用酶为催化剂，将酶标记在待测物、抗原或抗体上，可进行药物代谢分析及免疫发光分析，尤其是痕量组分的测定。最小检测量可达 pg 级（10^{-12}g），成为分析微量脂质、核酸、生物胺的最佳选择，是一种有发展前途的检测器。

5. HPLC 前处理

（1）流动相的处理

溶剂的纯化：选择专供色谱分析用的“色谱纯”溶剂，分析纯或优级纯溶剂在很多情况下也可满足色谱分析的要求。出于不同的色谱柱和检测方法对溶剂的要求不向，有时需进行除去紫外杂质、脱水、重蒸等纯化操作。水一般采用石英系统二次蒸馏水。

流动相脱气：由于空气和溶剂进入色谱柱高压系统形成气泡会干扰检测器通路的折射面，空气中的氧会与色谱柱填料和流动相发生反应。HPLC 所用的流动相必须预先除去其中的空气，习称脱气，一般在临用前对流动相进行脱气，常用的脱气法有超声波振荡脱气、惰性气体(He)鼓泡吹扫脱气、抽真空和加热脱气法。

过滤：过滤是为了防止不溶物堵塞流路和色谱柱入口处的微孔垫片，因此应预先除去流动相中的任何固体微粒。流动相最好在玻璃容器内蒸馏，而常用的方法是过滤，采用 0.45μm 以下微孔滤膜过滤。滤膜分有机溶剂专用和水溶液专用两种。

(2)样品的处理：HPLC 分析前需对样品进行预处理，以便将待测物质有效地从样品基质中释放出来，制备成便于 HPLC 分析测定的稳定试样；除去杂质，纯化样品；浓缩样品或进行衍生化；使样品的形式及所用溶剂符合 HPLC 的要求。

(3)缓冲溶液的处理：磷酸盐、醋酸盐缓冲液是霉菌生长的很好基质，它会堵塞色谱柱和系统，通常为避免霉菌生长，尽量使用新配的缓冲溶液，必要时可放在冰箱内储存，另外贮液器应定期用酸、水清洗，特别是盛水和缓冲液的瓶子，很易发霉。盛甲醇的瓶子短时间不易发霉，因甲醇有防腐作用。

(二)HPLC 系统适用性试验

为考察所配置的仪器使用是否正常、设定参数是否适用，以及实验条件选择得是否合适，首先需要进行系统适用性试验的考察。系统适用性测试项目和方法与气相色谱法相同，可参照测定，具体指标应符合品种项下的规定。HPLC 法的 n 一般不小于 2000。

(三)HPLC 法分类及方法

液 - 液分配色谱是中药制剂分析中应用最广泛的方法，根据固定相与流动相的极性差别，分为正相色谱和反相色谱两类。流动相极性小于固定相极性的分配色谱法称为正相色谱，主要用于极性物质的分离测定；流动相极性大于固定相极性的分配色谱法称为反相色谱，主要用于非极性、中等极性物质的分离测定。

键合相色谱法 化学键合相为固定相的色谱法称为键合相色谱法，是由液 - 液分配色谱发展而来，其分离机制以分配作用为主，对不封尾的键合相还有一定的吸附作用。键合相色谱法是应用最广泛的色谱法，已广泛用于正相与反相色谱法、离子抑制色谱法、离子对色谱法、离子交换色谱法等。

(1)反相键合相色谱法：2010 年版《中国药典》一部收载的 HPLC 含量测定的制剂品种，大多利用 ODS 为固定相的反相键合相色谱法测定。适用于分离分析非极性与中等极性的化合物。离子型或可离子化的化合物可采用特殊的反相色谱技术分离，如反相离子抑制色谱和反相离子对色谱等。反相色谱法流动相通常以水为基础溶剂，再加入一定量能与水互溶的极性调整剂，常用的有甲醇 - 水、乙腈 - 水系统。

(2)正相键合相色谱法：正相键合相色谱法主要用于分离分析溶于有机溶剂的极性及中等极性的分子型物质。氰基(—CN)、氨基($—NH_2$)和二醇基键合相是正相色谱常用的极性键合相。流动相通常用烷烃(常用正己烷)加适量极性调整剂组成。

氰基键合相的分离选择性与硅胶相似，对双键异构体或含双键数不等的环状化合物的分离有较好选择性。氨基键合相则具有较强的氢键结合能力，对某些多官能团化合物如甾体、强心苷等有较好的分离能力，氨基键合相上的氨基能与糖类分子的羟基产生选择性相互作用，故被广泛用于糖类的分析。

(3)离子对色谱法：直接将离子对试剂加入到流动相中，用以分离离子型或可离子化化合物的方法称为离子对色谱法(PIC 或 IPC)。该法可分为正相离子对色谱法和反相离子对色谱法，但近年来广泛应用的几乎都是反相离子对色谱法。

反相离子对色谱法是一种特殊的反相色谱技术，通常以 C_{18} 或 C_8 键合相为固定相，用含离子对试剂的有机溶剂 - 水溶液为流动相，适用于有机酸、碱、盐的分离，以及用离子交换色谱法无法分离的离子和非离子混合物的分离。在中药制剂分析中反相离子对色谱法的应用非常广泛，如生物碱、有机酸的分析。

(4)离子抑制色谱法：由于离子对试剂的价格较贵，对弱酸、弱碱的分离，往往采用离子抑制色谱法。通过向流动相加入少量弱酸(常用醋酸)、弱碱(常用氨水)或缓冲盐(常用磷酸盐及醋酸盐)，调节流动相的 pH 值，抑制样品组分的解离，增加组分在固定相中的溶解度，改善峰形，达到分离有机弱酸、弱碱的目的，这种技术称为离子抑制色谱法(ISC)。该方法简便，经济实用，分离效果好。

离子抑制色谱法通常用于反相色谱中，适用于 $3.0 \leqslant pK_a \leqslant 7.0$ 的弱酸、$7.0 \leqslant pK_b \leqslant 8.0$ 的弱碱和两性化合物的分离，以及它们与分子型化合物共存时的分离。如甘草提取物的分离即采用离子抑制色谱。在进行离子抑制色谱时，流动相的 pH 值要在 2 ~ 8 之间。

(四) 定量分析方法

1. 外标法

以待测组分的标准品作对照物质，与对照物质对比求算试样含量的方法称为外标法。常用外标工作曲线法和外标一点法。外标法的优点是不需知道校正因子，只要被测组分出峰，无干扰，保留时间适宜，即可用外标法进行定量分析。但要求进样量必须准确，否则定量误差大。

2. 内加法

内加法又称叠加法，将待测物 i 的纯品加入待测样品溶液中，通过测定该纯品加入前后 i 组分峰面积或峰高的变化来测定 i 组分含量的方法。

原样品 m 克定量进样，测定 i 组分的色谱峰面积为 A_i，再取 m 克原样，加入 Δm_i 克 i 组分的纯品，混匀，等量第二次进样，测得 i 组分的峰面积增加 ΔA_i。设 m 克原样中含 m_i 克 i 组分，则：

$$m_i \propto f_i A_i \qquad \Delta m_i \propto f_i \Delta A_i$$

$$\therefore \frac{m_i}{\Delta m_i} = \frac{A_i}{\Delta A_i}$$

$$C_i\% = \frac{m_i}{m} \times 100\% = \frac{A_i}{\Delta A_i} \cdot \frac{\Delta m_i}{m} \times 100\%$$

Δm_i 克 i 组分纯品加入后，试样相当于被稀释，则第二次等量进样后，原样品中 m_i 克 i 组分的色谱图将比原 A_i 峰小(如图4-4所示)，为了正确计算 ΔA_i 及消除进样不准确带来的误差，在色谱图中选一适宜的相邻组分的色谱峰为参考峰 A_r，用此峰作相对标准(起内标物作用)，按内标法处理，用面积比代替面积及面积增量，则：

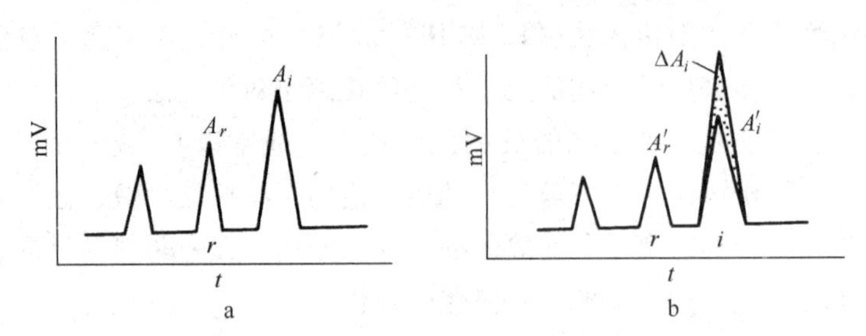

图4-4　内加法示意图

a. 原样品的色谱图　b. 添加 i 组分纯品后的色谱图

r. 参比峰　i. 待测组分峰

ΔA_i 为添加 i 组分后增加的峰面积

$$C_i\% = \frac{A_i/A_r}{A'_i/A'_r - A_i/A_r} \cdot \frac{\Delta m_i}{m} \times 100\%$$

式中 A_i' 和 A_r' 为内加后 i 组分和参考组分的色谱峰面积，A_i 和 A_r 为内加前参考组分的色谱峰面积。对于正常峰，可用峰高比代替峰面积比，即：

$$C_i\% = \frac{h_i/h_r}{h_i'/h_r' - h_i/h_r} \cdot \frac{\Delta m_i}{m} \times 100\%$$

该法的优点是不需内标物，又具有内标法的优点，只要两次进样时实验条件恒定即可，尤其适用于低浓度多组分样品的定量分析。其缺点是需 i 组分的纯品。

（五）应用举例

1. 天舒胶囊中川芎的含量测定——外标一点法

主要组成：川芎、天麻。

阿魏酸的含量测定

色谱条件与系统适用性试验：以十八烷基硅烷键合硅胶为填充剂；以乙腈-0.1%磷酸溶液(20:80)为流动相；检测波长为322nm。理论塔板数按阿魏酸峰计算应不低于4000。

对照品溶液的制备：取阿魏酸对照品适量，精密称定，加稀乙醇制成每1mL含20μg的溶液，即得。

供试品溶液的制备：取装量差异项下的本品内容物，研细，取约0.5g，精密称定，置具塞锥形瓶中，精密加入稀乙醇50mL，称定重量，超声处理(功率250W，频率

40kHz)20 分钟，放冷，再称定重量，用稀乙醇补足减失的重量，摇匀，滤过，取续滤液，即得。

测定：分别精密吸取对照品溶液与供试品溶液各 10μL，注入液相色谱仪，测定，即得。本品每粒含川芎以阿魏酸（$C_{10}H_{10}O_4$）计，不得少于 0.37mg。

天麻素的含量测定

色谱条件与系统适用性试验：以十八烷基硅烷键合硅胶为填充剂；以甲醇－0.1%磷酸溶液（3∶97）为流动相；检测波长为 221nm。理论塔板数按天麻素峰计算应不低于 4000。

对照品溶液的制备：取天麻素对照品适量，精密称定，加流动相制成每 1mL 含 40μg 的溶液，即得。

供试品溶液的制备：精密吸取川芎含量测定项下的供试品溶液 10mL，蒸干，残渣加流动相使溶解，并转移至 10mL 量瓶中，加流动相至刻度，摇匀，滤过，取续滤液，即得。

测定：分别精密吸取对照品溶液与供试品溶液各 10μL，注入液相色谱仪，测定，即得。本品每粒含天麻以天麻素（$C_{12}H_{18}O_7$）计，不得少于 0.80mg。

该实例为小处方中成药，用 HPLC 法对川芎进行了指纹图谱测定，同时对川芎和天麻进行了多成分含量测定。

2. 桂枝茯苓胶囊芍药苷的含量测定

主要组成：桂枝、茯苓、牡丹皮、桃仁、白芍。

丹皮酚的含量测定

色谱条件与系统适用性试验：以十八烷基硅烷键合硅胶为填充剂，以甲醇－水（55∶45）为流动相；检测波长为 274nm。理论塔板数按丹皮酚峰计算，应不低于 4000。

对照品溶液的制备：取丹皮酚对照品适量，精密称定，加 50% 乙醇制成每 1mL 含 70μg 的溶液，即得。

供试品溶液的制备：取本品装量差异项下内容物，混匀，研细，取约 0.2g，精密称定，置具塞锥形瓶中，精密加入 50% 乙醇 25mL，密塞，称定重量，超声处理（功率 250W，频率 40kHz）30 分钟，放冷，再称定重量，用 50% 乙醇补足减失的重量，摇匀，滤过，取续滤液，即得。

测定：分别精密吸取对照品溶液与供试品溶液各 10μL，注入液相色谱仪，测定，即得。

本品每粒含牡丹皮以丹皮酚（$C_9H_{10}O_3$）计，不得少于 1.8mg。

芍药苷的含量测定

色谱条件与系统适用性试验：以十八烷基硅烷键合硅胶为填充剂，以乙腈－水－磷酸－三乙胺（15∶85∶0.08∶0.08）为流动相；检测波长为 230nm。理论塔板数按芍药苷峰计算，应不低于 4000。

对照品溶液的制备：取芍药苷对照品适量，精密称定，加甲醇制成每 1mL 含 40μg 的溶液，即得。

供试品溶液的制备：取本品装量差异项下内容物，混匀，研细，取约0.1g，精密称定，置具塞锥形瓶中，精密加入甲醇50mL，密塞，称定重量，超声处理(功率250W，频率40kHz)30分钟，放冷，再称定重量，用甲醇补足减失的重量，摇匀，滤过，取续滤液，即得。

测定：分别精密吸取对照品溶液与供试品溶液各10μL，注入液相色谱仪，测定，即得。本品每粒含白芍以芍药苷($C_{23}H_{28}O_{11}$)计，不得少于3.0mg。

该实例由五味药组成，用HPLC法对白芍进行了指纹图谱测定，同时对牡丹皮和白芍进行了多成分含量测定。

六、毛细管电泳法

毛细管电泳法是指以弹性石英毛细管为分离通道，以高压直流电场为驱动力，依据供试品中各组分的淌度(单位电场强度下的迁移速度)和(或)分配行为的差异而实现各组分分离的一种分析方法。

当熔融石英毛细管内充满操作缓冲液时，管内壁上的硅羟基解离释放氢离子至溶液中使管壁带负电荷并容易形成双电层(ξ电位)，即使在较低pH值的缓冲液中，情况也如此。当毛细管两端加上直流电压时将使带正电的溶液整体地移向负极端。此种在电场作用下溶液的整体移动称为电渗流(EOF)。内壁硅羟基的解离度与操作缓冲液pH值和添加的改性剂有关。降低溶液的pH值会降低解离度，减小电渗流；增高溶液pH值可提高解离度，增加电渗流。有机添加剂的加入有时会抑制内壁硅羟基的解离，减小电渗流。在操作缓冲液中带电粒子在电场作用下以不同速度向极性相反的方向移动，形成电泳。在操作缓冲液中带电粒子运动速度等于其电泳速度和电渗速度的矢量和。电渗速度大于电泳速度，因此电泳时各组分即使是阴离子也会从毛细管阳极端流向阴极端。为了减小或消除电渗流，除了降低操作缓冲液pH值之外，还可以采用内壁聚合物涂层的毛细管。这种涂层毛细管可以减小大分子在管壁上的吸附。

(一)分离模式

毛细管电泳的分离模式有以下几种。

1. 毛细管区带电泳(CZE)

将待分析溶液引入毛细管进样一端，施加直流电压后，各组分按各自的电泳流和电渗流的矢量合流向毛细管出口端，按阳离子、中性离子和阴离子及其电荷大小顺序通过检测器。中性组分彼此不能分离。出峰时间称为迁移时间(T_m)，相当于高效液相色谱和气相色谱中的保留时间。

2. 毛细管凝胶电泳法(CGE)

在毛细管中装入单体和引发剂引发聚合反应生成凝胶，这种方法主要用于分析蛋白质、DNA等生物大分子。另外还可以利用聚合物溶液，如葡萄糖等的筛分作用进行分析，称为毛细管无胶筛分。有时将它们统称为毛细管筛分电泳。

3. 毛细管等速电泳(CITP)

采用前导电解质和尾随电解质进行电泳分析，带不同电荷的组分迁移至各个狭窄的区带，然后依次通过检测器。

4. 毛细管等电聚焦电泳(CIEF)

将毛细管内壁涂覆聚合物减小电渗流，再将供试品与两性电解质混合进样，两个电极槽中分别加入酸液和碱液，施加电压后毛细管中的操作电解质溶液逐渐形成 pH 梯度。各溶质在毛细管中迁移至各自的等电点(PI)时变为中性，形成聚焦的区带，而后用压力或改变检测器末端电极槽储液 pH 值的方法使溶质通过检测器。

5. 胶束电动毛细管色谱(MEKC 或 MECC)

当操作缓冲液中加入大于其临界胶束浓度的离子型表面活性剂时，表面活性剂就聚集形成胶束，其亲水端朝外、疏水非极性核朝内，溶质则在水和胶束两相间分配，各溶质因分配系数存在差别被分离。对于常用的阴离子表面活性剂十二烷基硫酸钠，进样后极强亲水性组分不能进入胶束，随操作缓冲液流过检测器(容量因子 $k=0$)；极强疏水性组分则进入胶束的核中不再回到水相，最后到达检测器($k=\infty$)。常用的其他胶束试剂还有阳离子表面活性剂十六烷基三甲基溴化铵、胆酸等。

6. 毛细管电色谱(CEC)

将细粒径固定相填充到毛细管中或毛细管内壁涂覆固定相以电渗流驱动操作缓冲液(有时再加辅助压力)进行分离。

以上分离模式以第 1 项和第 5 项使用较多。第 5 项和第 6 项两种模式的分离机理以色谱为主，但对荷电溶质则兼有电泳作用。

操作缓冲液中加入各种添加剂可获得多种分离效果。如加入环糊精、衍生化环糊精、冠醚、血清蛋白、多糖、胆酸盐或某些抗生素等，可拆分手性化合物；加入有机溶剂可改善某些组分的分离效果，以至可在非水溶液中进行分析。

(二)系统适用性试验

为考察所配置的毛细管分析系统和设定参数是否适用，系统适用性测试项目和方法与高效液相色谱法或气相色谱法相同，相关计算和要求也相同。如重复性(相对标准偏差，*RSD*)、容量因子(k')、毛细管理论塔板数(n)、分离度(R)、拖尾因子(T)、线性范围、最低检验限(LOD)和最低定量限(LOQ)等，可参照测定。

(三)应用实例

例　戊己丸中盐酸小檗碱与芍药苷的含量测定

主要组成：黄连 300g，白芍(炒)300g，吴茱萸(制)50g。

电泳条件和系统适用性实验：空心未涂层石英毛细管柱(河北永年光导纤维厂)，柱长 65.4cm(有效柱长 57.1cm)，内径 50μm；缓冲体系为 50mmol/L 硼砂溶液 - 甲醇(1:1.5)；压力进样 1.5kPa × 8s；柱温 25℃；操作电压 30kV；检测波长 230nm。每次进样前，均用 0.1mol/L NaOH 溶液和缓冲液各冲洗 5 分钟。所用缓冲液及样品液均经

0. 22μm 微孔滤膜过滤。

对照品溶液的制备：精密称取对照品盐酸小檗碱 4. 60mg、芍药苷 4. 63mg，分别用甲醇定容至 10mL，即得。

供试品溶液的制备：按处方量精密称取经 60℃干燥至恒重的药材粉末黄连 6g，吴茱萸 1g，白芍 6g，混匀后精密称取药粉 0. 8g，精密加入甲醇 50mL，密塞，称重，超声 30 分钟，冷至室温补重，过滤。同法再提取一次，合并滤液。取续滤液定容至 100mL，即得供试品溶液。

测定：按照供试品溶液制备方法平行制备 4 份样品，在上述电泳条件下测定。结果盐酸小檗碱含量为 2. 94%、3. 08%、3. 05%、3. 00%，平均含 3. 02%，$RSD = 2.09\%$；芍药苷含量为 1. 60%、1. 58%、1. 58%、1. 61%，平均含量 1. 59%，$RSD = 0.84\%$。

七、原子吸收分光光度法

原子吸收分光光度法是基于从光源辐射出具有待测元素特征谱线的光，通过试样蒸气时被待测元素的基态原子所吸收，由辐射谱线被减弱的程度（即原子的吸光度）来测定试样中该元素的含量。该法已广泛应用于中药制剂及中药材中重金属、毒害元素及微量元素的检测。如 2010 年版《中国药典》收载的龙牡壮骨颗粒中钙的测定；健脾生血片中硫酸亚铁的含量测定等。原子吸收分光光度法具有灵敏度高、选择性和重现性好、干扰较少、操作简便快速、测定范围广等优点；但其不足之处是标准工作曲线的线性范围窄，测定不同元素一般需用不同光源灯，且实验条件要求严格。

原子吸收分光光度法是以待测元素原子蒸气中基态原子对该元素特征谱线的吸收为基础，可由理论和实验证明，原子吸收和分子吸收一样，也服从 Lambert - Beer 定律。当光源辐射出具有待测元素特征谱线的光通过试样蒸气时，被待测元素的基态原子所吸收，使辐射沿线被减弱，其减弱的程度即待测元素原子蒸气对其共振辐射的吸收程度 A 与待测元素基态原子数 N_0 成正比（$A \propto N_0$）。根据玻尔兹曼分布律，在通常原子吸收测定条件下（$T = 3000K$），待测元素激发态原子数 N_i 相对于其基态原于数 N_0 可忽略不计（$N_i/N_0 < 1\%$），N_0 可看作等于总原子数，即可认为所有的吸收都是在基态进行的。在稳定的原子化条件下，试液中待测组分浓度 C 与蒸气中待测元素原子总数成正比，当原子蒸气的厚度（即火焰宽度）保持一定时，吸收度 A 与被测组分的浓度 C 呈线性关系，即：$A = KC$。

K 为比例系数，上式即为原子吸收分光光度法的定量公式。

（一）定量分析方法

1. 标准曲线法

标准曲线法是最常用的一种定量分析方法。根据对样品溶液中待测元素大致含量的估计，配制一系列具有相同基体而不同浓度的待测元素的标准溶液（至少 3 份，浓度依次递增），以空白为参比，分别测量其吸收度 A，取每一浓度 3 次读数的平均值，以吸收度 A 对相应浓度（或含量）C 作标准曲线或计算回归方程。制备试样溶液，使待测元素的估计浓度在标准曲线的线性范围内，在相同条件下，测定试样溶液的吸收度，取3次读数的平均值，由标准曲线或回归方程求得试样中待测元素的浓度或含量。

2. 标准加入法

当试样基体影响较大，又没有纯净的基体空白或测定纯物质中极微量的元素时，往往采用标准加入法，其方法是：分取4份等体积的试样溶液于4个同体积的量瓶中。除第一份外分别依次准确加入比例量的待测元素的标准溶液，用溶剂稀释至刻度。分别测定其吸收度，绘制吸收度 A 对相应的待测元素加入量的标准曲线，延长此直线与含量轴的延长线相交，此交点与原点的距离即相当于试样溶液取用量中待测元素的含量（如图4－5所示）。再以此计算试样溶液中待测元素的含量。

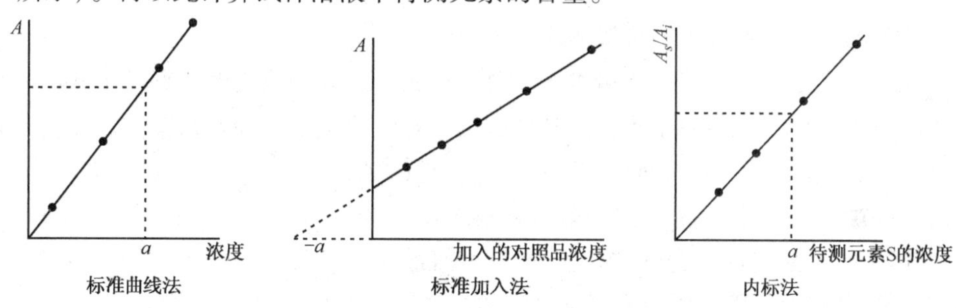

图4－5　AAS各定量分析方法的标准曲线

采用标准加入法时，被测元素的浓度应与其对应的吸收度呈线性关系；至少采用4个点来外推曲线；须用标准加入法进行试剂空白的扣除；且曲线斜率不能太小，以免引起较大误差。标准加入法可消除分析中的基体干扰，并且由于在样品中加入了被测物的标准溶液，与样品中原有被测物加合产生较大吸收度，提高了测定的准确度。但操作费时，消耗样品量多，不适于分析数量多且要求快速的样品。此外，操作的平行性也会影响结果的准确度。

3. 内标法

内标法是在一系列标准溶液和试样溶液中分别加入一定量样品中不存在的内标元素，同时测定溶液中待测元素和内标元素的吸收度 A、A_0，以吸收度的比值 A/A_0 对标准溶液中待测元素的浓度绘制标准曲线，根据试样溶液中待测元素与内标元素的吸收度比值，由标准曲线上求得试样中待测元素的浓度或含量。

内标法由于是同时测定，测定值的波动可相互抵消，选择适当的分析条件及分析方法会使测得值再现性良好，精密度较高。采用内标法可消除在原子化过程中由于实验条件（如气体流量、基体组成、火焰状态等）变化而引起的误差。

（二）样品的处理

原子吸收光谱分析通常是溶液进样，被测样品需事先转化为溶液样品，预处理方法与通常的化学分析相同，要求试样分解完全，在分解过程中应防止玷污和避免待测组分的损失，所用试剂及反应产物对后续测定应无干扰。

分解试样最常用的方法是用酸溶解或碱熔融，近年来微波溶样法获得了广泛的应用。通常采用稀酸、浓酸或混合酸处理，酸不溶物质采用熔融法。无机试样如矿物类药物大都采用此类方法。有机试样通常先进行消化处理，以除去有机物基体，消化后的残留物再用合适的酸溶解。消化处理主要分干法消化和湿法消化两种，被测元素若是易挥发的元素(如 Hg、As、Cd、Pb、Sb、Se 等)则不能采用干法消化，因为这些元素在消化过程中损失严重。

若使用石墨炉原子化器，则可直接分析固体试样，采用程序升温，以分别控制试样干燥、消化和原子化过程，使易挥发或易热解的基体在原子化阶段之前除去。

(三)应用实例

健脾生血片中硫酸亚铁的含量测定

主要组成：党参、茯苓、炒白术、甘草、黄芪、龙骨、醋龟甲、硫酸亚铁。

实验条件及仪器：照原子吸收分光光度法测定。原子吸收分光光度计；光源为铁空心阴极灯；吸收波长为 248.3nm，采用乙炔－空气火焰。

对照品溶液的制备：精密量取铁单元素标准溶液适量，用水稀释为每 1mL 含铁 100μg 的溶液，作为标准溶液。精密量取标准溶液 1mL、2mL、3mL 、4mL 和 5mL，分别置 100mL 量瓶中，用水稀释至刻度，摇匀，即得。

供试品溶液的制备：取本品 20 片，除去薄膜衣，精密称定，研细，取 0.15g ，精密称定，置 100mL 量瓶中，加水 10mL 润湿后，加稀盐酸 5mL 使溶解，加水至刻度，摇匀，滤过，精密量取续滤液 5mL 置 100mL 量瓶中，加水至刻度，摇匀，即得。

测定：分别将对照品溶液与供试品溶液注入原子吸收分光光度计，测定，即得。本品每片中含硫酸亚铁($FeSO_4 \cdot 7H_2O$)以铁(Fe)计，应为 17～23mg。

待仪器稳定后，用空白溶剂调零，将配制好的对照品溶液由低到高依次测定，读出吸收度读数，然后进行供试品溶液的测试并读出吸收度数值，计算，即得。

第三节　含量测定方法选定原则及验证

一、含量测定方法选定原则

中药制剂的含量测定方法很多，如在 2010 年版《中国药典》中就有化学分析法、紫外－可见分光光度法(UV－Vis)、薄层色谱扫描法(TLCS)、气相色谱法(GC)、高效液相色谱法(HPLC)和原子吸收分光光度法(AAS)等。还有气－质联用法(GC－MS)、液－质联用法(LC－MS)、核磁共振法(NMR)、等离子体质谱法(ICP－MS)、毛细管电泳法(MC)等方法。不同的分析方法有不同的适用范围和分析对象，在选择分析方法时注意以下原则，才能做到测定数据灵敏、可靠、准确。

1. 据测定对象进行选择。测定对象是单一物质还是混合物，如果测定的是单一物质，一般采用色谱法，因为中药制剂成分复杂，干扰多，采用具有分离功能的各种色谱法，可以很好地使被测定成分分离并进行测定。如果测定对象是混合物，如某一类成分

（总生物碱、总有机酸、总黄酮、总皂苷、总蒽醌等），一般采用化学法和分光光度法，总生物碱、总有机酸可以用酸碱滴定法；总皂苷、总蒽醌等可以用分光光度法。

2. 据被测成分性质选择。测定对象的化学性质可作为方法选择的依据，如酸碱性、挥发性、极性、有无共轭结构等。如果是酸碱物质，可以利用其结构中酸碱官能团在不同的酸碱环境中解离后颜色不同，采用比色法或其他方法；挥发性大的物质可以采用气相色谱法测定；有共轭双键的物质可以采用分光光度法或液相色谱法中的紫外检测法。

3. 视被测定对象是无机离子还是有机分子而定。若测定的是无机物，如矿物药、微量元素或有毒有害元素，可以采用离子色谱法、原子分光光度法或等离子体质谱法。

4. 视被测定物质分子量的大小而定。若被测定物质是大分子，如多糖等可采用凝胶色谱法。

5. 视测定物质的含量高低而定。若测定物质含量较高，属于常量分析，一般采用化学分析法；如果是微量分析，一般采用仪器分析法。

6. 当测定成分较为复杂时，可以采用联用技术，以提高测定分离度和测定效率，如 GC－MS、LC－MS 等。

二、含量测定方法验证

含量测定方法验证的目的是证明采用的分析方法是否适合于相应检测要求。对分析方法的验证可以作为对分析方法的评估尺度，也可作为建立新的分析方法的实验研究依据。因此，在建立中药质量标准时，分析方法需经验证；在处方、工艺等变更或改变原分析方法时，也需对分析方法进行验证。方法验证过程和结果均应记载在药品质量标准起草说明中。

含量测定是中药质量标准制订中需验证的分析项目之一。验证的内容主要有：准确度、精密度（包括重复性、中间精密度和重现性）、专属性、检测限、定量限、线性、范围和耐用性。应视具体方法拟订验证的内容。方法验证内容如下：

（一）准确度

准确度是指用该方法测定的结果与真实值或参考值接近的程度，一般用回收率（%）表示。准确度应在规定的范围内测试。用于定量测定的分析方法均需做准确度验证。

1. 测定方法的准确度

可用已知纯度的对照品做加样回收测定，即于已知被测成分含量的供试品中再精密加入一定量的已知纯度的被测成分对照品，依法测定。用实测值与供试品中含有量之差，除以加入对照品量计算回收率。

$$回收率\% = \frac{C-A}{B} \times 100\%$$

式中 A 为供试品所含被测物分量；B 为加入对照品量；C 为实测值。

在加样回收试验中需注意对照品的加入量与供试品中被测成分含有量之和必须在标

准曲线范围之内；加入的对照品的量要适当，过小则引起较大的相对误差，过大则干扰成分相对减少，真实性差。

中药制剂含量测定的回收率一般要求在95%～105%，一些方法操作步骤繁复，可要求略低，但要在90%～110%。*RSD*一般应在3%以内。而生物样品分析时，一般控制回收率应在85%～115%（样品浓度≥200μg/L）及80%～120%（样品浓度＜200μg/L），*RSD*尽可能在5%以内，但不超过10%。

2. 数据要求

在规定范围内，取同一浓度的供试品，用6个测定结果进行评价；或设计3个不同浓度，每个浓度各分别制备3份供试品溶液进行测定，用9个测定结果进行评价，一般中间浓度加入量与所取供试品含量之比控制在1∶1左右。应报告供试品取样量、供试品中含有量、对照品加入量、测定结果和回收率（%）计算值，以及回收率的相对标准偏差（*RSD*）或可信限。

（二）精密度

精密度是指在规定的测试条件下，同一个均匀供试品，经多次取样测定所得结果之间的接近程度。精密度一般用偏差、标准偏差（*S*）或相对标准偏差（*RSD*）表示。精密度包含重复性、中间精密度和重现性。

1. 重复性

在相同条件下，由同一分析人员在较短的间隔时间内测定所得结果的精密度称为重复性。在规定范围内，取同一浓度的供试品，用6个测定结果进行评价；或设计3个不同浓度，每个浓度各分别制备3份供试品溶液进行测试，用9个测定结果进行评价。

2. 中间精密度

在同一实验室，不同时间由不同分析人员用不同设备测定结果之间的精密度，称为中间精密度。为考察随机变动因素对精密度的影响，应进行中间精密度试验。变动因素包括不同日期、不同分析人员、不同设备等。

3. 重现性

在不同实验室，由不同分析人员测定结果之间的精密度，称为重现性。当分析方法将被法定标准采用时，应进行重现性试验。如建立药典分析方法时，通过不同实验室的复核检验得出重现性结果。复核检验的目的、过程和重现性结果均应记载下来。应注意重现性试验用的样品本身的质量均匀性和贮存运输中环境影响因素，以免影响重现性结果。

4. 数据要求

用于定量测定的分析方法均应考察方法的精密度。数据要求均应报告标准偏差、相对标准偏差或可信限。

（三）专属性

是指在其他成分可能存在下，采用的方法能正确地测定出被测成分的特性。含量测定等方法均应考察其专属性。

含量测定以不含被测成分的供试品(除去含待测成分药材或不含待测成分的模拟复方)进行试验说明方法的专属性。色谱法、光谱法等应附代表性图谱，并标明相关成分在图中的位置，色谱法中的分离度应符合要求。必要时可采用二极管阵列检测和质谱检测，进行峰纯度检查。

在中药及其制剂分析中，考察一个分析方法的专属性时，应着重考察共存组分是否对被测组分的测定有干扰。一般来说，可以通过添加上述物质的样品与未添加的样品所得分析结果进行比较而确定。不过，由于中药及其制剂的组成复杂，且成分不完全清楚，以及干扰物质的化学纯品不一定都能得到，给考察带来困难，因此常用阴性对照法来考察分析方法的专属性，即以被测成分与除去该成分或除去该药材的成药进行对照，考察被测成分的响应是否受到干扰组分的影响。

例如，HPLC 法测定脑通注射液中芍药苷的含量时必须用 3 个 HPLC 色谱图才能证明其方法的专属性，如图 4 - 6。

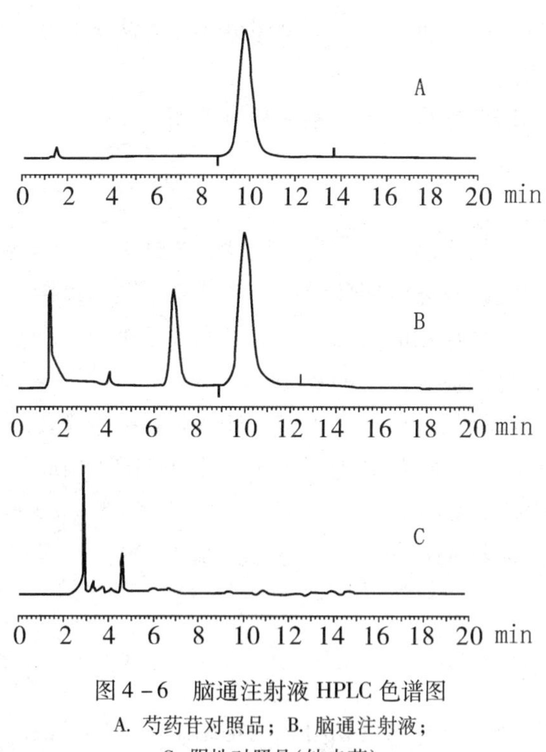

图 4 - 6　脑通注射液 HPLC 色谱图

A. 芍药苷对照品；B. 脑通注射液；

C. 阴性对照品(缺赤芍)

(四) 检测限

检测限是指供试品中被测物能被测出的最低量。确定检测限的常用方法如下：①直观法：用一系列已知浓度的供试品进行分析，试验出能被可靠地测出的最低浓度或量。可用于非仪器分析方法，也可用于仪器分析方法。②信噪比法：仅适用于能显示基线噪声的分析方法，即把已知低浓度供试品测出的信号与空白样品测出的信号进行比较，算出能被可靠地检测出的最低浓度或量。一般以信噪比为3:1或2:1时相应浓度或注入仪器的量确定检测限。③数据要求：应附测试图谱，说明测试过程和检测限结果。

（五）定量限

定量限是指供试品中被测成分被定量测定的最低量，其测定结果应具一定准确度和精确度。用于限量检查的定量测定的分析方法应确定定量限。

常用信噪比法确定定量限。一般以信噪比为10:1时相应浓度或注入仪器的量进行确定。

（六）线性

线性是指在设计的范围内，测试结果与供试品中被测物浓度直接呈正比关系的程度。应在规定的范围内测定线性关系。可用一贮备液精密稀释，或分别精密称样，制备一系列供试品的方法进行测定，至少制备5个不同浓度的供试品。以测得响应信号作为被测物浓度的函数作图观察是否呈线性，再用最小二乘法进行线性回归。必要时，响应信号可经数学转换，再进行线性回归计算。

数据要求：应列出回归方程、相关系数和线性图。

（七）范围

范围是指能达到一定精密度、准确度和线性，测试方法适用的高低限浓度或量的区间。范围应根据分析方法的具体应用和线性、准确度、精密度结果及要求确定。对于有毒的、具有特殊功效或药理作用的成分，其范围应大于被限定含量的区间。溶出度或释放度中的溶出量测定，范围应为限度的±20%。

线性与范围可通过绘制标准曲线来确定。通常是在一定条件下，分别精密制备至少5个不同浓度的供试样品（或对照品）进行测定，用作图法[响应信号或经数学转换的响应信号(Y)对被测物浓度或量(X)作图]或计算回归方程($Y=a+bX$)得标准曲线。用相关系数(r)来衡量标准曲线的线性度，并控制$r \geqslant 0.999$，但薄层色谱扫描定量中$r \geqslant 0.995$即可。

（八）耐用性

耐用性是指在测定条件有小的变动时，测定结果不受影响的承受程度，为使方法用于常规检验提供依据。开始研究分析方法时，就应考虑其耐用性。如果测试条件要求苛刻，则应在方法中写明。典型的变动因素有：被测溶液的稳定性，样品提取次数、时间等。液相色谱法中典型的变动因素有：流动相的组成比例或pH值，不同厂牌或不同批号的同类型色谱柱，柱温，流速及检测波长等。气相色谱法的变动因素有：不同厂牌或批号的色谱柱、固定相，不同类型的担体及柱温，进样口和检测器温度等。薄层色谱法的变动因素有：不同厂牌的薄层板，点样方式及薄层展开时的温度、湿度的变化等。

经试验，应说明小的变动能否通过设计的系统适用性试验，以确保方法有效。

第五章　中药制剂中各类化学成分分析

第一节　生物碱类成分分析

一、概述

生物碱是生物界除生物体必须的含氮化合物（如氨基酸、蛋白质和B族维生素等）之外的所有含氮有机化合物，因其结构中氮原子上的未共享电子对而大多具有碱性。由于生物碱绝大多数具有显著的生物活性，且活性是多方面的，因此中药制剂中有含有生物碱类成分的中药时，常选择该中药含有的生物碱成分作为定性定量的依据。在2010年版《中国药典》中有144个中药制剂测定生物碱含量，有235个中药制剂以生物碱为对照品进行定性鉴别。含量测定中用HPLC法124个，TLCS法13个，其他方法（紫外-可见分光光度法5个、滴定法3个、重量法1个）9个。同时测定两种或两种以上生物碱成分的有19个。测定中药制剂总生物碱的4个。生物碱类成分分析已经成为中药制剂分析中非常重要的一类成分分析。

二、供试液制备

进行中药制剂中生物碱成分分析时，制备样品供试液可根据不同情况选用乙醇、甲醇、酸水以及碱化后直接用有机溶剂等溶剂提取，而后进行净化除去干扰成分。净化的方法主要有溶剂法、沉淀法、氧化铝吸附色谱法及大孔树脂柱色谱法等。一般要根据分析目的物——是总碱还是单体生物碱，主要生物碱的性质——是水溶性生物碱还是脂溶性生物碱、是强碱还是弱碱等，欲使用的分析方法——经典的化学法、分光光度法还是色谱法等因素选择溶剂和方法。如采用沉淀法进行总亲脂性生物碱的含量测定时，可选用溶解范围广，渗透力强的醇类溶剂提取，利用游离生物碱与干扰性成分（肽类、蛋白质类等）在低极性有机溶剂中溶解度不同，将提取物碱化，用三氯甲烷、乙醚等低极性有机溶剂提取；再利用生物碱与非碱性水溶性成分（鞣质等）在酸水液中溶解度不同，蒸干提取液，残留物用酸水溶解，滤过，除去酸不溶物后，滤液加试剂测定。如采用TLCS或HPLC进行单体生物碱成分的分析，由于色谱法本身具有分离的功能，因此可根据待测生物碱的溶解性用醇类或碱化后的有机溶剂提取，直接测定。如采用气相色谱法测定具有挥发性的生物碱成分时，供试品制备难度较大，不但要注意避免加热以防挥发性生物碱流失，还要注意其他成分的干扰，因此一般可采用先用浓氨试液碱化，用三氯甲烷冷浸或萃取提取，提取液酸碱处理后，最后用三氯甲烷为溶媒制备成供试液。

总之，无论用哪种方法提取和净化都要以提取尽量完全、杂质尽量除尽为原则，再根据测定方法的特点灵活选择。

三、定性鉴别

用于中药制剂中生物碱成分定性鉴别的方法可采用沉淀法、薄层色谱法、气相色谱法及高效液相色谱法。其中化学反应法（化学检识法）和薄层色谱法为《中国药典》（2010 年版）收载的主要方法。

（一）化学反应法

沉淀反应是生物碱理化鉴别常用方法，主要利用生物碱能与一些试剂生成沉淀这一特性。此反应一般在酸性水溶液中进行，苦味酸试剂和三硝基间苯二酚试剂也可在中性条件下进行。由于中药制剂中成分复杂，有些成分如蛋白质、多肽和鞣质等也可与试剂生成沉淀而造成假阳性结果，因此，制备样品供试液时必须净化处理，除去干扰成分，方能用沉淀反应进行中药制剂中生物碱类成分的鉴别。沉淀反应操作方便快捷，但如果中药制剂中有两种以上中药含有生物碱成分，则沉淀反应进行定性鉴别就难以说明问题。

例 1 川贝雪梨膏中生物碱成分的鉴别

主要组成：梨清膏、川贝母、麦冬、百合、款冬花。

鉴别：取川贝雪梨膏 20g，加水 20mL 及碳酸钠试液 5mL，搅匀，用乙醚 20mL 振摇提取，分取乙醚液，挥干，残渣加 1% 盐酸 2mL 使溶解，滤过，滤液分置二支试管中。一管中加碘化铋钾试液 1～2 滴，生成棕红色沉淀；另一试管中加碘化汞钾试液 1～2 滴，呈现白色浑浊。

例 2 小儿肺热平胶囊中生物碱成分的鉴别

主要组成：人工牛黄、珍珠、牛胆粉、平贝母、射干、黄连、羚羊角、冰片、柴胡、地龙、拳参、甘草、人工麝香、朱砂、黄芩、北寒水石、新疆紫草。

鉴别：取小儿肺热平胶囊内容物 0.5g，加 10% 盐酸乙醇溶液 20mL，振摇 10 分钟，滤过，取滤液 1mL，加碘化铋钾试液 2 滴，生成橘黄色沉淀。

（二）色谱法

1. 薄层色谱法

（1）吸附剂与展开剂：一般采用硅胶为吸附剂，由于硅胶显弱酸性，强碱性的生物碱在硅胶色谱板上能形成盐，使 R_f 值很小或拖尾、形成复斑等。因此在硅胶吸附薄层色谱中，常用碱性系统或在碱性环境下展开。展开剂一般以氯仿为基本展开溶剂，根据色谱结果，可加入甲醇、丙酮等极性大的溶剂，或者加入环己烷等极性小的溶剂。

氧化铝也是常用的吸附剂，由于氧化铝略显碱性，吸附性又强，故适合分离亲脂性较强的生物碱，一般采用中性展开剂即可。

当以上两种方法分离不理想时，也可以采用分配色谱法，以硅胶或纤维素为支持剂，甲酰胺为固定相，用甲酰胺饱和的亲脂性有机溶剂为展开剂。

一般情况下，展开剂和被分离物质不能发生反应，但对个别结构十分相似的异构体，可以利用他们的结构特点和某些试剂发生化学反应速度不同，或反应产物稳定性不同而在薄层上达到分离检识。如分离l-麻黄碱和d-伪麻黄碱的TLC，效果不满意，若在展开剂中加少量乙醛或丙酮，两者可完全分离。这是因为麻黄碱类属于α-羟基胺的结构，能与羰基生成噁唑烷衍生物，当控制一定条件（温度、时间、乙醛量）时，只有d-伪麻黄碱和乙醛（或丙酮）生成噁唑烷衍生物，而l-麻黄碱仍为游离状态，二者得以分离。

（2）显色剂：薄层色谱展开后，除少数有色生物碱可直接日光观察，有荧光的生物碱在UV光下观察外，绝大多数情况需喷试剂显色，最常用的是稀碘化铋钾试剂，生物碱与稀碘化铋钾试剂大多呈橘红色，有时喷碘化铋钾试剂之后再喷硝酸钠试剂，可使样品斑点颜色更明显易于观察。此外某些生物碱有特殊的颜色反应，如麻黄碱与茚三酮试剂反应，可用于鉴别。但应注意，有些生物碱不显色，如咖啡碱；也有一些蛋白质、氨基酸、非氮杂环化合物如香豆素、黄酮等也可显色。

表5-1　常用生物碱类成分TLC条件

成　分	吸附剂	展开剂	检识方法
盐酸小檗碱	硅胶G	环己烷-乙酸乙酯-异丙醇-甲醇-水-三乙胺（3:3.5:1:1.5:0.5:1）	UV（365nm）
盐酸麻黄碱	硅胶G	三氯甲烷-甲醇-浓氨试液（40:7:1）	茚三酮试液
靛玉红	硅胶G	甲苯-乙酸乙酯（9:1）	
盐酸巴马汀	硅胶G	甲苯-乙酸乙酯-异丙醇-浓氨试液（12:6:3:3:1）	UV（365nm）
士的宁（番木鳖碱）	硅胶G	甲苯-丙酮-乙醇-浓氨试液（4:5:0.6:0.4）	稀碘化铋钾
苦参碱	硅胶G	甲苯-丙酮-甲醇（16:6:1）	改良碘化铋钾
氧化苦参碱	硅胶G	三氯甲烷-甲醇-浓氨试液（4:1:0.1）	稀碘化铋钾
荷叶碱	硅胶G	正丁醇-乙酸乙酯-水（4:1:1）	稀碘化铋钾
延胡索乙素	硅胶G（1% NaOH溶液制备）	甲苯-丙酮（9:2）	UV（365nm）
贝母素甲 贝母素乙	硅胶G	环己烷-乙酸乙酯-二乙胺（6:4:1）	改良碘化铋钾
东莨菪碱	硅胶G	乙酸乙酯-甲醇-浓氨试液（17:2:1）	UV（365nm）
盐酸水苏碱	硅胶G	乙酸乙酯-正丁醇-盐酸（8:1:3）	稀碘化铋钾
粉防己碱	硅胶G	三氯甲烷-丙酮-甲醇-5%浓氨试液（6:1:1:0.1）	稀碘化铋钾

2. 高效液相色谱法

高效液相色谱法对结构十分相似的生物碱有良好的分离效果。在恒定的高效液相色谱条件下，各种生物碱均有一定的保留时间，可作为定性鉴别的参数。如果条件不完全相同，则用已知对照品作内标物，采用峰面积或峰高加大法进行检识。因中药制剂成分复杂，用高效液相色谱法鉴别生物碱成分，供试品一般需经过预处理，否则除影响分离效果外还易影响色谱柱的使用寿命，目前常在色谱柱前使用保护柱，能达到较好效果。

例1 三妙丸中黄柏及小檗碱的鉴别——薄层色谱法

主要组成：苍术、黄柏、牛膝。

鉴别：取三妙丸粉末0.1g，加乙醚10mL，超声处理15分钟，滤过，弃去乙醚液，残渣加甲醇5mL，超声处理15分钟，滤过，滤液浓缩至1mL，作为供试品溶液。另取黄柏对照药材0.1g，同法制成对照药材溶液。再取盐酸小檗碱对照品，加甲醇制成每1mL含0.5mg的溶液，作为对照品溶液。吸取供试品溶液2μL、对照药材溶液与对照品溶液各1μL，分别点于同一硅胶G薄层板上，以苯-醋酸乙酯-甲醇-异丙醇-浓氨试剂（12:6:3:3:1）为展开剂，置氨蒸气预饱和的展开缸内，展开，取出，晾干，置紫外光灯（365nm）下检视。供试品色谱中，在与对照药材色谱相应的位置上，显相同的黄色荧光斑点；在与对照品色谱相应的位置上，显相同的一个黄色荧光斑点。

黄柏中主要生物碱成分是具有季铵结构的小檗碱，不溶于乙醚，可溶于甲醇、乙醇；本法先用乙醚将苍术、牛膝中亲脂性成分除去，再用甲醇将小檗碱提出。因小檗碱在紫外光灯下有亮黄色荧光，故不用喷试剂显色，直接用紫外光灯观察。

《中国药典》2010年版一部收载含有黄连、黄柏的中药制剂，如果以生物碱为特征性组分进行定性鉴别时，大多采用如上薄层色谱条件，只是供试品溶液的制备方法要根据处方及制剂的剂型不同而有所不同。

例2 急支糖浆中麻黄碱的鉴别——薄层色谱法

主要组成：鱼腥草、金荞麦、四季青、麻黄、紫菀、前胡、枳壳、甘草。

鉴别：取急支糖浆10mL，用水20mL稀释，转移至分液漏斗中，用浓氨试剂调节pH值10~12，用乙醚振摇提取2次，每次15mL，合并乙醚液，蒸干，残渣加甲醇1mL使溶解，作为供试品溶液。另取盐酸麻黄碱对照品，加甲醇制成每1mL含1mg的溶液，作为对照品溶液。吸取供试品溶液10μL、对照品溶液2μL分别点于同一硅胶G薄层板上，以三氯甲烷-甲醇-浓氨试剂（40:10:1）为展开剂，展开，取出，晾干，喷以茚三酮试液，在105℃加热至斑点显色清晰。供试品色谱中，在与对照品色谱相应的位置上，显相同颜色的斑点。

麻黄碱为有机胺类，碱性较强，用浓氨试剂调pH至10~12方可使其游离转溶于三氯甲烷。此外麻黄碱有α-羟胺结构，可与茚三酮试剂反应，故麻黄碱的鉴别常利用这一特点显色观察，如果中药制剂中尚有其他含有生物碱成分的中药时，用茚三酮试剂显色还可排除其他生物碱的干扰。

例3 颠茄浸膏中生物碱鉴别——高效液相色谱法

主要组成：颠茄草干燥全草加工而成。

鉴别

色谱条件与系统适用性试验：以十八烷基硅烷键合硅胶为填充剂；以乙腈-磷酸盐缓冲液（取6.8g磷酸二氢钾溶于1000mL水中，加入10mL三乙胺，用磷酸调节pH值至2.8）（7:93）为流动相；检测波长为210nm。理论塔板数按硫酸阿托品峰计算应不低于4000。

供试品溶液制备：取浸膏2g，精密称定，置离心管中，加氨试液15mL，摇匀，再加乙酸乙酯15mL，剧烈振摇，离心（10℃，转速为每分钟4000转）5分钟，取上清液，反复操作五次，合并乙酸乙酯液，蒸干，残渣加流动相溶解并转移至10mL量瓶，用流动相稀释至刻度，摇匀，滤过，续滤液备用；精密量取续滤液1mL，置10mL量瓶中，用流动相稀释至刻度，摇匀，滤过，取续滤液，即得。

测定：取上述供试品溶液，另取氢溴酸东莨菪碱对照品、左旋山莨菪碱对照品和硫酸阿托品对照品适量，加上述流动相分别制成1mL各含0.1mg的溶液，作为对照品溶液。照上述方法测定，供试品色谱中应呈现与氢溴酸东莨菪碱对照品、左旋山莨菪碱对照品和硫酸阿托品对照品色谱峰保留时间相同的色谱峰。上述三个色谱峰与其他峰的分离度均不得小于1.5；除硫酸阿托品色谱峰之外的其余两个色谱峰的峰面积之和不得小于上述三个色谱峰总峰面积的0.64%。

（注：在颠茄流浸膏中规定"除硫酸阿托品色谱峰之外的其余两个色谱峰的峰面积之和不得小于上述三个色谱峰总峰面积的6.3%"）

四、含量测定

用于中药制剂中生物碱成分含量测定的方法较多，早期常用化学分析法、比色法、薄层色谱扫描法等分析方法，近年来多采用高效液相色谱法。

（一）总生物碱含量测定

1. 化学分析法

化学分析法包括重量分析法和容量分析法。目前，中药制剂中总生物碱成分含量测定，主要使用酸碱滴定法。酸碱滴定法用于中药制剂中生物碱成分的含量测定时，要根据生物碱碱性强弱来确定是采用水溶液酸碱滴定法还是非水溶液酸碱滴定法。游离生物碱多不溶于水，故应先将生物碱溶于定量过量的标准酸溶液（如0.01mol/L硫酸溶液），再用标准碱溶液（如0.02mol/L氢氧化钠溶液）回滴。一般强碱滴定生物碱盐时，在70%~90%的乙醇介质中终点比在水中明显，因此常将生物碱盐溶于90%乙醇，再用标准碱乙醇液滴定。若选择的溶剂及指示终点方法合适，还可使一些碱性更弱的成分（pK_a为2~1）用非水滴定法进行测定，但应注意，中药复方制剂中成分复杂，有许多酸性成分与生物碱类成分共存，会干扰测定，因此测定前应将这些成分用适宜的方法除去，经分离纯化、脱水、过滤，选择合适的指示剂及指示终点的方法后才可进行非水滴定。

酸碱滴定法指示反应终点可用指示剂和各种电位法。中药制剂中生物碱的水溶液酸碱滴定法常用的指示剂有溴酚蓝、甲基红、溴甲酚蓝；非水溶液酸碱滴定法常用酚酞、甲基黄、溴酚蓝、结晶紫等。

用酸碱滴定法测定中药制剂中生物碱含量，样品液进行净化处理，如采用氧化铝吸附净化，则应该使用中性氧化铝，并用空白试验校正结果。

重量分析法根据操作可有两种，一种是将生物碱成分从中药制剂中提出后，用适宜的方法使其生成沉淀直接称重，此法可用于混合碱、未知结构或分子量相差较大的生物碱的含量测定，优点是计算简便不用换算因数，也不必考虑生物碱的分子量。缺点是挥发性生物碱，遇热不稳定、在碱性下可发生水解的生物碱不宜用此法，取样量大、操作时易乳化、费时以及提取时除提取完全外，还要尽可能地减少杂质的存在（这一点对于大多中药制剂几乎难以达到）等均是该法的不足。另一种方法是加入某些试剂，如加入生物碱沉淀试剂使生物碱生成不溶性盐沉淀，称重沉淀，换算出生物碱的含量。这种方法的优点是取样量少、灵敏度高。缺点是计算较第一种方法复杂，操作繁琐，生成沉淀的影响因素较多，如沉淀试剂、反应溶液的 pH、温度以及一些非生物碱成分亦可与试剂生成沉淀而干扰测定等。

例 1 止喘灵注射液中总生物碱的含量测定——酸碱滴定法

主要组成：麻黄、洋金花、苦杏仁、连翘。

测定方法：精密量取本品 10mL，置分液漏斗中，加 1mol/L 氢氧化钠溶液 0.5mL，用三氯甲烷提取 4 次（10mL、10mL、5mL、5mL），合并三氯甲烷液，置具塞锥形瓶中，精密加硫酸滴定液（0.01mol/L）10mL 及新沸过的冷水 10mL，充分振摇，加茜素磺酸钠指示剂 1～2 滴，用氢氧化钠滴定液（0.02mol/L）滴定至淡红色，并将滴定结果用空白实验校正。每 1mL 硫酸滴定液（0.01mol/L）相当于 3.305mg 的麻黄碱（$C_{10}H_{15}NO$）。

本品每 1mL 含总生物碱以麻黄碱（$C_{10}H_{15}NO$）计应为 0.50～0.80mg。

例 2 昆明山海棠片中总生物碱成分的含量测定——重量法

主要组成：昆明山海棠。

测定方法：取昆明山海棠片 60 片，除去包衣，精密称定，研细，取约 7g，精密称定，置 200mL 锥形瓶中，加硅藻土 1.4g，混匀，加乙醇 70mL，加热回流 40 分钟，放冷，滤过，滤渣再加乙醇 50mL，加热回流 30 分钟，放冷，滤过，合并滤液，置水浴上蒸干，残渣加盐酸溶液（1→100）30mL，置水浴上搅拌使溶解，放冷，滤过，残渣再用盐酸溶液（1→200）同法提取 3 次（20mL、15mL、15mL），合并滤液于分液漏斗中，加氨试液使溶液呈碱性，用乙醚振摇提取 4 次（40mL、30mL、25mL、20mL），合并乙醚液，用水振摇洗涤 2 次，每次 10mL，乙醚液滤过，置已在 100℃ 干燥至恒重的蒸发皿中，在低温水浴上蒸去乙醚，残渣在 100℃ 干燥至恒重，称定重量，计算，即得。本品每片含总生物碱不得少于 1.0mg。

用化学分析法测定中药制剂中总生物碱成分含量，一般要求样品供试液中总生物碱成分纯度较高，因此常用于处方药味较少、内含成分较简单的中药制剂。《中国药典》2010 年版一部收载使用化学分析法测定中药制剂中总生物碱成分含量的有止喘灵注射液、昆明山海棠片、北豆根片、颠茄酊等。

2. 比色法

中药制剂中总生物碱成分的含量测定，多用单波长光谱法。测定波长可选用待测生物碱成分本身的吸收波长，也可加入某些试剂如酸性染料及雷氏盐试剂等，反应显色后用可见光波测定。单波长光谱法测定时要求干扰成分在测定波长基本无吸收，因此，一般供试品溶液均要经过适当分离净化方可进行测定。分离净化的方法可采用化学法、柱色谱法等手段。

中药制剂中总生物碱成分含量测定较多用酸性染料比色法和雷氏盐比色法。

（1）酸性染料比色法：在适当的 pH 介质中，生物碱 B 可与氢离子 H^+ 结合成盐，成为阳离子 BH^+，而酸性染料在此条件下解离为阴离子 In^-，生物碱盐的阳离子与染料阴离子定量地结合成有色的络合物（即离子对）。

$$BH^+ + In^- \rightarrow (BH^+In^-) \rightarrow BH^+ \cdot In^-$$

此离子对可定量地溶于某些有机溶剂，测定有机溶剂的吸收度或经碱化后释放出的染料的吸收度，即可按分光光度法测定生物碱的含量。

应用本法的关键在于介质的 pH、酸性染料的种类和有机溶剂的选择，其中尤以 pH 的选择更为重要。如果 pH 偏低，虽然可使生物碱以盐的形式存在，但染料仍以酸的形式存在；如果 pH 偏高，染料以阴离子形式存在，而生物碱却以游离状态存在，两种情况均不能使阴阳离子定量结合。pH 的选择要根据染料的性质及生物碱的碱性（pK_a）大小来确定。一般生物碱一元碱与溴麝香草酚蓝形成 1∶1 的离子对，此时 pH 值最好在 5.2～6.4 之间；如为二元碱则形成 1∶2 的离子对，则 pH 值最好较低一些，在 3.0～5.8 之间。

常用的染料有甲基橙、溴麝香草酚蓝（BTB）、溴甲酚绿、溴酚蓝和溴甲酚紫等。实验证明，BTB 为较好的染料。

选择有机溶剂的原则是根据离子对与有机相能否形成氢键以及形成氢键能力的强弱而定。四氯化碳、苯不与离子对形成氢键，提取率较低，三氯甲烷、二氯甲烷与离子对形成氢键，有中等程度的提取率，且选择性也较好，故是常用的提取溶剂。

此外，有机相中混入水分对结果有影响，因为微量水分可使三氯甲烷发生浑浊，且由于带入了水相中的过量染料而影响测定结果。有机溶剂提取液可加入脱水剂（如无水硫酸钠）或经滤纸滤过除去微量的水分。

（2）雷氏盐比色法：雷氏盐也称雷氏铵或硫氰化铬铵（$NH_4[Cr(NH_3)_2(SCN)_4] \cdot H_2O$），为暗红色的结晶或结晶性粉末。微溶于冷水，易溶于热水，可溶于乙醇。

雷氏盐在酸性介质中可与生物碱类成分定量地生成难溶于水的有色络合物。生物碱阳离子 BH^+ 与雷氏盐的阴离子 $[Cr(NH_3)_2(SCN)_4]^-$ 结合，生成生物碱雷氏盐沉淀 $BH[Cr(NH_3)_2(SCN)_4]$，为单盐形式的沉淀；如果某一生物碱含 2 个碱性氮原子，当溶液中［H^+］大时，其二级离解度增大，即有利于下列平衡向右移动：

$$BH^+ + H_3O^+ \rightleftharpoons BH_2^{2+} + H_2O$$

BH_2^{2+} 能与 2 个 $[Cr(NH_3)_2(SCN)_4]$ 结合形成沉淀 $BH_2[Cr(NH_3)_2(SCN)_4]_2$，称为双盐。因此，结构中只含 1 个碱性氮原子的生物碱，与雷氏盐反应的沉淀组成受 pH 的影响较小，含 2 个以上氮原子的生物碱，视其各氮原子碱性强弱，与雷氏盐反应的沉淀组成与 pH 有关：碱性都较强的在酸性较小的溶液中生成单盐，在酸性较大的溶液中可相应地生成双盐、叁盐等；碱性较弱的则无论酸性较高还是较低均生成单盐；季铵类生物碱分子中有几个季铵氮原子，即与几个沉淀剂分子结合。

生物碱雷氏盐沉淀易溶于丙酮，其丙酮溶液所呈现的吸收特征是由于分子结构中硫氰化铬铵部分，而不是结合的生物碱部分，因此，即可以将此沉淀过滤洗净后溶于丙酮（或甲醇）直接比色测定，换算生物碱的含量；也可以精密加入过量雷氏盐试剂，滤除生成的生物碱雷氏盐沉淀，用滤液在 520 ~ 526nm（溶于甲醇时，其 λ_{max} 为 427nm）进行比色测定残存的过量雷氏盐含量，间接计算生物碱的含量。

硫氰化铬铵在丙酮中的克分子吸收系数 $\varepsilon = 106.5$（单盐），故可根据其吸收值 A 按下式直接测定而不需绘制标准曲线。

$$W = \frac{A}{\varepsilon} \cdot M \cdot V$$

式中　W——被测物重量（mg）

M——被测物质的分子量

V——溶解沉淀所用丙酮的毫升数

进行雷氏盐比色法比色测定时，需注意以下几个问题：

① 雷氏盐的水溶液在室温可分解，故用时应新鲜配制，沉淀反应也需在低温进行。

② 供试品如为稀的水溶液（如注射剂等），沉淀前应浓缩。对于中药制剂含有干扰物质时，应事先经过纯化处理。

③ 雷氏盐的丙酮或丙酮－水溶液的吸收值，随时间而有变化，故应尽快地测定。

该法为酸性染料分光光度法，其水相 pH 的选择是离子对萃取法取得成功与否的关键，风湿骨痛胶囊测定时的 pH 是分别取乌头碱标准液以 pH 2.5、3.0、3.5、4.0、4.5、5.0、5.5、5.8、6.0、6.2 的缓冲液进行试验，表明以 pH3.0 较为适宜，在该条件下测定供试液吸收度较大，指示液空白试验吸收度较小，且呈色稳定性较好。

例 1　华山参片——酸性染料比色法

主要组成：华山参浸膏片。

测定方法

对照品溶液制备：取硫酸阿托品，精密称定，加水制成每 1mL 相当于含莨菪碱 7μg 的溶液，即得。

供试品溶液制备：取本品 40 片，除去糖衣，精密称定，研细，精密称取适量（约相当于 12 片的重量），置具塞锥形瓶内，精密加入枸橼酸－磷酸二氢钠缓冲液（pH4.0）25mL，振摇 5 分钟，放置过夜，用干燥滤纸滤过，取续滤液，即得。

测定：精密称取供试品溶液与对照品溶液各 2mL，分别置分液漏斗中，各精密加枸橼酸－磷酸二氢钠缓冲液（pH4.0）10mL，精密加入用上述缓冲液配制的 0.04% 溴甲酚绿溶液 2mL，摇匀，用 10mL 三氯甲烷振摇提取 5 分钟，待溶液完全分层后，分取三氯甲烷液，用三氯甲烷湿润的滤纸滤入 25mL 量瓶中，再用三氯甲烷提取 3 次，每次 5mL，依次滤入量瓶中，并用三氯甲烷洗涤滤纸，滤入量瓶中，加三氯甲烷至刻度。照紫外－可见分光光度法分别在 415nm 的波长处测定吸光度，计算，即得。

本品含生物碱以莨菪碱（$C_{17}H_{23}NO_3$）计，应为标示量的 80.0% ~120.0%。

例 2　产妇康颗粒中益母草总生物碱的含量测定——分光光度法（雷氏盐比色法）

主要组成：益母草、当归、人参、黄芪、何首乌、桃仁、蒲黄、熟地黄、香附（醋制）、昆布、白术、黑木耳。

测定方法

对照品溶液制备：取盐酸水苏碱对照品适量，精密称定，加 0.1mol/L 盐酸溶液制成每 1mL 含 1mg 的溶液，即得。

供试品溶液的制备：取本品装量差异项下的内容物，研细，取约 12g 或 3g（无蔗糖），精密称定，置具塞锥形瓶中，精密加入乙醇 50mL，超声处理 30 分钟，滤过，精密量取续滤液 25mL，置 50mL 烧杯中，置水浴上蒸干，精密加入 0.1mol/L 盐酸溶液 10mL 使溶解，即得。

测定：取上述对照品溶液和供试品溶液，各加活性炭 0.5g，置水浴上加热 1 分钟，搅拌，滤过，滤液分别置 25mL 量瓶中，用 0.1mol/L 盐酸溶液 10mL 分次洗涤烧杯和滤器，洗涤液并入同一量瓶中；另取 0.1mol/L 盐酸溶液 20mL 置另一 25mL 量瓶中，作为空白溶液。各精密加新制的 2% 硫氰酸铬铵溶液 3mL，摇匀，加 0.1mol/L 盐酸溶液稀释至刻度，摇匀，置冰浴中放置 1 小时，用干燥滤纸滤过，取续滤液，以0.1mol/L盐酸溶液为空白，照紫外 - 可见分光光度法，在 525nm 的波长处分别测定吸光度，用空白溶液的吸光度分别减去对照品与供试品的吸收度，计算，即得。本品每袋含总生物碱以盐酸水苏碱（$C_7H_{13}NO_2 \cdot HCl$）计，不得少于 3.0mg。

（二）单体生物碱的含量测定

中药制剂中单体生物碱成分的含量测定一般采用色谱法。由于色谱法具有分离和测定双重作用，对于一些成分较简单的中药制剂可提取后直接测定，使前处理工作简化。但对于药味较多组成复杂的中药制剂仍需要净化处理，尤其采用高效液相色谱法，供试品溶液杂质过多，不但影响分离效果还易损坏色谱柱。常用的净化方法有液 - 液萃取、液 - 固萃取或结合生物碱的特性进行纯化。例如麻黄碱可利用其有挥发性进行纯化；吗啡生物碱可利用其酸碱两性液 - 液萃取法纯化；水苏碱是水溶性生物碱，可采用雷氏盐 - 氧化铝（液 - 固萃取法）进行纯化。用于中药制剂中单体生物碱成分含量测定的色谱法，主要有薄层色谱扫描法、高效液相色谱法。

1. 薄层色谱扫描法

采用薄层色谱法进行中药制剂中生物碱成分的含量测定，选用的吸附剂、展开剂及显色方法与鉴别相似，但要求比鉴别严格。当测定成分具有荧光时，可采用荧光扫描法，如小檗碱的测定；当测定成分具有紫外吸收，不具有荧光时，可利用荧光熄灭法（硅胶 GF_{254} 薄层板）测定，如士的宁的测定。如果使用稀碘化铋钾等作为显色剂时，必须完全挥干展开剂后（尤其在碱性环境下展开的）才可喷洒，否则背景深、反差小，影响测定。此外，显色颜色应相对稳定。

2. 高效液相色谱法

由于生物碱类化合物碱性强弱不同，存在形式不同，既有游离型又有与酸结合成盐的，因此用高效液相色谱法进行中药制剂中单体生物碱成分的含量测定时，可用液－液分配色谱法、液－固吸附色谱法以及离子交换色谱法。

当用液－液分配色谱法时，既可采用正相色谱也可采用反相色谱，其中以反相高效液相色谱应用较多。为了克服游离硅醇基的影响，可采取改进流动相或固定相，如在流动相中一般会加入一些扫尾剂（如二乙胺、三乙胺、磷酸盐缓冲溶液等）以使生物碱易出峰，峰形好。

在高效液相色谱中，一般一个色谱条件对应一个化学成分的含量测定，也有少数色谱条件同时测定两种化学成分，如腰痛宁胶囊中，对马钱子粉同时测定了士的宁与马钱子碱，对麻黄同时测定了盐酸麻黄碱与盐酸伪麻黄碱。

离子交换色谱法用于中药制剂中生物碱成分的含量测定，是以阳离子交换树脂为固定相，利用质子化的生物碱阳离子与离子交换剂交换能力的差异而达到分离生物碱的目的。

中药制剂中生物碱成分进行高效液相色谱法测定时，使用较多的是紫外检测器，其他如电化学检测器、化学发光检测器适用生物碱成分的测定，如果化合物能产生荧光还可以采用荧光检测器。

五、常见生物碱类成分分析

中药制剂中含有生物碱成分的中药较多，含有的生物碱成分也很复杂，但作为定性定量的指标性成分，主要有表5－2所示的一些生物碱成分。

表5－2 常见生物碱成分分析

化学成分	理化特征	常用分析方法	实 例
小檗碱（黄连素） Berberine（Umbellatine） 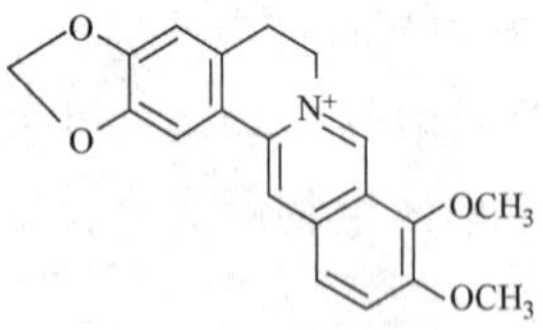 $C_{20}H_{18}NO_4$ 336.17	异喹啉类原小檗碱型生物碱季铵型生物碱有共轭体系。 黄色结晶，碱性较强，易溶于热水或热乙醇，微溶或不溶于苯、三氯甲烷、丙酮，其盐酸盐水中溶解度小。 mp：145℃。 UV：225、270、331nm	TLCS HPLC	二妙丸［黄柏（炒），TLCS］ 万氏牛黄清心丸（黄连，TLCS） 清胃黄连丸（黄连、黄柏，TLCS） 人参再造丸（黄连，HPLC） 三黄片（盐酸小檗碱，HPLC） 左金胶囊（黄连，HPLC）
士的宁（番木鳖碱） Strychnine 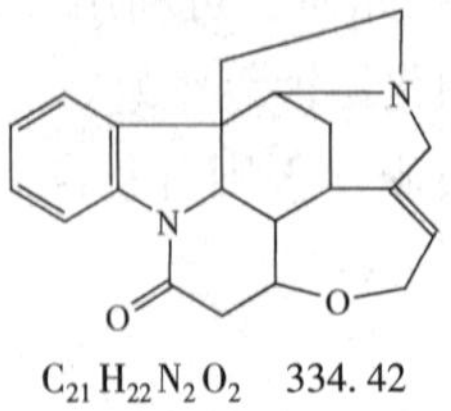 $C_{21}H_{22}N_2O_2$ 334.42	单萜吲哚类生物碱、环叔胺显碱性，酰胺不显碱性。 难溶于水，可溶于乙醇、甲醇。易溶于三氯甲烷，微溶于乙醚。 mp：268℃～290℃。 UV：282nm	HPLC	平消片（马钱子粉，HPLC） 伸筋活络丸（制马钱子，HPLC） 郁金银屑片（马钱子粉，HPLC） 腰痛宁胶囊（马钱子粉，HPLC） 通痹片（制马钱子，HPLC）

续表

化学成分	理化特征	常用分析方法	实　例
乌头碱 Aconitine（acetylbenzoylaconine） $C_{34}H_{47}NO_{11}$　645.76	双酯型生物碱。 易溶于三氯甲烷、苯、无水乙醇和乙醚，难溶于水，微溶石油醚。 mp：204℃。 UV：281、273、230、202nm	紫外-可见分光光度法（总生物碱，TLC）	风湿骨痛胶囊（制川乌、制草乌，紫外-可见分光光度法） 跌打镇痛膏（限量检查）
延胡索乙素 Corydalis B $C_{21}H_{25}O_4N$　355	异喹啉类原小檗碱型生物碱、环叔胺生物碱。 易溶于三氯甲烷、乙醚，难溶于石油醚。 mp：147℃。 UV：282、230（sh.）、211nm	HPLC	元胡止痛片（醋延胡索，HPLC） 安胃片（醋延胡索，HPLC） 胃药胶囊（醋延胡索，HPLC）
苦参碱（α-苦参碱） Matrine（Sophocarpidine） $C_{15}H_{24}ON_2$　248	哌啶类喹诺里西啶型生物碱。N_1环叔胺碱显碱性，N_{16}酰胺不显碱性，可溶于苯、三氯甲烷、乙醚、二硫化碳及水，微溶于石油醚、正己烷。 mp：87℃（β体）。 UV：205nm	HPLC	妇炎康片（苦参，HPLC） 湿毒清胶囊（苦参，HPLC） 鼻咽灵片（山豆根，HPLC） 消银片（苦参，HPLC） 康妇消炎栓（苦参，HPLC）
麻黄碱 l-Ephedrine $C_{10}H_{15}NO$　165.24	有机胺类，具有α-羟胺结构，仲胺生物碱，分子量较小，具挥发性，可溶于水，易溶于三氯甲烷、乙醚及苯。 不易与一般生物碱沉淀试剂发生反应。碱性较强。 mp：34℃。 UV：282、211nm	滴定法 TLCS HPLC	止喘灵注射液（麻黄，酸碱滴定法） 清肺消炎丸（麻黄，TLCS） 小青龙颗粒（麻黄，HPLC） 小儿咳喘颗粒（麻黄，HPLC） 镇咳宁糖浆（麻黄，HPLC） 腰痛宁胶囊（麻黄，HPLC）
东莨菪碱 Scopolamine，Hyoscine $C_{17}H_{21}NO_4$　303.36	莨菪烷类，C_3羟基与莨菪酸以酯键结合为酯碱，C_6、C_7为氧环，空间效应使氮原子碱性降低，游离型为黏稠液体，一水化物为结晶体。可溶于水，易溶于热水、乙醇、三氯甲烷、丙酮，难溶于苯、石油醚。 mp：59℃	HPLC	止喘灵注射液（洋金花，HPLC） 如意定喘片（洋金花，HPLC）

续表

化学成分	理化特征	常用分析方法	实　例
粉防己碱（汉防己甲素，汉防己碱）（+）-Tetrandrine $C_{38}H_{42}N_2O_6$ 622.73	双苄基异喹啉类叔胺生物碱。不溶于水、石油醚，溶于乙醚、苯。mp：217℃～218℃。UV：214 283nm	HPLC	风痛安胶囊（防己，HPLC）
水苏碱（L-水苏碱）Stachydrine $C_7H_{13}NO_2$ 143.19	吡咯烷类，结构简单，季铵内盐水溶性生物碱，溶于水、甲醇、乙醇、热三氯甲烷，不溶于乙醚、丙酮、石油醚。mp：238℃～240℃	TLCS HPLC	益母草颗粒（益母草，TLCS） 益母草膏（益母草，TLCS） 益母丸（益母草，HPLC） 产复康颗粒（益母草，HPLC）

例1　万氏牛黄清心丸中盐酸小檗碱的含量测定——薄层扫描法

主要组成：牛黄、朱砂、黄连、栀子、郁金、黄芩。

含量测定：取装量差异项下本品，剪碎，取适量，精密称定，精密加入等量的硅藻土，研匀，精密称取约1.6g，置索氏提取器中，加盐酸-甲醇（1∶100）混合溶液适量，加热回流提取至提取液无色，提取液转移至100mL量瓶中，用少量盐酸-甲醇（1∶100）混合溶液洗涤容器，洗液并入同一量瓶中，加混合溶液至刻度，摇匀，作为供试品溶液。另精密称取盐酸小檗碱对照品，加甲醇制成每1mL含0.02mg的溶液，作为对照品溶液。照薄层色谱法试验，精密吸取供试品溶液4μL，对照品溶液2μL与6μL，分别交叉点于同一硅胶G薄层板上，以苯-乙酸乙酯-异丙醇-甲醇-水（4∶2∶1∶1∶0.2）为展开剂，在另一槽中加入等体积的浓氨试液，预平衡15分钟，展开，取出，晾干。照薄层色谱法进行荧光扫描，激发波长λ=366nm，测量供试品荧光强度的积分值，计算，即得。本品每丸含黄连以盐酸小檗碱（$C_{20}H_{18}ClNO_4$）计，小丸不得少于7.5mg，大丸不得少于15.0mg。

例2　腰痛宁胶囊中盐酸麻黄碱和盐酸伪麻黄碱的含量测定——高效液相色谱法（多成分）

主要组成：马钱子粉、土鳖虫、川牛膝、甘草、麻黄、乳香（醋制）、没药（醋制）、全蝎、僵蚕（麸炒）、麸炒苍术。

测定方法

色谱条件与系统适用性试验：以十八烷基硅烷键合硅胶为填充剂；乙腈-0.02mol/L磷酸二氢钾溶液（含0.2%三乙胺，用磷酸调节pH值为2.7）（3∶97）为流动相；检测波长为210nm。理论板数按盐酸麻黄碱峰计算应不低于5000。

对照品溶液制备：分别取盐酸麻黄碱和盐酸伪麻黄碱对照品适量，精密称定，加

0.025mol/L 盐酸溶液制成每毫升含盐酸麻黄碱 251μg 和盐酸伪麻黄碱 15μg 的溶液，即得。

供试品溶液的制备：取装量差异项下的本品内容物适量，研细，取 5g，精密称定，置 1000mL 蒸馏瓶中，加入氯化钠 7g，加蒸馏水 30mL，再加 20% NaOH 溶液 100mL，混匀，蒸馏，用预先盛 0.5mol/L 盐酸溶液 4mL 的 100mL 量瓶收集蒸馏液近 95mL，加水至刻度，摇匀，放置过夜，滤过，取续滤液，即得。

测定：分别精密吸取对照品溶液与供试品溶液各 10μL，注入液相色谱仪，测定，即得。

本品每粒含麻黄以盐酸麻黄碱（$C_{10}H_{15}NO \cdot HCl$）及盐酸伪麻黄碱（$C_{10}H_{15}NO \cdot HCl$）总量计，不得少于 0.1mg。

例 3　益母丸——高效液相色谱法（强阳离子交换色谱柱）

主要组成：益母草、当归、川芎、木香。

含量测定

色谱条件与适用性试验：强阳离子交换（SCX）色谱柱；以 15mmol/L 磷酸二氢钾溶液（含 0.04% 三乙胺和 0.15% 磷酸）为流动相；检测波长为 192nm。理论塔板数按盐酸水苏碱峰计算应不低于 3000。

对照品溶液的制备：取盐酸水苏碱对照品适量，精密称定，加流动相制成每 1mL 含 80μg 的溶液，即得。

供试品溶液的制备：取重量差异项下的本品，剪碎，混匀，取约 9g，精密称定，取硅藻土 9g，精密称定，递增法研匀，取约 1/2 量，精密称定，置具塞锥形瓶中，精密加入乙醇 50mL，称定重量，加热回流 1 小时，放冷，称定重量，用乙醇补足减失的重量，摇匀，滤过。精密量取续滤液 25mL，加在氧化铝－活性炭低压层析柱（将 100～200 目的中性氧化铝 7.5g 与层析用活性炭 2.5g 混匀，干法装柱；柱内径为 2.5cm，带 G4 筛板）上，以乙醇 100mL 减压洗脱，收集洗脱液，回收溶剂至干，残渣用流动相溶解，转移至 10mL 量瓶中，并稀释至刻度，摇匀，滤过，取续滤液，即得。

测定：分别精密吸取对照品溶液 10μL 与供试品溶液 20μL，注入液相色谱仪，测定，即得。

本品每丸含益母草以盐酸水苏碱（$C_7H_{13}NO_2 \cdot HCl$）计，不得少于 3.5mg。

第二节　黄酮类成分分析

一、概述

黄酮类化合物（flavonoids）是广泛存在与自然界的一大类化合物，多具有颜色，在植物体内大部分与糖结合成苷，部分以游离形式存在。黄酮类化合物是中药中一类主要有效成分，具有多方面生理活性。如黄芩苷、黄芩素、木犀草素等具有抗菌消炎作用；银杏黄酮、葛根素、槲皮素、山柰酚、异鼠李素等具有扩张冠状动脉，增加血流量，降低心肌耗氧量等作用；芦丁、橙皮苷、d－儿茶素等具有防治高血压及脑溢血等作用；杜鹃素、芫花素、金丝桃苷、川陈皮素、异芒果素等具有止咳、祛痰和扩张气管等作用；紫檀素、黄柏素、桑色素等具有抗癌作用。由于这类成分多具有生物活性，所以在中药制剂中常作为药效学指标进行分析研究。

在2010年版《中国药典》中有262个中药制剂测定黄酮含量，有233个中药制剂以黄酮为对照品进行定性鉴别，用两个或两个以上黄酮定性鉴别的有31个。同时测定两种或两种以上黄酮成分的有6个，既用黄酮定性又用黄酮定量的有139个。

二、供试液制备

含黄酮类成分中药制剂分析时，供试品溶液制备主要根据提取物及伴随杂质的理化性质选择适合的提取液进行提取。极性较大的黄酮苷元及黄酮苷，可选择乙酸乙酯、丙酮、乙醇、甲醇或极性较大的混合溶液提取。大多黄酮苷元适合用乙醚、三氯甲烷等极性较小的溶剂提取。有些极性很小的黄酮苷元，如多甲氧基黄酮苷元，甚至可用苯来提取。

去除干扰物的方法根据所选分析方法、理化性质、分析目的有所差异。如采用分光光度法测定总黄酮苷可选择先采用三氯甲烷或乙醚提取，去除样品中部分低极性成分，挥干试剂后采用甲醇提取，定容，显色后直接测定吸光度的方法。采用HPLC法测定单体黄酮含量，因其为分离分析方法，因此样品往往加一定量有机溶剂，经超声或连续回流提取，过滤后取续滤液直接测定。需要指出的是，由于采用HPLC法测定黄酮单体类成分常用C_{18}键合硅胶作为固定相，在制备供试品溶液时需要用较高极性溶剂。

三、定性鉴别

用于中药制剂中黄酮类成分定性鉴别的方法可采用显色反应、薄层色谱法及高效液相色谱法。其中薄层色谱法为《中国药典》2010年版收载的主要方法。

（一）显色反应

1. 盐酸－镁粉（或锌粉）反应

方法：将中药制剂用适当方法提取分离，制成供试品液，取5～10mL，加入数滴盐酸，然后加入少量镁粉或锌粉（必要时加热），数分钟后溶液出现红色～紫红色，说明含黄酮、黄酮醇、二氢黄酮或二氢黄酮醇类化合物。为了避免中药提取液本身颜色的干扰，可注意观察加入盐酸后升起的泡沫颜色。如泡沫为红色，即示阳性。

例 大山楂丸（山楂）的鉴别

主要组成：山楂、六神曲（麸炒）、麦芽（炒）。

鉴别：取本品9g，剪碎，加乙醇40mL，加热回流10分钟，滤过，滤液蒸干，残渣加水10mL，加热使溶解，加正丁醇15mL振摇提取，分取正丁醇液，蒸干，残渣加甲醇5mL使溶解，滤过。取滤液1mL，加少量镁粉与盐酸2～3滴，加热4～5分钟后，即显橙红色。

2. 与金属盐类试剂的配合反应

黄酮类化合物分子中有游离的 3 - OH、5 - OH 或邻二酚羟基时可与 Al^{3+}、Zr^{4+}、Pb^{2+}、Sr^{2+}等形成配合物，这些配合物有的产生荧光或颜色加深（如 Al^{3+}、Zr^{4+}），有的产生沉淀（如 Pb^{2+}、Sr^{2+}）。这些性质可用于黄酮类成分的定性、定量分析，其中铝盐和锆盐能与大多数黄酮类化合物产生黄绿色的荧光，所以三氯化铝、硝酸铝和二氯氧锆的醇溶液常作为黄酮类成分的重要定性试剂及薄层与纸层析的显色剂。

例　银黄口服液中黄芩提取物的鉴别

主要组成：金银花提取物、黄芩提取物。

鉴别：取本品少量，加水 2mL，滴加氢氧化钠试液 1 滴，溶液显橙黄色，滴加稀醋酸使溶液颜色基本褪去，再滴加 5% 二氯化氧锆溶液 1 滴，溶液显黄色，加稀盐酸颜色不褪。

（二）色谱鉴别

1. 薄层色谱法

薄层色谱法是分离和检识中药制剂中黄酮类成分最常用的定性分析方法，在实际应用中常采用吸附薄层，常用的吸附剂有硅胶与聚酰胺。展开后的检识可采用在紫外灯下观察荧光和喷显色剂相结合的方法。

（1）吸附剂与展开剂：黄酮类成分鉴别通常采用硅胶为吸附剂，用硅胶分离黄酮类成分遵循正相色谱层析规律，化合物极性越强，所需溶剂的极性越大。硅胶主要用于分离极性较弱的黄酮类化合物，包括大多数黄酮苷元和部分黄酮苷。分离时硅胶除对黄酮类成分产生吸附外，还与含游离酚羟基极性大的黄酮类化合物产生氢键，从而出现拖尾现象。在制备硅胶薄层板时有时可加入适量的氢氧化钠溶液，可有效地减少黄酮类成分的拖尾现象。因为黄酮类化合物呈现弱酸性，一般采用酸性展开系统。

聚酰胺也是常用的吸附剂，适用于含游离酚羟基的黄酮苷及苷元。其原理为黄酮类成分含有酚羟基，聚酰胺中含有酰胺基，二者形成氢键。由于各种黄酮类成分取代基性质、多少及位置的结构差异，与聚酰胺形成氢键的能力有所不同，从而得到分离。聚酰胺对黄酮类成分吸附作用较强，因而一般采用极性较强的展开系统。通常展开剂大多含有醇、酸或水，或三者皆有。展开剂分子与聚酰胺或黄酮类化合物形成氢键的能力越强，聚酰胺对黄酮类化合物的吸附能力越弱。

展开剂的正确选择，是获得良好实验结果的前提条件。在选择展开系统时应考虑到展开剂的极性、对鉴别成分的溶解性及合理的 pH 值。被分离成分在薄层层析过程中需要溶解在一定极性的展开剂中，离开原点进行色谱过程，获得不同 R_f值达到分离。维持一定的 pH 值能使被分离的成分在色谱过程中保持稳定的结构，减少拖尾现象。

（2）检识：因为多数黄酮类成分有荧光现象，经过薄层色谱展开后，可在紫外光下检识。同时，由于黄酮类成分与金属盐类试剂反应生成的配合物具有较强的荧光，也可喷三氯化铝溶液显色后在紫外光下检识。黄酮类化合物分子中若含有酚羟基，可与三氯化铁溶液发生显色反应，分子中酚羟基的位置及数量的差异，导致呈现紫、绿、蓝等不同颜色。

表 5-3 常用黄酮类成分 TLC 条件

成 分	吸附剂	展开剂	显色剂或方法
黄芩苷	硅胶 G 聚酰胺	乙酸乙酯-丁酮-甲酸-水（5:3:1:1） 乙酸乙酯-甲醇-甲酸-水（8:1:1:1） 乙酸	三氯化铁 UV（365）
芦丁	硅胶 G	乙酸乙酯-甲醇-甲酸-水（8:1:1::1） 乙酸乙酯-甲酸-水（8:1:1）	三氯化铁 三氯化铝 UV（365）
橙皮苷	硅胶 G	乙酸乙酯-甲醇-水（100:17:13） 甲苯-乙酸乙酯-甲酸-水（20:10:1:1）	三氯化铝 UV（365）
甘草苷	硅胶 G	乙酸乙酯-甲酸-冰醋酸-水（15:1:1:2）	硫酸乙醇 UV（365）
大豆苷	硅胶 G 硅胶 GF_{254}	甲苯-甲酸乙酯-甲酸（5:4:1） 甲苯-甲醇-甲酸（14:6:0.1）	UV（365） UV（254）
葛根素	硅胶 G	三氯甲烷-甲醇-水（28:10:1） 三氯甲烷-甲醇-水（28:10:8）	UV（365）
儿茶素	聚酰胺 纤维素	乙醇-丙酮-冰醋酸（5:5:3） 正丁醇-乙酸-水（3:2:1）	硫酸乙醇

2. 聚酰胺薄层色谱法

聚酰胺薄层色谱用于分离含游离酚羟基的黄酮苷和苷元较好。其原理是黄酮类成分含有酚羟基，而聚酰胺分子中含有酰胺基，二者形成氢键。由于各种黄酮类成分取代基团的性质、多少和位置的不同，与聚酰胺形成氢键的能力有所差异而得到分离。

聚酰胺对黄酮类成分的吸附能力较强，因而展开剂就需要有较强的极性。一般来说，展开剂中大多含有醇、酸或水，或三者兼有。

3. 高效液相色谱法

高效液相色谱法作为定性方法，具有准确快速等优点，在 2010 年版《中国药典》中就收录的清开灵片、清开灵软胶囊、清开灵泡腾片、清开灵胶囊，其中黄芩苷等就用高效液相色谱鉴别。中药制剂包含较复杂的成分，采用高效液相色谱法鉴别黄酮类成分，供试品需要进行一定的预处理，否则获得的色谱结果不理想。供试品溶液制备参照含量测定中高效液相色谱法供试品溶液制备要求。

例 1 二陈丸中橙皮苷的鉴别——薄层色谱法

主要组成：陈皮、半夏（制）、茯苓、甘草。

鉴别：取本品 5g，加甲醇 30mL，置水浴中加热回流 30 分钟，滤过，滤液浓缩至约 5mL，作为供试品溶液。另取橙皮苷对照品，加甲醇制成饱和溶液，作为对照品溶液。照薄层色谱法试验，吸取上述两种溶液各 2μL，分别点于同一用 0.5% 氢氧化钠溶液制备的硅胶 G 薄层板上，以乙酸乙酯-甲醇-水（100:17:13）为展开剂，展开，展距约 3cm，取出，晾干；再以甲苯-乙酸乙酯-甲酸-水（20:10:1:1）的上层溶液为展开剂，展开，展距约 8cm，取出，晾干，喷以三氯化铝试液，置紫外光灯（365nm）下检视。供试品色谱中，在与对照品色谱相应的位置上，显相同颜色的荧光斑点。

陈皮中主要黄酮类成分是具有二氢黄酮结构的橙皮苷，采用甲醇提取是因为甲醇提取的杂质少、效率高。薄层板用氢氧化钠制备后，硅胶活性降低，有效减少黄酮类成分在硅胶板上的拖尾现象；二次展开，可有效地增大极性黄酮类成分在硅胶板上的分离度；三氯化铝显色后检视荧光，能有效增大检测的灵敏度。

例2 双黄连口服液中黄芩苷、绿原酸的鉴别——聚酰胺薄层色谱法

主要组成：金银花、黄芩、连翘。

鉴别：取本品1mL，加75%乙醇5mL，摇匀，作为供试品溶液。另取黄芩苷、绿原酸对照品，分别加75%乙醇制成每1mL含0.1mg的溶液，作为对照品溶液。照薄层色谱法试验，吸取上述三种溶液各1~2μL，分别点于同一聚酰胺薄膜上，以醋酸为展开剂，展开，取出，晾干，置紫外光灯（365nm）下检视。供试品色谱中，在与黄芩苷对照品色谱相应的位置上，显相同颜色的斑点；在与绿原酸对照品色谱相应的位置上，显相同颜色的荧光斑点。

黄芩苷难溶于乙醇，在75%乙醇中溶解度增大，故提取剂、展开剂均选择用75%乙醇。黄芩苷分子中含有5、6位两个羟基，适合选择聚酰胺为固定相。黄芩苷在365nm下观察为暗色斑点，为了观察方便，也可喷三氯化铁溶液显色后日光下观察。

例3 清开灵胶囊中黄芩苷的鉴别——高效液相色谱法

主要组成：胆酸、珍珠母、猪去氧胆酸、栀子、水牛角、板蓝根、黄芩苷、金银花。

鉴别

色谱条件与系统适用性试验：以十八烷基键合硅胶为填充剂；以甲醇-冰醋酸-水（45:1:55）为流动相；检测波长为274nm。理论塔板数以黄芩苷峰计算应不低于3000。

对照品溶液制备：取黄芩苷对照品适量，精密称定，加50%甲醇制成每1mL含0.1mg的溶液，即得。

供试品溶液制备：取装量差异项下的本品内容物，混匀，研细，取约0.25g，精密称定，置100mL量瓶中，加甲醇50mL，超声处理（功率180W，频率40kHz）10分钟，放置室温，加水稀释至刻度，摇匀，滤过，取续滤液，即得。

测定：精密吸取对照品溶液与供试品溶液各5μL，分别注入液相色谱仪，测定。供试品色谱中应呈现与对照品色谱峰保留时间相同的色谱峰。

黄芩苷难溶于水、甲醇，在50%甲醇溶液中溶解度有所增大，故在对照品与供试品溶液制备过程中选择50%甲醇作为溶剂。黄芩苷分子中的5、6位羟基，表现弱酸性，流动相中加入部分醋酸有利于黄芩苷的溶解。但要注意，酸度大小会影响成分的分配系数，导致保留时间发生改变。

四、含量测定

（一）总黄酮含量测定

1. 紫外分光光度法

黄酮类化合物具有特定的紫外吸收峰，含黄酮类化合物的中药制剂经一定的提取纯

化后，可直接于最大吸收波长处测定其吸收度，利用吸收系数法或对照品对比法计算含量。该法适用于干扰较小的某些单方制剂或药材的含量测定，如《中国药典》2010 年版中淫羊藿的总黄酮含量测定即用此法。

2. 三氯化铝-醋酸钾比色法

该法是中药制剂常用的一种总黄酮测定方法，中药制剂经提取后制成供试溶液，以芦丁为对照品，采用三氯化铝-醋酸钾为显色剂，显色后在 420nm 波长处测定吸收度(A)，以标准曲线法计算含量。此法只是用于结构中含有 3,4′-二羟基或 3-羟基, 4′-甲氧基或 3,5-二羟基或 3,3′,4′-三羟基或 3-羟基,3′,4′-二甲氧基或 3,5,4′-三羟基或 3,5-二羟基，4′-甲氧基或 5,3′,4′-三羟基的黄酮化合物，用三氯化铝显色以后，在 420nm 左右有强或较强吸收，如芦丁、金丝桃苷、山柰酚、槲皮素等。不具有以上结构的黄酮化合物，与三氯化铝显色后在 420nm 左右几乎无吸收或只有弱吸收，则不能在此处测定总黄酮含量，如黄芩苷、芹菜素等。

3. 高效液相色谱法

高效液相色谱法与比色法相比较，具有稳定性好，重现性高，干扰因素少等优点，测定结果更为精确可靠。试验中选择合理的对照品是高效液相色谱法测定总黄酮含量的关键步骤，如银杏叶片中总黄酮醇苷的含量测定。

例 消咳喘糖浆中总黄酮含量测定

主要组成：满山红。

测定方法

对照品溶液的制备：取芦丁对照品适量，精密称定，加 60% 乙醇制成每 1mL 含芦丁 60μg 的溶液，即得。

标准曲线的制备：精密量取对照品溶液 0.5mL、1mL、2mL、3mL、4mL、5mL，分别置于 10mL 量瓶中，各加 0.1mol/L 三氯化铝溶液 2mL、1mol/L 醋酸钾溶液 3mL，加 60% 乙醇至刻度，摇匀，放置 30 分钟。以相应试剂为空白。照紫外-可见分光光度法，在 420nm 波长处测定吸光度。以吸光度为纵坐标、浓度为横坐标，绘制标准曲线。

测定：精密量取本品 2mL，置 50mL 量瓶中，加 60% 乙醇至刻度，摇匀，精密量取 1mL，置 10mL 量瓶中，照标准曲线制备项下的方法，自“加 0.1mol/L 三氯化铝溶液”起依法操作，制成供试品溶液。另精密量取本品 2mL，置 50mL 量瓶中，加 60% 乙醇稀释至刻度，精密量取 1mL，置 10mL 量瓶中，加 60% 乙醇至刻度，摇匀，作为空白对照，依法测定吸光度。从标准曲线上读出供试品溶液中芦丁的重量，计算，即得。

4. 亚硝酸钠-硝酸铝-氢氧化钠比色法

本法是将中药制剂样品提取后，制成供试溶液，以芦丁为对照品，以亚硝酸钠-硝酸铝-氢氧化钠为显色剂，在 500nm 测定吸收度，以标准曲线法计算样品含量的方法。本法显色的原理是结构中含有 3′,4′-邻二羟基，可在上述条件显色。同理，只要结构中含有邻二酚羟基的非黄酮化合物也可以显色，如原儿茶醛、原儿茶酸、迷迭香酸、绿原酸、咖啡酸等非黄酮类成分，也可与亚硝酸钠－硝酸铝－氢氧化钠试剂反应产生红色物质，并在500nm左右有强吸收或较强吸收。可见，本法测定黄酮成分含量专属性不强，应用该法测定总黄酮含量要慎重。在保证其他不含有3′,4′－邻二羟基结构的化合物存在时可用本法，否则，误差较大。

例　独一味片中总黄酮含量测定

对照品溶液的制备：取芦丁对照品0.2g，精密称定，置100mL量瓶中，加70%乙醇70mL，置水浴上微热使溶解，放冷，加70%乙醇至刻度，摇匀。精密量取10mL，置100mL量瓶中，加水至刻度，摇匀，即得（每1mL含芦丁0.2mg）。

标准曲线的制备：精密量取对照品溶液1mL、2mL、3rnL、4mL、5mL、6mL，分别置25mL量瓶中，加水至6mL，加5%亚硝酸钠溶液1mL，混匀，放置6分钟，加10%硝酸铝溶液1mL，摇匀，放置6分钟，加氢氧化钠试液10mL，再加水至刻度，摇匀，放置15分钟；以相应的溶剂为空白。照紫外－可见分光光度法，在500nm波长处测定吸光度，以吸光度为纵坐标、浓度为横坐标绘制标准曲线。

测定：取本品20片，糖衣片除去糖衣，精密称定，研细，取0.6g，精密称定，置100mL量瓶中，加70%乙醇70mL，置水浴锅上微热并时时振摇30分钟，放冷，加70%乙醇至刻度，摇匀。取适量，离心（转速为每分钟4000转）10分钟，精密量取上清液1mL，置25mL量瓶中，照标准曲线制备方法，自“加水至6mL”起，依法测定吸光度，从标准曲线上读出供试品溶液中芦丁的量，计算，即得。

本品每片含总黄酮以芦丁（$C_{27}H_{30}O_{16}$）计，不得少于26mg。

（二）单体黄酮成分的含量测定

1. 薄层色谱扫描法

薄层色谱法是测定中药制剂中单体黄酮类成分的有效方法之一。中药制剂组分多，能否有效地进行分析，分离是关键。样品经提取后，分离纯化制成供试品，采用薄层色谱操作，在薄层板上显色或直接扫描测定。

例　枳实导滞丸中橙皮苷的含量测定

供试品制备：取本品适量，研细，取约0.5g，精密称定，置索氏提取器中，加甲醇90mL，加热回流4小时，趁热过滤至100mL量瓶中，用少量甲醇洗涤容器，洗液与滤液合并，放冷，加甲醇至刻度，摇匀，精密量取5mL，置25mL量瓶中，加甲醇至刻度，摇匀，作为供试品溶液。

对照品溶液制备：取橙皮苷对照品适量，精密称定，加甲醇制成每1mL含50μg的溶液，作为对照溶液。

测定：照薄层色谱法试验，精密吸取供试品溶液5μL，对照品2μL与5μL，分别点于同一聚酰胺薄膜上，以甲醇为展开剂，展开，展距约3cm，取出，晾干，喷以1%三氯化铝的甲醇溶液，放置3小时，在紫外光灯（365nm）下定位，照薄层色谱法进行荧光扫描。激发波长λ=300nm，线性扫描，测量供试品荧光强度的积分值与对照品荧光强度的积分值，计算，即得。

2. 高效液相色谱法

黄酮类化合物在紫外光区有较强的吸收，使用 HPLC 法检测灵敏度高。如中药制剂中含有黄酮类化合物，只要经过适当的预处理，并选择好色谱条件，一般都能得到较满意的结果。《中国药典》2010 年版（一部）中黄酮类单体成分的定量分析主要采用高效液相色谱法。

黄酮类成分的 HPLC 条件分为正相与反相色谱两类。反相色谱测定多用 C_{18} 键合固定相，流动相常用甲醇 - 水 - 乙酸（或磷酸缓冲液）及乙腈 - 水。正相色谱多用于没有羟基的黄酮类化合物，固定相为硅胶；—CN 键合相色谱适用于带有一个羟基的黄酮类成分；含有 2 个以上羟基的可选用—NH_2 键合相。目前反相色谱的应用显著多于正相色谱。检测器主要采用紫外检测器或荧光检测器。

此外，计算分光光度法、极谱法等也可用于黄酮类成分的测定。

五、常见黄酮类成分分析

黄酮类成分是中药常见成分之一，含有黄酮类成分的中药制剂较多，黄酮成分常作为定性、定量的指标性成分分析，下表列出常见黄酮类成分的定性、定量分析。

表 5-4 常见黄酮类成分性质及分析简表

化学成分	理化特征	常用分析方法	实　例
芦丁（芸香苷） Rutin（Rutoside） 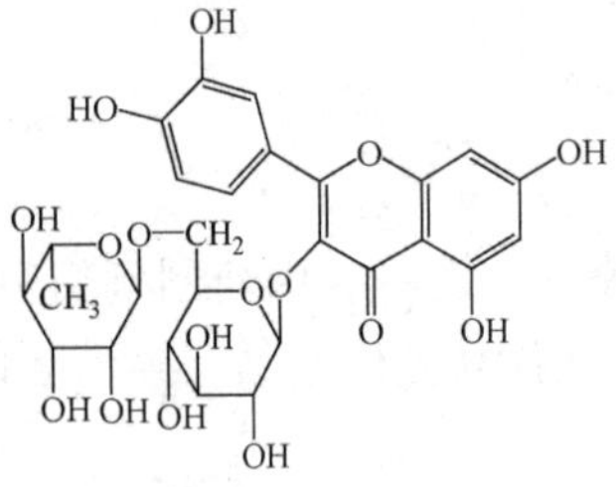 $C_{27}H_{30}O_{16}$ 610.51	黄酮醇类化合物，有共轭体系。 浅黄色针状结晶，显弱酸性。易溶于碱水，可溶于热水、甲醇、乙醇、吡啶，难溶于冷水。 mp：177℃ ~178℃。 UV：259、266、299、359nm	高效液相色谱法 薄层扫描法 紫外 - 可见分光光度法 毛细管区带电泳法	山绿茶降压片（山绿茶，高效液相色谱法） 血栓心脉宁胶囊（槐花，高效液相色谱法） 痔康片（槐花，高效液相色谱法） 痔炎消颗粒（槐花，高效液相色谱法） 痣宁片（槐米，高效液相色谱法）
黄芩苷 Baicalin 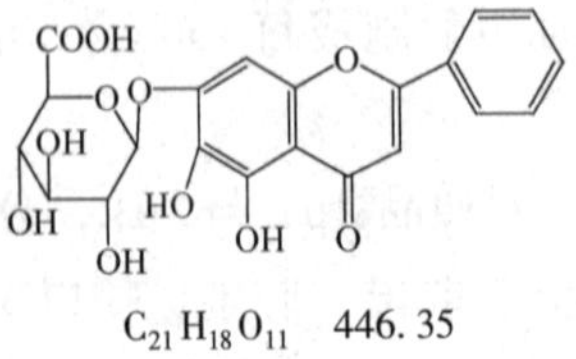 $C_{21}H_{18}O_{11}$ 446.35	黄酮类化合物，有共轭体系。 浅黄色针状结晶，显弱酸性。易溶于 N,N - 二甲基甲酰胺（DNF）、吡啶，微溶于热冰乙酸、碳酸氢钠、碳酸钠和氢氧化钠等溶液，难溶于甲醇、乙醇、丙酮，几乎不溶于水、乙醚、苯、氯仿。 mp：223℃。 UV：240、271、314nm。	高效液相色谱法 薄层扫描法 紫外 - 可见分光光度法	一清胶囊（黄芩，高效液相色谱法） 小儿解表颗粒（黄芩，高效液相色谱法） 牛黄解毒片（黄芩，高效液相色谱法） 消痤丸（黄芩，高效液相色谱法） 银黄口服液（黄芩提取物，高效液相色谱法）

续表

化学成分	理化特征	常用分析方法	实　例
葛根素 Puerarin 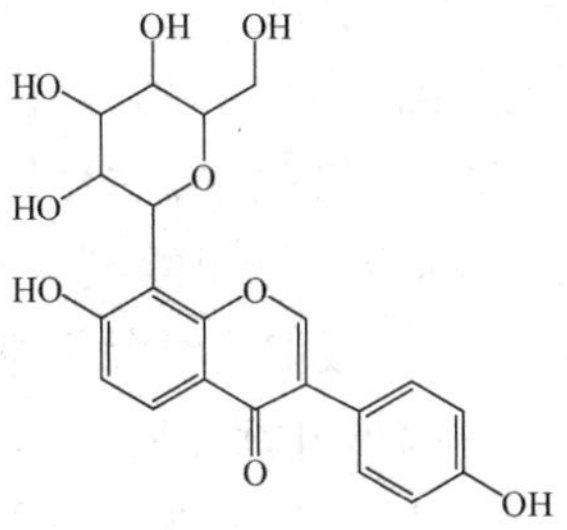 $C_{21}H_{20}O_9$　416.38	异黄酮类化合物，有共轭体系。 白色针状结晶，显弱酸性。易溶于甲醇、乙醇等极性溶剂，几乎不溶于乙醚、甲苯、氯仿。 mp：187℃（分解）。 UV：254nm	高效液相色谱法 薄层扫描法 紫外－可见分光光度法 荧光分光光度法	参乌健脑胶囊（葛根、粉葛，高效液相色谱法） 心可舒片（葛根，高效液相色谱法） 障眼明片（葛根，高效液相色谱法） 颈复康颗粒（葛根，高效液相色谱法） 桑葛降脂片（葛根，高效液相色谱法）
淫羊藿苷 Icariin 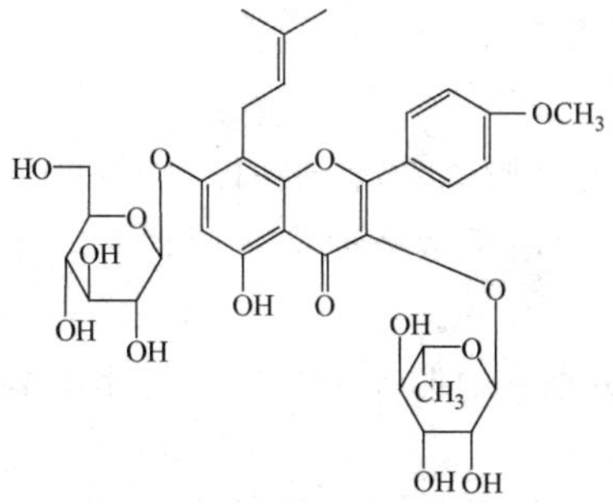 $C_{33}H_{40}O_{15}$　676.65	黄酮醇类化合物，有共轭体系。 淡黄色针状结晶。溶于乙醇、乙酸乙酯，不溶于醚、苯、氯仿。 mp：231℃～232℃。 UV：272	高效液相色谱法 薄层扫描法	固本统血颗粒（淫羊藿，高效液相色谱法） 乳核散结片（淫羊藿，高效液相色谱法） 健脑安神片（淫羊藿，高效液相色谱法） 益肾灵颗粒（淫羊藿，高效液相色谱法） 抗骨增生丸（淫羊藿，高效液相色谱法）
橙皮苷 Hesperidin 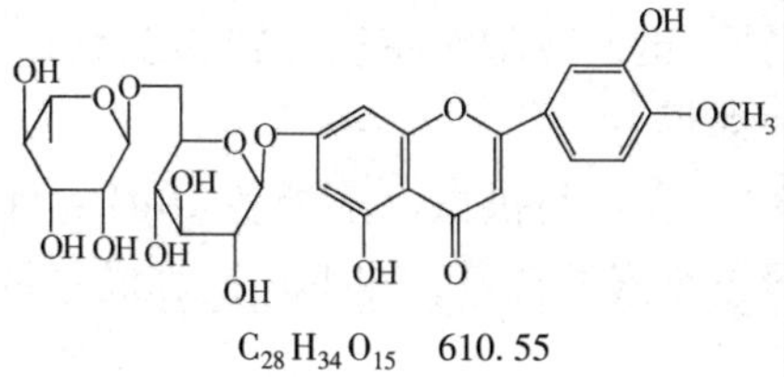 $C_{28}H_{34}O_{15}$　610.55	二氢黄酮类化合物。 为细树枝状针状结晶（pH6～7沉淀所得）。 1g溶于50000mL水中。在60℃溶于二甲基甲酰胺及甲酰胺。略微溶于甲醇及热冰醋酸，几乎不溶于丙酮、苯及氯仿，易溶于稀碱及吡啶。 mp：258℃～262℃（250℃软化）。 UV：284nm	高效液相色谱法 薄层扫描法 高效毛细管电泳法	香砂养胃颗粒（陈皮、枳壳，高效液相色谱法） 香砂枳术丸（麸炒枳实，高效液相色谱法） 健脾丸（陈皮、枳壳，高效液相色谱法） 二陈丸（陈皮，高效液相色谱法） 枳实导滞丸（枳实，薄层色谱扫描法）
槲皮素 Quercetin 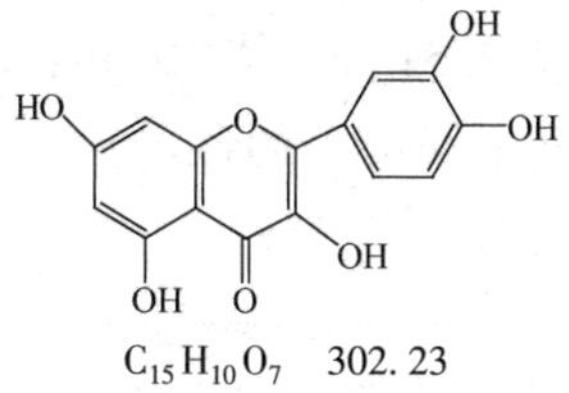 $C_{15}H_{10}O_7$　302.23	黄酮醇类化合物，有共轭体系。 二水合物为黄色针状结晶（稀乙醇），在95℃～97℃成为无水物。 1g溶于290mL无水乙醇、23mL沸乙醇，溶于冰醋酸、碱性水溶液呈黄色，几乎不溶于水。 mp：314℃（分解）。 UV：258、375nm	高效液相色谱法 薄层扫描法 高效毛细管电泳法 紫外分光光度法	泌石通胶囊（槲叶，高效液相色谱法）

例 1 枳实导滞丸中橙皮苷含量测定——薄层色谱扫描法

主要组成：枳实（炒）、大黄、黄连（姜汁炙）、黄芩、六神曲（炒）、白术（炒）、茯苓、泽泻。

含量测定：取本品适量，研细，取约 0.5g，精密称定，置索氏提取器中，加甲醇 90mL，加热回流 4 小时，趁热过滤至 100mL 量瓶中，用少量甲醇洗涤容器，洗液与溶液合并，放冷，加甲醇至刻度，摇匀，精密量取 5mL，置 25mL 量瓶中，加甲醇至刻度，摇匀，作为供试品溶液。另取橙皮苷对照品适量，精密称定，加甲醇制成每 1mL 分别含 50μg 的溶液，作为对照品溶液。照薄层色谱法试验，精密吸取供试品溶液 5μL、对照品溶液 2μL 与 5μL，分别点于同一聚酰胺薄膜上，以甲醇为展开剂，展开，展距约 3cm，取出，晾干，喷以 1% 三氯化铝的甲醇溶液，放置 3 小时，在紫外灯（365nm）下定位，照薄层色谱扫描法进行荧光扫描。激发波长 $\lambda = 300nm$，线性扫描，测量供试品荧光强度的积分值与对照品荧光强度的积分，计算，即得。

例 2 银杏叶片中总黄酮醇苷含量测定——高效液相色谱法

主要组成：银杏叶提取物。

色谱条件与系统适用性试验：以十八烷基硅烷键合硅胶为填充剂；以甲醇－0.4% 磷酸溶液（50∶50）为流动相；检测波长为 360nm。理论塔板数按槲皮素峰计算应不低于 2500。

对照品溶液的制备：分别取槲皮素、山柰素、异鼠李素对照品适量，各加甲醇制成每 1mL 分别含 20μg 的溶液，作为对照品溶液。

供试品溶液的制备：取本品 10 片，除去包衣，精密称定，研细，取约相当于总黄酮醇苷 19.2mg 的粉末，精密称定，置具塞锥形瓶中，精密加入甲醇 20mL，塞密，称定重量，超声处理（功率 250W，频率 33kHz）20 分钟，放冷，再称定重量，用甲醇补足减失的重量，摇匀，滤过，精密量取续滤液 10mL，置 100mL 锥形瓶中，加甲醇 10mL、25% 盐酸溶液 5mL，摇匀，置水浴中加热回流 30 分钟，迅速冷却至室温，转移至 50mL 量瓶中，用甲醇稀释至刻度，摇匀，滤过，取滤液，即得。

测定：分别精密吸取对照品溶液（或对照提取物溶液）与供试品溶液各 10μL，注入液相色谱仪，测定，分别计算槲皮素、山柰素和异鼠李素的含量，按下式换算成总黄酮醇苷的含量。

$$总黄酮醇苷含量 = （槲皮素含量 + 山柰素含量 + 异鼠李素含量）\times 2.51$$

样品经酸水解后，通过高效液相色谱测定槲皮素、山柰素和异鼠李素 3 种苷元的含量，再乘以一定的因子换算成总黄酮含量，是国际上公认的分析银杏叶黄酮含量的方法。总黄酮的换算系数即以对羟基桂皮酰衍生物的分子量 756.7 分别除以槲皮素苷元、山柰素苷元和异鼠李素苷元的分子量，得到换算系数分别为 2.51、2.64、2.39，取平均值 2.51 为换算系数，测得苷元的总面积之后乘以 2.51 即得总黄酮苷的含量。

例 3 银黄口服液中黄芩苷含量测定——高效液相色谱法

主要组成：金银花提取物、黄芩提取物。

色谱条件与系统适用性试验：以十八烷基硅烷键合硅胶为填充剂；以甲醇－水－磷酸（50∶50∶0.2）为流动相；检测波长为 274nm。理论塔板数按黄芩苷峰计算应不低于 2500。

对照品溶液的制备：取黄芩苷对照品约10mg，精密称定，置100mL量瓶中，加甲醇溶解并稀释至刻度，摇匀，精密量取5mL，置10mL量瓶中，加水稀释至刻度，摇匀，即得（每1mL含黄芩苷50μg）。

供试品溶液的制备：精密量取本品1mL，置50mL量瓶中，加水稀释至刻度，摇匀，精密量取3mL，置25mL量瓶中，加50%甲醇稀释至刻度，摇匀，滤过，取续滤液，即得。

测定：分别精密吸取对照品溶液与供试品溶液各10μL，注入液相色谱仪，测定，即得。

第三节　三萜皂苷类成分分析

一、概述

三萜是由30个碳原子组成的萜类化合物，大多数三萜化合物均可看作由6个异戊二烯单位联结而成。萜类化合物在自然界分布很广泛，有的游离存在于植物体，有的则与糖结合成苷的形式存在。游离三萜类化合物通常多不溶于水，而与糖结合成苷后，则大多可溶于水，振摇后可生成胶体溶液，并有持久性似肥皂溶液的泡沫，故有三萜皂苷（Triterpenoid saponins）之称。

在2010年版《中国药典》中有106个中药制剂测定三萜皂苷含量，有179个中药制剂以三萜皂苷为对照品进行定性鉴别。在含量测定中用HPLC的105个，TLCS的1个，其他方法2个。同时测定两种或两种以上三萜皂苷成分的有20个，测定中药制剂总皂苷的2个。

三萜类化合物是中药中一类主要有效成分，具有多方面生理活性。如人参皂苷能促进RNA蛋白质的生物合成，调节机体代谢，增强免疫功能；柴胡皂苷有抑制中枢神经系统和明显的抗炎症作用，并能减低血浆中胆固醇和甘油三酯的水平；七叶皂苷有明显抗渗出、抗炎、抗瘀血的作用；甘草皂苷有类似盐皮质激素样作用，并有防治肝硬化、抗动脉粥样硬化、抗溃疡等作用；还有一些皂苷类化合物有抗肿瘤活性。由于这些成分多具有生物活性，所以在中药制剂中常作为药效学指标进行分析研究。

二、鉴别

1. 供试液制备

在复方制剂中由于成分较多，干扰较大，在含有皂苷的成分样品处理中，一般需经净化处理，常见的净化方法有萃取法、柱色谱法等，在色谱法中利用皂苷具有水溶性的特性，一般先用甲醇提取，挥干后用水溶解，再用正丁醇萃取，以达到净化的目的。当杂质较多时，可以采用碱水（氨试液、氢氧化钠溶液等）萃取、柱色谱（常用中性氧化铝、大孔吸附树脂等填料）处理等方法纯化。当测定皂苷干扰较大时，有时可将皂苷水解成苷元进行处理，如人参养荣丸中人参的鉴别，由于所含皂苷类成分较多，干扰较大，取样品加70%硫酸加热水解，再用石油继萃取，作为供试液，以人参二醇、人参三醇作为对照品检测。

例 取十一味参芪片，除去包衣，研细，取约3g，加甲醇20mL，加热回流1小时，滤过，滤液加在中性氧化铝柱（100～200目，5g，内径为10mm）上，用40%甲醇100mL洗脱，收集洗脱液，蒸干，残渣加水30mL使溶解，用水饱和的正丁醇振摇提取2次，每次20mL，合并正丁醇液，用氨试液洗涤2次，每次20mL，弃去氨洗液，再用水洗涤2次，每次15mL，弃去水洗液，正丁醇液用适量无水硫酸钠脱水，滤过，滤液蒸干，残渣加甲醇0.5mL使溶解，作为供试品溶液（测定黄芪甲苷）。

2. 薄层色谱法

由于皂苷类成分大多无明显的紫外吸收，故经薄层色谱分离，然后选用适当的显色剂显色观察，是皂苷鉴别中最常用的方法。

三萜皂苷类成分进行薄层层析时通常采用硅胶为吸附剂，也有采用氧化铝、硅藻土等为吸附剂的。三萜皂苷一般极性较大，因而展开剂的极性大些，才能得到较好的分离效果。常用的溶剂系统有：三氯甲烷－甲醇－水（13∶7∶2，10℃以下放置，下层）、正丁醇－乙酸乙酯－水（4∶1∶5）、正丁醇－3mol/L氢氧化铵－乙醇（5∶2∶1）、三氯甲烷－甲醇（7∶3）、正丁醇－乙酸－水（4∶1∶5，上层）等。

三萜皂苷元的极性较小，如以硅胶为吸附剂，展开剂要有较强的亲脂性，才能适应皂苷元的强亲脂性，所用的溶剂系统常以苯、三氯甲烷、己烷、异丙醚等为主要组分，再加少量其他极性溶剂。常用的溶剂系统有环己烷－乙酸乙酯（1∶1）、苯－乙酸乙酯（1∶1）、三氯甲烷－丙酮（9∶1）、三氯甲烷－乙酸乙酯（1∶1）、苯－丙酮（1∶1）、三氯甲烷－乙醚（1∶1）、苯－乙醇（17∶3）等。

薄层层析后，可选用5%及10%硫酸乙醇液、香草醛硫酸溶液、磷钼酸溶液、浓硫酸－醋酸酐溶液、碘蒸气等显色剂进行显色，其中以不同浓度的硫酸乙醇液为最常用，加热后观察薄层斑点颜色，也可以在荧光下观察色谱斑点。

表5－5 三萜皂苷类成分常用TLC条件

成分	吸附剂	展开剂	显色或方法
人参皂苷Re、Rb_1、Rg_1、Rf	硅胶G	三氯甲烷－乙酸乙酯－甲醇－水（15∶40∶22∶10）10℃以下放置的下层溶液； 三氯甲烷－正丁醇－甲醇－水（2∶4∶1∶2）10℃以下放置的下层溶液； 三氯甲烷－甲醇－水（65∶35∶10）10℃以下放置过夜的下层溶液； 正丁醇－乙酸乙酯－水（4∶1∶5）的上层溶液； 二氯甲烷－四氢呋喃－甲醇－水（30∶20∶10∶3.3）	10%硫酸乙醇溶液，105℃加热； UV（365nm）； 5%硫酸乙醇，105℃加热
三七皂苷R_1	硅胶G	三氯甲烷－乙酸乙酯－甲醇－水（15∶40∶22∶10）10℃以下放置的下层溶液； 三氯甲烷－甲醇－水（65∶35∶10）10℃以下放置过夜的下层溶液； 三氯甲烷－正丁醇－甲醇－水（2∶4∶1∶2）10℃以下放置的下层溶液； 二氯甲烷－四氢呋喃－甲醇－水（30∶20∶10∶3.3）	10%硫酸乙醇溶液，105℃加热； UV（365nm）
拟人参皂苷F_{11}	硅胶G、高效硅胶G	三氯甲烷－乙酸乙酯－甲醇－水（15∶40∶22∶10）10℃以下放置的下层溶液	10%硫酸乙醇溶液，105℃加热

续表

成　　分	吸附剂	展　开　剂	显色或方法
黄芪甲苷	硅胶 G	三氯甲烷－乙酸乙酯－甲醇－水（10∶20∶11∶5）10℃以下放置的下层溶液； 三氯甲烷－甲醇－水（13∶7∶2）10℃以下放置的下层溶液； 乙酸乙酯－丁酮－甲酸－水（5∶3∶1∶1）	10% 硫酸乙醇溶液，105℃加热； UV（365nm）
黄芪甲苷	硅胶 G	正丁醇－乙酸乙酯－水（4∶1∶5）的上层溶液； 二氯甲烷－乙酸乙酯－甲酸－水（1∶6∶2∶2）上层溶液； 二氯甲烷－乙酸乙酯－甲醇－水（2∶4∶2∶1）的下层溶液； 二氯甲烷－甲醇－水（13∶7∶2）10℃以下放置的下层溶液	10% 硫酸乙醇溶液，105℃加热； UV（365nm）
酸枣仁皂苷 A、B	硅胶 G	水饱和正丁醇； 正丁醇－冰醋酸－水（4∶1∶5）的上层溶液	1% 香草醛硫酸溶液，加热；2% 香草醛硫酸溶液；5% 香草醛硫酸溶液，105℃加热
川续断皂苷Ⅵ	硅胶 G	正丁醇－冰醋酸－水（4∶1∶5）的上层溶液； 正丁醇－醋酸－水（4∶1∶5）的上层溶液； 三氯甲烷－甲醇－水（13∶7∶2）10℃以下放置的下层溶液	10% 硫酸乙醇溶液，加热；5% 磷钼酸乙醇溶液，120℃加热
甘草酸单铵盐、甘草酸铵	1% 氢氧化钠的硅胶 G、GF_{254}、硅胶 G	乙酸乙酯－甲酸－冰醋酸－水（15∶1∶1∶2）； 正丁醇－甲醇－浓氨溶液－水（5∶1.5∶0.4∶1.6）； 正丁醇－冰醋酸－水（4∶1∶2）； 正丁醇－冰醋酸－水（6∶1∶3）的上层溶液； 正丁醇－甲醇－氨溶液（8→10）（5∶1.5∶2）	10% 硫酸乙醇溶液，105℃加热； UV（254nm）
积雪草苷	硅胶 G	三氯甲烷－甲醇－水（7∶3∶0.5）； 正丁醇－乙酸乙酯－水（4∶1∶5）的上层溶液	10% 硫酸乙醇溶液，105℃加热；醋酐－硫酸－无水乙醇（1∶1∶10），105℃加热

例1　启脾丸中人参皂苷 Re、人参皂苷 Rg_1 的鉴别

主要组成：人参、白术、茯苓、甘草、陈皮、山药等。

鉴别：取本品 9g，剪碎，加硅藻土 5g，研匀，加三氯甲烷 40mL，超声处理 30 分钟，滤过，药渣加甲醇 50mL，加热回流 1 小时，滤过，滤液蒸干，残渣加甲醇 5mL 使溶解，加在中性氧化铝柱（100～200 目，15g，内径 1.0～1.5cm）上，用 40% 甲醇 150mL 洗脱，收集洗脱液，蒸干，残渣加水 30mL 使溶解，用水饱和的正丁醇振摇提取 2 次，每次 25mL，合并正丁醇液，用正丁醇饱和的水洗涤 3 次，每次 20mL。取正丁醇液蒸干，残渣加甲醇 0.5mL 使溶解，作为供试品溶液。另取甘草对照药材 1g，同法制成对照药材溶液。再取人参皂苷 Re、人参皂苷 Rg_1 对照品，加甲醇制成每 1mL 各含 1mg 的混合溶液，作为对照品溶液。吸取供试品溶液及对照药材溶液各 5～10μL、对照品溶液 5μL，分别点于同一硅胶 G 薄层板上，以三氯甲烷－乙酸乙酯－甲醇－水（15∶40∶22∶10）10℃以下放置的下层溶液为展开剂，展开，取出，晾干，喷以 10% 硫酸乙醇溶液，在 105℃加热至斑点显色清晰，置紫外光灯（365nm）下检视。供试品色谱中，在与对照药材色谱和对照品色谱相应位置上，显相同颜色的荧光斑点。

三、含量测定

中药制剂中皂苷类成分的定量分析可分为总皂苷测定、皂苷元测定和单体皂苷测定。

总皂苷的含量测定一般需要用适当的溶剂提取。由于皂苷在极性溶剂中溶解度较大，因此提取溶剂可为各种浓度的甲醇（70%～95%）、乙醇、异丙醇、丁醇、戊醇。提取后经分离得到总皂苷成分，分离可用有机溶剂，如用水饱和的正丁醇萃取，也可用大孔吸附树脂处理后溶剂洗脱。测定总皂苷类成分最常用的方法是比色法，也有用重量法者。

皂苷元的含量测定时可按上述总皂苷的提取分离方法得到总皂苷，再加酸（如硫酸、盐酸）加热水解，得到皂苷元；也可以将样品先行水解，再用有机溶剂从水解后的混合液中提取皂苷元。测定皂苷元含量的方法主要有薄层色谱法、高效液相色谱法和比色法。但在中药制剂中如无特殊原因，应尽量避免将药品水解后测定水解产物，因为如此测定已不能客观反应药品自身的质量，更无法进行稳定性考察。

单体皂苷的含量测定方法主要为薄层色谱法和高效液相色谱法。

（一）总皂苷的含量测定

1. 重量法

根据三萜皂苷类成分的溶解性进行提取、分离及纯化后得总皂苷，恒重，称量并计算得样品中总皂苷含量，该方法主要用于含皂苷的原料药质量控制。在中药制剂中，如处方中药味含皂苷类成分较多时，常用正丁醇作溶剂，测定正丁醇浸出物。

例　甘草浸膏中甘草酸含量测定

主要组成：甘草。

测定方法：取本品约6g，精密称定，加水50mL溶解后，移至100mL量瓶中，用乙醇稀释至刻度，混匀，静置12小时，精密吸取上清液25mL置烧杯中，加氨试液3滴，置水浴上蒸发至稠膏状，加水30mL使溶解，缓缓加入盐酸溶液（3→10）5mL，在冰水中静置约30分钟，滤过，沉淀用冰水洗涤4次，每次5mL，弃去洗液及滤液，沉淀在滤纸上放置约2～3小时，使水分自然挥散，再用预先加热至60℃～70℃的乙醇10mL使沉淀溶解，滤过，滤器用热乙醇洗涤至洗液无色，合并乙醇液，置已干燥至恒重的烧杯中，在水浴上蒸干，并在105℃干燥3小时，精密称定，计算供试品中甘草酸的含量，即得。

此法误差较大，已少用。

2. 比色法

人参总皂苷提取物的含量测定

对照品溶液的制备：取人参皂苷Re对照品适量，精密称定，加甲醇制备成每1mL含1mg的溶液，即得。

标准曲线的制备：精密吸取对照品溶液20μL、40μL、80μL、120μL、160μL、

200μL，分别置于具塞试管中，低温挥去溶剂，加入1%香草醛高氯酸试液0.5mL，置于60℃恒温水浴上充分混匀后加热15分钟，立即用冰水浴冷却2分钟，加入77%硫酸溶液5mL，摇匀。以试剂作空白。消除气泡后用紫外-可见分光光度法，在540nm波长处测定吸光度，以吸光度为纵坐标、浓度为横坐标绘制标准曲线。

测定：取本品约50mg，精密称定，置25mL量瓶中，加甲醇适量使溶解并稀释至刻度，摇匀，精密量取50μL，照标准曲线制备项下的方法，自"置于具塞试管中"起依法操作，测定吸光度，从标准曲线上读出供试品溶液中人参皂苷Re的量，计算结果乘以0.84，即得。

本品按干燥品计，含人参总皂苷以人参皂苷Re（$C_{48}H_{82}O_{18}$）计，应为65%～85%。

（二）三萜皂苷类单体成分含量测定

1. 薄层色谱法

样品经适当提取、纯化后，用薄层色谱法分离，可排除其他组分的干扰，常用于测定中药制剂中的皂苷元或单体皂苷，定量方法可采用薄层扫描法。

2. 高效液相色谱法

大多数三萜皂苷类成分，如人参皂苷、三七皂苷等可利用其在紫外区的末端吸收来检测，但灵敏度相对要低。若中药制剂中所含三萜皂苷类成分本身具有较强的紫外吸收，如甘草酸、远志皂苷等，可用HPLC法分离并用紫外检测器检测。近年来，蒸发光散射检测器（ELSD）这一通用型质量检测器的技术日渐成熟，使得高效液相色谱法检测三萜皂苷类成分的文献报道越来越多，主要用于紫外检测灵敏度差的成分检测，如黄芪甲苷的测定采用ELSD检测。

四、常见三萜皂苷类成分分析

表5-6　常见三萜皂苷类成分分析

化合物名称	理化性质	常用定量分析方法	实　例
人参皂苷Re（Ginsenoside Re） （$C_{48}H_{82}O_{18}$；947.12） 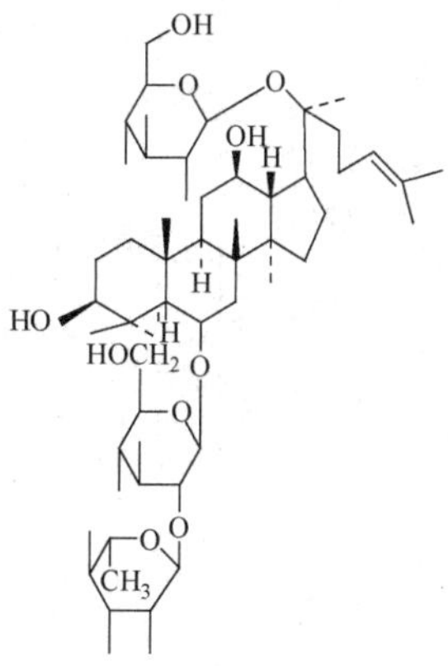	为无色针状结晶（50%乙醇），mp：201℃～203℃	薄层扫描法 高效液相色谱法（UV） 高效液相色谱法（ELSD）	二十七味定坤丸（西洋参，高效液相色谱法） 生脉胶囊（红参，高效液相色谱法） 麝香保心丸（人参提取物，高效液相色谱法） 肾炎舒片（人参，高效液相色谱法）

续表

化合物名称	理化性质	常用定量分析方法	实例
人参皂苷 Rg_1（Ginsenoside Rg_1）（$C_{42}H_{72}O_{14}\cdot 2H_2O$；830.03） 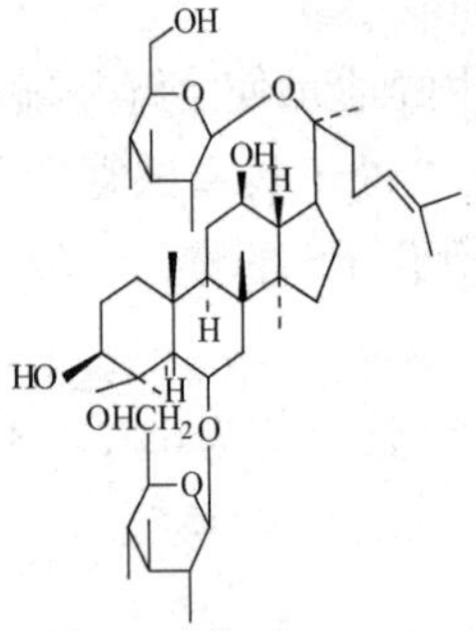	无色半结晶物（正丁醇－甲基乙基酮）。mp：194℃～196.5℃。溶于甲醇、吡啶及热丙酮，稍溶于醋酸乙酯及氯仿	薄层扫描法 高效液相色谱法（UV） 高效液相色谱法（ELSD）	龟龄集（红参，高效液相色谱法） 定坤丹（红参、三七，高效液相色谱法） 益心宁神片（人参茎叶总皂苷，高效液相色谱法）
黄芪甲苷（Astragaloside Ⅳ）（$C_{41}H_{68}O_{14}$；784） 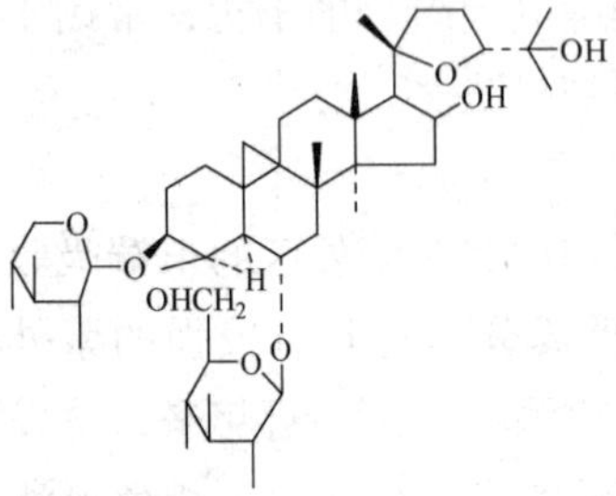	mp：295℃～296℃ $UV\lambda_{max}^{MeOH}$ nm：200.8	薄层扫描法 高效液相色谱法（UV） 高效液相色谱法（ELSD）	复方扶芳藤合剂（黄芪，薄层扫描法） 补中益气丸［炙黄芪，高效液相色谱法（ELSD）］ 舒心口服液（黄芪，高效液相色谱法） 渴乐宁胶囊（黄芪，高效液相色谱法）
甘草酸（Glycyrrhizic acid）（$C_{42}H_{62}O_{16}$；822.92） 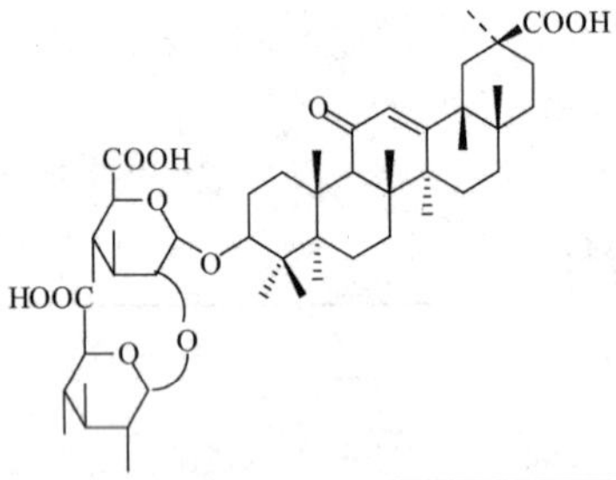	结晶体（冰醋酸），强甜味。 mp：170℃。$UV\lambda_{max}^{MeOH}$ nm：248、201。 易溶于热水及乙醇，几乎不溶于乙醚	高效液相色谱法 薄层扫描法	胃脘舒颗粒（甘草，高效液相色谱法） 脑乐静（甘草浸膏，高效液相色谱法） 痰饮丸（炙甘草，高效液相色谱法）
三七皂苷 R1（Notoginsenoside R1）（$C_{47}H_{80}O_{18}$；933.131） 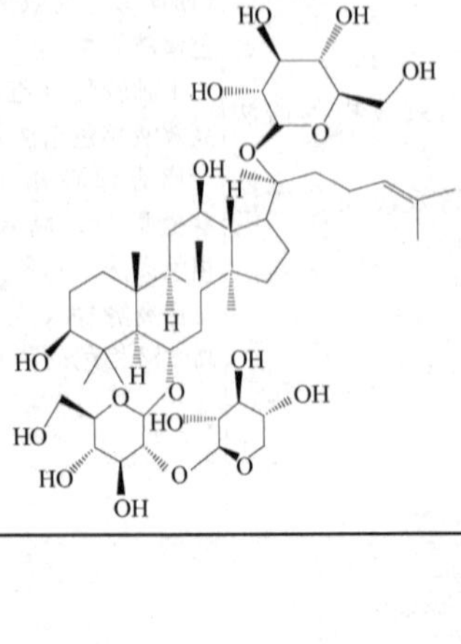	白色粉末。mp：211℃～214℃。$[\alpha]_D^{26}=+17.5°$。易溶于甲醇	高效液相色谱法（UV） 高效液相色谱法（ELSD） 薄层扫描法（TLCS）	三七片（三七，高效液相色谱法） 复方血栓胶囊（三七，高效液相色谱法） 舒胸片（三七，高效液相色谱法）

续表

化合物名称	理化性质	常用定量分析方法	实　例
人参皂苷 Rb_1 (Ginsenoside Rb_1) ($C_{54}H_{92}O_{23}$；1109.29) 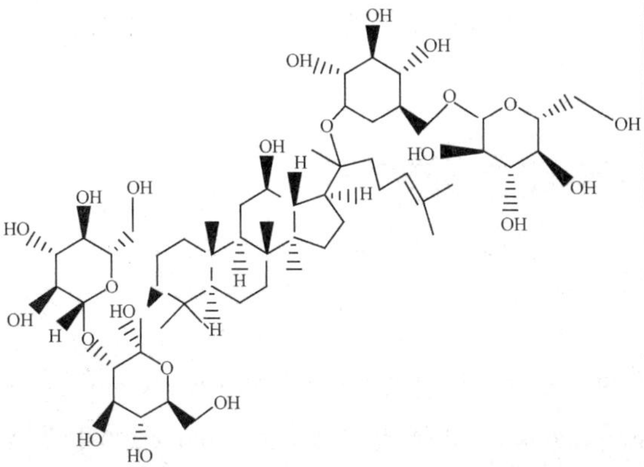	白色粉末。mp：197℃～198℃。旋光度 +12.42（c=0.91，甲醇），易溶于水、甲醇、乙醇，不溶于乙醚、苯	高效液相色谱法（UV） 高效液相色谱法（ELSD）	三七片（三七，高效液相色谱法） 三七雪上宁胶囊（三七，高效液相色谱法）

例 1　三七片中人参皂苷 Rg_1、人参皂苷 Rb_1、三七皂苷 R_1 含量测定——高效液相色谱法（UV）

主要组成：三七。

色谱条件：以十八烷基键合相硅胶为填充剂；以乙腈为流动相 A，以水为流动相 B，按下表进行梯度洗脱；检测波长为 203nm。

时间（分钟）	流动相 A（%）	流动相 B（%）
0～12	19	81
12～60	19→36	81→64

对照品溶液的制备：取人参皂苷 Rg_1 对照品、人参皂苷 Rb_1 对照品和三七皂苷 R_1 对照品适量，精密称定，加甲醇制成每 1mL 含人参皂苷 Rg_1 0.4mg、人参皂苷 Rb_1 0.4mg、三七皂苷 R_1 0.1mg 的混合溶液，即得。

供试品溶液的制备：取本品 10 片，精密称定，研细，取约 0.8g，精密称定，置具塞锥形瓶中，精密加入甲醇 50mL，称定重量，放置过夜，置 80℃水浴上加热回流 2 小时，放冷，再称定重量，用甲醇补足减失的重量，摇匀，滤过，取续滤液，即得。

测定：分别精密吸取对照品溶液与供试品溶液各 10μL，注入液相色谱仪，测定，即得。

例 2　乙肝宁颗粒中黄芪甲苷含量测定——高效液相色谱法（ELSD）

主要组成：黄芪、白花蛇舌草、茵陈等。

色谱条件：以十八烷基键合相硅胶为填充剂；以甲醇－水（75∶25）为流动相；用蒸发光散射检测器检测。柱温为 40℃。

对照品溶液的制备：取黄芪甲苷对照品适量，精密称定，加甲醇制成每 1mL 含 60μg 的溶液，即得。

供试品溶液的制备：取装量差异项下的本品，混匀，取适量，研细，取约 5g 或 1g

（含乳糖），精密称定，加水20mL使溶解，用水饱和的正丁醇振摇提取4次，每次20mL，合并正丁醇液，用氨试液20mL分2次洗涤，再用以正丁醇饱和的水20mL分2次洗涤，取正丁醇液，蒸干，残渣用适量甲醇溶解，转移至5mL量瓶中，加甲醇至刻度，摇匀，滤过，取续滤液，即得。

测定：分别精密吸取对照品溶液10μL、30μL及供试品溶液20μL，注入液相色谱仪中，用外标两点法对数方程计算，即得。

第四节　醌类成分分析

一、概述

醌类化合物是中药中一类具有醌式结构的化学成分，主要分为苯醌（Benzoquinone）、萘醌（Naphthoquinone）、菲醌（Phenanthraquinone）和蒽醌（Anthraquinone）四种类型。在中药中以蒽醌及其衍生物最为多见。蒽醌类化合物在中药中可游离存在，也可与糖结合成苷，称为蒽苷。醌类化合物大多数具有显著的生物活性，如泻下、抗菌、健胃、利尿、祛瘀、抗肿瘤。因此中药制剂中有含有醌类成分的中药时，常选择该中药含有的醌类成分作为鉴别和含量测定的指标成分。在2010年版《中国药典》中有38个中药制剂测定醌类成分含量，有70个中药制剂以醌类成分为对照品进行鉴别。在含量测定中用HPLC的38个，其中，同时测定两种或两种以上醌类成分的有23个。醌类成分已经成为中药制剂分析中非常重要的一类成分。

因此中药制剂中有含有醌类成分的中药时，常选择该中药含有的醌类成分作为鉴别和含量测定的重要指标之一。

二、供试液制备

醌类成分在中药中的存在状态可分为游离型和结合型，这两种类型成分的理化性质差异明显，特别是溶解性不同，游离醌类成分极性小，易溶于甲醇、乙醇、乙醚、苯、氯仿等有机溶剂，微溶或不溶于水，常用亲脂性有机溶剂乙醚或氯仿提取；结合型醌类成分极性较大，多用极性大的有机溶剂如甲醇、乙醇提取。因此，制备供试品溶液时，对于被测成分为游离型醌类成分，可用乙醚、氯仿等低极性有机溶剂提取，提取液蒸干后，加适量甲醇溶解，作为供试品溶液。对于被测成分为结合型醌类成分，则应预先除去样品中的游离型醌类成分，再用极性溶剂提取结合型醌类成分。由于结合型醌类成分分析困难，需经水解成游离型成分后才加以分析，常用的水解液为6mol/L盐酸溶液或2.5mol/L硫酸溶液，酸度不宜太高，否则可导致有机物炭化。通常是取样品，先加乙醚或氯仿等低极性有机溶剂提取，滤过，弃去提取液，药渣挥干溶剂后，加甲醇提取，将甲醇提取液蒸干，残渣加酸水加热水解后，再用乙醚或氯仿萃取，取乙醚或氯仿液，蒸干，加适量甲醇溶解，作为供试品溶液。当分析总蒽醌时，可用甲醇（或乙醇）提取样品，滤过，甲醇液蒸干，残渣加酸水加热水解后，用乙醚（或氯仿）萃取，分取乙醚（或氯仿）液，蒸干，残渣加适量甲醇溶解，作为供试品溶液。

鉴别游离醌类成分时，可利用其升华性质采用升华法提取。

三、鉴别

用于中药制剂中醌类成分鉴别的方法可采用化学反应法、薄层色谱法及高效液相色谱法。其中薄层色谱法为《中国药典》（2010年版一部）收载的主要鉴别方法。

（一）化学反应法

将中药制剂用适当方法提取分离，制成供试品溶液，利用碱性条件下，羟基蒽醌以及具有游离酚羟基的蒽醌苷均可发生显色反应，如遇碱性溶液，多呈橙色、红色、紫红色或蓝色，遇醋酸镁甲醇溶液呈红色，可用于该类成分的鉴别。蒽酚、蒽酮、二蒽酮类化合物则需经氧化形成蒽醌后才能显色。

例1 天麻首乌片中羟基蒽醌成分的鉴别——化学法

主要组成：天麻、白芷、何首乌、熟地黄、丹参、川芎等十四味药。

鉴别：取本品20片，除去糖衣，研碎，加乙醚20mL，振摇10分钟，放置20分钟，滤过，滤液呈黄色。取滤液10mL，加氢氧化钠试液5mL，轻轻振摇，静置，水层显红色；再加稀盐酸5mL，使呈酸性，振摇后水层由红色褪为无色。

何首乌中主含大黄素、大黄酚，以及大黄素甲醚等游离蒽醌类成分，易溶于亲脂性有机溶剂（乙醚、氯仿等）。由于该类型化合物分子中多具有酚羟基，具有一定酸性，在碱性水溶液中易溶，并发生显色反应；加酸酸化时又可重新析出，而转溶于乙醚中，故出现水层由红色褪为无色的现象。

游离的蒽醌及其他醌类衍生物多具有升华性。中药制剂中如含有这类成分量较多时，可采用升华法得到升华物，显微镜下观察升华物的形状或加碱性试液显色加以鉴别。

例2 大黄流浸膏的鉴别——化学法

取本品1mL，置瓷坩埚中，在水浴上蒸干后，坩埚上覆以载玻片，置石棉网上直火徐徐加热，至载玻片上呈现升华物后，取下载玻片，放冷，置显微镜下观察，有菱形针状、羽状和不规则晶体，滴加氢氧化钠试液，结晶溶解，溶液显紫红色。

（二）薄层色谱鉴别

中药制剂中多同时含有蒽醌苷元和蒽醌苷，供试液制备时常先加酸加热水解成蒽醌苷元，再进行薄层鉴别。

1. 吸附剂与展开剂

薄层色谱法是中药制剂中醌类成分最主要的鉴别方法。吸附剂一般多用硅胶。展开剂多是各种溶剂的混合系统，而且大多含有水或甲醇，醋酸乙酯－甲醇－水（100∶16.5∶13.5或相近的比例）是用途最广的展开剂，适于分离蒽醌苷元和蒽醌苷；正丙醇－醋酸乙酯－水（4∶4∶3）和异丙醇－醋酸乙酯－水（9∶9∶4）适于分离番泻苷和二蒽酮苷；不含水或甲醇的混合溶剂适合分离蒽醌类的苷元，如常用石油醚（30℃～60℃）-甲酸乙酯-甲酸（15:5:1，上层溶液）为展开剂，可将大黄素、大黄酚、大黄酸、大黄素甲醚、芦荟大黄素得到较好分离。

聚酰胺对分离羟基蒽醌衍生物效果较好。因为不同的羟基蒽醌类成分，其羟基的数目和位置不同，与聚酰胺形成的氢键的能力也不同，因而吸附强弱也不相同。

一般不用氧化铝作吸附剂。

2. 显色剂

显色方法主要有喷碱性试剂或醋酸镁甲醇液、氨气熏及在紫外光灯（365nm）下观察荧光，亦可在可见光下直接观察斑点颜色。

例 一捻金中大黄的鉴别——薄层色谱法

主要组成：大黄、牵牛子（炒）、槟榔、人参、朱砂。

鉴别：取本品1.5g，加甲醇25mL，浸渍1小时，滤过，滤液蒸干，残渣加水20mL使溶解，再加盐酸2mL，置水浴上加热30分钟，立即冷却，用乙醚振摇提取2次，每次20mL，合并乙醚液，蒸干，残渣加醋酸乙酯1mL使溶解，作为供试品溶液。另取大黄对照药材0.1g，同法制成对照药材溶液。吸取上述两种溶液各1～2μL，分别点于同一硅胶G薄层板上，以石油醚（30℃～60℃）-甲酸乙酯-甲酸（15:5:1）的上层溶液为展开剂，展开，取出，晾干，置紫外光灯（365nm）下检视。供试品色谱中，在与对照药材色谱相应的位置上，显相同的5个橙黄色荧光斑点；置氨蒸气中熏后，日光下检视，斑点变为红色。

大黄中含有多种游离蒽醌和结合蒽醌。其中游离蒽醌含量较低，而鉴别蒽醌苷较难，故先用甲醇提取总蒽醌，经酸水解成游离蒽醌，再用乙醚提取后进行色谱鉴别。

例 乐脉颗粒中丹参酮Ⅱ_A的鉴别——薄层色谱法

主要组成：丹参、川芎、赤芍、红花、香附、木香、山楂。

鉴别：取本品5g，置分液漏斗中，加水30mL，振摇，加乙醚40mL，振摇提取3分钟，离心分离，分取乙醚液，加无水硫酸钠1g，振摇，滤过，残渣用乙醚10mL分两次洗涤，滤液与洗液合并，挥干，残渣加乙醚1mL使溶解，作为供试品溶液。另取丹参酮Ⅱ_A对照品，加乙醚制成每1mL含0.7mg的溶液，作为对照品溶液。吸取上述两种溶液各10～15μL，分别点于同一硅胶G薄层板上，以氯仿为展开剂，展开，取出，晾干。供试品色谱中，在与对照品色谱相应的位置上，显相同的红色斑点。

丹参中含有丹参酮Ⅱ_A、丹参酮Ⅱ_B等菲醌类化合物，该类化合物的极性小，易溶于极性小的有机溶剂中。由于样品中含有大量的乳糖（辅料）等水溶性杂质，故先将样品加水溶解或分散后，再用乙醚提取。

四、含量测定

（一）总蒽醌含量测定

中药制剂中游离蒽醌和结合蒽醌常同时存在。蒽醌类总成分含量测定，可分为游离蒽醌含量测定、结合蒽醌含量测定和总蒽醌含量测定。

1. 游离蒽醌的测定

《中国药典》2010 年版一部收载的中药制剂中游离蒽醌的含量测定法均为 HPLC 法，如三黄片中测定游离大黄素和游离大黄酚的含量。大黄中含大黄素、大黄酚、大黄酸、大黄素甲醚等游离蒽醌成分，如需测定总游离蒽醌的含量，多采用加 5% 氢氧化钠 -2% 氢氧化铵混合碱液或醋酸镁甲醇溶液显色后比色测定。

2. 结合蒽醌的测定

结合蒽醌含量测定可采用 HPLC 法和比色法，HPLC 法测定的是单一或几个结合蒽醌成分含量，而比色法测定的是总结合蒽醌的含量。结合蒽醌的含量可通过分析相应的供试品溶液测定，也可采用将样品中总蒽醌含量减去游离蒽醌含量计算得到。

3. 总蒽醌的测定

可采用 HPLC 法和比色法测定总蒽醌含量。如三黄片中采用 HPLC 法测定总大黄素和总大黄酚的含量。总蒽醌的含量测定多采用比色法。

（二）蒽醌类单体成分的含量测定

含蒽醌类中药中多同时含有游离蒽醌和结合蒽醌，测定中药制剂中蒽醌类单体成分的含量，一般需将待测样品水解后再进行测定，测定方法主要是高效液相色谱法，薄层色谱扫描法现已少用。

1. 高效液相色谱法

采用十八烷基键合相硅胶为固定相，流动相多采用甲醇 - 水（或酸水）系统。蒽醌类成分在紫外光下有强吸收，利用高效液相色谱（紫外检测器）测定蒽醌类单体成分具有灵敏、准确、简便等特点。

2. 薄层色谱扫描法

采用薄层扫描色谱法进行蒽醌类单体成分的含量测定时，选用的吸附剂、展开剂及检视方法与鉴别时的薄层色谱条件相同。根据紫外最大吸收波长选定扫描测定波长。

（三）萘醌、菲醌类成分含量测定

萘醌类见于含紫草、地下明珠等制剂中，如紫草素、肌松素（白花丹醌）等。菲醌类成分多见于含丹参的制剂中，较重要的如丹参酮Ⅰ、丹参酮$Ⅱ_A$等。萘醌、菲醌类总成分的含量测定常采用分光光度法；萘醌、菲醌类单体成分常采用高效液相色谱法测定含量。

五、常见醌类成分分析

含醌类成分的中药常用分析方法见表 5 -7。

表 5-7 含醌类成分的常用分析方法

化学成分	理化特征	常用分析方法	实例
大黄素 Emodin 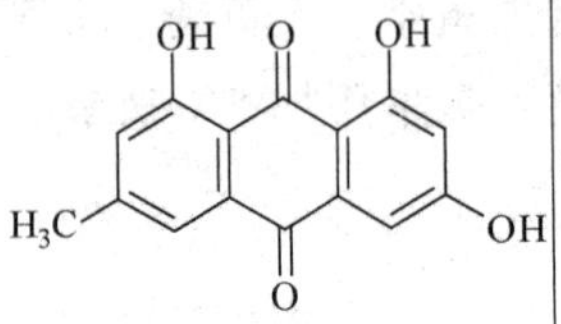 $C_{15}H_{10}O_5$，270.23	橙色针状结晶。几乎不溶于水，溶于甲醇、乙醇及氢氧化钠、碳酸钠、氨水等碱液中。25℃时溶于乙醚 0.140（g/100mL）、氯仿 0.071（g/100mL）。 mp：265℃～267℃。 UV：220、252、265、289、437nm	HPLC TLCS	一清胶囊（大黄，HPLC 法） 三黄片（大黄，HPLC 法） 十一味能消丸（大黄，HPLC 法） 大黄清胃丸（大黄，HPLC 法） 止血复脉合剂（大黄，HPLC 法） 分清五淋丸（大黄，HPLC 法） 小儿化食丸（大黄，HPLC 法）
大黄酚 Chrysophanol 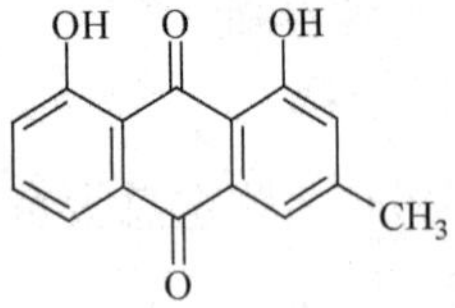 $C_{15}H_{10}O_4$，254.23	六方形或单斜形结晶（乙醇或苯）。几乎不溶于水，微溶于冷乙醇，易溶于沸乙醇，溶于苯、氯仿、乙醚、冰醋酸及丙酮等，极微溶于石油醚。 mp：196℃。 UV：224、257、277、287、429nm	HPLC TLCS	一清胶囊（大黄，HPLC 法） 三黄片（大黄，HPLC 法） 十一味能消丸（大黄，HPLC 法） 大黄清胃丸（大黄，HPLC 法） 止血复脉合剂（大黄，HPLC 法） 山菊降压片（决明子，HPLC 法） 草香胃康胶囊（决明子，HPLC 法）
丹参酮 $Ⅱ_A$ Tanshinone $Ⅱ_A$ 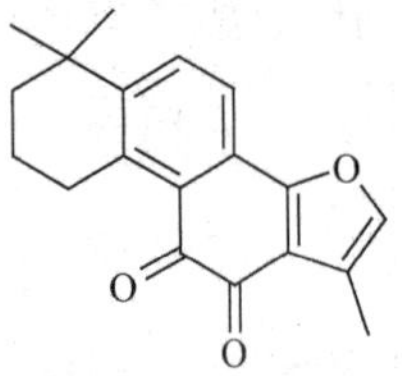 $C_{19}H_{18}O_3$，294.33	橘红色针状结晶（醋酸乙酯）。易溶于乙醇、丙酮、乙醚、苯等有机溶剂，微溶于水。 mp：209℃～210℃。 UV：224、250、277、268、352、455nm	HPLC TLCS	丹香清脂颗粒（丹参，HPLC 法） 枣仁安神胶囊（丹参，HPLC 法） 复方丹参片（丹参，HPLC 法） 益心通脉颗粒（丹参，HPLC 法） 精制冠心片（丹参，HPLC 法）

例 1 六味安消散中结合蒽醌中大黄酚和大黄素总量的测定——HPLC 法

主要组成：藏木香、大黄、山柰、北寒水石、诃子、碱花。

含量测定

色谱条件与系统适用性试验：以十八烷基硅烷键合硅胶为填充剂；以乙腈-甲醇-0.1%磷酸溶液（42∶23∶35）为流动相；检测波长为 254nm。理论塔板数按大黄酚峰计算应不低于 3000。

对照品溶液的制备：取大黄酚对照品和大黄素对照品适量，精密称定，加甲醇制成每 1mL 含大黄酚 18μg、大黄素 8μg 的混合溶液，即得。

供试品溶液的制备

（1）取本品 0.8g，精密称定，置具塞锥形瓶中，精密加入甲醇-盐酸（10∶1）混合溶液 25mL，称定重量，置 80℃水浴加热回流 30 分钟，若瓶壁有黏附物，须超声处理去除，再称定重量，用甲醇补充减失的重量，摇匀，滤过。精密量取续滤液 2mL，置 5mL 量瓶中，加 2%的氢氧化钠溶液 1mL，加甲醇至刻度，摇匀，滤过。取续滤液，用于测定总大黄酚和总大黄素的含量。

（2）取本品 0.7g，精密称定，置具塞锥形瓶中，精密加入甲醇 25mL，称定重量，超声处理 30 分钟（功率 160W，频率 50kHz），放冷，再称定重量，用甲醇补充减失的重量，摇匀，滤过，取续滤液，用于测定游离大黄酚和游离大黄素的含量。

测定：分别精密吸取对照品溶液与上述二种供试品溶液各 10 ~ 20μL，注入液相色谱仪，测定，计算总大黄酚和总大黄素的总量与游离大黄酚和游离大黄素的总量；用总大黄酚和总大黄素的总量与游离大黄酚和游离大黄素总量的差值，作为结合蒽醌中的大黄酚和大黄素的总量，即得。

方中大黄含有游离蒽醌和结合蒽醌。供试品溶液（1）用于测定总大黄酚和总大黄素的含量，制备时采用甲醇提取同时进行酸水解，再加适量的氢氧化钠溶液以中和盐酸。供试品溶液（2）用于测定游离大黄酚和游离大黄素的含量。游离蒽醌可溶于甲醇，本法直接采用甲醇提取，利用 HPLC 将游离大黄酚和游离大黄素与杂质（包括结合蒽醌）分离并测定。

例 2　新清宁片中总蒽醌衍生物的测定——混合碱液比色法

主要组成：本品为熟大黄经加工制成的片剂。

含量测定

对照品溶液的制备：精密称取 1,8 - 二羧基蒽醌对照品 25mg，置 50mL 量瓶中，加冰醋酸适量使溶解，并稀释至刻度，摇匀。精密量取 2mL，置 100mL 量瓶中，加混合碱溶液（10% 氢氧化钠溶液与 4% 氨溶液等量混合）至刻度，摇匀，在暗处避光放置 30 分钟即得（每 1mL 含 1,8 - 二羟基蒽醌 10μg）。

供试品溶液的制备：取本品 10 片，除去糖衣，精密称定，研细，精密称取 25mg，置 100mL 圆底烧瓶中，加混合酸溶液（取冰醋酸 10mL 与 25% 盐酸溶液 2mL，混匀）6mL，置沸水浴中回流 15 分钟，立即冷却，用乙醚分 3 次振摇提取（30mL、5mL、5mL），乙醚液经同一脱脂棉滤入分液漏斗中，药渣再加混合酸溶液 4mL，继续加热回流 15 分钟，立取冷却，用乙醚分 3 次振摇提取（20mL、20mL、5mL），用同一脱脂棉滤入上述分液漏斗中，乙醚提取液用水洗涤 2 次，每次 20mL，弃去水层。乙醚液用混合碱溶液分 3 次振摇提取（50mL、20mL、20mL），合并提取液，置 100mL 量瓶中，加混合碱溶液至刻度，摇匀，取约 20mL 置 100mL 锥形瓶中，称定重量，置沸水浴中回流 15 分钟，立即冷却至室温，再称定重量，用氨试液补足减失的重量，混匀，即得。

测定：分别取供试品溶液和对照品溶液，在 525nm 波长处立即测定吸收度，计算，即得。

第五节　挥发性成分分析

一、概述

挥发性成分是指中药中一类具有芳香气并易挥发的成分，其化学成分复杂，主要包括挥发油类成分和其他分子量较小、易挥发的化合物。挥发油具有止咳、平喘、发汗、解表、祛风、镇痛、抗菌等生物活性。因此，中药制剂中含有含挥发性成分的中药时，常选择该中药含有的挥发性成分作为定性定量的指标成分。在 2010 年版《中国药典》中有 69 个中药制剂测定挥发性成分的含量，有 158 个中药制剂以生物碱为对照品进行定性鉴别。在含量测定中用 GC 的 35 个，HPLC 的 32 个。同时测定两种或两种以上挥发性成分的有20个。测定中药制剂总挥发油的2个。挥发性成分分析已经成为中药制剂分析中非常重要的一类成分分析。

挥发性成分的常用分析方法见表5-8。

表5-8 挥发性成分的常用分析方法

化学成分	理化性质	常用分析方法	实　例
樟脑 Camphor 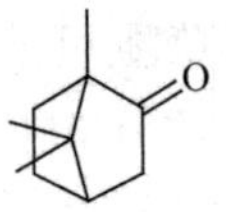 $C_{10}H_{16}O$ 152.24	双环单萜类。白色结晶性粉末或无色半透明的硬块，常温下易挥发，在三氯甲烷中极易溶解，在乙醇、乙醚、脂肪油或挥发油中易溶，在水中极微溶解。 天然品：mp：176℃～181℃。合成品：mp：174℃～179℃；bp：204℃	GC法	十滴水（樟脑，GC法） 云香祛风止痛酊（樟脑，GC法） 活血止痛膏（樟脑，GC法） 消肿止痛酊（樟脑，GC法） 金正油软膏（樟脑，GC法）
桉油精 Eucalyptol 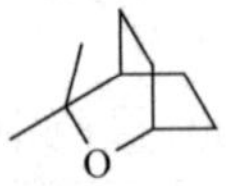 $C_{10}H_{18}O$ 154.24	双环单萜类。无色液体。mp：1.5℃；bp：176℃～178℃。密度(25℃) 0.921～0.930g/cm³。折射率：1.454～1.461。与乙醇、氯仿、乙醚及油可混溶，几乎不溶于水	GC法	十滴水（桉油精，CC法）
薄荷脑 Menthol 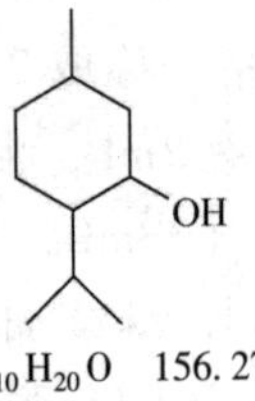 $C_{10}H_{20}O$ 156.27	单环单萜类。无色针状或棱柱状结晶或白色结晶性粉末，在乙醇、氯仿、乙醚、液状石蜡或挥发油中极易溶解，在水中极微溶解。mp：42℃～44℃；bp：212℃	GC法	云香祛风止痛酊（薄荷脑，GC法） 活血止痛膏（薄荷脑，GC法） 消肿止痛酊（薄荷脑，GC法） 金正油软膏（薄荷脑，GC法） 川贝枇杷糖浆（薄荷脑，GC法）
龙脑 Borneol 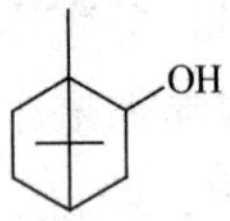 $C_{10}H_{18}O$ 154.24	双环单萜类。白色六方形片状结晶。mp：203℃～208℃；bp：212℃～214℃。几乎不溶于水，溶于乙醇、乙醚、石油醚、苯、甲苯、丙酮等有机溶剂	GC法	牛黄上清胶囊（冰片，GC法） 化痔栓（冰片，GC法） 西瓜退热灵胶囊（冰片，GC法） 冰硼散（冰片，GC法）
桂皮醛 Cinnamaldehyde 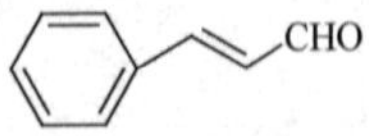 C_9H_8O 1332.15	芳香族类。淡黄色油状液体。bp：246.0℃。难溶于水、甘油和石油醚，易溶于醇、醚中。能随水蒸气挥发	HPLC法 GC法	桂附理中丸（肉桂，HPLC法）
丁香酚 Eugenol 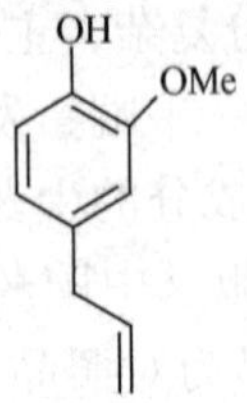 $C_{10}H_{12}O_2$ 164.20	芳香族类。微黄色至黄色液体。bp：255℃。mp：-9.2℃。几乎不溶于水，与乙醇、氯、乙醚及油可混溶。UVλ_{max}^{EtOH} nm (ε)：281 (2951)，230 (4074)，206 (2893)	HPLC法 GC法	十香返生丸（丁香，HPLC法） 化癥回生片（丁香，HPLC法） 苏合香丸（丁香，GC法） 神香苏合丸（丁香，GC法） 十六味冬青丸（丁香，GC法）

续表

化学成分	理化性质	常用分析方法	实　例
丹皮酚 Paeonol 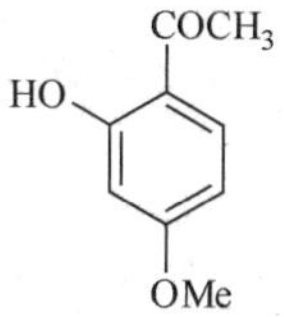 $COCH_3$　HO　OMe $C_9H_{10}O_3$　166.18	芳香族类。无色针状结晶（乙醇）。mp：49℃～51℃。易溶于乙醇和甲醇中，溶于乙醚、丙酮、苯、氯仿及二硫化碳中，在热水中溶解，不溶于冷水，可随水蒸气蒸馏。 UV：291、274、316nm	HPLC 法 UV 法	六味地黄丸（牡丹皮，HPLC 法） 风湿定片（徐长卿，HPLC 法） 正骨水（徐长卿，HPLC 法） 归芍地黄丸（牡丹皮，HPLC 法） 血美安胶囊（牡丹皮，HPLC 法） 骨刺丸（徐长卿，HPLC 法） 杞菊地黄丸（牡丹皮，HPLC 法） 骨刺消痛片（徐长卿，HPLC 法）
百秋李醇 Patchouli alcohol 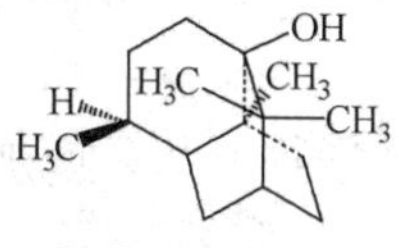 OH　H_3C　CH_3　H　CH_3　H_3C $C_{15}H_{26}O$　222.37	mp：56℃；bp：140℃。几乎不溶于水，可溶于乙醇和乙醚	GC 法	小儿感冒口服液（广藿香，GC）
α－香附酮 （α－Cyperone） 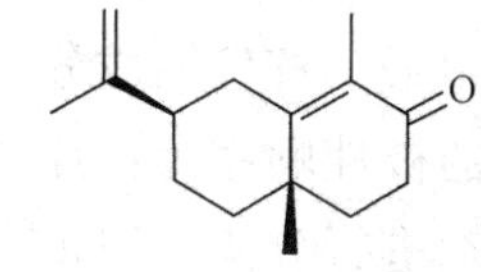 O $C_{15}H_{22}O$　218.33	油状液体。bp：175℃～176℃。几乎不溶于水，可溶于乙醇、乙醚等有机溶剂	HPLC 法	良附丸（醋香附，HPLC）

二、供试液制备

挥发性成分的极性较小，制备供试品溶液时，常采用极性小的有机溶剂提取。当中药制剂中含有非挥发性极性小的干扰杂质时，可采用挥发油提取器法提取挥发性成分，也可采用水蒸气蒸馏法提取，从而与干扰杂质分离。有时可采用升华法提取升华性成分，供鉴别用。

三、鉴别

中药制剂中挥发油类成分定性鉴别可采用化学反应法、薄层色谱法、气相色谱法、GC－MS 联用及 GC－FTIR 联用分析。其中薄层色谱法为最常用的鉴别方法。

（一）化学反应法

根据中药制剂中所含挥发油各组分的结构或功能基的化学性质进行鉴别。如含有双键萜类成分可与溴起加成反应使溴水褪色；不饱和萜类成分可被高锰酸钾氧化，而使高锰酸钾溶液褪色；大多数挥发油成分能在浓硫酸（或浓盐酸）存在下与香草醛形成各种颜色的化合物。但由于中药制剂中成分复杂，干扰因素众多，化学反应法的专属性不强。

例1 冰硼散中冰片的鉴别

主要组成：冰片、硼砂（煅）、朱砂、玄明粉。

鉴别：取本品0.5g，加乙醚10mL，振摇，滤过，滤液置蒸发皿中，放置，俟乙醚挥干后，加新配制的1%香草醛硫酸溶液1~2滴，显紫色。

冰片为脂溶性成分，用乙醚提取，可与无机成分分离。

例2 万应锭中冰片的鉴别

主要组成：胡黄连、黄连、儿茶、冰片、香墨、熊胆粉、人工麝香、牛黄、牛胆汁。

鉴别：取本品0.15g，研细，进行微量升华，升华物置显微镜下观察，呈不定形的无色片状结晶，加新配制的1%香草醛硫酸溶液1滴，渐显紫红色。

冰片具有升华性，可以利用升华法提取、分离。利用显微镜观察升华物形状，或加入一定试剂处理后显色加以鉴别。还可取升华物进一步作薄层色谱鉴别。

（二）色谱法

1. 薄层色谱法

（1）吸附剂与展开剂：挥发油类成分的薄层鉴别常用的吸附剂为硅胶。挥发油成分的薄层色谱主要是根据极性大小加以分离的。油中所含各类化合物的极性顺序为：烃（萜）< 醚 < 酯 < 醛、酮 < 醇、酚 < 酸，因此，可用不同极性的展开剂进行分离。用正己烷或石油醚可使不含氧的烃类成分展开，而含氧化合物一般留在原点。在正己烷（或石油醚）中加入少量的醋酸乙酯，增大展开剂极性，可将不含氧的烃类成分与含氧化合物较好分离。

（2）显色剂：经薄层分离后的挥发性成分，常需用显色剂显色，少数具有荧光吸收特征的成分可直接在荧光灯（365nm）下观察荧光。常用的显色剂及显色后的斑点颜色见表5-9。

表5-9 挥发油中各类型成分显色情况

挥发油中成分类型	显色剂	显色后的斑点颜色
各成分	茴香醛-浓硫酸试剂	多种鲜艳的颜色
不饱和化合物	2%高锰酸钾溶液	黄色（背景为粉红色）
醛、酮	2,4-二硝基苯肼试剂	黄色
乙烯基化合物	荧光素-溴试剂	黄色荧光（紫外光灯365nm下观察）
内酯类化合物	异羟肟酸铁试剂	淡红色
酚性化合物	三氯化铁试剂	蓝色或绿色
酸类化合物	0.05%溴酚蓝乙醇溶液	黄色
醇类化合物	硝酸铈铵试剂	棕色（黄色背景）
薁类	对二甲氨基苯甲醛试剂	深蓝色
过氧化物	碘化钾-冰醋酸-淀粉试剂	蓝色

例　避瘟散中薄荷脑、冰片的鉴别——薄层色谱法

主要组成：檀香、白芷、零陵香、姜黄、丁香、木香、冰片、薄荷脑等。

鉴别：取本品0.5g，置具塞锥形瓶中，加石油醚（30℃～60℃）10mL，振摇数分钟，滤过，滤液低温浓缩至约2mL，作为供试品溶液。另取薄荷脑、冰片对照品，加石油醚（30℃～60℃）制成每1mL含0.5mg的混合溶液，作为对照品溶液。吸取上述两种溶液各10μL，分别点于同一硅胶G薄层板上，以环己烷－醋酸乙酯（17∶3）为展开剂，展开取出，晾干，喷以5%香草醛硫酸溶液，加热至斑点显色清晰。供试品色谱中，在与对照品色谱相应的位置上，显相同颜色的斑点。

2. 气相色谱法同

常用对照品对照法进行定性鉴别，即在相同的色谱条件下测定供试品与对照品的保留时间，以确定某组分的存在与否。

例　脑立清丸中薄荷脑的定性鉴别

主要组成：磁石、赭石、珍珠母、清半夏、牛膝、薄荷脑、冰片等。

鉴别方法：取本品2g，研细，置具塞锥形瓶中，加醋酸乙酯10mL，摇匀，静置，上清液滤过，滤液作为供试品溶液。另取冰片、薄荷脑对照品，分别加醋酸乙酯制成每1mL含0.25mg的溶液，作为对照品溶液。用气相色谱法测定，色谱柱长2m，以聚乙二醇(PEG)－20M为固定相，涂布浓度为5%，柱温为145℃。分别取对照品溶液和供试品溶液适量，注入气相色谱仪。供试品应呈现与对照品保留时间相同的色谱峰。

3. GC－MS联用与GC－FTIR联用分析

利用气相色谱的高分离功能，质谱仪作为气相色谱的检测器，具有测定分子量、快速定性和推断分子结构的高鉴别能力，特别适合于做多组分混合物中未知组分的定性鉴别；还可修正色谱分析的错误判断，利用多离子检测技术可以检出部分分离甚至未分离开的色谱峰，以增加定性鉴别的准确性和可靠性。

气相－红外联用技术原理与气－质联用相同，傅里叶变换红外分光光度法作为气相色谱仪的检测器，同样具有分离分析的双重功能，增加了定性鉴别能力。

例　GC－MS联用分析薄荷油中挥发油成分

色谱条件：HP－5880A气相色谱仪。检测器FID；SE－52石英毛细管柱，50m×0.2mm；柱温60℃，保持1分钟后以6℃/min程序升温至240℃；载气N_2；柱前压200kPa。

分析条件：岛津QR－1000色谱－质谱仪。载气He；柱前压200kPa；电子轰击离子源（EI），70eV；扫描周期2s。

样品分析：取薄荷油不经任何处理，直接进样分析。各分离组分通过标准已知化合物进行GC－MS分析后得到标准图谱及保留时间，鉴定出11种主要成分，并用归一化法对其主要成分进行定量分析。

精油的毛细管气相色谱图见图5－1至图5－4。

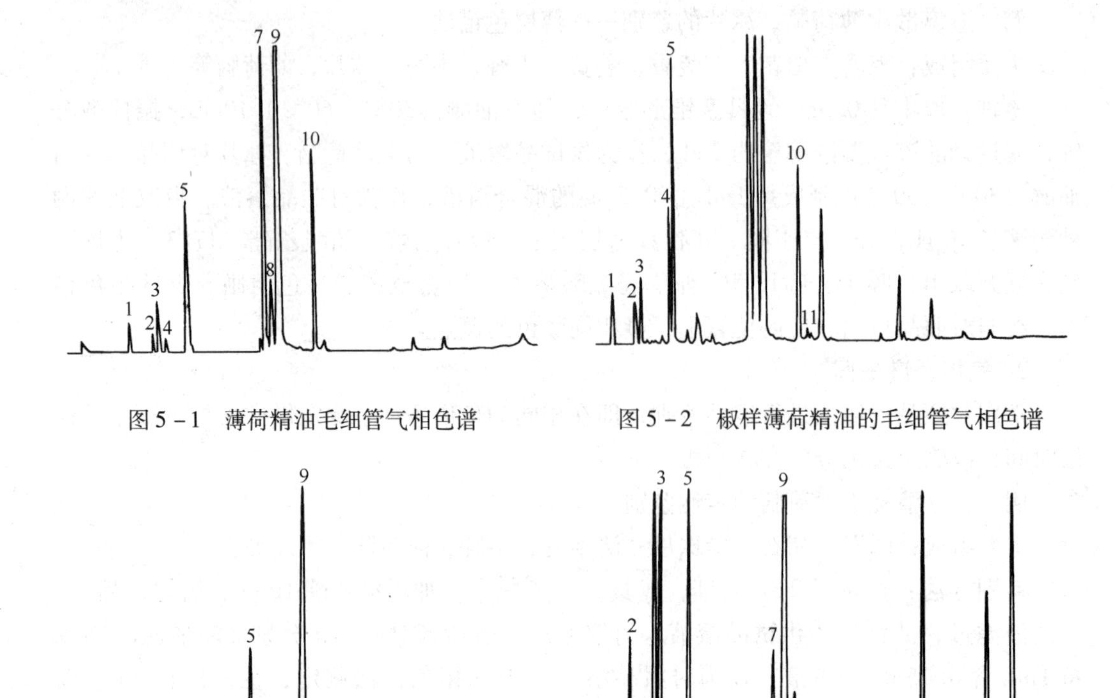

图 5－1　薄荷精油毛细管气相色谱　　图 5－2　椒样薄荷精油的毛细管气相色谱

图 5－3　伏地薄荷精油的毛细管气相色谱　　图 5－4　水薄荷精油的毛细管气相色谱

各分离组分通过与标准质谱图或标准已知化合物进行 GC－MS 分析后得到标准图谱及保留时间，经核定鉴定出 11 种主要成分，同时用归一化法计算各化合物（峰）的百分含量，结果见表 5－10。

表 5－10　薄荷油的主要成分及含量

	成分	含量（%）							
		Q－1	Q－2	J－1	J－2	F－1	F－2	S－1	S－2
1	α－蒎烯	0.64	0.36	0.92	0.19	—	—	1.43	1.51
2	β－蒎烯	0.46	0.21	0.79	0.22	—	—	6.33	11.78
3	月桂烯	1.11	0.52	1.40	0.46	—	—	25.40	29.91
4	辛醇－3	0.67	0.63	—	0.11	1.55	—	0.23	0.56
5	柠檬烯	3.80	0.73	3.10	1.44	—	—	9.39	10.53
6	1,8－桉树脑	—	0.15	6.17	2.08	—	—	0.82	0.76
7	薄荷酮	14.28	7.42	34.08	7.28	5.90	4.56	1.96	0.26
8	异薄荷酮	1.47	1.15	8.58	15.62	—	1.47	0.88	0.45
9	薄荷醇	66.85	82.12	22.98	37.80	—	—	34.07	20.80
10	胡薄荷酮	6.13	0.16	4.97	1.19	84.04	46.38	0.15	1.06
11	辣薄荷酮	—	0.81	3.51	0.23	—	—	0.62	0.15

注：Q－73－8 薄荷　J－椒样薄荷　F－伏地薄荷　S－水薄荷　1－头刀　2－二刀。

四、含量测定

（一）总挥发油的含量测定

总挥发油的测定，常采用挥发油测定器，用蒸馏法测定，可分别测定相对密度在1.0以下和1.0以上的挥发油含量。

测定用的供试品，除另有规定外，须粉碎使能通过二号至三号筛，并混合均匀。

仪器装置如图5-5。A为1000mL（或500mL、2000mL）的硬质圆底烧瓶，上接挥发油测定器B，B的上端连接回流冷凝管C。以上各部均用玻璃磨口连接。测定器B应具有0.1mL的刻度。全部仪器应充分洗净，并检查接合部分是否严密，以防挥发油逸出。

注：装置中挥发油测定器的支管分岔处应与基准线平行。

测定

甲法：本法适用于测定相对密度在1.0以下的挥发油。取供试品适量（约相当于含挥发油0.5~1.0mL），称定重量（准确至0.01g），置烧瓶中，加水300~500mL（或适量）与玻璃珠数粒，振摇混合后，连接挥发油测定器与回流冷凝管。自冷凝管上端加水使充满挥发油测定器的刻度部分，并溢流入烧瓶时为止。置电热套中或用其他适宜方法缓缓加热至沸，并保持微沸约5小时，至测定器中油量不再增加，停止加热，放置片刻，开启测定器下端的活塞，将水缓缓放出，至油层上端到达刻度0线上面5mm处为止。放置1小时以上，再开启活塞使油层下降至其上端恰与刻度0线平齐，读取挥发油量，并计算供试品中挥发油的含量（%）。

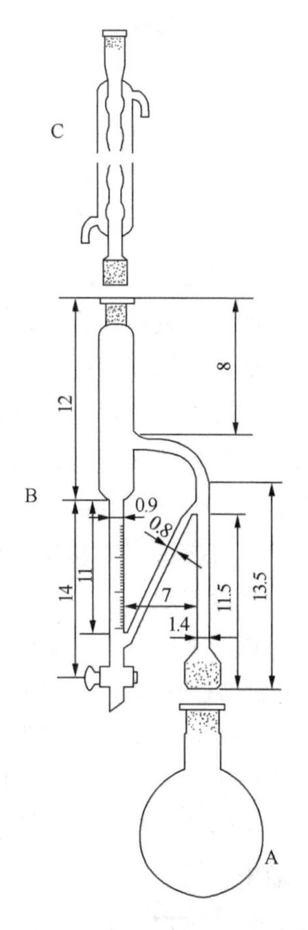

图5-5　挥发油测定装置

乙法：本法适用于测定相对密度在1.0以上的挥发油。取水约300mL与玻璃珠数粒，置烧瓶中，连接挥发油测定器。自测定器上端加水使充满刻度部分，并溢流入烧瓶时为止，再用移液管加入二甲苯1mL，然后连接回流冷凝管。将烧瓶内容物加热至沸腾，并继续蒸馏，其速度以保持冷凝管的中部呈冷却状态为度。30分钟后，停止加热，放置15分钟以上，读取二甲苯的容积。然后照甲法自“取供试品适量”起，依法测定，自油层量中减去二甲苯量，即为挥发油量，再计算供试品中含挥发油的含量（%）。

（二）挥发性单体成分含量测定

中药中所含的挥发油均为混合物，常由十几种乃至上百种化合物组成，成分复杂。因此在进行单一成分含量测定时，分离是关键。所以色谱法成为挥发油类成分含量分析的主要方法，尤其是气相色谱法。此外，液相色谱法、紫外分光光度法亦有应用。

1. 气相色谱法

采用气相色谱分析挥发油成分时，多采用毛细管柱。早期使用的填充柱，多用经酸洗并硅烷化处理的硅藻土或高分子多孔小球作为载体。固定液常用聚乙二醇类、硅氧烷类（SE－30、SE－52 等）、阿皮松类和聚酯类等。聚乙二醇和聚酯类对醇、醛、酮、酯等挥发油类成分分离效果好。

常用氢火焰离子化检测器（FID），检测器温度为 250℃～350℃。

测定法有内标法和外标法，常用内标法，以克服进样误差。

例 1　十滴水中樟脑、桉油精的含量测定——GC 法

主要组成：樟脑、干姜、大黄、小茴香、肉桂、辣椒、桉油。

供试品溶液制备：以上七味，除樟脑和桉油外，其余干姜等五味粉碎成粗粉，混匀，用 70% 乙醇作溶剂，进行渗漉，收集漉液约 750mL，加入樟脑及桉油，搅拌使完全溶解，再继续收集漉液至 1000mL，搅匀，即得。

含量测定

色谱条件及系统适用性试验：改性聚乙二醇 20000（PEG－20M）毛细管柱（柱长 30m，内径 0.53mm，膜厚度 1μm）；柱温为程序升温，初始温度为 65℃，以每分钟 6℃的速率升温至 155℃。理论塔板数按樟脑峰计算应不低于 12000。

校正因子的测定：取环已酮适量，加 70% 乙醇溶解制成每 1mL 含 10mg 的溶液，作为内标溶液。分别取取樟脑对照品 20mg、桉油精对照品 10mg，精密称定，置同一 10mL 量瓶中，精密加入内标溶液 1mL，加 70% 乙醇至刻度，摇匀。吸取 1μL，注入气相色谱仪，计算校正因子。

测定：精密量取本品 1mL，置 10mL 量瓶中，精密加入内标溶液 1mL，加 70% 乙醇至刻度，摇匀。吸取 1～2μL，注入气相色谱仪，测定，即得。

为了克服气相色谱分析中药成分周期长，操作复杂，可能破坏或损失某些成分的缺点，可采用闪蒸气相色谱法，也可用顶空气相色谱分析。

例 2　小儿解表冲剂中挥发性成分测定——闪蒸－GC 法

主要组成：金银花、连翘、人工牛黄、紫苏叶、荆芥穗等。

色谱条件：闪蒸采用管炉裂解器，温度 250℃，闪蒸时间 30 秒；OV－101 石英毛细管色谱柱 27m，分析温度 70℃～190℃，3℃/min 程序升温；FID 检测器，温度 250℃。

测定：取样品 10～20mg，精密称定，放于裂解器中按闪蒸测试条件分析。为了与溶剂提取比较，另取样品 30g，用乙醚提取 3 次，合并提取液，浓缩制成 1mL，进样 1μL，用与闪蒸法相同的色谱条件进行分析对比，从色谱图上可看出两种方法分析结果基本一致，但闪蒸法操作简便，用样少，不需预处理，见图 5－6。

用内标物鉴别和测定小儿解表冲剂中代表性成分，即紫苏叶、荆芥穗中所含有的左旋柠檬烯、右旋柠檬烯、薄荷酮，结果见表 5－11。

闪蒸法不仅可以对某些已知主要成分进行定性、定量分析，而且对其所含挥发性成分都能给出具特征的色谱峰，可以确定各种中药制剂的特征指纹区。

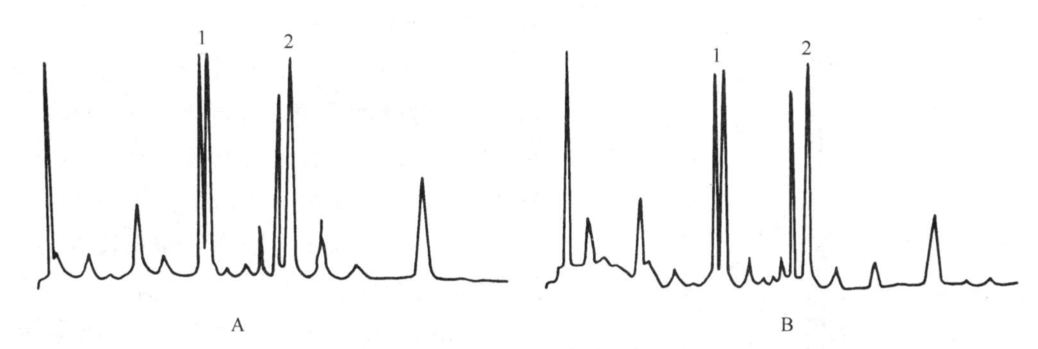

图5－6　小儿解表冲剂气相色谱图

A. 乙醚提取液　B. 闪蒸法

1. l－柠檬烯，d－柠檬烯；2. 薄荷酮

表5－11　闪蒸法与溶剂提取法分析结果

方　法	含量（%）		
	左旋柠檬烯	右旋柠檬烯	薄荷酮
闪蒸法	0.700	1.051	1.700
提取法	0.743	1.039	1.682

2. HPLC法

具有紫外吸收特征的挥发性成分，如芳香族化合物类，如桂皮醛、丹皮酚、丁香酚等，可用高效液相色谱法进行测定。

例　六味地黄丸中丹皮酚的含量测定——HPLC法

主要组成：熟地黄、山茱萸（制）、牡丹皮、山药、茯苓、泽泻。

含量测定

色谱条件与系统适用性试验：以十八烷基硅烷键合硅胶为填充剂；以甲醇－水（70∶30）为流动相；检测波长为274nm。理论塔板数按丹皮酚峰计算应不低于3500。

对照品溶液的制备：取丹皮酚对照品适量，精密称定，加甲醇制成每1mL含20μg的溶液，即得。

供试品溶液的制备：取本品水蜜丸或小蜜丸，切碎，取约0.3g，精密称定，置具塞锥形瓶中，精密加入50%甲醇50mL，密塞，称定重量，超声处理（功率250W，频率33kHz）45分钟，放冷，再称定重量，用50%甲醇补足减失的重量，摇匀，滤过，取续滤液，即得。

测定：分别精密吸取对照品溶液10μL与供试品溶液20μL，注入液相色谱仪，测定，即得。

五、常见挥发性成分分析

例　救心丸中薄荷脑、樟脑的含量测定——GC－FTIR联用

仪器条件：5SXC型FTIR光谱仪及GC/FTIR接口；GC9A气相色谱仪，熔融石英毛细管双柱系统，Ⅰ柱50m×ϕ0.32mm，Ⅱ柱30m×ϕ0.25mm，FID检测。定性用Ⅰ柱固定相SE－30，柱前压1.6kg/cm^2，载气He，流速2.28mL/min，柱上冷进样；定量用Ⅱ

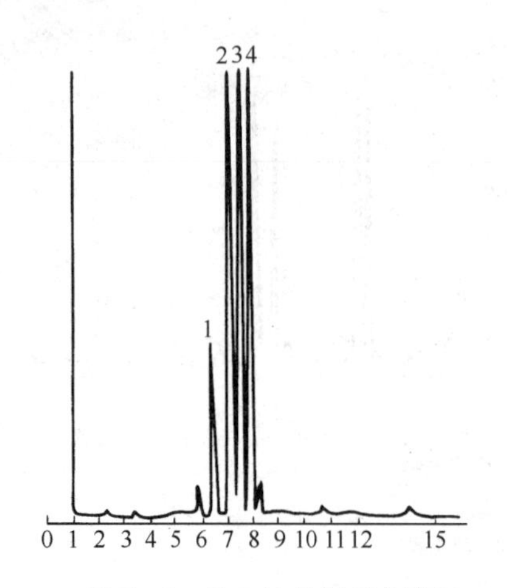

图5-7　救心油的气相色谱图

1. 樟脑（6.597min）　2. 异龙脑（7.373min）
3. 龙脑（7.792min）　4. 薄荷醇（8.122min）

柱，固定相SE-30，柱前压1.2kg/cm^2，载气He，流速2.0mL/min。无分流进样，进样后0.3分钟开始分流，分流比8:1，程序升温。将样品用乙醇稀释成10%稀释液，柱上进样0.2μL得色谱图，见图5-7。

将组分1、2、3、4进行标准库检索，分别为樟脑、异龙脑、龙脑、薄荷脑。

定量方法：精密吸取樟脑对照品液（2.006mg/mL）0.5μL、1.0μL、1.5μL、2.0μL、2.5μL，分别置5mL量瓶中，各吸0.5μL进样，制备标准曲线。取薄荷脑对照品液（3.610mg/mL），依上法操作，制备标准曲线。取10%救心油进样0.2μL，据回归方程计算薄荷脑及樟脑的含量。

第六节　甾体类成分分析

一、概述

甾体类化合物是广泛存在于自然界中的一类化学成分，包括植物甾醇、胆汁酸、C_{21}甾类、昆虫变态激素、蟾毒配基、甾体皂苷、甾体生物碱等，它们的结构中都具有环戊烷骈多氢菲的甾体母核。本节主要介绍甾体皂苷、胆汁酸、蟾毒配基类成分的定性定量方法。

在2010年版《中国药典》中6个中药制剂测定蟾毒配基含量，有2个中药制剂测定甾体皂苷含量，8个中药制剂测定胆汁酸含量。有5个中药制剂以蟾毒配基为对照品进行定性鉴别，14个中药制剂以甾体皂苷或苷元为对照品进行定性鉴别，33个中药制剂以胆汁酸为对照品进行定性鉴别。在含量测定中用HPLC测定蟾毒配基的6个，测定甾体皂苷含量的2个，测定胆汁酸含量的4个，TLCS测定胆汁酸含量的3个，其他方法1个。同时测定两种或两种以上甾体成分的有19个。甾体成分分析已经成为中药制剂分析中较重要的一类成分分析。

二、供试液制备

进行中药制剂中蟾毒配基类成分分析时，制备供试品溶液多选用乙醇、甲醇或三氯甲烷直接提取；胆酸多以上述溶剂直接提取，熊去氧胆酸、鹅去氧胆酸、猪去氧胆酸多经氢氧化钠水解后用乙酸乙酯或二氯甲烷萃取；甾体皂苷用正丁醇或甲醇直接提取，苷元多盐酸水解后用乙酸乙酯、石油醚、乙醚等提取。若制剂成分复杂可经D101大孔树脂富集后再进行以上操作。

三、定性鉴别

用于中药制剂中甾体成分定性鉴别的方法有颜色反应法、薄层色谱法及高效液相色谱法。其中薄层色谱法为《中国药典》（2010年版）收载的主要方法。

表5-12 常用甾体类成分TLC条件

成分	吸附剂	展开剂	显色剂或方法
脂蟾毒配基、华蟾酥毒基	硅胶G	环己烷-三氯甲烷-丙酮（4:3:3）	10%硫酸乙醇
重楼皂苷Ⅰ	硅胶G	三氯甲烷-正丁醇-甲醇-水（2:4:1:2）	10%硫酸乙醇
菝葜皂苷元	硅胶G	甲苯-丙酮（9:1）	5%香草醛硫酸溶液
薯蓣皂苷元	硅胶G	环己烷-乙酸乙酯（4:1）	10%硫酸乙醇
胆酸	硅胶G	异辛烷-乙酸乙酯-冰醋酸（15:7:5）	10%硫酸乙醇（365nm）或10%磷钼酸
猪去氧胆酸、鹅去氧胆酸	硅胶G	正己烷-乙酸乙酯-甲醇-冰醋酸（20:25:3:2）	10%硫酸乙醇（365nm）

1. 吸附剂与展开剂

一般采用硅胶G为吸附剂，蟾毒配基多以环己烷-三氯甲烷-丙酮为展开剂；甾体皂苷多以三氯甲烷-甲醇-水为基本展开溶剂，可加入正丁醇、乙酸乙酯等改善分离效果，苷元多以丙酮-苯或丙酮-三氯甲烷为展开剂；甾醇类以乙醚-三氯甲烷、异辛烷-乙醚、异辛烷-乙酸乙酯、正己烷-乙酸乙酯为展开剂。根据色谱结果，可加入冰醋酸、甲酸或甲醇等改善分离效果。

2. 显色剂

薄层色谱展开后，绝大多数情况需喷试剂显色，最常用的是10%硫酸乙醇溶液、10%磷钼酸乙醇溶液或5%香草醛硫酸溶液，甾体成分与试剂反应后大多在日光下呈绿色或紫红色，有时显色后也可在紫外光灯（365nm）下观察荧光。

例1 六应丸——薄层色谱法

主要组成：丁香、蟾酥、雄黄、牛黄、珍珠、冰片。

鉴别：取六应丸30丸，研碎，加三氯甲烷1mL，振摇，放置1小时，上清液作为供试品溶液。另取脂蟾毒配基对照品，加三氯甲烷制成每1mL含1mg的溶液，作为对照品溶液。照薄层色谱法试验，吸取上述两种溶液各4μL，分别点于同一硅胶G薄层板上，以环己烷-三氯甲烷-丙酮（4:3:3）为展开剂，在用展开剂预平衡15分钟的展开缸内展开，取出，晾干，喷以10%硫酸乙醇溶液，加热至斑点显色清晰。供试品色谱中，在对照品色谱相应的位置上，显相同的蓝绿色斑点。

脂蟾毒配基可溶于三氯甲烷，在强酸性条件下能发生显色反应，因此本法用三氯甲烷提取脂蟾毒配基，在10%硫酸条件下显色，日光下观察其颜色。

《中国药典》2010年版一部收载含蟾酥的中药制剂，如果以蟾毒配基为特征性组分进行定性鉴别时，大多采用如上薄层色谱条件。

例2 二母安嗽丸——薄层色谱法

主要组成：知母、玄参、罂粟壳、麦冬、款冬花、紫菀、苦杏仁、百合、浙贝母。

鉴别：取本品9g，剪碎，加硅藻土6g，研匀，加乙醇50mL，加热回流40分钟，放冷，滤过。滤液蒸干，残渣加水5mL使溶解，通过D101型大孔吸附树脂（内径为1cm，柱高为10cm），用水50mL洗脱，弃去水洗液，再用70%甲醇50mL洗脱，收集洗脱液，加盐酸2mL，加热回流40分钟，蒸干，残渣加水20mL使溶解，滤过，滤液用乙酸乙酯振摇提取2次，每次20mL，合并乙酸乙酯液，蒸干，残渣加甲醇2mL使溶解，作为供试品溶液。另取菝葜皂苷元对照品，加甲醇制成每1mL含1mg的溶液，作为对照品溶液。吸取上述两种溶液各5～10μL，分别点于同一硅胶G薄层板上，以甲苯－丙酮（9∶1）为展开剂，展开，取出，晾干，喷以5%香草醛硫酸溶液，在105℃加热至斑点显色清晰。供试品色谱中，在与对照品色谱相应的位置上，显相同颜色的斑点。采用乙醇将知母中知母皂苷提取，因制剂药材种类较多，故经大孔树脂富集知母皂苷类成分，富集液经盐酸水解为菝葜皂苷元后，极性降低，易溶于亲脂性溶剂，可用乙酸乙酯提取出来。甾体皂苷可用香草醛硫酸或硫酸类的通用显色剂显色。

《中国药典》2010年版一部收载含知母、菝葜、重楼的中药制剂，常以甾体皂苷或苷元为特征性组分进行定性鉴别，若以苷元为指标大多采用如上薄层色谱条件。

例3　复方熊胆滴眼液——薄层色谱法

主要组成：熊胆粉、天然冰片。

鉴别：取本品2mL，加30%氢氧化钠溶液1.5mL，置沸水浴上水解10小时，放冷，滴加盐酸调节pH值至1～2，用乙酸乙酯振摇提取4次，每次10mL，合并乙酸乙酯提取液，蒸干，残渣加甲醇2mL使溶解，作为供试品溶液。另取熊去氧胆酸对照品和鹅去氧胆酸对照品，加甲醇制成每1mL各含0.6mg的混合溶液，作为对照品溶液。吸取上述两种溶液各1μL，分别点于同一硅胶G薄层板上，以异辛烷－异丙醚－正丁醇－冰醋酸－水（6∶3∶1.8∶3∶0.6）的上层溶液为展开剂，展开，取出，晾干，喷以20%硫酸乙醇溶液，在105℃加热至斑点显色清晰，置紫外灯（365nm）下检视。供试品色谱中，在与对照品色谱相应的位置上，显相同颜色的荧光斑点。

熊胆中特征性胆汁酸成分为牛磺熊去氧胆酸和牛磺鹅去氧胆酸，采用30%氢氧化钠可将成分提取，并碱解为熊去氧胆酸和鹅去氧胆酸，经盐酸调节提取液pH之后，熊去氧胆酸和鹅去氧胆酸以游离态存在，其易溶于亲脂性溶剂，可用乙酸乙酯提取出来。胆汁酸类成分可用10%硫酸或10%磷钼酸显色。

《中国药典》2010年版一部收载含牛黄、人工牛黄、熊胆粉、猪胆粉的中药制剂，常以胆酸、去氧胆酸、熊去氧胆酸、鹅去氧胆酸、猪去氧胆酸为特征性组分进行定性鉴别，若以胆酸为指标大多直接采用甲醇、乙醇或三氯甲烷提取。若以熊去氧胆酸、鹅去氧胆酸、猪去氧胆酸为指标大多采用如上薄层色谱条件。

四、含量测定

用于中药制剂中甾体成分含量测定的方法多采用薄层色谱扫描法或高效液相色谱法。

1. 甾体总皂苷含量测定

化学分析法：包括重量分析和容量分析。重量分析法是将甾体成分从中药制剂中提出后，用适宜的方法使其生成沉淀直接称重。

例　地奥心血康胶囊中甾体总皂苷的含量测定——重量法

主要组成：地奥心血康（黄山药或穿龙薯蓣的根茎提取物）。

测定方法：取本品内容物，混合均匀，取适量（约相当于甾体总皂苷元 0.12g），精密称定，置 150mL 圆底烧瓶中，加硫酸 40% 乙醇溶液（取 60mL 硫酸，缓缓注入适量的 40% 乙醇溶液，放冷，加 40% 乙醇溶液至 1000mL，摇匀）50mL，置沸水水浴中回流 5 小时，放冷，加水 100mL，摇匀，用 105℃ 干燥至恒重的 4 号垂熔玻璃坩埚滤过，沉淀用水洗涤至滤液不显酸性，105℃ 干燥至恒重，计算，即得。

本品每粒含甾体总皂苷以甾体总皂苷元计，不得少于 35mg。

2. 单一甾体成分的含量测定

中药制剂中甾体成分的含量测定一般采用色谱法。由于色谱法具有分离和测定双重作用，对于一些成分较简单的中药制剂可提取后直接测定，使前处理工作简化。但对于药味较多、组成复杂的中药制剂仍需要净化处理，尤其采用高效液相色谱法，供试品溶液杂质过多，不但影响分离效果还易损坏色谱柱。用于中药制剂中单一甾体成分含量测定的色谱法，主要有薄层扫描法、高效液相色谱法等。

（1）薄层色谱法：采用薄层色谱法进行中药制剂中甾体成分的含量测定，选用的吸附剂、展开剂及显色方法与鉴别相似，若指标成分为结合型胆汁酸常水解为苷元后再进行测定。

例　藿胆丸中猪去氧胆酸和鹅去氧胆酸的含量测定——薄层扫描法

主要组成：广藿香叶、猪胆粉。

含量测定：取本品适量，研细，取约 1g，精密称定，置锥形瓶中，加入 40% 氢氧化钠溶液 20mL，摇匀，在 120℃ 皂化 5 小时，冷却，滤过。药渣用水洗涤 3 次，每次 20mL，离心，合并离心液与滤液，用盐酸调节 pH 值至 1，用三氯甲烷振摇提取 4 次（40mL、40mL、30mL、30mL），合并三氯甲烷提取液，加无水硫酸钠脱水，滤过，用三氯甲烷 30mL 分次洗涤无水硫酸钠及滤器，洗液并入滤液，回收三氯甲烷至干。残渣加无水乙醇使溶解，置 25mL 量瓶中，用适量无水乙醇洗涤容器，洗液并入同一量瓶中，加入无水乙醇至刻度，摇匀，作为供试品溶液。另取猪去氧胆酸对照品、鹅去氧胆酸对照品，精密称定，分别加入无水乙醇制成每 1mL 含 0.2mg 的溶液，作为对照品溶液。精密吸取供试品溶液 2μL、两种对照品溶液各 1μL 与 4μL，分别交叉点于同一硅胶 G 薄层板上，以正己烷 - 乙酸乙酯 - 甲醇 - 醋酸（20∶25∶3∶2）的上层溶液为展开剂，展开，取出，晾干，喷以 5% 硫酸乙醇溶液，于 100℃ 加热至斑点显色清晰，取出，在薄层板上覆盖同样大小的玻璃板，周围用胶布固定，在紫外光灯（365nm）下定位。扫描，激发波长 $\lambda = 366$nm，测量供试品与对照品荧光强度的积分值，计算，即得。

（2）高效液相色谱法：是含量测定中常用的技术方法，具有专属性强、准确、灵敏等优点。甾体类成分分子结构较大，带有少量的羟基或羧基，化合物为中性或弱酸性，因此在流动相中多以乙腈 - 水为基本流动相，有时加入酸或缓冲盐改善峰型和分离度。除强心苷类外，甾体类结构中共轭链较少，因此紫外光下为末端吸收，检测波长 200～

210nm，也常采用蒸发光检测法。

例1 熊胆救心丸中脂蟾毒配基和华蟾酥毒基的含量测定——高效液相色谱法

主要组成：熊胆粉、蟾酥、冰片、人工麝香、人参、珍珠、人工牛黄、猪胆粉、水牛角浓缩粉。

含量测定

色谱条件与系统适用性实验：以十八烷基硅烷键合硅胶为填充剂；以乙腈－0.5%磷酸二氢钾溶液（50∶50）（用磷酸调节 pH 值至 3.2）为流动相；检测波长为 296nm；柱温 40℃。理论塔板数按华蟾酥毒基峰、脂蟾毒配基峰计算均应不低于 4000。

对照品溶液的制备：分别取华蟾酥毒基对照品和脂蟾毒配基对照品适量，精密称定，加甲醇制成每 1mL 含华蟾酥毒基 85μg、脂蟾毒配基 10μg 的溶液，摇匀，即得。

供试品溶液的制备：取本品 60 粒，研细，取约 0.65g，精密称定，置具塞锥形瓶中，精密加入甲醇 20mL，称定重量，加热回流 1 小时，放冷，再称定重量，用甲醇补足减失的重量，摇匀，滤过，取续滤液，即得。

测定：分别精密吸取对照品溶液与供试品溶液各 20μL，注入液相色谱仪，测定，即得。

本品每 1g 含蟾酥以华蟾酥毒基（$C_{26}H_{31}O_{6}$）和脂蟾毒配基（$C_{21}H_{32}O_{4}$）的总量计，不得少于 3.0mg。

例2 宫血宁胶囊中重楼皂苷Ⅵ的含量测定——高效液相色谱法

主要组成：重楼。

含量测定

色谱条件与系统适用性试验：以辛烷基硅烷键合硅胶为填充剂；以乙腈－水（45∶55）为流动相；检测波长为 203nm。理论塔板数按重楼皂苷Ⅵ峰计算应不低于 5000。

对照品溶液的制备：取重楼皂苷Ⅵ对照品适量，精密称定，加甲醇制成每 1mL 含 0.4mg 的溶液，即得。

供试品溶液的制备：取本品 20 粒的内容物，精密称定，研细，取约 1g，精密称定，置具塞锥形瓶中，精密加入甲醇 25mL，密塞，称定重量，超声处理（功率 250W，频率 25kHz）40 分钟，放冷，再称定重量，用甲醇补足减失的重量，摇匀，滤过，取续滤液，即得。

测定：分别精密吸取对照品溶液与供试品溶液各 10μL，注入液相色谱仪，测定，即得。

本品每粒含重楼皂苷Ⅵ（$C_{39}H_{63}O_{13}$）不得少于 0.52mg。

例3 牛黄消炎片中胆酸的含量测定——高效液相色谱法

主要组成：人工牛黄、珍珠母、蟾酥、青黛、天花粉、大黄、雄黄。

含量测定

色谱条件与系统适用性试验：以十八烷基硅烷键合硅胶为填充剂，以甲醇－0.1%醋酸溶液（75∶25）为流动相；用蒸发光散射检测器检测。理论塔板数按胆酸峰计算应不低于 5000。

对照品溶液的制备：取胆酸对照品适量，精密称定，加甲醇制成每 1mL 含 0.4mg 的溶液，即得。

供试品溶液的制备：精密量取蟾酥供试品溶液10mL，蒸干，残渣加甲醇适量使溶解，转移至5mL量瓶中，加甲醇至刻度，摇匀，滤过，取续滤液，即得。

测定：分别精密吸取对照品溶液10μL、15μL，供试品溶液20μL，注入液相色谱仪，测定，以外标两点法对数方程计算，即得。

本品每片含人工牛黄以胆酸（$C_{23}H_{40}O_5$）计，不得少于0.02mg。

例4　复方熊胆滴眼液中牛黄熊去氧胆酸的含量测定——高效液相色谱法

主要组成：熊胆粉、天然冰片。

含量测定

色谱条件与系统适用性试验：以十八烷基硅烷键合硅胶为填充剂；以甲醇-0.03mol/L磷酸二氢钠溶液（62:38）（用磷酸调节pH值至4.4）为流动相，检测波长为210nm。理论塔板数按牛磺熊去氧胆酸峰计算应不低于1000。

对照品溶液的制备：取牛磺熊去氧胆酸对照品适量，精密称定，加甲醇制成每1mL含1mg的溶液，即得。

供试品溶液的制备：取本品，作为供试品溶液。

测定：分别精密吸取对照品溶液与供试品溶液各10μL，注入液相色谱仪，测定，即得。

本品每1mL含熊胆粉以牛磺熊去氧胆酸（$C_{26}H_{45}NO_8S$）计，不得少于0.55mg。

五、常见甾体成分分析

中药制剂中含有甾体成分的中药较多，含有的甾体成分也很复杂，但作为定性定量的指标性成分，主要有下表所示。

表5-13　常见甾体成分分析

化学成分	理化特征	常用分析方法	实　　例
脂蟾毒配基 Resibufogenin 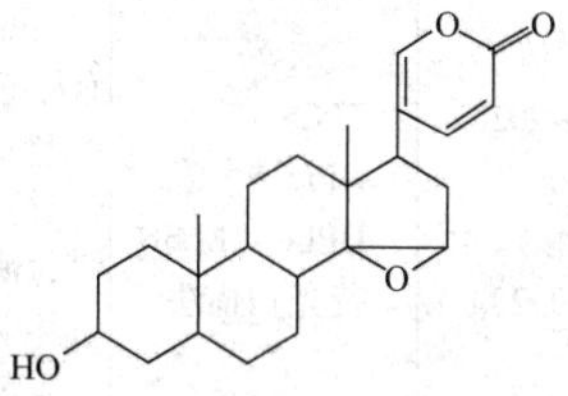 $C_{24}H_{32}O_4$　384.52	白色粉末（三氯甲烷-甲醇）。mp：213℃~215℃。易溶于三氯甲烷、甲醇	分光光度法 HPLC 薄层扫描法	牙痛一粒丸（蟾酥，HPLC法） 牛黄消炎片（蟾酥，HPLC法） 六应丸（蟾酥，HPLC法） 熊胆救心丸（蟾酥，HPLC法） 麝香保心丸（蟾酥，HPLC法）
华蟾酥毒基 Cinobufagin 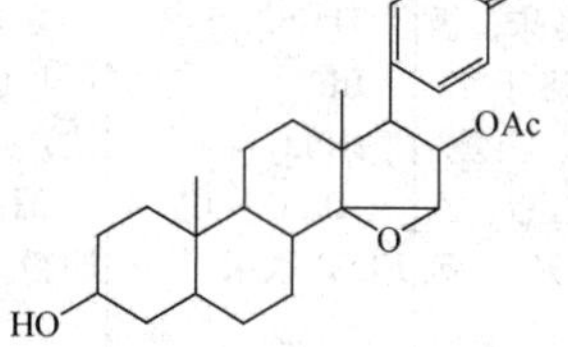 $C_{26}H_{34}O_6$　442	强心苷类甾体。白色针晶（三氯甲烷-甲醇）。mp：259℃~262℃。易溶于三氯甲烷、甲醇	分光光度法 HPLC法	牙痛一粒丸（蟾酥，HPLC法） 牛黄消炎片（蟾酥，HPLC法） 六应丸（蟾酥，HPLC法） 金蒲胶囊（蟾酥，HPLC法） 熊胆救心丸（蟾酥，HPLC法） 麝香保心丸（蟾酥，HPLC法）

续表

化学成分	理化特征	常用分析方法	实　例
伪原薯蓣皂苷 Psedoprodioscin 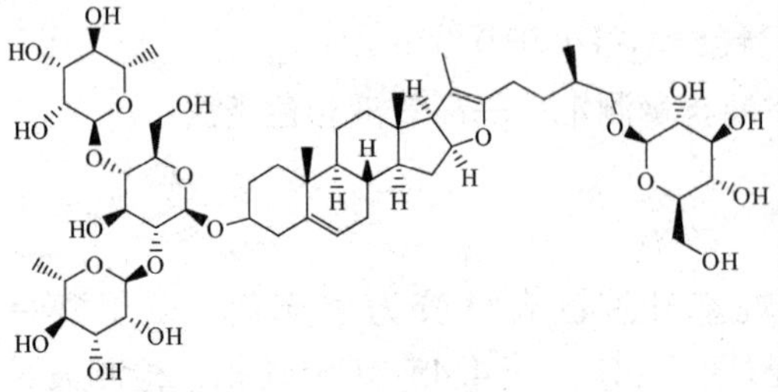 $C_{51}H_{82}O_{21}$　1030	甾体皂苷类甾体。白色无定形粉末。 易溶于吡啶，溶于甲醇	HPLC 法	地奥心血康胶囊（穿龙薯蓣，HPLC 法）
重楼皂苷Ⅵ PolyphyllinⅥ 或 Chonglo saponin Ⅵ 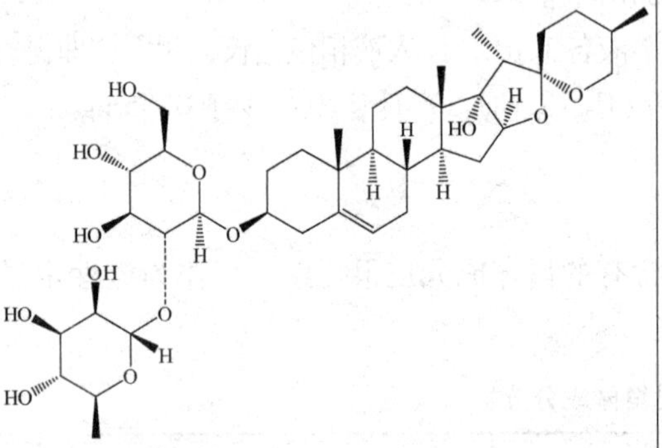 $C_{39}H_{62}O_{13}$　738.91	甾体皂苷类甾体	HPLC 法	宫血宁胶囊（重楼，HPLC 法）
胆酸 Cholic acid 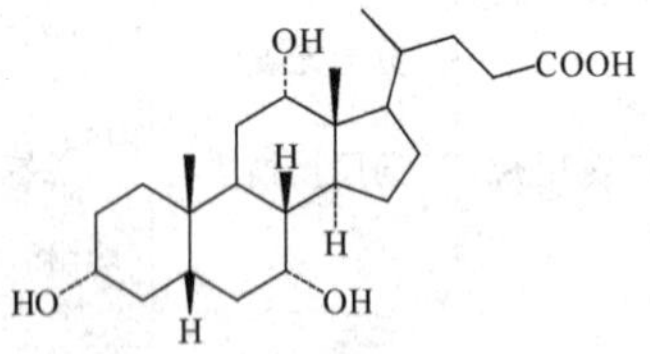 $C_{24}H_{40}O_5$　408.58	胆汁酸类甾体。 mp：197℃～202℃。 比旋光度 36°（c = 0.6，95% 乙醇）。 水溶性 0.28g/L（15℃）	TLCS HPLC HPLC－ELSD 荧光扫描法	灵宝护心丹（人工牛黄，薄层扫描法） 珠黄散（人工牛黄，薄层扫描法） 牛黄消炎片（人工牛黄，HPLC 法）
牛磺熊去氧胆酸 Tarorsodeoxycholic acid 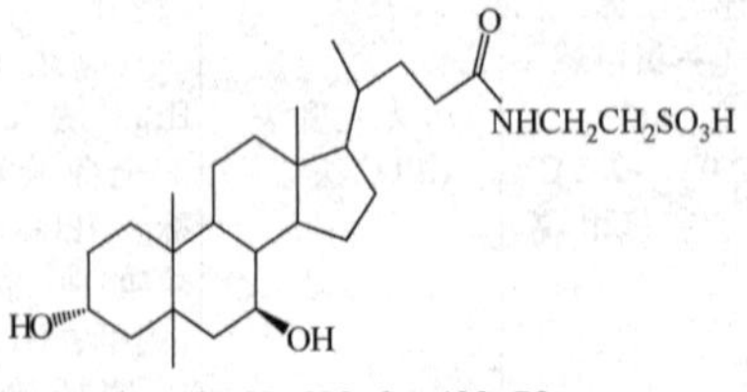 $C_{26}H_{45}NO_6S$　499.70	胆汁酸类甾体。白色粉末，无臭味，极易吸湿。易溶于水、乙醇、甲醇、丙酮。不溶于乙酸乙酯、乙醚、石油醚及三氯甲烷	TLCS IR HPLC HPLC－UV－ELSD 联用	复方熊胆滴眼液（熊胆粉，HPLC 法） 消痔软膏（熊胆粉，HPLC 法）

续表

化学成分	理化特征	常用分析方法	实　例
猪去氧胆酸 Hyodeoxycholic acid 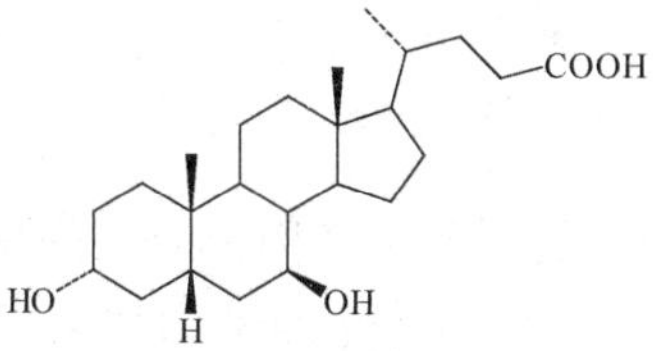 $C_{24}H_{40}O_4$　392	胆汁酸类甾体。白色或类白色粉末，无臭、味苦。几乎不溶于水，易溶于乙醇、冰乙酸，微溶于三氯甲烷	薄层荧光扫描法 HPLC	霍胆丸（猪胆粉，薄层扫描法） 霍胆片（猪胆粉，HPLC 法）
鹅去氧胆酸 Chenodeoxycholic acid 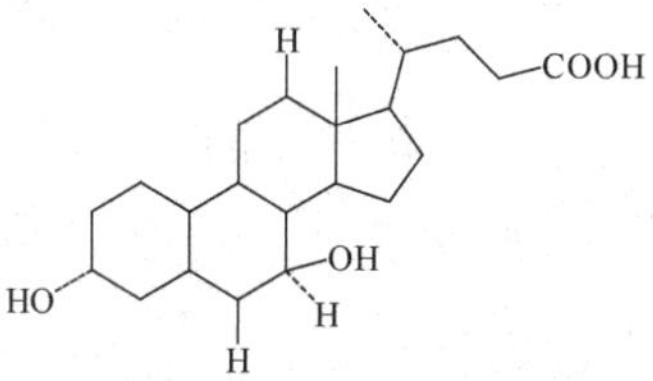 $C_{24}H_{40}NO_4$　392.57	胆汁酸类甾体。无色针状结晶，无臭，味苦，可溶于甲醇、乙醇、丙酮、冰乙酸和稀碱液；不溶于水和石油醚。 mp：141℃～142℃	近红外漫反射光谱法 薄层荧光扫描法 HPLC	霍胆丸（猪胆粉，薄层扫描法） 霍胆片（猪胆粉，HPLC 法）

第七节　木脂素类成分分析

一、概述

木脂素（Lignanoids）是一类由二分子苯丙素衍生物（单位）聚合而成的天然化合物，主要存在于植物的木质部，开始析出时呈树脂状，所以称木脂素。大多呈游离状态，少数与糖结合成苷，存在于植物的树脂状物中。常用中药连翘、五味子、厚朴、牛蒡子、细辛等都含有木脂素类成分。该类成分具有多种生物活性，如五味子所含的木脂素具有补肾、强壮、安神、保肝降酶等作用。厚朴中的木脂素具有松弛肌肉、消炎、止痛功效。

中药制剂中有含有木脂素类成分的中药时，常选择该中药含有的木脂素成分作为定性定量的依据。在 2010 年版《中国药典》中有 51 个中药制剂测定木脂素含量，其中用 HPLC 的 51 个，同时测定两种或两种以上木脂素成分的有 17 个；有 84 个中药制剂以木脂素为对照品进行定性鉴别。木脂素分析已经成为中药制剂分析中非常重要的一类成分分析。

二、供试液制备

进行中药制剂中木脂素类成分分析时，常用的提取方法是溶剂法。根据不同情况选用适当的溶剂提取，而后进行净化除去干扰成分，净化的方法主要有溶剂法、柱色谱法等。一般要根据分析目的物是总木脂素还是单体木脂素；主要木脂素是水溶性还是脂溶性等；采用经典的化学法还是仪器分析法等因素选择溶剂和方法。

总之，无论用哪种方法提取和净化都要以尽量提取完全待测组分、最大限度地除尽杂质为原则，再根据测定方法的特点灵活选择。

三、定性鉴别

木脂素类成分的母核没有特征性的化学反应，只能利用分子结构中的一些特殊官能团如酚羟基、亚甲二氧基等进行鉴别反应。但对于一些非特征性的试剂如磷钼酸乙醇液、硫酸乙醇液等，不同的木脂素类化合物可显示不同的颜色，常用于木脂素类成分的薄层鉴别。

（一）一般理化鉴别

利用木脂素结构中特殊官能团的颜色反应来进行鉴别。含酚羟基的木脂素可与三氯化铁试剂、重氮化试剂发生颜色反应；含亚甲二氧基的木脂素可与没食子酸浓硫酸试剂（Labat 反应）、变色酸浓硫酸试剂（Ecgrine）发生颜色反应。

此类反应的专属性差，应慎用。一般多用于单味药制剂，对于复方中药制剂要进行阴性对照实验，验证其专属性。

（二）薄层色谱鉴别

含木脂素类成分中药材及其中药制剂的鉴别使用较多的方法是薄层色谱鉴别法。木脂素类成分大多具有较强的亲脂性，采用吸附色谱可获得较好的分离效果，常用的吸附剂为硅胶，展开剂一般选用极性较小的亲脂性有机溶剂，如苯、三氯甲烷、三氯甲烷-甲醇（9:1）等。薄层色谱展开后，有色木脂素可直接日光观察；有荧光的木脂素在紫外光下观察；无色无荧光的木脂素需喷显色试剂，最常用的是10%硫酸乙醇液、香草醛试剂，105℃加热显色，还可用5%～10%磷钼酸乙醇液显色或碘蒸气熏蒸显色。

例1 复方鱼腥草片中连翘的鉴别——薄层色谱法

主要组成：鱼腥草、黄芩、板蓝根、连翘、金银花。

鉴别：取本品25片，除去糖衣，研细，加乙醚20mL，浸渍24小时，滤过，药渣用乙醚洗涤2次，每次10mL，滤过，药渣挥尽乙醚，加乙醇30mL，加热回流1小时，放冷，滤过，滤液蒸干，残渣用适量水溶解，通过D101型大孔吸附树脂柱（内径1.5cm，柱高12cm），用水100mL洗脱，弃去洗脱液，再用30%乙醇50mL洗脱，弃去；继用70%乙醇60mL洗脱，收集洗脱液，蒸干，残渣加甲醇1mL使溶解，作为供试品溶液。另取连翘苷对照品，加甲醇制成每1mL含1mg的溶液，作为对照品溶液。照薄层色谱法试验，吸取上述两种溶液各5～10μL，分别点于同一硅胶G薄层板上，以氯仿-甲醇-甲酸（9:1:0.1）为展开剂，展开，取出，晾干，喷以10%硫酸乙醇溶液，在105℃加热至斑点显色清晰。供试品色谱中，在与对照品色谱相应的位置上，显相同颜色的斑点。

复方鱼腥草片是以连翘苷为指标性成分进行连翘的鉴别。连翘苷极性较大，可溶于水及稀醇等溶剂，而制剂中含有较多其他水溶性成分，如黄酮苷类，因此，在制备供试品溶液时应注意除去水溶性的干扰成分。该制剂采用大孔吸附树脂柱，用水及30%乙醇洗去干扰成分，再用70%乙醇将连翘苷等成分洗脱下来。洗脱液蒸干，制成甲醇溶液，以方便点样。

例2　五子衍宗丸中五味子的鉴别——薄层色谱法

主要组成：枸杞子、菟丝子（炒）、覆盆子、五味子（蒸）、车前子（盐炒）。

鉴别：取本品水蜜丸3g，研细，或取小蜜丸或大蜜丸5g，剪碎，加硅藻土5g，研匀，加乙醚50mL，超声处理20分钟，滤过，滤渣加氯仿40mL，超声处理20分钟，滤过，滤液蒸干，残渣加醋酸乙酯1mL使溶解，作为供试品溶液。另取五味子甲素对照品，加醋酸乙酯制成每1mL含1mg的溶液，作为对照品溶液。照薄层色谱法试验，吸取供试品溶液10μL、对照品溶液2μL，分别点于同一硅胶GF_{254}薄层板上，以石油醚（30℃～60℃）－甲酸乙酯－甲酸（15∶5∶1）的上层溶液为展开剂，展开，取出，晾干，置紫外光灯（254nm）下检视。供试品色谱中，在与对照品色谱相应的位置上，显相同颜色的斑点。

四、含量测定

木脂素类成分的含量测定方法较多，根据测定目的不同可分为总木脂素含量测定和单体木脂素成分的含量测定。

（一）总木脂素的含量测定

总木脂素的含量测定方法多采用变色酸－浓硫酸比色法，该方法是目前中药材及其中药制剂中总木脂素含量测定的常用方法之一。该方法的原理是利用木脂素结构中的亚甲二氧基与变色酸－浓硫酸试剂反应，产生颜色的变化，在570nm处呈现最大吸收的特点，进行比色测定。但应注意，本法干扰较多，当利用本法进行中药制剂的含量测定时，要进行阴性试验，以证明方法的专属性。

（二）单体木脂素类成分的含量测定

单体木脂素类成分的含量测定方法主要用色谱法，常用的有薄层色谱扫描法和高效液相色谱法。

薄层色谱扫描法，一般可用吸附色谱，以硅胶为吸附剂，用低极性的有机溶剂展开。在可见光或紫外光区有吸收的木脂素类成分，用薄层吸收扫描法测定含量；可利用能发出荧光或利用荧光薄层板上暗斑的荧光淬灭的特点，用薄层荧光扫描法测定含量。

目前高效液相色谱法是单体木脂素类成分含量测定的主要方法。一般以十八烷基硅烷键合硅胶为填充剂，乙腈－水或甲醇－水系统为流动相，多采用紫外检测器。

五、常见木脂素类成分分析

表 5-14 常见木脂素类成分分析

化学成分	理化特征	常用分析方法	实　　例
五味子甲素（五味子素 a） Deoxyschizandrin（Schizandrin A） $C_{24}H_{32}O_6$　416.51	联苯环辛烯型木脂素，亲脂性强，溶于石油醚、甲醇、乙醇，易溶于乙醚，极易溶于苯及氯仿，不溶于水。mp：116℃～117℃。旋光度 $[\alpha]_{25}^{D}$ +107。 UV：250nm	薄层扫描法 高效液相色谱法	益心舒片（五味子，高效液相色谱法） 肝得宁丸（五味子，高效液相色谱法） 安神补心胶囊（五味子，高效液相色谱法） 参芪五味子片（五味子，高效液相色谱法） 益肝灵片（五味子，高效液相色谱法）
牛蒡子苷 Arctiin $C_{27}H_{34}O_{11}$　534.55	木脂内酯，白色簇状针晶（95%乙醇）。易溶于氯仿、甲醇等有机溶剂。mp：110℃～112℃。旋光度 -51.5°（c=2.0，乙醇）。UV：280nm	高效液相色谱法	五福化毒丸（炒牛蒡子，高效液相色谱法） 银翘解毒丸（浓缩丸）（牛蒡子，高效液相色谱法） 羚羊感冒片（牛蒡子，高效液相色谱法） 维C银翘片（牛蒡子，高效液相色谱法） 感冒舒颗粒（牛蒡子，高效液相色谱法）
连翘苷 Forsythin $C_{27}H_{34}O_{11}$　534.56	双环氧木脂素，具有双骈四氢呋喃环。可溶于水、乙醇等溶剂。UV：332nm	薄层扫描法 高效液相色谱法	小儿感冒茶（连翘，高效液相色谱法） 感冒退热颗粒（连翘，高效液相色谱法） 银翘解毒片（连翘，高效液相色谱法） 桑菊感冒片（连翘，高效液相色谱法） 桑菊感冒片/合剂（连翘，高效液相色谱法）
厚朴酚 Magnolol $C_{18}H_{18}O_2$　266.32	无色针状结晶（水），溶于苯、乙醚、氯仿、丙酮及常用的有机溶剂，难溶于水，易溶于苛性碱稀溶液，得到钠盐。酚羟基易被氧化，而烯丙基则容易进行加成反应。mp：102℃。UV：294nm	高效液相色谱法	开脑顺气丸（姜厚朴，高效液相色谱法） 木香顺气丸（厚朴，高效液相色谱法） 加味藿香正气软胶囊（厚朴，高效液相色谱法） 香苏正胃丸（厚朴，高效液相色谱法） 香苏调胃片（厚朴，高效液相色谱法） 金桑利咽丸（厚朴，高效液相色谱法）

例 双黄连颗粒中连翘含量测定——HPLC 法

主要组成：金银花、黄芩、连翘。

含量测定

色谱条件与系统适用性试验：用十八烷基硅烷键合硅胶为填充剂；乙腈 - 水（25∶75）为流动相；检测波长为278nm。理论塔板数按连翘苷峰计算应不低于6000。

对照品溶液的制备：取连翘苷对照品适量，精密称定，加甲醇制成每1mL 含0.1mg的溶液，即得。

供试品溶液的制备：取装量差异项下的本品，研细，取约1.5g 或0.75g（无蔗糖），精密称定，置具塞锥形瓶中，精密加入甲醇25mL，密塞，称定重量，超声处理（功率250W，频率40kHz）30 分钟，取出，放冷，再称定重量，用甲醇补足减失重量，摇匀，滤过，精密量取续滤液10mL，蒸干，残渣用70% 乙醇5mL 使溶解（必要时超声处理），加在中性氧化铝柱（100 ~ 120 目，6g，内径为1cm）上，用70% 乙醇40mL 洗脱，收集洗脱液，浓缩至约1mL，用甲醇适量溶解，转移至5mL 量瓶中，加甲醇稀释至刻度，摇匀，滤过，取续滤液，即得。

测定：分别精密吸取对照品溶液10μL 与供试品溶液各5 ~ 10μL，注入液相色谱仪，测定，即得。

本品每袋含连翘以连翘苷（$C_{27}H_{34}O_{11}$）计，不得少于3.0mg，无蔗糖不得少于6.0mg。

第八节 其他类型成分分析

一、有机酸类成分分析

（一）概述

有机酸类（Organic acid）是分子结构中含有羧基的化合物。广泛存在于植物的叶、花、茎、果、种子、根等各部分。中药中的有机酸按结构可以分为脂肪族有机酸（酒石酸、草酸、苹果酸、枸橼酸等）、芳香族有机酸（咖啡酸、阿魏酸、香草酸、原儿茶酸、没食子酸等）和萜类有机酸。

常用中药乌梅、五味子等均含有有机酸类成分，许多有机酸具有多方面的生理活性。如阿魏酸具有抑制血小板聚集的作用；齐墩果酸具有防治脂肪肝，抗动脉粥样硬化的作用；柿叶中的琥珀酸、水杨酸、丁香酸等具有防治冠心病的作用；牛黄中的胆酸等成分具有清热、消炎、解痉等作用。

中药制剂中有含有机酸类成分的中药时，常选择该中药含有的有机酸成分作为定性定量的依据。在2010 年版《中国药典》中有70 个中药制剂测定有机酸含量，其中用HPLC 的70 个；有94 个中药制剂以有机酸为对照品进行定性鉴别。有机酸分析已成为中药制剂分析中非常重要的一类成分分析。

（二）供试液制备

中药制剂中有机酸类成分的提取多采用溶剂提取法，提取溶剂视有机酸类成分性质而定。

溶剂提取法　由于游离的有机酸（分子量小的除外）易溶于有机溶剂而难溶于水，可选用适当的有机溶剂提取，而后进行净化除去干扰成分。如利鼻片中咖啡酸的鉴别；二至丸中齐墩果酸的鉴别与含量测定；小儿咽扁颗粒、口炎清颗粒中绿原酸的测定；天舒胶囊中阿魏酸的测定等。多羟基酸或者多元酸极性较大，而较易溶于水，可采用水提，如复方丹参片、丹参片中丹酚酸 B 的含量测定。有机酸盐则易溶于水而难溶于有机溶剂，可先酸化使有机酸游离，然后选用合适的有机溶剂提取。或有机酸在植物中成盐时，可用水或稀碱水（如1%碳酸氢钠）直接提取，提取液酸化后滤出沉淀，然后选用合适的有机溶剂溶解。

（三）定性鉴别

有机酸的鉴别多采用薄层色谱法，常用的吸附剂是硅胶、聚酰胺等。当硅胶为吸附剂时，采用极性较大的展开剂，为了防止有机酸在展开过程中发生离解，常在展开剂中加入一定量的甲酸、乙酸等以消除因解离而产生的拖尾现象。选择聚酰胺为吸附剂时，常用酸性溶剂展开。薄层色谱展开后，有荧光的有机酸如绿原酸、阿魏酸等，可在紫外光下观察；无色无荧光的有机酸需喷显色试剂，常用的显色剂有溴甲酚绿、溴甲酚紫、溴酚蓝、磷钼酸试剂、碘蒸气等。

例 1　二丁颗粒中蒲公英的鉴别——薄层色谱法

主要组成：紫花地丁、半边莲、蒲公英、板蓝根。

鉴别：取本品15g或3g（无蔗糖），研细，加甲醇40mL，超声处理30分钟，滤过，滤液蒸干，残渣加热水20mL使溶解，放冷，乙酸乙酯振摇提取2次，每次20mL，合并乙酸乙酯提取液，蒸干，残渣加甲醇1mL使溶解，作为供试品溶液。另取咖啡酸对照品，加甲醇制成每1mL含0.5mg的溶液，作为对照品溶液。照薄层色谱法试验，吸取两种溶液各5～8μL，分别点于同一硅胶G薄层板上，以甲苯－乙酸乙酯－甲酸（5∶3∶1）的上层溶液为展开剂，展开，取出，晾干，置碘蒸气中熏至斑点显色清晰。供试品色谱中，在与对照品色谱相应的位置上，显相同颜色的斑点。

例 2　注射用双黄连中金银花的鉴别——薄层色谱法

主要组成：连翘、金银花、黄芩。

鉴别：取本品60mg，加75%甲醇5mL，超声处理使溶解，作为供试品溶液。另取绿原酸对照品，加75%甲醇制成每1mL含0.1mg的溶液，作为对照品溶液。照薄层色谱法试验，吸取上述两种溶液各1μL，分别点于同一聚酰胺薄膜上，以醋酸为展开剂，展开，取出，晾干，置紫外光灯（365nm）下检视，供试品色谱中，在与对照品色谱相应的位置上，显相同颜色的荧光斑点。

（四）含量测定

1. 总有机酸的含量测定

一般采用酸碱滴定法，根据指示剂的颜色变化来确定滴定终点。但中药提取液的颜色往往比较深，从而干扰了滴定终点的确定，限制了它的应用。在这种情况下可采用电位滴定法，即利用电位的变化来确定滴定终点，此法用于中药中总有机酸含量的测定更为准确。或在酸碱滴定前对中药提取液进行预处理，进一步纯化，使其澄清，便于准确地确定滴定终点。

2. 单体有机酸类成分的含量测定

高效液相色谱法：高效液相色谱法，主要用于芳香族酸类和其他具有紫外吸收的酸类成分，如绿原酸、没食子酸、桂皮酸、阿魏酸等的测定。可以根据样品的构成与性质来选择合适的色谱条件（色谱柱、流动相、检测器）。有机酸在水中很容易发生电离，产生多峰现象，一般使用酸性流动相来抑制有机酸的离解。通常在流动相中加入磷酸盐缓冲液、冰醋酸、磷酸等。

薄层扫描法：在可见光或紫外光区有吸收的有机酸类成分或经显色后在可见光或紫外光区有吸收的有机酸类成分，用薄层吸收扫描法测定含量；可利用能发出荧光或利用荧光薄层板上暗斑的荧光淬灭，用薄层荧光扫描法测定含量。如脂肪酸类、萜类等一些不具有紫外吸收的酸类物质，可用薄层色谱分离，再选用合适的显色剂，显色后测定。脂肪酸类成分如苹果酸、丁二酸、丙二酸、枸橼酸、酒石酸可用溴酚蓝、溴甲酚绿等指示剂显色；萜类成分如熊果酸、齐墩果酸可以用硫酸乙醇液、磷钼酸试剂显色。

高效毛细管电泳法：在中药有机酸类成分的分析中以毛细管区带电泳（CZE）法应用最多，它是根据带电溶质在电场中电泳淌度的差异而实现分离的。CZE 较适合带电溶质的分离，其次应用较多的为毛细管胶束电泳（MECC）法。如山茱萸、夏枯草、女贞子、枇杷叶中齐墩果酸和熊果酸的测定就用高效毛细管电泳法。

气相色谱法：在中药有机酸类成分的测定中，气相色谱主要用于长链脂肪酸的分析和测定，其次为萜酸，在酚酸和小分子脂肪酸方面的应用较少。脂肪甲酯化是气相色谱测定脂肪酸的关键步骤，常用的有重氮甲烷法、三氟化硼催化法、硫酸盐酸催化法及快速甲酯化法等。如 γ－亚麻酸，在碱性条件下，同三氟化硼－甲醇试剂反应生成具有挥发性的 γ－亚麻酸甲酯后，生成具有挥发性的甲基化衍生物，用气相色谱法测定。如小半夏汤中琥珀酸、苹果酸、柠檬酸、亚油酸的测定。

此外，没有紫外吸收的化合物，可用超临界流体色谱法测定（如怀牛膝及其制剂中齐墩果酸的测定）。

（五）常见有机酸类成分分析

例 1　安神补心丸中丹参含量测定——HPLC 法

主要组成：丹参、五味子（蒸）、石菖蒲、安神膏。

含量测定

色谱条件与系统适用性试验：用十八烷基硅烷键合硅胶为填充剂；以甲醇－乙腈－甲酸－水（30∶10∶1∶59）为流动相，检测波长286nm。理论塔板数按丹酚酸B峰计算应不低于4000。

对照品溶液的制备：取丹酚酸B对照品适量，精密称定，加75%甲醇制成每1mL含90μg的溶液，即得。

供试品溶液的制备：取本品30丸（糖衣丸除去糖衣），精密称定，研细，取约0.3g，精密称定，精密加入75%甲醇25mL，称定重量，超声处理（功率140W，频率42kHz）30分钟，放冷，再称定重量，用75%甲醇补足减失的重量，摇匀，滤过，取续滤液，即得。

测定：分别精密吸取对照品溶液和供试品溶液各10μL，注入液相色谱仪，测定，即得。

本品每丸含丹参以丹酚酸B（$C_{36}H_{30}O_{16}$）计，不得少于1.15mg。

例2 口炎清颗粒中山银花含量测定——HPLC法

主要组成：天冬、麦冬、玄参、山银花、甘草。

含量测定

色谱条件与系统适用性试验：用十八烷基硅烷键合硅胶为填充剂；以乙腈－0.4%磷酸溶液（13∶87）为流动相，检测波长327nm。理论塔板数按绿原酸峰计算应不低于1000。

对照品溶液的制备：取绿原酸对照品适量，精密称定，置棕色瓶中，加50%甲醇制成每1mL含25μg的溶液，即得。

供试品溶液的制备：取本品适量，研细，取约1.5g或0.5g（无蔗糖），精密称定，置具塞锥形瓶中，精密加入50%甲醇50mL，密塞，放置15分钟，摇匀，滤过，取续滤液，即得。

表5－15 常见有机酸类成分分析

化学成分	理化特征	常用分析方法	实　例
齐墩果酸 Oleanic acid COOH HO $C_{30}H_{48}O_3$　456.71	白色针晶（乙醇）。无臭，无味。可溶于甲醇、乙醇、苯、乙醚、丙酮和氯仿，几乎不溶于水，对酸碱均不稳定。 mp：308℃～310℃。旋光度$[\alpha]_{20}^{D}$ +68°～+78°（c=0.15，氯仿）	薄层扫描法 高效液相色谱法 胶束增敏荧光光谱法 毛细管电泳法 超临界流体色谱法 衍生化后－气相色谱法	二至丸（女贞子，薄层色谱扫描法） 养正消积胶囊（女贞子，高效液相色谱法） 喉咽清口服液（土牛膝，薄层色谱扫描法） 生血宝合剂（女贞子，高效液相色谱法） 左归丸（山茱萸，高效液相色谱法）

续表

化学成分	理化特征	常用分析方法	实　例
熊果酸 Ursolic Acid 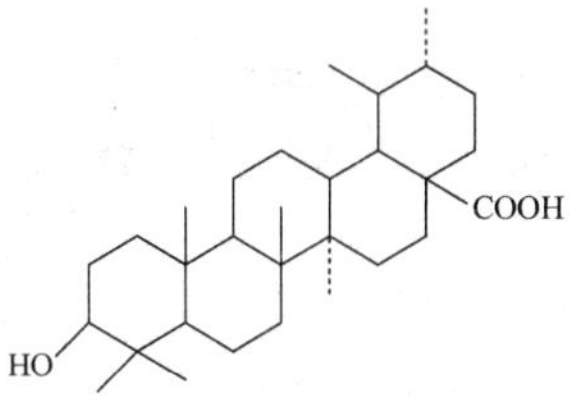 COOH HO $C_{30}H_{48}O_3$　456.68	易溶于甲醇、丙酮、吡啶，不溶于水和石油醚。mp：283℃～288℃。旋光度 $[\alpha]_{25}^{D}$ +67.5°（c=1，1mol/L 氢氧化钾醇溶液中）	薄层扫描法 高效液相色谱法 衍生化后气相色谱法	大山楂丸（山楂，薄层色谱扫描法） 山楂化滞丸（山楂，薄层色谱扫描法） 小儿消食片（山楂，高效液相色谱法） 六味地黄胶囊（酒萸肉，薄层色谱扫描法） 养正消积胶囊（女贞子，高效液相色谱法）
绿原酸 Chlorogenic acid 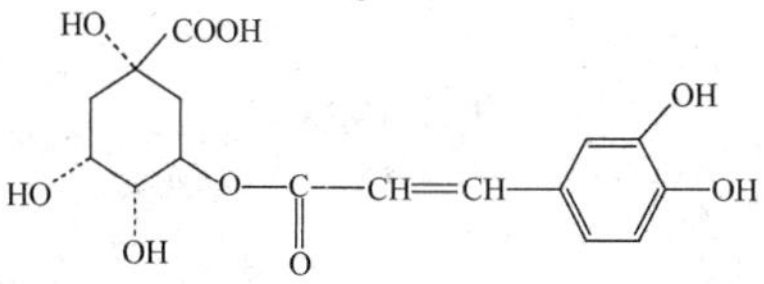 HO　COOH　OH HO　O—C—CH=CH—　OH OH　O $C_{16}H_{18}O_9$　354.30	绿原酸是由咖啡酸与奎尼酸形成的酯，其分子结构中有酯键、不饱和双键及多元酚三个不稳定部分，提取时不能高温、强光及长时间加热。易溶于热水、乙醇、甲醇等极性溶剂。mp：205℃～209℃。比旋光度 $[\alpha]_{25}^{D}$ = 352°（c=28）	薄层扫描法 高效液相色谱法 胶束电动毛细管色谱法	维C银翘片（山银花，高效液相色谱法） 清热银花糖浆（山银花、菊花，高效液相色谱法） 羚羊清肺丸/颗粒（金银花，高效液相色谱法） 银翘解毒胶囊/颗粒（金银花，高效液相色谱法） 金桑开音丸（金银花、菊花，高效液相色谱法） 银翘伤风胶囊（金银花，高效液相色谱法）
咖啡酸 Caffeic acid 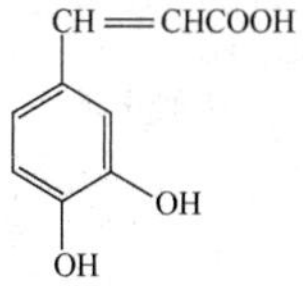 CH=CHCOOH OH OH $C_9H_8O_4$　180.15	微溶于冷水，易溶于热水及冷乙醇。mp：223℃～225℃	薄层扫描法 高效液相色谱法 胶束毛细管电动色谱法	蒲公英浸膏（咖啡酸，高效液相色谱法）
没子食酸 Gallic acid 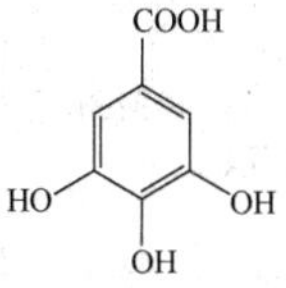 COOH HO　OH OH $C_7H_6O_5$　107.12	针状结晶（无水甲醇或氯仿），几乎不溶于苯、氯仿及石油醚。mp：235℃～240°	薄层扫描法 高效液相色谱法	消痔软膏（地榆，高效液相色谱法） 健民咽喉片（诃子、西青果，高效液相色谱法） 热淋清颗粒（头花蓼，高效液相色谱法） 宫炎平片（地稔，高效液相色谱法）

续表

化学成分	理化特征	常用分析方法	实　例
阿魏酸 Ferulic acid 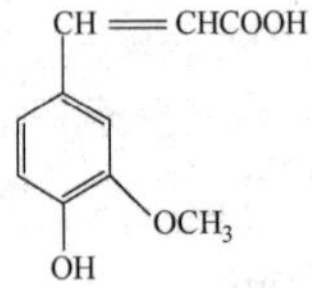 $C_{10}H_{10}O_4$　194.18	有顺式和反式两种。顺式：黄色油状物，溶于热水、乙醇和乙酸乙酯，稍溶于乙醚，难溶于苯和石油醚。mp：174℃。 反式：斜方针状结晶（水），溶于热水、乙醇及醋酸乙酯，易溶于乙醚，微溶于石油醚及苯。mp：174℃	薄层扫描法 高效液相色谱法	调经止痛片（当归、川芎，高效液相色谱法） 脑安胶囊（当归、川芎，高效液相色谱法） 活血止痛散（当归，高效液相色谱法） 柏子养心片（当归、川芎，高效液相色谱法） 妇科调经片（当归、川芎，高效液相色谱法）
桂皮酸（肉桂酸） Cinnamic acid（Phenylacrylic acid） 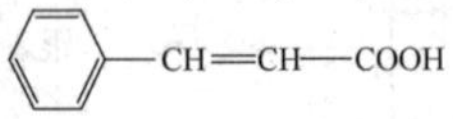 $C_9H_8O_2$　148.16	白色结晶，具有类似杏子甜酸气味，几乎不溶于水，溶于乙醇、苯和精油中。mp：130℃～136℃	薄层扫描法 高效液相色谱法	养心定悸口服液（桂枝，高效液相色谱法） 七味葡萄胶囊（肉桂，薄层扫描法）
丹参素（β-3,4-二羟基苯基乳酸） Danshensu（β-3,4-Dihydroxyphenyl lactic acid） 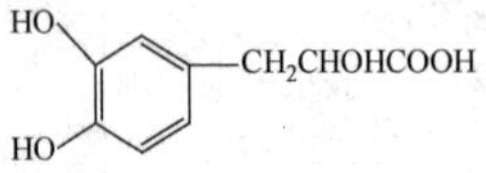 $C_5H_{10}O_5$　162.14	白色长针状结晶。mp：84℃～86℃。其钠盐为白色针状结晶。mp：255℃～258℃	薄层扫描法 高效液相色谱法	止痛化癥胶囊（丹参，高效液相色谱法） 中风回春丸/片（丹参，高效液相色谱法） 心宁片（丹参，高效液相色谱法） 双丹口服液（丹参，高效液相色谱法）
丹酚酸B Salvianolic acid B 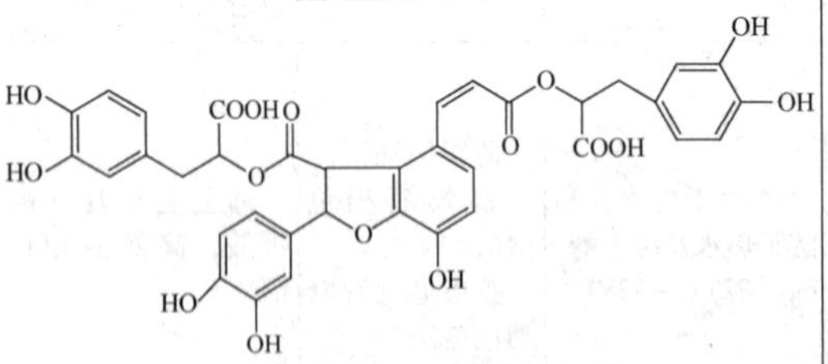 $C_{36}H_{30}O_{16}$　718.62	类白色粉末，具引湿性。可溶于水、乙醇、甲醇	薄层扫描法 高效液相色谱法 毛细管电泳法	利脑心胶囊（丹参，高效液相色谱法） 补肾固齿丸（丹参，高效液相色谱法） 软脉灵口服液（丹参，高效液相色谱法） 益心舒胶囊（丹参，高效液相色谱法） 复方丹参片/颗粒（丹参，高效液相色谱法）
迷迭香酸 Rosmarinic acid 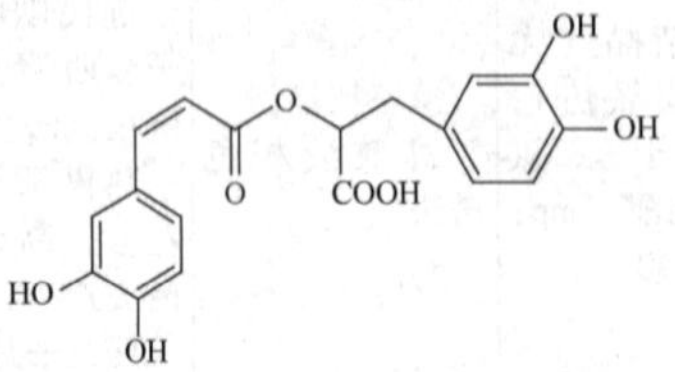 $C_{18}H_{16}O_8$　360.31	易溶于水及乙醇溶液，难溶于氯仿，不溶于无水乙醇	高效液相色谱法	夏枯草口服液（夏枯草，高效液相色谱法） 肿节风片（肿节风，高效液相色谱法） 血康口服液（肿节风，高效液相色谱法）

测定：分别精密吸取对照品溶液和供试品溶液各10μL，注入液相色谱仪，测定，即得。

本品每袋含山银花以绿原酸（$C_{16}H_{18}O_9$）计，不得少于4.0mg。

二、香豆素类成分分析

（一）概述

香豆素是一类具有苯骈α-吡喃酮母核的天然化合物的总称。具有芳香气。常用中药白芷、秦皮、丁公藤、前胡、独活、柴胡、补骨脂、蛇床子等均含有香豆素。香豆素类化合物具有抗菌、消炎、扩张冠状动脉、抗凝血等多方面的生物活性。如白芷中的白芷素具有扩张冠状动脉的作用；祖师麻中的瑞香内酯具有镇痛、消炎作用，用于治疗跌打损伤和风湿痹痛；蛇床子中的蛇床子素能治疗脚癣、湿疹和阴道滴虫；秦皮中的七叶内酯和七叶苷能治疗细菌性痢疾。

中药制剂中有含有香豆素类成分的中药时，常选择该中药含有的香豆素成分作为定性定量的依据。在2010年版《中国药典》中有36个中药制剂测定香豆素含量，其中用HPLC的36个，同时测定两种或两种以上香豆素成分的有19个；有63个中药制剂以香豆素为对照品进行定性鉴别。香豆素分析已成为中药制剂分析中非常重要的一类成分分析。

（二）供试液制备

从中药制剂提取香豆素类化合物时，可选用适当的有机溶剂提取，而后进行净化除去干扰成分，如尿感宁颗粒中秦皮乙素的测定，再造生血片、全鹿丸、固本咳喘片中补骨脂素、异补骨脂素的测定。

（三）定性鉴别

香豆素母核本身无荧光，而羟基香豆素在紫外光下大多显蓝色荧光，这是因为羟基能增强分子荧光的缘故。香豆素荧光的有无或强弱与分子中取代基的种类和位置有关。香豆素的荧光性质在薄层中可用于定性鉴别和定量分析。

香豆素的鉴别可用一般化学反应法、荧光法和薄层色谱法。而中药制剂中香豆素类成分的鉴别主要采用薄层色谱法，具有荧光的香豆素可用薄层色谱法直接进行鉴别；不具荧光或荧光强度较弱的香豆素可用喷洒显色剂或碱液以增强荧光后再进行鉴别，如七宝美髯颗粒中补骨脂素、异补骨脂素的鉴别。

例1　七宝美髯颗粒中补骨脂素、异补骨脂素的鉴别——薄层色谱法

主要组成：制何首乌、当归、补骨脂（黑芝麻炒）、枸杞子（酒蒸）、菟丝子（炒）、茯苓、牛膝（酒蒸）。

鉴别：取本品10g，研细，加醋酸乙酯20mL、盐酸0.5mL，超声处理20分钟，滤

过，滤液挥干，残渣加醋酸乙酯0.5mL使溶解，作为供试品溶液。另取补骨脂素、异补骨脂素对照品，分别加乙酸乙酯制成每1mL含2mg的溶液，作为对照品溶液。照薄层色谱法试验，吸取供试品溶液5μL，上述两种对照品溶液各2μL，分别点于同一硅胶G上，以正己烷－乙酸乙酯（4∶1）为展开剂，展开，取出，晾干，喷以10%氢氧化钾甲醇溶液，置紫外光灯（365nm）下检视，供试品色谱中，在与对照品色谱相应的位置上，显相同颜色的荧光斑点。

（四）含量测定

1. 分光光度法

一般多用于总香豆素的含量测定，如感冒一小时胶囊（由羌活、独活、粉葛、黄芩、黄连等制成）中总香豆素的测定；也可用于单体香豆素的测定，可先用薄层色谱分离后，将相应斑点的香豆素刮下，或用柱色谱纯化，用溶剂洗脱后再进行测定。

香豆素类成分均具有紫外吸收，样品较纯时，在紫外波长下直接进行测定，如消痔液中补骨脂素的测定，测定波长322nm。

2. 薄层扫描法

样品经薄层分离后，利用香豆素具有紫外吸收或产生荧光的特性，直接进行吸收扫描或荧光扫描。

3. 高效液相色谱法

由于香豆素类成分含有芳香环或其他共轭结构，用HPLC法进行测定具有较高灵敏度，常用反相高效液相色谱法，采用色谱柱为C_{18}色谱柱，流动相为甲醇－水或乙腈－水系统。

4. 气相色谱法

某些香豆素具有挥发性，可用GC法进行测定。如净阴灵中蛇床子素的测定。

（五）常见香豆素类成分分析

表5－16 常见香豆素类成分分析

化学成分	理化特征	常用分析方法	实 例
补骨脂素 Psoralen $C_{11}H_6O_3$ 186.17	无色针状结晶（乙醇）。溶于乙醇、氯仿，微溶于水和石油醚。mp：189℃～190℃	薄层扫描法 高效液相色谱法 超临界流体色谱法 β－环糊精－荧光法 气相色谱法	四神丸（补骨脂，高效液相色谱法） 生发搽剂（补骨脂，高效液相色谱法） 白蚀丸（补骨脂，高效液相色谱法） 白癜风胶囊（补骨脂，高效液相色谱法） 补肾益脑片（补骨脂，高效液相色谱法）

续表

化学成分	理化特征	常用分析方法	实　例
异补骨脂素 Isopsoralen 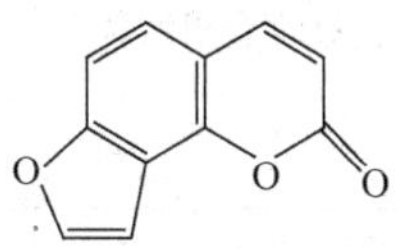 O　O　O $C_{11}H_6O_3$　186.17	无色结晶，溶于乙醇、氯仿，微溶于水、乙醚和石油醚。mp：137℃～138℃	薄层扫描法 高效液相色谱法 超临界流体色谱法 β－环糊精－荧光法 气相色谱法	四神丸（补骨脂，高效液相色谱法） 生发搽剂（补骨脂，高效液相色谱法） 白蚀丸（补骨脂，高效液相色谱法） 白癜风胶囊（补骨脂，高效液相色谱法） 补肾益脑片（补骨脂，高效液相色谱法）
欧前胡素 Imperatorin 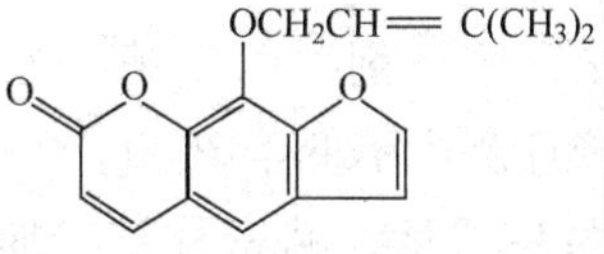 $OCH_2CH=C(CH_3)_2$ O　O　O $C_{16}H_{14}O_4$　270.28	易溶于氯仿，溶于苯、乙醇、乙醚、石油醚。mp：102℃	薄层扫描法 高效液相色谱法 气相色谱法	伤痛宁片（白芷，高效液相色谱法） 前列欣胶囊（白芷，高效液相色谱法） 通窍鼻炎片（白芷，高效液相色谱法） 清眩丸（白芷，高效液相色谱法）
异欧前胡素 Isoimperatorin 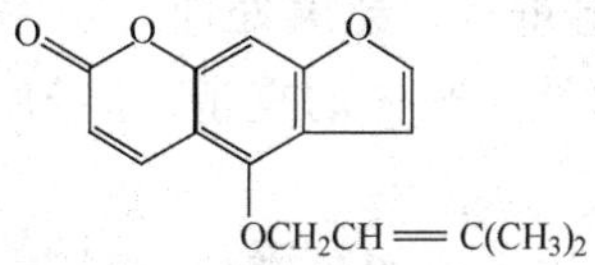 O　O　O $OCH_2CH=C(CH_3)_2$ $C_{16}H_{14}O_4$　270.28	浅黄色块状结晶（醋酸乙酯），mp 109℃～110℃。白色片状结晶（无水乙醇），mp 106℃～107℃，溶于丙酮、乙酸乙酯、氯仿、乙醇，不溶于水	薄层扫描法 高效液相色谱法 气相色谱法	天麻丸（羌活、独活，高效液相色谱法） 伤痛宁片（白芷，薄层扫描法）
蛇床子素 Osthole 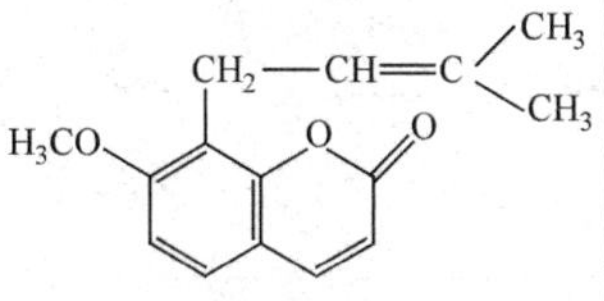 $CH_2-CH=C(CH_3)_2$ H_3CO　O　O $C_{15}H_{16}O_3$　244.29	棱柱状结晶（乙醚）、针状结晶（稀乙醇），溶于碱溶液、甲醇、乙醇、氯仿、丙酮、醋酸乙酯和沸石油醚等，不溶于水和石油醚。mp：83℃～84℃	薄层扫描法 高效液相色谱法 气相色谱法	天麻丸（蛇床子，高效液相色谱法） 伤湿止痛片（独活，薄层扫描法） 净阴灵（蛇床子，气相色谱法）
秦皮甲素 Esculin 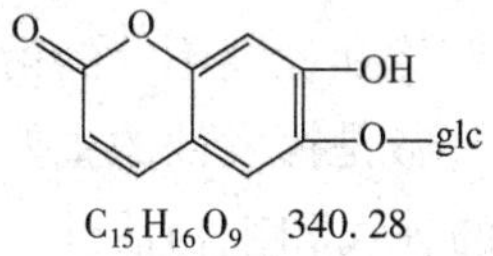 O　O　—OH　—O—glc $C_{15}H_{16}O_9$　340.28	白色针状结晶。溶于热乙醇、甲醇、吡啶、乙酸乙酯和醋酸（水合物）。mp：熔点204℃～206℃	薄层扫描法 高效液相色谱法	八味秦皮丸（秦皮，高效液相色谱法） 整肠颗粒（秦皮，薄层扫描法）
秦皮乙素 Esculein 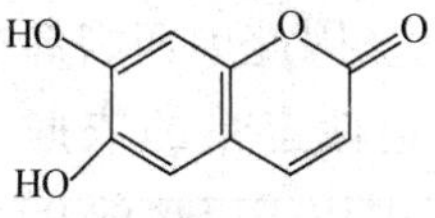 HO　HO　O　O $C_9H_6O_4$　178.14	淡黄色针状晶体或结晶粉末。溶于乙醇和稀碱溶液，微溶于水、乙醇和乙酸乙酯，不溶于乙醚和氯仿。mp：271℃～273℃	薄层扫描法 高效液相色谱法	消炎退热颗粒（紫花地丁，高效液相色谱法） 复方瓜子金颗粒（紫花地丁，高效液相色谱法） 感尿宁颗粒（紫花地丁，高效液相色谱法） 二丁颗粒（紫花地丁，高效液相色谱法）

续表

化学成分	理化特征	常用分析方法	实　例
伞形花内酯 Umbelliferone $C_9H_6O_3$ 162.14	针状结晶（水），能升华，易溶于乙醇、氯仿、醋酸；溶于稀碱；略微溶于乙醚。加热时可产生香豆素臭。溶于稀的碱类，溶液呈蓝色荧光。mp：225℃～228℃	薄层扫描法 高效液相色谱法	雪隆胶囊（水母雪莲，高效液相色谱法）

例　蚕蛾公补片中盐补骨脂含量测定——HPLC 法

主要组成：雄蚕蛾（制）、人参、熟地黄、炒白术、当归、枸杞子、盐补骨脂、盐菟丝子、蛇床子、仙茅、肉苁蓉、淫羊藿。

含量测定

色谱条件与系统适用性试验：以十八烷基硅烷键合硅胶为填充剂；以乙腈－水(25∶75)为流动相，检测波长245nm。理论塔板数按补骨脂素峰计算应不低于3000。

对照品溶液的制备：取补骨脂素对照品和异补骨脂素对照品适量，精密称定，加85%乙醇制成每1mL含补骨脂素和异补骨脂素各20μg的混合溶液，即得。

供试品溶液的制备：取本品10片，除去糖衣，精密称定，研细，取约1g，精密称定，置具塞锥形瓶中，精密加入85%乙醇25mL，密塞，称定重量，超声处理（功率250W，频率33kHz）30分钟，放冷，称定重量，用85%乙醇补足减失的重量，摇匀，离心，取上清液，即得。

测定：分别精密吸取对照品溶液和供试品溶液各10μL，注入液相色谱仪，测定，即得。

本品每片含盐补骨脂以补骨脂素（$C_{11}H_6O_3$）和异补骨脂素（$C_{11}H_6O_3$）的总量计，不得少于80μg。

三、单萜、倍半萜、二萜及环烯醚萜类成分分析

（一）单萜、倍半萜及二萜类成分分析

1. 概述

单萜通常指由二分子异戊二烯聚合而成的化合物及其含氧的和饱和程度不等的衍生物。广泛分布于高等植物的腺体、油室和树脂道等分泌组织中，多数是挥发油的主要组成部分。单萜类的含氧衍生物（醇类、醛类、酮类）具有较强的香气和生物活性，是医药、食品和化妆品工业的重要原料，常用作芳香剂、防腐剂、矫味剂、消毒剂及皮肤刺激剂。如樟脑有局部刺激作用和防腐作用，斑蝥素可作为皮肤发赤、发泡剂，其半合成产物N－羟基斑蝥胺（N－Hydroxycantharidimide）具有抗癌活性。因此中药制剂中有含有单萜类成分的中药时，常选择该中药含有的单萜成分作为定性定量的依据。在2010年版《中国药典》中有140个中药制剂测定单萜含量，其中用HPLC的97个，GC的43个。同时测定两种或两种以上单萜成分的有13个。有251个中药制剂以单

萜为对照品进行定性鉴别，其中薄层色谱鉴别212个，高效液相色谱鉴别1个，气相色谱鉴别33，升华法5个。单萜成分分析已经成为中药制剂分析中非常重要的一类成分分析。

倍半萜类（Sesquiterpenoids）是由3个异戊二烯单位构成、含15个碳原子的化合物类群。倍半萜广泛存在于植物、微生物、海洋生物及某些昆虫中，很多具有重要的生物功能和生理活性，特别是倍半萜内酯，有抗菌、抗肿瘤、抗病毒、细胞毒、免疫抑制、植物毒、昆虫激素、昆虫拒食剂等活性，也有一些具有神经系统活性。因此中药制剂中有含有倍半萜类成分的中药时，常选择该中药含有的倍半萜成分作为定性定量的依据。在2010年版《中国药典》中有14个中药制剂测定倍半萜含量，其中用HPLC的10个，GC的4个。同时测定两种或两种以上倍半萜成分的有2个；有49个中药制剂以倍半萜为对照品进行定性鉴别，其中用薄层色谱法鉴别的43个，高效液相色谱法鉴别的4个，气相色谱法鉴别的2个。倍半萜成分分析已经成为中药制剂分析中非常重要的一类成分分析。

二萜类（Diterpenes）含4个异戊二烯单位。二萜类化合物在自然界分布很广，不少二萜含氧衍生物具有很好的生物活性。穿心莲内酯具有抗菌消炎的作用；紫杉醇、雷公藤甲素、雷公藤乙素、冬凌草素、欧瑞香素均具有抗癌活性；芫花酯甲A具有致流产作用；银杏内酯具有防治心脑血管疾病的作用。因此中药制剂中有含有二萜类成分的中药时，常选择该中药含有的二萜成分作为定性定量的依据。芍药苷属于单萜蒎烷苷类成分，存在于白芍、赤芍、丹皮等中药中，具有扩张冠状动脉、镇静、镇痛、抗炎、解热等作用。在2010年版《中国药典》中有17个中药制剂测定二萜含量，其中用HPLC的17个，同时测定两种或两种以上二萜成分的有7个；有15个中药制剂以二萜为对照品进行定性鉴别，其中薄层色谱法鉴别的14个，高效液相色谱法鉴别的1个。二萜成分分析已成为中药制剂分析中非常重要的一类成分分析。

2. 供试液制备

中药制剂中单萜、倍半萜常用的提取方法有：水蒸气蒸馏法（复方草珊瑚含片、复方夏天无片中薄荷脑的鉴别）；溶剂提取法（如珍黄胶囊/丸中冰片、薄荷脑的鉴别）；具有升华性的可采用升华法（治糜康栓中冰片的鉴别）。

中药制剂中二萜类化合物提取时，可选用适当的有机溶剂提取，而后进行净化除去干扰成分，如银杏叶胶囊/滴丸中银杏内酯A、B、C的测定；消炎利胆片、新雪颗粒中穿心莲内酯的测定。

3. 定性鉴别

中药制剂中单萜、倍半萜常用的鉴别方法有气相色谱法（如珍黄胶囊/丸中冰片、薄荷脑的鉴别）、薄层色谱法（如复方草珊瑚含片中薄荷脑的鉴别）等

中药制剂中二萜类成分的鉴别多用薄层色谱法。薄层色谱展开后，有色二萜可直接日光观察；有荧光的二萜在UV光下观察；无色无荧光的二萜需喷显色试剂后进行观察，最常用的是10%硫酸乙醇液、5%香草醛硫酸液试剂，105℃加热显色，还可用5%～10%茴香醛硫酸乙醇液或5%～10%磷钼酸乙醇液显色、碘蒸气熏蒸显色或2%

3,5－二硝基苯甲酸乙醇溶液与7%氢氧化钾溶液等量混合液显色。无色无荧光的二萜也可用硅胶 GF_{254}板，在紫外光灯（254nm）下直接观察。

例1 珍黄胶囊（丸）中冰片、薄荷素油的鉴别——气相色谱法

主要组成：珍珠、人工牛黄、三七、黄芩浸膏、冰片、猪胆粉、薄荷素油。

鉴别：取本品内容物0.4g，加无水乙醇10mL，超声处理5分钟，滤过，滤液作为供试品溶液。取冰片对照品、薄荷脑对照品适量，分别加无水乙醇制成每1mL含0.5mg的溶液，作为对照品溶液。照气相色谱法试验，用聚合/交联聚乙二烯20000（PEG－20M）毛细管柱（柱长为30m，内径为0.25mm，膜厚度为0.25μm）；柱温为程序升温，初始温度为100℃，以每分钟10℃的速度升温至200℃，保持3分钟；载气流速为每分钟2.2mL；分流进样，分流比为20∶1。分别吸取对照品溶液与供试品溶液各1μL，注入气相色谱仪。供试品色谱中应呈现与对照品色谱峰保留时间相同的色谱峰。

例2 小青龙合剂中白芍的鉴别——薄层色谱法

主要组成：麻黄、桂枝、白芍、干姜、细辛、甘草（蜜炙）、法半夏、五味子。

鉴别：取本品10mL，用乙醚振摇提取2次，每次10mL，弃去乙醚液，水溶液用正丁醇振摇提取2次，每次15mL，合并正丁醇液，加水20mL洗涤，弃去水溶液，正丁醇液蒸干，残渣加甲醇1mL使溶解，作为供试品溶液。另取芍药苷对照品，加甲醇制成每1mL含2mg的溶液，作为对照品溶液。照薄层色谱法试验，吸取上述两种溶液各2～3μL，分别点于同一以硅胶G薄层板上，以氯仿－醋酸乙酯－甲醇－浓氨试液（8∶1∶4∶1）为展开剂，展开，取出，晾干，喷以5%香草醛硫酸溶液，加热至斑点显色清晰。供试品色谱中，在与对照品色谱相应的位置上，显相同颜色的斑点。

4. 含量测定

具有挥发性的单萜、倍半萜和二萜类成分的含量测定可选用气相色谱法（马应龙八宝眼膏、马应龙麝香痔疮膏中冰片的测定）；二萜类成分的含量测定多采用高效液相色谱法、薄层扫描法（喉舒宁片中穿心莲内酯的含量测定等）。

5. 常见单萜、倍半萜及二萜类成分分析

表5－17 常见单萜、倍半萜及二萜类成分分析

化学成分	理化特征	常用分析方法	实　例
斑蝥素 Cantharidin 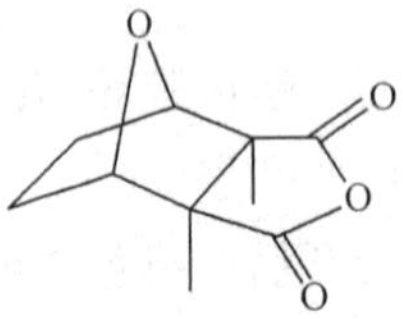 $C_{10}H_{12}O_4$　196.20	110℃可升华，溶于乙醚、丙酮、氯仿和热水，不溶于冷水。mp：215℃～218℃	气相色谱法 高效液相色谱法 薄层扫描法	艾迪滴丸（斑蝥，气相色谱法） 复方斑蝥胶囊/片（斑蝥，气相色谱法） 抗鼻咽癌口服液（斑蝥，气相色谱法） 参芪抑癌冻干粉（斑蝥，气相色谱法） 肝宁片（斑蝥，气相色谱法） 斑蝥搽剂（斑蝥，薄层色谱扫描法）

续表

化学成分	理化特征	常用分析方法	实　例
芍药苷 Paeoniflorin 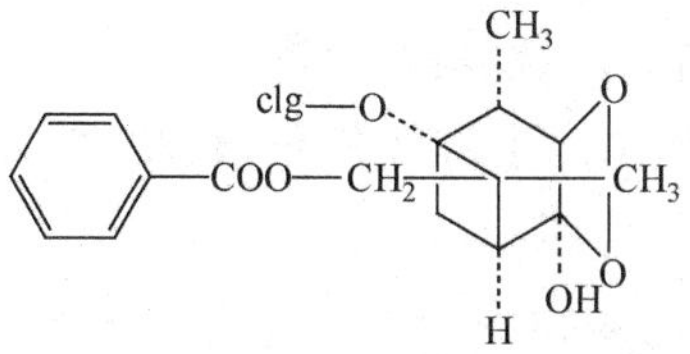 $C_{23}H_{28}O_{11}$　480.45	溶于甲醇、乙醇、水、正丁醇、醋酸乙酯，不溶于乙醚、石油醚。在酸性环境下稳定（pH2～6），在碱性环境下不稳定。$[\alpha]_D^{16}$ −12.8（c=4.6，甲醇）。mp：196℃	薄层扫描法 高效液相色谱法 近红外光谱法	小青龙合剂/颗粒（白芍，高效液相色谱法） 小建中合剂/颗粒（白芍，高效液相色谱法） 加味逍遥口服液/合剂/丸（白芍、牡丹皮，高效液相色谱法） 儿宝颗粒（白芍，高效液相色谱法）
穿心莲内酯 Andrographolide 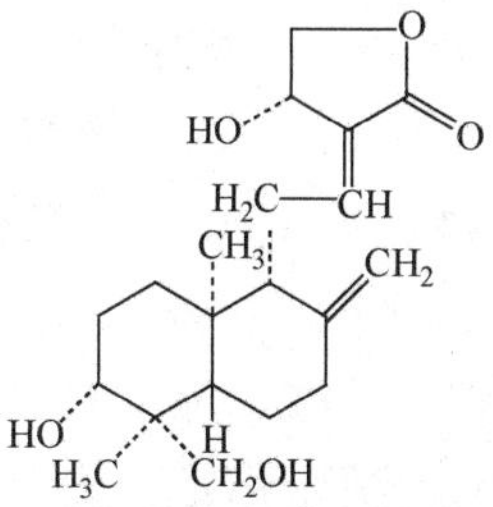 $C_{20}H_{30}O_5$　350.44	可溶于甲醇、乙醇、丙酮、醋酸等。mp：230℃～231℃	高效液相色谱法 薄层扫描法	消炎利胆片（穿心莲，高效液相色谱法） 清火栀麦片（穿心莲，高效液相色谱法） 新雪颗粒（穿心莲，高效液相色谱法） 喉舒宁片（穿心莲，薄层扫描法）
银杏内酯A、B、C Ginkgolide A、B、C 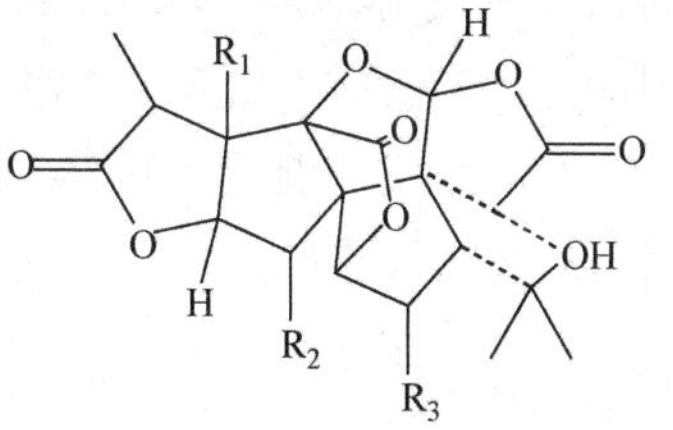 银杏内酯A　R_1=OH，R_2=H，R_3=H，$C_{20}H_{24}O_9$　408.40 银杏内酯B　R_1=OH，R_2=OH，R_3=H，$C_{20}H_{24}O_{10}$　424.40 银杏内酯C　R_1=OH，R_2=OH，R_3=OH，$C_{20}H_{24}O_{11}$　440.40	银杏内酯A：溶于乙酸乙酯、甲醇、乙醇、二甲亚砜等溶剂。mp：330℃～332℃。 银杏内酯B：溶于乙酸乙酯、甲醇、乙醇、二甲基亚砜等溶剂。mp：295℃～297℃。 银杏内酯C：对无机酸（如浓硝酸、浓盐酸、热浓硫酸）和1mol/L热氢氧化钠十分稳定。mp：300℃	高效液相色谱法	银杏叶胶囊/滴丸（萜类内酯，高效液相色谱法） 银杏叶滴丸（萜类内酯，高效液相色谱法）

例1　加味逍遥丸中白芍、牡丹皮含量测定——HPLC法

主要组成：柴胡、当归、白芍、白术（麸炒）、茯苓、甘草、牡丹皮、栀子（姜制）、薄荷。

含量测定

色谱条件与系统适用性试验：以十八烷基硅烷键合硅胶为填充剂；以甲醇－0.05mol/L磷酸氢二钾溶液（23∶77）为流动相，检测波长230nm。理论塔板数按芍药苷峰计算应不低于5000。

对照品溶液的制备：取芍药苷对照品适量，精密称定，加甲醇制成每 1mL 含 60μg 的溶液，即得。

供试品溶液的制备：取本品研细，取约 1g，精密称定，置具塞锥形瓶中，精密加入稀乙醇 50mL，密塞，称定重量，超声处理（功率 260W，频率 40kHz）30 分钟，放冷，再称定重量，用稀乙醇补足减失的重量，摇匀，滤过，取续滤液，即得。

测定：分别精密吸取对照品溶液和供试品溶液各 10μL，注入液相色谱仪，测定，即得。

本品每 1g 含白芍和牡丹皮以芍药苷（$C_{23}H_{28}O_{11}$）计，不得少于 1.9mg。

例 2 马应龙麝香痔疮膏中冰片的含量测定——GC 法

主要组成：人工麝香、人工牛黄、珍珠、锻炉甘石粉、硼砂、冰片、琥珀。

含量测定

色谱条件与系统适用性试验：用丁二酸二乙二醇聚酯（DEGS）为固定相，涂布浓度为 15%；柱温为 105℃。取冰片对照品约 40mg，置 10mL 量瓶中，加入水杨酸甲酯内标溶液溶解并稀释至刻度，摇匀，作为系统适用性试验用溶液，取 1μL 注入气相色谱仪，记录色谱图。理论塔板数按水杨酸甲酯峰计算，应不低于 2000。

校正因子测定：取水杨酸甲酯适量，精密称定，加环己烷－乙酸乙酯（1∶1）制成每 1mL 含 3mg 的溶液，作为内标溶液。另取龙脑对照品 20mg，精密称定，置 10mL 量瓶中，加入内标溶液溶解并稀释至刻度，摇匀。吸取 1μL 注入气相色谱仪，计算校正因子。

测定：取本品约 1g，精密称定，置具塞锥形瓶中，精密加入内标溶液 10mL，混匀，密塞，称定重量，超声处理 15 分钟，放冷，称定重量，用环己烷－乙酸乙酯（1∶1）补足减失的重量，摇匀，滤过，精密量取续滤液 1μL，注入气相色谱仪，测定，即得。

本品每 1g 含冰片以龙脑（$C_{10}H_{18}O$）计，不得少于 19mg。

（二）环烯醚萜类成分分析

1. 概述

环烯醚萜是一类特殊的单萜，由二个异戊二烯构成，含有 10 个碳原子，其母核都为环状，具有烯键和醚键，常与糖结合成苷。植物界常见的环烯醚萜苷主要是环烯醚萜葡萄糖苷、4－去甲基环烯醚萜葡萄糖苷和裂烯醚萜苷。环烯醚萜苷存在于栀子、鸡矢藤、马钱子、肉苁蓉、金银花等中药中；而 4－去甲基环烯醚萜苷则是地黄、玄参、车前子、车前草、胡黄连等中药的主要成分；裂烯醚萜苷类成分是环烯醚萜的开环衍生物，在龙胆科植物中发现较多，如龙胆、当归、獐牙菜、秦艽。

中药制剂中有含有环烯醚萜类成分的中药时，常选择该中药含有的环烯醚萜成分作为定性定量的依据。在 2010 年版《中国药典》中有 55 个中药制剂测定环烯醚萜含量，其中用 HPLC 的 55，同时测定两种或两种以上环烯醚萜成分的有 2 个；有 72 个中药制剂以环烯醚萜为对照品进行定性鉴别，其中用薄层色谱法鉴别的 68 个，用高效液相色谱法鉴别的 4 个。环烯醚萜成分分析已经成为中药制剂分析中非常重要的一类成分分析。

环烯醚萜类化合物大多为无色结晶，味苦，易溶于水、甲醇，可溶于乙醇、丙酮、正丁醇；对酸敏感，成苷后苷键易被酸水解断裂，苷元结构中 C_1 的羟基和 C_2 位的氧是一个半缩醛结构，化学性质活泼，易发生进一步的氧化聚合反应，尤其在酸碱作用下更是如此。

2. 供试液制备

环烯醚萜类化合物多数以苷的形式存在，只有少数以苷元形式存在，所以这类化合物一般都易溶于大极性溶剂中，常用溶剂提取法，可选溶剂水、甲醇、乙醇、正丁醇、乙酸乙酯等，常用的是70%的乙醇，提取过程中，应注意灭活酶活性，如加入少量的碳酸钙（环烯醚萜在微酸性溶剂中更为稳定）。温度一般控制在溶媒微沸状态即可。

目前对环烯醚萜的提取方法，主要采用回流提取、超声提取等；而纯化方法可用大孔吸附树脂法等。

3. 定性鉴别

利用薄层色谱法可对环烯醚萜苷类成分进行定性鉴别；也可用HPLC法对环烯醚萜苷类成分进行定性鉴别。

薄层板：①硅胶G；②硅胶 GF_{254}；③聚酰胺薄膜。

显色剂：①硫酸乙醇液；②茴香醛试液；③香草醛硫酸试液；④对二甲氨基苯甲醛-硫酸溶液。

例1　黄连上清片中栀子的鉴别——薄层色谱法

主要组成：黄连、栀子（姜制）、连翘、蔓荆子（炒）、防风、荆芥穗、白芷、黄芩、菊花、薄荷、酒大黄、黄柏（酒炒）、桔梗、川芎、石膏、旋覆花、甘草。

鉴别：取本品10片，除去包衣，研细，加乙醚30mL，超声处理10分钟，滤过，弃去乙醚液，药渣挥干乙醚，加乙酸乙酯40mL，加热回流1小时，滤过，滤液蒸干，残渣加甲醇1mL使溶解，作为供试品溶液。另取栀子苷对照品，加甲醇制成每1mL含1mg的溶液，作为对照品溶液。照薄层色谱法试验，吸取上述两种溶液各2～4μL，分别点于同一硅胶G薄层板上，以醋酸乙酯-丙酮-甲酸-水（10∶6∶2∶0.5）为展开剂，展开，取出，晾干，喷以10%硫酸乙醇溶液，于105℃加热至斑点显色清晰。供试品色谱中，在与对照品色谱相应的位置上，显相同颜色的斑点。

例2　乳癖消胶囊中玄参鉴别——HPLC法

主要组成：鹿角、蒲公英、昆布、天花粉、鸡血藤、三七、赤芍、海藻、漏芦、木香、玄参、牡丹皮、夏枯草、连翘、红花。

鉴别：取本品内容物1.5g，置具塞锥形瓶中，加30%甲醇30mL，超声处理1小时，放冷，滤过，滤液作为供试品溶液。另取哈巴俄苷对照品适量，加30%甲醇制成每1mL含25μg的溶液，作为对照品溶液。照高效液相色谱法试验，用十八烷基硅烷键合硅胶为填充剂；以乙腈为流动相A，以1%醋酸溶液为流动相B，按下表中的规定进行梯度洗脱；检测波长278nm。理论塔板数按哈巴俄苷峰计算应不低于4000。分别精密吸取对照品溶液5μL和供试品溶液各10～20μL，注入液相色谱仪，记录色谱图。供试品应呈现与对照品色谱峰保留时间相同的色谱峰。

时间（分钟）	流动相 A（%）	流动相 B（%）
0～20	20→50	80→50

4. 含量测定

（1）高效液相色谱法：主要用于有紫外吸收的环烯醚萜苷类成分，如栀子苷、龙胆苦苷、獐牙菜苦苷、马钱苷、哈巴俄苷、胡黄连苷Ⅰ、胡黄连苷Ⅱ等；梓醇、桃叶珊瑚苷等结构中虽无共轭双键，但有一个双键，也可利用末端吸收进行测定，或用蒸发光散射检测器进行测定。

（2）薄层扫描法：薄层扫描法测定环烯醚萜苷类成分可用硅胶 GF_{254}，检测荧光熄灭斑点；也可用硅胶 G 薄层，用显色剂显色后扫描，如桃叶珊瑚苷用 Epstahl 试剂（对二甲氨基苯甲醛 0.25g 溶于冰醋酸 50g，35% 磷酸 5g 和水 20mL 混合液中）显色，最大吸收波长为 595nm。

（3）荧光分光光度法：对于 β－CD 包合后能产生荧光的有些环烯醚萜苷类成分，可用荧光分光光度法测定其含量。如荧光法测定龙胆苦苷的含量，利用薄层色谱法将试样分离，紫外灯下定位，刮去与龙胆苦苷对照品相应位置的紫红色斑点，用溶剂提取，离心后取上清液，加 5% 尿素增溶的 β－CD 溶液中，于混匀器上震荡 10 分钟，静置 12 小时，使包合物形成完全，测定荧光强度，激发波长 360nm，发射波长 470nm。β－CD 具有中空圆锥形结构，腔内的疏水区微环境改变就可达到增溶作用。龙胆苦苷可嵌入 β－CD 空腔内形成包合物，使其在囊中溶解度增大，相互碰撞几率减小，荧光量子效率提高，从而有利于荧光强度增加，进而提高测定的灵敏度。

（4）比色法：利用环烯醚萜苷与某些试剂的显色作用，于分光光度计上测定吸收度进行定量分析。例如梓醇的定量分析，将样品点于薄层板上，分离后用碘蒸气熏蒸显色，将供试品色谱中与梓醇对照品相应位置相同颜色的斑点刮下，除去碘，用 95% 乙醇提取，提取液蒸干乙醇，加显色剂［0.5mL 10% 三氯化铁的水溶液加到 100mL 50%（*V/V*）硫酸中］，85℃水浴上加热 3 分钟，于 400nm 波长处测定吸收度，计算含量。

5. 常见环烯醚萜类成分分析

表 5－18 常见环烯醚萜类成分分析

化学成分	理化特征	常用分析方法	实　例
栀子苷 Geniposide $COOCH_3$ O HO—CH_2　O—glc $C_{17}H_{24}O_{10}$　388.36	易溶于水，溶于乙醇，不溶于石油醚。mp：163℃～164℃	高效液相色谱法 薄层扫描法	八正合剂（栀子，高效液相色谱法） 三子散（栀子，高效液相色谱法） 小儿退热颗粒（栀子，高效液相色谱法） 小儿清热片（栀子，高效液相色谱法）

续表

化学成分	理化特征	常用分析方法	实　例
獐牙苦菜苷 Swertiamarin 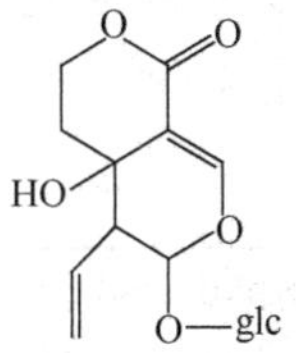 $C_{16}H_{22}O_{10}$ 374.34	略有吸湿性，易溶于甲醇、乙醇，微溶于水，不溶于氯仿、石油醚。mp：111℃	高效液相色谱法 毛细管电泳法 超高效液相色谱法	青叶胆片（獐牙苦菜苷，高效液相色谱法）
马钱苷 Loganin 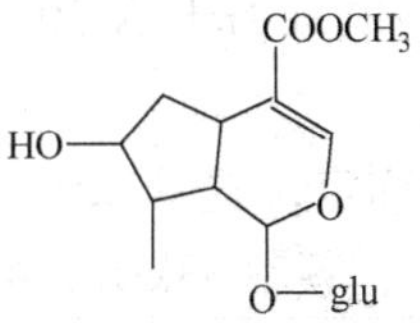 $C_{17}H_{26}O_{10}$ 390.38	极易溶解于水，微溶于无水乙醇，几乎不溶于乙醚、乙酸乙酯、丙酮和氯仿。mp：105℃～108℃	高效液相色谱法 超高效液相色谱法 胶束电动毛细管色谱法	六味地黄丸/浓缩丸/软胶囊/颗粒（酒萸肉，高效液相色谱法） 右归丸（酒萸肉，高效液相色谱法） 耳聋左慈丸（山茱萸，高效液相色谱法） 杞菊地黄丸（酒萸肉，高效液相色谱法） 六味地黄丸（酒萸肉，近红外光谱法）
梓醇 Catalpol 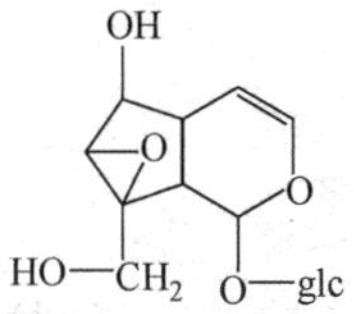 $C_{15}H_{22}O_{10}$ 362.45	mp：207℃～209℃。旋光度：-122°（稀乙醇）	高效液相色谱法 超高效液相色谱法	人参强心滴丸（生地黄，高效液相色谱法） 咽扁宁冲剂（地黄，高效液相色谱法）
龙胆苦苷 Gentiopicrin 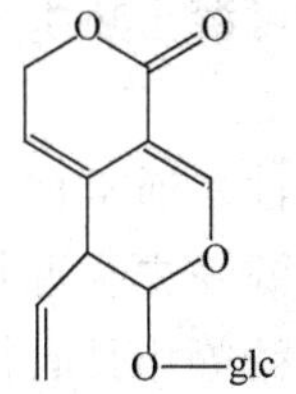 $C_{16}H_{20}O_9$ 356.33	mp：191℃。$[\alpha]_{25}^{D}$：-196.3（H_2O） UV：λ_{max}270nm（MeOH）	薄层扫描法 高效液相色谱法	艽龙胶囊（龙胆总碱，高效液相色谱法） 熊胆丸（龙胆，高效液相色谱法） 龙胆泻肝丸（水丸）（龙胆，高效液相色谱法） 泻肝安神丸（龙胆，高效液相色谱法） 祛风舒筋丸（秦艽，高效液相色谱法）
桃叶珊瑚苷 Aucubin 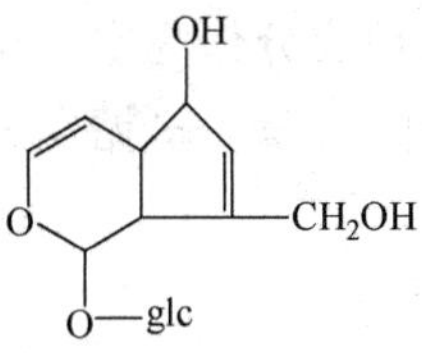 $C_{15}H_{22}O_9$ 346.33	白色针状结晶（乙醇），溶于水、乙醇及甲醇，几乎不溶于氯仿、乙醚及石油醚。mp：181℃（乙醇－乙醚）。 $[\alpha]_{21}^{D}$ -163.1（c=1.6）	高效液相色谱法	复方荔枝草颗粒（车前草，高效液相色谱法）

例 桂附地黄胶囊中酒萸肉含量测定——HPLC 法

主要组成：肉桂、附子（制）、熟地黄、酒萸肉、牡丹皮、山药、茯苓、泽泻。

含量测定

色谱条件与系统适用性试验：以十八烷基硅烷键合硅胶为填充剂；以乙腈为流动相 A，以 0.1% 磷酸溶液为流动相 B，按下表中的规定进行梯度洗脱；柱温 40℃；检测波长 236nm。理论塔板数按马钱苷峰计算应不低于 4000。

时间（分钟）	流动相 A（%）	流动相 B（%）
0 ~ 25	11	89
25 ~ 35	90	10
35 ~ 45	11	89

对照品溶液的制备：取马钱苷对照品适量，精密称定，加甲醇制成每 1mL 含 50μg 的溶液，即得。

供试品溶液的制备：取本品适量，混匀，研细，取约 1g，精密称定，置具塞锥形瓶中，精密加入甲醇 50mL，密塞，称定重量，超声处理（功率 250W，频率 33kHz）45 分钟，放冷，称定重量，用甲醇补足减失的重量，摇匀，滤过，取续滤液，即得。

测定：分别精密吸取对照品溶液和供试品溶液各 10μL，注入液相色谱仪，测定，即得。

本品每粒含酒萸肉以马钱苷（$C_{17}H_{26}O_{10}$）计，不得少于 0.32mg。

四、多糖

（一）概述

多糖又称多聚糖（Polysaccharides），通常由 D－葡萄糖、D－半乳糖、L－阿拉伯糖、L－鼠李糖、D－半乳糖醛酸和葡萄糖醛酸等十个以上的单糖基通过苷键连接聚合而成的高分子物质。无甜味，无还原性。一般分为两类，一类为水不溶的，主要是形成动植物的支撑组织，如纤维素、甲壳素等，分子呈直糖链型；另一类为可溶于热水呈胶状液体的动植物贮存养料，如淀粉、肝糖原等，多数为支糖链型。

中药中常见的多糖为菊糖、淀粉、树胶和黏液质等，大多无生物活性，通常被当作杂质除去。一般除去的方法是在水液中加入一定量的乙醇使其沉淀，过滤除去。近年来发现许多中药中的多糖具有治疗作用。如香菇多糖、灵芝多糖、猪苓多糖等均具有抗肿瘤活性；昆布中昆布素具有治疗动脉粥样硬化的作用；黄芪多糖、人参多糖具有增强免疫的作用；银耳多糖能够保护 CCl_4 引起的肝损伤；南瓜多糖具有降糖作用；鹿茸多糖具有抗溃疡作用；车前子胶具有缓泻作用。

中药制剂中有含有多糖类成分的中药时，常选择该中药含有的多糖成分作为定性定量的依据。在 2010 年版《中国药典》中有 1 个中药制剂测定总多糖的含量。多糖类成分分析已成为中药制剂分析中重要的一类成分分析。

（二）供试液制备

中药制剂中多糖的提取多以水作溶剂，可以用热水浸煮提取，也可以用冷水浸提。

水提取的多糖多数是中性多糖。一般植物多糖提取多数采用热水浸提法，该法所得多糖提取液可直接或离心除去不溶物；或者利用多糖不溶于高浓度乙醇的性质，用高浓度乙醇沉淀提纯多糖。

（三）定性鉴别

1. 薄层色谱法

多糖可采用酸水解将其水解成较小的片段，控制酸的浓度及水解温度、时间等，可以达到部分水解的目的，然后进行薄层鉴别。

分离糖常用的吸附剂或载体有硅胶、纤维素、硅藻土等。由于糖是多羟基化合物，极性强，容易吸附，也可采用含有无机盐的水溶液，如0.3mol/L磷酸二氢钠水溶液制备硅胶薄层板，使硅胶吸附能力降低，斑点集中，改善分离，载样量显著提高。

常用的展开系统有丙酮－水（96∶4），正丁醇－醋酸－水（4∶1∶5），正丁醇－醋酸乙酯－异丙醇－醋酸－水－吡啶（7∶20∶12∶7∶6∶6）；显色剂有1,3－二羟基萘硫酸溶液（0.2% 1,3－二羟基萘乙醇溶液与硫酸临用前按1∶0.04体积比混合）或苯胺－邻苯二甲酸的正丁醇饱和水溶液，110℃烘10分钟。

2. 纸色谱法

多糖可用硫酸将其水解成单糖，然后进行纸色谱。常用的展开系统有正丁醇－乙醇－水（4∶1∶5），正丁醇－乙醇－水（10∶1∶2），醋酸乙酯－吡啶－水（8∶2∶1），正丁醇－吡啶－水（6∶4∶3），正丁醇－吡啶－水－苯（50∶30∶30∶4.5），75%异丙醇－乙醇（9∶1），氯仿－甲醇－5%醋酸（8∶2∶0.5），正丁醇－丙酮－水(4∶5∶1)；显色剂有改进的Seliwanoff试剂，α－萘酚试剂，苯胺－邻苯二甲酸的正丁醇饱和水溶液，甲苯胺蓝试剂，Somogyi试剂，1%碘乙醇试剂。

如南瓜多糖的鉴别：以氯仿－甲醇－5%醋酸（8∶2∶0.5）或正丁醇－丙酮－水(4∶5∶1)展开，喷硫酸－苯酚试剂，显三个紫红色斑点。

3. 电泳法

（1）滤纸电泳：中性多糖带电荷少，导电性弱，在电场中移动速度慢，采用较高的电压或延长电泳时间，才能收到较好效果。

电泳采用的缓冲液以硼酸盐较普遍，因糖类物质中的相邻羟基易与硼酸结合，生成硼酸复盐，以增加其导电性，根据多糖的不同特点，也可用醋酸盐缓冲液等。显色剂常用苯胺盐、茴香胺、高碘酸西夫试剂、阿里新蓝、碱性硝酸银等。

纸条（8cm×24cm）用载玻片线形点样（可用葡聚糖0.4%的水溶液），电压400V，时间2小时。电泳2小时后，取出纸条，置乙醇中固定，然后浸入高碘酸溶液，5分钟后用70%醋酸溶液洗涤。置亚硫酸品红溶液中25～45分钟，然后用亚硫酸盐冲洗液洗涤3次，最后放入乙醇中脱水，置玻璃板上风干，有糖处呈现紫红色斑点。如样品分子不均一，则斑点宽，颜色深浅不均匀。

（2）玻璃纤维纸电泳：将玻璃纤维纸剪成5cm×20cm，样品（可用葡聚糖0.4%水溶液）点在1mm×10mm玻璃纤维纸条上，然后将此样品纸条紧贴在基线上，使样品下渗至电泳纸条上，移去样品条。在电压800V下电泳40分钟，取出纸条，自然晾干，喷雾染色剂茴香胺硫酸溶液，100℃烘烤15分钟，显棕黄色均一斑点。如样品分子不均一，则斑点宽，颜色深浅不匀。

或将玻璃纤维纸剪成28cm×11cm，多糖样品点样成线（用载玻片），在电压400V下电泳30分钟，取出纸条，自然晾干，切分成1cm宽条，用1mL水洗涤，用酚－硫酸法测定多糖含量。如样品纯，则为一单峰。若样品分子在130万左右，在上述条件下，峰值位于自基线向负极7.0cm处。

（3）醋酸纤维薄膜电泳：取醋酸纤维薄膜2cm×8cm，放在缓冲液中浸泡15～20分钟。取出膜条，夹在两层滤纸内吸取多余缓冲液。另切1mm×5mm薄膜浸渍样品溶液约1μL（1μg），紧贴在离膜条一端2cm处，使膜条点上细条状的多糖样品。然后按一般常规电泳方法，两端用纸搭桥，在电压250V下电泳20分钟，取出膜条，自然晾干后，在甲苯胺蓝溶液中浸泡染色10分钟，在90%乙醇或1%醋酸中漂洗，直至无糖区底色退净为止。如人参果胶，这一酸性多糖染色后得蓝色斑点。

（4）凝胶电泳

琼脂糖电泳：离琼脂糖板下端边缘1cm处挖直径0.2cm的孔，加样量3～5μL（1～10μg多糖）。用毛细管或微量进样器点样。在电压150V下电泳1.5小时，取出晾干后，甲苯胺蓝溶液染色，并以醋酸－乙醇－水（0.5∶5∶5）脱色，斑点清晰，向阳极泳动。因甲苯胺蓝不易使中性糖染色，故样品以酸性多糖为宜。

聚丙烯酰胺凝胶电泳：聚丙烯酰胺凝胶垂直管型盘状电泳，电压500V，电泳每管2mA，电泳2.5小时，用高碘酸西夫试剂染色，中性多糖得紫红色带。如多糖分级不好，则色带宽，不均一。如有未除净的蛋白，一般移动速度较快，呈较深的紫色窄带。也可用麝香草酚溶液或阿利新蓝染色。

4. 高效液相色谱法

用HRC－NH_2色谱柱，以乙腈－水（75∶25）为流动相，流速0.8mL/min，示差折光检测器检出不同单糖组分。

5. 气相色谱－质谱联用

水解液中和后，制成硅烷化衍生物进行气相色谱分析，以MS检测。GC－MS不仅可测出多糖的组成，并且可测得单糖之间的摩尔比。酸完全水解的条件是检测单糖组分的重要环节。如聚己糖水解条件通常为1mol/L硫酸于100℃水解4～6小时；戊聚糖水解条件为0.25mol/L硫酸于70℃水解8小时；氨基葡聚糖则为4mol/L硫酸于100℃水解9小时；对连有阿拉伯呋喃的多糖，其阿拉伯糖部分极易水解，必须严格控制水解条件，以防发生降解反应。

（四）含量测定

1. 多糖的测定

多糖的含量测定多采用比色法，在样品中加入适当的试剂显色后在可见光区，测定吸光度，计算含量。常用的比色方法有苯酚－硫酸比色法、蒽酮－硫酸比色法、3,5－

二硝基水杨酸（DNS）比色法等。

（1）苯酚－硫酸比色法：苯酚－硫酸试剂可与游离的己糖或多糖中的己糖、糖醛酸起显色反应，己糖在490nm波长处、戊糖及糖醛酸在480nm波长处有最大吸收，吸收度与糖的含量成正比。

苯酚－硫酸比色法简便，快速，灵敏，为测定多糖的经典方法之一，苯酚、硫酸的用量，显色时间，温度，放置的时间等因素均会影响测定结果。

（2）蒽酮－硫酸比色法：是测定样品中总糖量灵敏、快速、简便的方法。其原理是糖类在较高温度下被硫酸作用脱水生成糠醛或糠醛衍生物后与蒽酮缩合成蓝色化合物。溶液含糖量在每毫升150μg以内，与蒽酮反应生成的颜色深浅与糖量成正比。

蒽酮不仅能与单糖也能与双糖、糊精、淀粉等直接起作用，样品不必经过水解。

（3）3,5－二硝基水杨酸（DNS）比色法：在碱性溶液中，3,5－二硝基水杨酸与还原糖发生氧化还原反应，生成3－氨基－5－硝基水杨酸，该产物在煮沸条件下显棕红色，且在一定浓度范围内颜色深浅与还原糖含量成比例关系，用此比色法可测定还原糖含量。因其显色的深浅只与糖类游离出还原基团的数量有关，而对还原糖的种类没有选择性，故DNS方法适合用在多糖（如纤维素、半纤维素和淀粉等）水解产生的多种还原糖体系中。

取样品（含糖50～100μg），加入3mL DNS试剂，沸水浴煮沸15分钟显色，冷却后用蒸馏水稀释至25mL，在550nm波长处测定吸收度。以葡萄糖作对照，计算样品中糖含量。

该方法为半微量定量法，操作简单，快速，杂质干扰小，尤其适合于批量测定。如样品中含酸，可加入2%的氢氧化钠。显色剂不能放置太久。

（4）氧化－还原滴定法：将多糖水解后可利用氧化－还原滴定法测定含量。

2. 单体多糖的含量测定

单体多糖多采用HPLC法（凝胶柱、离子交换柱），以已知分子量的多糖对照品作对照，确定其分子量。再将其酸水解后进行HPLC法测定，确定其组成（单糖种类、比例），以单糖的量推算多糖的量。测定多糖的检测器多用示差折光检测器，通常用氨基键合硅胶柱分离，但其稳定性差，可在流动相中加入0.01% TEPA（四乙酸胺）来避免这一问题。如乙腈－水（85∶15，含0.01% TEPA）为流动相，果糖、蔗糖、葡萄糖、山梨糖醇均能得到良好分离。

（五）常见多糖类成分分析

例1 泌石通胶囊中槲叶干浸膏的测定——3,5－二硝基水杨酸（DNS）比色法

主要组成：槲叶干浸膏、滑石粉。

含量测定

对照品溶液的制备：取无水葡萄糖对照品适量，精密称定，加水制成每1mL含无水葡萄糖0.25mg的溶液，摇匀，即得。

供试品溶液的制备：取本品内容物，研匀，取2g，精密称定，置索氏提取器中，

加入85%乙醇提取至无色，取出，残渣挥尽乙醇，置100mL量瓶中，加沸水使溶解，放冷，加水至刻度，摇匀，即得。

总糖供试品溶液的制备：精密量取供试品溶液5mL，加6mol/L的盐酸溶液5mL，置沸水浴中加热30分钟后，取出，冷却，加酚酞指示液1滴，用6mol/L的氢氧化钠中和至微红色，转移至25mL的量瓶中，并稀释至刻度，摇匀，离心，取上清液，备用。

还原糖供试品溶液的制备：精密量取供试品溶液5mL，置25mL量瓶中，加水至刻度，摇匀，即得。

测定：精密量取对照品溶液、总糖供试品溶液、还原糖试品溶液各2mL，置25mL量瓶中，分别加入3,5-二硝基水杨酸溶液1.5mL，摇匀，置沸水浴中加热5分钟，迅速用凉水冷却，加水至刻度，摇匀，以水2mL，同法制成空白溶液，在530nm波长处分别测定吸光度，计算，即得。

本品每粒含槲叶干浸膏以槲叶多糖［以无水葡萄糖（$C_6H_{12}O_6$）计算］计，不得少于10.0mg。

例2 复方雄蚕蛾胶囊中总多糖的含量测定——苯酚-硫酸比色法

主要组成：雄蚕蛾、枸杞子。

含量测定

对照品溶液的制备：精密称取105℃干燥至恒重的无水葡萄糖对照品25mg，置250mL量瓶中，加适量水溶解，稀释至刻度，摇匀，配制成每毫升中含无水葡萄糖0.1mg的对照品溶液。

标准曲线的制备：精密量取对照品溶液0.2、0.4、0.6、0.8、1.0mL，分别置具塞试管中，加水至2.0mL，各精密加入5%苯酚溶液1mL，摇匀，迅速精密加入硫酸5mL，摇匀，放置10分钟，置40℃水浴中保温15分钟，取出后迅速冷却至室温，以相应的试剂为空白，照紫外分光光度法，在490nm波长处测定吸收度，以吸收度为纵坐标，对照品溶液浓度为横坐标，绘制标准曲线。

测定：取6颗胶囊，将其内容物置于三角瓶中，加蒸馏水溶解并稀释至刻度，摇匀，超声，待糖全溶后，将杂质过滤，滤液置旋转蒸发仪中蒸发，蒸发完全后用无水乙醇溶解，超声，溶解充分，滤掉杂质，然后将滤液置旋转蒸发仪中蒸发，再用蒸馏水溶解，溶液移至250mL容量瓶中加蒸馏水溶解并稀释至刻度，摇匀，精密量取0.1mL，照标准曲线制备项下的方法，自“加水至2mL”起，依法测定吸光度，计算，即得。

例3 补阳还五汤中多糖的含量测定——蒽酮-硫酸比色法

主要组成：黄芪、川芎、赤芍、桃仁、地龙、当归、红花。

含量测定

对照品溶液的制备：取无水葡萄糖对照品适量，精密称定，加水制成每1mL含无水葡萄糖10.0mg的溶液，即得。

标准曲线的制备：分别取标准品溶液0mL、0.5mL、1.0mL、1.5mL、2.0mL、2.5mL定容于25mL容量瓶中，配成0μg/mL、200μg/mL、400μg/mL、600μg/mL、800μg/mL、1000μg/mL的溶液，用加样枪取0.1mL葡萄糖于各试管中，加入蒽酮7mL，摇匀，迅速浸

入水中冷却，沸水浴 10 分钟，冷却，以相应的试剂为空白。照紫外分光光度法，在 620nm 处测定，以吸收度为纵坐标，对照品溶液浓度为横坐标，绘制标准曲线。

供试品溶液的制备：取补阳还五汤浓缩液 100mL，加入 95% 乙醇沉淀 2 小时，离心取残渣，用 Sevag 法除蛋白（重复 4 ~ 5 次），加适量水，置于微波反应器中水浴回流提取，加入活性炭脱色，再离心得到多糖溶液，稀释至适当倍数。

测定：用加样枪从稀释后的提取液中取出 0.1mL，加入 7mL 蒽酮试剂，摇匀，沸水浴 10 分钟后，及时取出放入冷水中冷却，以相应试剂为空白，照紫外 - 可见分光光度法，在 620nm 处测定吸光度，计算。

第九节　含动物药、矿物药的中药制剂分析

一、含动物药中药制剂的分析

动物药材及其制剂是中医药学宝库中的重要组成部分，临床使用十分广泛。常用动物药材品种有上百种之多，其中相当一部分为名贵药材，在临床上具有较高的医疗价值。但是动物药材资源较少，价格昂贵，有些品种甚至濒临灭绝，因此，国家 1987 年颁布了《野生药材资源保护管理条例》，将国家重点保护野生药材的物种分为三级，其中对濒临灭绝状态稀有珍贵野生药材物种归为一级保护物种，且明确规定禁止采猎一级保护野生药材物种，如虎骨、豹骨、羚羊角、梅花鹿茸等。所以本节中只讨论几种常用的、较名贵的或者有人工培育、人工制品的几种动物药及其制剂的分析。

（一）含牛黄的制剂分析

牛黄为牛科动物牛 *Bos taurus domesticus* Gmelin 干燥的胆结石。宰牛时，如发现有牛黄，即破胆去胆汁，将牛黄取出，除去外层薄膜，阴干。牛黄甘凉，归心、肝经。牛黄是常用名贵中药，并广泛配合其他中药制成各种制剂，如安宫牛黄丸、牛黄解毒片、牛黄上清丸、牛黄千金散等。但由于天然牛黄的药源十分紧缺，为解决牛黄药源稀缺，我国科学工作者研制了人工牛黄和人工培育牛黄，在临床上已得到广泛应用。

人工牛黄：亦称人工合成牛黄。由牛胆粉、胆酸、猪去氧胆酸、牛磺酸、胆红素、胆固醇、微量元素等制成。除了少数的几种急救名贵中成药外，几乎在绝大多数含有牛黄的中成药中，都用人工合成牛黄代替天然牛黄。人工牛黄和天然牛黄的化学成分，差异较大，其疗效不及天然牛黄。

人工培育牛黄：是在牛的腹部施胆囊手术，放进异物，注入经培养的大肠杆菌菌种，人为地造成胆结石，在牛体内埋植一年或更长时间，将核取出，凝集于核体表面的附着物，即为人工培育牛黄。对人工培育的牛黄进行了胆红素、胆酸、胆固醇以及钙等含量测定，与天然牛黄比较接近。近年来，在其成分分析、人工培育、质量鉴定、药理作用、临床应用等方面的研究都取得了一定的进展。实验证明，人工培育的牛黄和天然牛黄在成分、质量、药理作用等方面基本一致。

2010 年版《中国药典》一部收载含牛黄的中药制剂有 73 种，对中药制剂中的牛黄进行定性定量分析，可更好地保证含牛黄制剂的质量。

1. 牛黄的化学成分

天然牛黄及人工培育牛黄中均含有胆色素、胆汁酸、脂类、肽类、氨基酸和无机元素。

胆色素：牛黄中含胆色素 72% ～76%。其中胆红素（Bilirubin）含量为 25% ～70%，包括游离胆红素、胆红素钙、胆红素脂及胆绿素（Biliverdin）等。

胆汁酸类：其中有胆酸（Cholic acid，7% ～10%），去氧胆酸（Deoxycholic acid，0.45%），鹅去氧胆酸（Chenodeoxycholic acid），石胆酸（Lithocholic acid）及甾族胆酸（Sterocholic acid）。并有结合胆汁酸：牛磺胆汁酸盐、甘氨胆汁酸盐等。

脂类：含胆固醇（Cholesterol）2.5% ～4.8%，脂肪酸 1.0% ～2.1%，卵磷脂 0.17% ～0.2%。

蛋白质、肽、氨基酸类：含黏蛋白（Mucigen），酸性肽类为具平滑肌收缩作用的物质（SMC ~ S_2和 SMC ~ F），总氨基酸约为 615mg/100g，其中牛磺酸占总游离氨基酸的 15.86%，甘氨酸约占 34.6%，谷氨酸约占 7.98%，还有苏氨酸、缬氨酸、赖氨酸、苯丙氨酸、甲硫氨酸、亮氨酸、异亮氨酸，约占总氨基酸的 20.25%。此外还有精氨酸、组氨酸、酪氨酸、蛋氨酸、胱氨酸、丙氨酸、脯氨酸、丝氨酸等。

无机元素：K、Na、Ca、Mg、Fe、Cu、Mn、Zn、Pb 等。

人工牛黄：含胆酸、去氧胆酸、胆固醇、胆红素、无机盐等。

2. 胆汁酸的化学反应

胆汁酸的主要成分是胆酸和去氧胆酸，较易溶于丙酮和乙醇中，其钠盐易溶于水。胆酸（Cholic acid），简称 CA，mp198℃，pK_a = 6.4，溶解度 0.28g/L（水）、30.5g/L（乙醇）、5.0g/L（氯仿）、0.36g/L（苯）、28.24g/L（丙酮），胆酸钠盐 568.98g/L（水，15℃）。

去氧胆酸（Deoxycholic acid），简称 DCA，mp176℃ ～178℃，pK_a = 6.58，溶解度 1:4（冷乙醇）、0.248g/L（水）、0.128g/L（苯）、10.468g/L（丙酮）。去氧胆酸钠盐 >333g/L（水，15℃）。

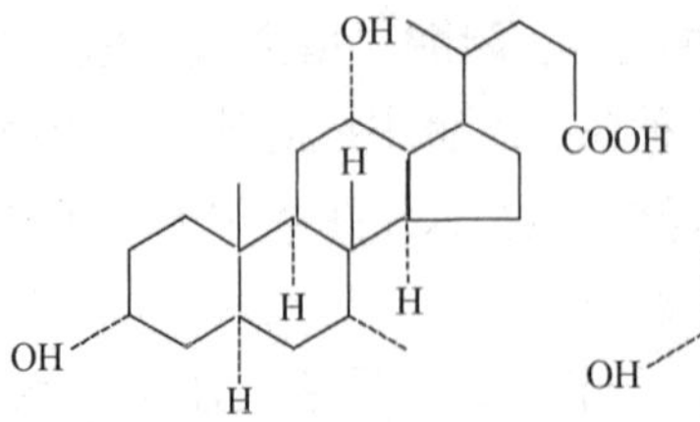

胆酸 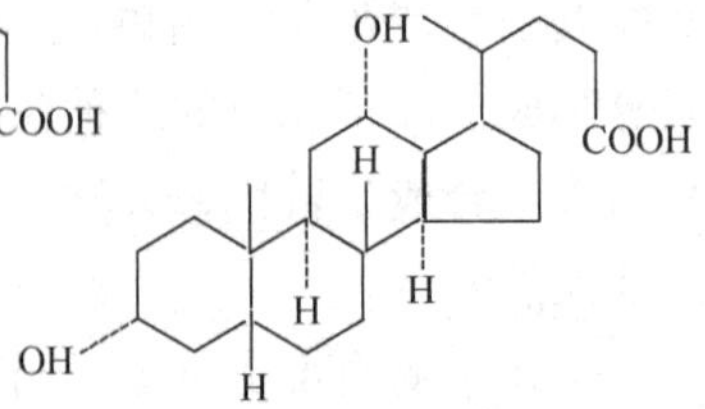　　　　去氧胆酸

Pettenkofer 反应：利用蔗糖与浓硫酸作用生成羟甲基糠醛，可与胆汁酸结合生成紫色。一般操作可取一小试管，加入未稀释胆汁 1 滴，蒸馏水 4 滴，10% 蔗糖液 1 滴，混匀，倾斜试管，沿壁加浓 H_2SO_4 5 滴，不要振摇，并置于冰水中冷却，在两液分界处出

现紫色环，或以 3 ~ 4 滴 1% 糠醛水溶液与 0. 5mL 胆汁作用，沿着管壁小心地加入 2 ~ 3mL 浓硫酸，注意接触面的红色环，振摇后变红色。

3. 胆红素的化学反应

胆红素不溶于水，溶于苯、氯仿、氯苯、二硫化碳及碱液中，微溶于乙醇、乙醚。其钠盐易溶于水，在碱液中或遇 Fe^{3+} 后极不稳定，很快被氧化。

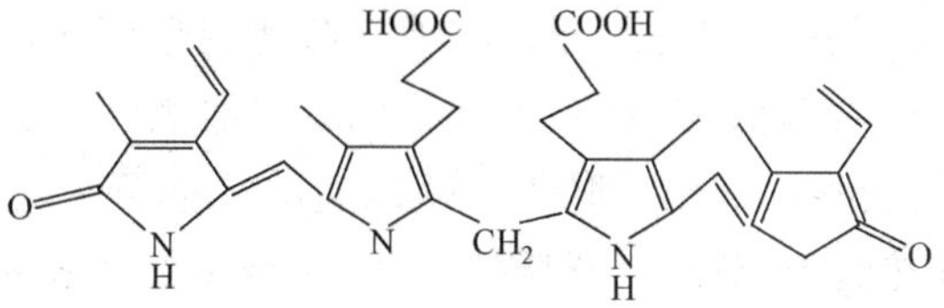

胆红素

（1）Gmelin 反应：将浓硝酸数滴沿管壁小心加入含有胆色素的样品中，注意观察接触处的绿、蓝、紫、红及黄等颜色环。这个反应的反应机制是胆色素被氧化成三烯胆素（呈蓝绿色），然后将甲炔基转变为羰基使键断裂。

（2）Van den Bergh 反应（重氮化反应）：胆红素和中胆红素与重氮化的对氨基苯磺酸偶合生成偶氮染料。由此产生的偶氮染料在强酸中呈蓝紫色，pH 2. 0 ~ 5. 5 时呈红色，pH 5. 5 以上呈绿色。

4. 应用实例

中药制剂中牛黄的鉴别方法常用 TLC 法，以胆酸、胆红素、去氧胆酸等为对照品，以硅胶薄层色谱法，用一定极性的展开系统展开。胆红素在 453nm 波长处有最大吸收，定性鉴别时可在自然光下检视牛黄中的胆红素特征斑点；而胆酸类的特征斑点需要在紫外光下看荧光。

定量测定中药制剂中牛黄胆酸的含量时，由于胆汁酸缺乏共轭结构，无紫外吸收，可用蒸发光散射检测器直接检测胆酸；也可利用衍生化技术，使胆酸类成分形成对硝基苯甲酸甲基酯，在 365nm 波长处用紫外检测器检测。

（1）片仔癀

主要组成：牛黄、麝香、三七、蛇胆等。

鉴别：取本品，研细，取 0. 3g，置具塞锥形瓶中，加二氯甲烷 - 乙醇（7∶3）混合溶液 10mL，依次加入 10% 亚硫酸氢钠 2 滴，盐酸 1 滴，摇匀，密塞，于暗处放置 2 小时，时时振摇，滤过，滤液作为供试品溶液。另取胆红素对照品，加二氯甲烷制成每 1mL 含 0. 1mg 的溶液，作为对照品溶液。再取胆酸对照品、去氧胆酸对照品，加甲醇制成每 1mL 各含 1mg 的溶液，作为对照品溶液。照薄层色谱法试验，吸取胆红素对照品溶液 10μL 及其余三种溶液各 6μL，分别点于同一硅胶 G 薄层板上，以甲苯 - 冰醋酸 - 水（10∶10∶1）10℃以下放置分层的上层溶液为展开剂，展开，取出，晾干。供试品色谱中，在与胆红素对照品色谱相应的位置上，显相同的黄色斑点。喷以 10% 硫酸乙醇溶液，在 105℃加热至斑点显色清晰。供试品色谱中，在与胆红素对照品色谱相应的位置上，显相同绿色斑点。置紫外光灯（365mm）下检视，供试品色谱中，在与胆酸对照品及去氧胆酸对照品色谱相应的位置上，显相同颜色的荧光斑点。

(2) 牛黄蛇胆川贝液

主要组成：人工牛黄、川贝母、蛇胆汁、薄荷脑。

鉴别：取本品40mL，加稀盐酸6mL，用三氯甲烷振摇提取2次，每次40mL，合并三氯甲烷液，蒸干，残渣加乙醇1mL使溶解，作为供试品溶液。另取人工牛黄对照药材28mg，加乙醇30mL，超声处理5分钟，滤过，滤液蒸干，残渣加水40mL使溶解，自“加稀盐酸6mL”起同法制成对照药材溶液。照薄层色谱法试验，吸取上述两种溶液各10μL，分别点于同一硅胶G薄层板上，以乙酸乙酯－正己烷－冰醋酸－甲醇(16∶2∶1∶1)为展开剂，展开，取出，晾干，喷以硫酸－醋酐－无水乙醇（1∶1∶10）的混合溶液，在110℃加热约10分钟，置紫外光灯（365nm）下检视，供试品色谱中，在与对照药材色谱相应的位置上，显相同颜色的荧光斑点。

含量测定

色谱条件与系统适用性试验：以十八烷基硅烷键合硅胶为填充剂；以甲醇－0.2%醋酸溶液（75∶25）为流动相；用蒸发光散射检测器检测。理论塔板数按胆酸峰计算应不低于3000。

对照品溶液的制备：取胆酸对照品适量，精密称定，加甲醇制成每1mL含80μg的溶液，即得。

供试品溶液的制备：精密量取本品10mL，加稀盐酸1mL，用三氯甲烷振摇提取5次，每次15mL，合并三氯甲烷液，蒸干，残渣加甲醇使溶解并转移至10mL量瓶中，加甲醇至刻度，摇匀，滤过，取续滤液，即得。

测定：分别精密吸取对照品溶液5μL、20μL，供试品溶液10μL，注入液相色谱仪，测定，以外标两点法对数方程计算，即得。

本品每1mL含人工牛黄和蛇胆汁以胆酸（$C_{28}H_{34}O_{15}$）计，不得少于45μg。

(3) 牛黄消炎片

主要组成：人工牛黄、珍珠母、蟾酥、青黛、天花粉、大黄、雄黄。

鉴别：取本品10片，除去包衣，研细，加甲醇5mL，振摇提取30分钟，滤过，滤液作为供试品溶液。取胆酸对照品，加乙醇制成每1mL含0.5mg的溶液，作为对照品溶液。照薄层色谱法试验，吸取对照品溶液和供试品溶液各5μL，分别点于同一硅胶G薄层板上，以异辛烷－乙酸乙酯－冰醋酸（15∶7∶5）为展开剂，展开，取出，晾干，喷以10%硫酸乙醇溶液，在105℃加热至斑点显色清晰，置紫外光灯（365mm）下检视，供试品色谱中，在与对照品色谱相应的位置上，显相同颜色的荧光斑点。

含量测定

色谱条件与系统适用性试验：以十八烷基硅烷键合硅胶为填充剂；以甲醇－0.1%醋酸溶液（75∶25）为流动相；用蒸发光散射检测器检测。理论塔板数按胆酸峰计算应不低于5000。

对照品溶液的制备：取胆酸对照品适量，精密称定，加甲醇制成每1mL含0.4mg的溶液，即得。

供试品溶液的制备：取本品25片，除去包衣，精密称定，研细，取10片量，精密称定，置具塞锥形瓶中，精密加入甲醇25mL，密塞，称定重量，摇匀，放置过夜，超声处理（功率250W，频率50kHz）20分钟，放冷，再称定重量，用甲醇补足减失的重量，摇匀，滤过。精密量取续滤液10mL，蒸干，残渣加甲醇适量使溶解，转移至5mL量瓶中，加甲醇至刻度，摇匀，滤过，取续滤液，即得。

测定：分别精密吸取对照品溶液10μL、15μL，供试品溶液20μL，注入液相色谱仪，测定，以外标两点法对数方程计算，即得。

本品每片含人工牛黄以胆酸（$C_{28}H_{34}O_{15}$）计，不得少于0.20mg。

（二）含麝香的制剂分析

麝香为鹿科动物林麝 *Moschus berezovskii* Fleruv、马麝 *Moschus sifanicus* Przewalski 和原麝 *Moschus moschiferus* Linnaeus 成熟雄体脐下腺香囊中的干燥分泌物。野麝多在冬季至次春猎取。猎取后，割取香囊，阴干，习称“毛壳香囊”，除去囊壳，习称“麝香仁”。人工养麝可直接从其香囊中取出麝香仁，阴干或用干燥器密闭干燥。麝香性温，味辛，归心、脾经。其功能为开窍醒神、活血通经、消肿止痛。用于热病神昏，中风痰厥，气郁暴厥，闭经，难产死胎，癥瘕，心腹暴痛，痈肿瘰疬，咽喉肿痛，跌打伤痛，痹痛麻木等症。

2010年版《中国药典》收载有60多种含有麝香的中药制剂，比如片仔癀、马应龙麝香痔疮膏、五味麝香丸、麝香祛痛气雾剂、麝香跌打风湿膏等。

1. 麝香的化学成分及性质

天然麝香中的化学成分极为复杂，既有亲脂性成分，也有亲水性成分；既有小分子，也有大分子；还有许多一般性成分。其中麝香酮是麝香中有香气的主要成分，一般含量为2%～4%。另外，还有麝香吡啶和一些微量的麝香酮类似物。

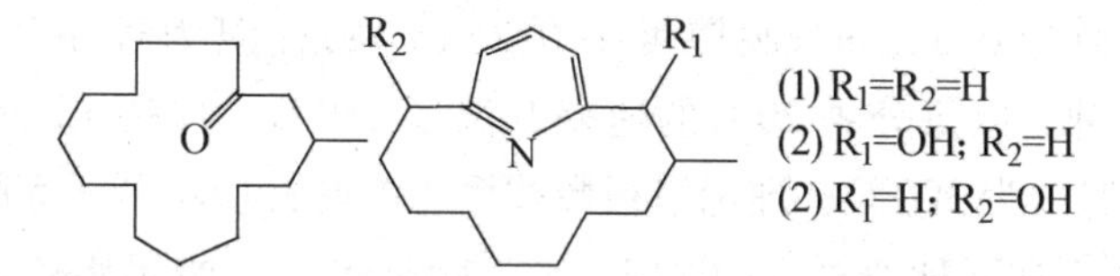

麝香酮的结构　　麝香吡啶类成分的结构

（1）大环化合物：麝香酮，降麝香酮，麝香酮，3-甲基环十三酮，环十四烷酮，5-顺式环十五烯酮，5-顺式（14-甲基）环十五烯酮，2,6-二壬撑二氢吡喃，2,6-癸撑二氢吡喃，麝香吡喃，2,6-壬撑吡啶，2,6-癸撑吡啶，麝香吡啶，羟基麝香吡啶-A，羟基麝香吡啶-B。

（2）甾族化合物：3α-羟基-5α-雄甾烷-17-酮，3α-羟基-5β-雄甾烷-17-酮，5β-雄甾烷-3,17-二酮，5α-雄甾烷-3,17-二酮，雄甾-4-烯-3,17-二酮，雄甾-4,6-二烯-3,17-二酮，3α-羟基-雄甾-5-烯-17-酮，3β-羟基-5α-雄烷-17-酮，3α-羟基-5α-雄烷，3α,17β-二羟基-5β-雄甾烷，3α,17α-二羟基-5β-雄甾烷，3α-羟基-雄甾-4-烯-17-酮，5β-雄烷-3α,17β-二醇，和5β-雄烷-3α,17α-二醇，睾丸酮，雌二醇，胆甾-4-烯-3-酮，胆甾醇等。

（3）胆固醇、酯和蜡：麝香中含C_{14}～C_{40}支链脂肪酸的胆固醇酯，C_{14}～C_{40}支链脂肪酸酯，C_{20}～C_{34}支链脂肪醇，C_{20}～C_{40}支链脂肪醇，一种长链和支链烷烃的混合物，三甘油酸酯，棕榈酸甲酯和油酸甲酯等。

(4) 蛋白质、肽、氨基酸：麝香中含蛋白质约25%，其中包括游离氨基酸、多肽和蛋白质成分。

经过对麝香的醇溶和水溶部分游离氨基酸的分析，发现麝香中含有14种游离氨基酸，其中天门冬氨酸、丙氨酸、丝氨酸、缬氨酸、亮氨酸、甘氨酸居多。

(5) 无机物：麝香中含钾、钠、钙、镁、铝、氯及硫酸盐（1.25%）、磷酸盐（1.41%）和碳酸铵等。

(6) 其他成分：麝香中还含有尿囊素（Allantoin），胆酸和胆红素样物质，尿素，纤维素，蛋白激酶激活剂 Musclide～A（6－甲基－2,5－庚二醇－5－亚硫酸盐），以及相关物质，并认为尿囊素是消肿有效成分。

2. 应用实例

麝香的鉴别可采用GC法，以麝香酮为对照品；因为麝香中还含有雄甾烷类成分，也可以雄甾烷类成分为对照品，用TLC法进行鉴别，经薄层分离后用硫酸乙醇液显色，置日光下或紫外光下检视。

麝香酮是麝香中的香气成分，具有很强的挥发性，可用GC法定量；定量分析麝香中的雄甾烷类成分，须将雄甾烷类成分衍生化后再进行检测，以达到最高的灵敏度。

(1) 片仔癀

主要组成：牛黄、麝香、三七、蛇胆等。

含量测定

色谱条件与系统适用性试验：以交联5%苯基甲基聚硅氧烷为固定相的毛细管柱（柱长为30m，内径为0.32mm，膜厚度为0.25μm）；柱温为程序升温，初始温度为150℃，保持30分钟，以每分钟20℃的速率升温至250℃，保持15分钟；进样口温度为250℃，检测器温度为300℃；理论塔板数按麝香酮峰计应不低于5000。

校正因子测定：取百秋李醇对照品适量，精密称定，加无水乙醇制成每1mL含0.2mg的溶液，作为内标溶液。另取麝香酮对照品约10mg，精密称定，置50mL量瓶中，加无水乙醇适量溶解并稀释至刻度，摇匀，精密吸取2mL，置5mL量瓶中，精密加入内标溶液2mL，加无水乙醇稀释至刻度，摇匀，吸取1μL，注入气相色谱仪，计算校正因子。

测定：取本品，研成粉末（过五号筛），混匀，取约1g，精密称定，置具塞锥形瓶中，精密加入内标溶液2mL，再精密加入无水乙醇3mL，混匀，密塞，称定重量，超声处理（功率300W，频率40kHz）10分钟，放置2小时，再称定重量，用无水乙醇补足减失的重量，摇匀，滤过，取续滤液1μL，注入气相色谱仪，测定，计算，即得。

本品每1g含麝香以麝香酮（$C_{16}H_{30}O$）计，不得少于0.27mg。

(2) 麝香风湿胶囊

主要组成：制川乌、全蝎、地龙（酒洗）、黑豆（炒）、蜂房（酒洗）、人工麝香、乌梢蛇（去头酒浸）。

含量测定

色谱条件与系统适用性试验：以100%二甲基聚硅氧烷为固定相的毛细管柱（柱长为10m，柱内径为0.32mm，膜厚度为0.25μm），柱温为180℃。理论塔板数按麝香酮计算应不低于2000。

对照品溶液的制备：取麝香酮对照品适量，精密称定，加无水乙醇制成每1mL含15μg的溶液，即得。

供试品溶液的制备：取本品40粒，精密称定内容物的重量，研匀，取约5g，精密称定，精密加入无水乙醇25mL，密塞，振摇，放置24小时，充分振摇，滤过，取续滤液，即得。

测定：分别精密吸取对照品溶液与供试品溶液各1μL，注入气相色谱仪，测定，即得。

本品每粒含人工麝香以麝香酮（$C_{16}H_{30}O$）计，不得少于13.5μg。

（三）含熊胆的制剂分析

熊胆是我国传统的名贵中药材，天然熊胆资源日益缺乏，自从国家把熊列为二级保护动物后，限制猎杀。为了扩大熊胆资源，可采用人工引流获取，一般一年采收1~2次，7~9月份产胆汁量较高。对人工引流胆汁与天然熊胆化学成分及药理作用的对比研究表明：人工引流胆汁与天然熊胆的化学成分和药效基本一致，所以可以把引流熊胆作为天然熊胆的代用品投放临床使用，以满足临床需要。

现行版《中国药典》收载有10多种含有熊胆的制剂，如熊胆救心丸（熊胆救心丹）、熊胆胶囊、复方熊胆滴眼液等。

1. 熊胆的化学成分及性质

熊胆中的主要化学成分为胆汁酸类（约占胆汁中的58%~59%），其中主要含牛磺熊去氧胆酸（TUDCA），经碱水解后得熊去氧胆酸（UDCA）、牛磺鹅去氧胆酸（TCDCA）。尚含有鹅去氧胆酸（CDCA），微量的熊去氧胆酸与微量的胆酸（CA）、去氧胆酸（DCA）、猪去氧胆酸（HDCA）、石胆酸（LCA）等。这些胆汁酸通常与牛磺酸、甘氨酸结合，以钠盐或钙盐的形式存在。

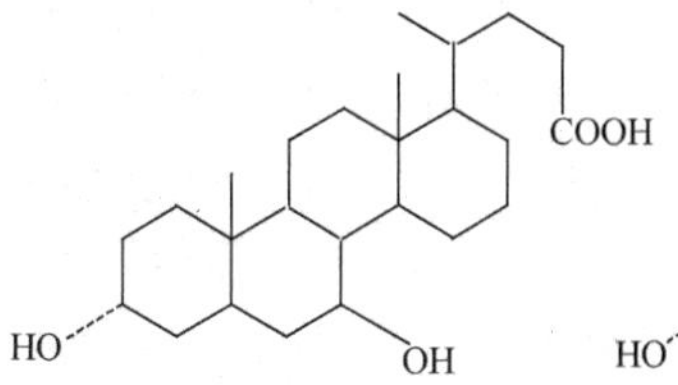

熊去氧胆酸(β-构型)

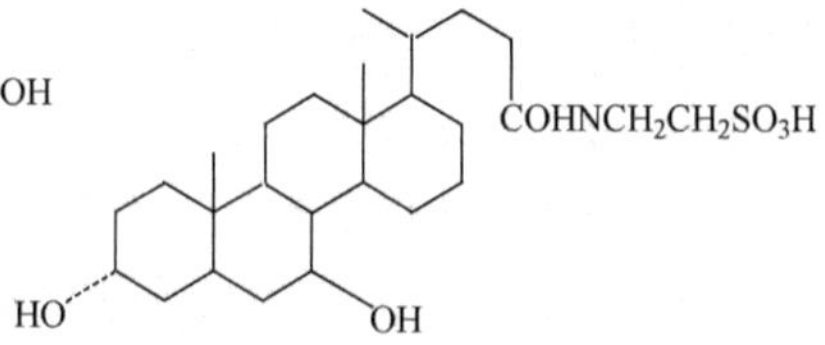

牛磺熊去氧胆酸

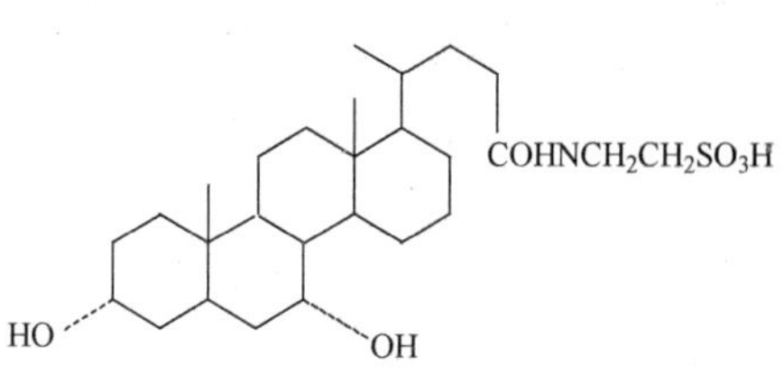

牛磺鹅去氧胆酸

熊胆中含有的胆色素以胆红素为主，尚有胆黄素、胆褐素。熊胆中含有多种氮基酸、胆固醇、脂肪、磷脂以及钙、镁、磷、硼、铜、钡、铁、锰、铟、铬、镨、钴、锶等无机元素。

2. 应用实例

中药制剂中熊胆的鉴别常用 TLC 法，以各单体胆酸为对照品，经 TLC 分离后，喷苯甲酸 - 硫酸 - 醋酸试液，加热后不同的胆酸显不同的颜色，如胆酸显黄棕色，猪去氧胆酸、熊去氧胆酸及鹅去氧胆酸显绿褐色，去氧胆酸显黄棕色及石胆酸显紫色。

因大多数胆汁酸不具共轭双键，采用 HPLC 定量时，用紫外检测器只能检测其末端吸收，可以用蒸发光散射检测器直接检测定量分析。

（1）熊胆胶囊

主要组成：熊胆粉。

鉴别：取本品内容物适量（相当于熊胆粉 0.06g），加乙醇 5mL 使溶解，滤过，滤液蒸干，残渣加 10% 氢氧化钠溶液 5mL，置水浴上加热水解 8 小时（或 120℃ 水解 2 小时），放冷，滴加盐酸调节 pH 值至 2～3，用乙酸乙酯振摇提取 2 次，每次 10mL，合并乙酸乙酯液，蒸干，残渣加乙醇 5mL 使溶解，静置，取上清液，作为供试品溶液。另取熊去氧胆酸对照品、鹅去氧胆酸对照品和胆酸对照品，加乙醇制成每 1mL 各含 0.5mg 的混合溶液，作为对照品溶液。照薄层色谱法试验，吸取上述两种溶液各 4μL，分别点于同一硅胶 G 薄层板上，以异辛烷 - 异戊醚 - 正丁醇 - 冰醋酸 - 水（10∶5∶3∶5∶1）的上层溶液（临用配制）为展开剂，展开，晾干，喷以 10% 硫酸乙醇溶液，在 105℃ 加热至斑点显色清晰，置紫外灯（365mm）下检视。供试品色谱中，在与对照品色谱相应的位置上，显相同颜色的荧光斑点。

含量测定

色谱条件与系统适用性试验：以十八烷基硅烷键合硅胶为填充剂；以甲醇 - 磷酸二氢钠溶液（0.03mol/L）（68∶32）（用磷酸调节 pH 值为 4.4）为流动相；检测波长为 210nm；柱温为 40℃。理论塔板数按牛磺熊去氧胆酸峰计算应不低于 2500。

对照品溶液的制备：取牛磺熊去氧胆酸钠对照品适量，精密称定，加甲醇制成每 1mL 含 1mg 的溶液，即得（相当于牛磺熊去氧胆酸 0.9578mg）。

供试品溶液的制备：取装量差异项下的本品内容物，研细，混匀，取适量（相当于熊胆粉 0.12g），精密称定，置 50mL 量瓶中，加甲醇适量，超声处理（功率 300W，频率 50kHz）10 分钟，放冷，用甲醇稀释至刻度，摇匀，滤过，取续滤液，即得。

测定：分别精密吸取对照品溶液与供试品溶液各 5～10μL，注入液相色谱仪，测定，即得。

本品每粒含熊胆粉以牛磺熊去氧胆酸（$C_{26}H_{45}NO_6S$）计，规格（1）不得少于 60.0mg；规格（2）不得少于 15.0mg。

（2）熊胆救心丸

主要组成：熊胆粉、蟾酥、冰片、人工麝香、人参、珍珠、人工牛黄、猪胆粉、水牛角浓缩粉。

鉴别：取本品 1g，研细，加甲醇 20mL，加热回流 1 小时，放冷，滤过，滤液蒸干，残渣10%氢氧化钠溶液10mL，置水浴中加热5小时，放冷，滴加盐酸调节pH值2~3，用乙酸乙酯振摇提取2次，每次20mL，合并乙酸乙酯液，蒸干，残渣加乙醇4mL使溶解，作为供试品溶液。另取熊去氧胆酸对照品，加乙醇制成每1mL含1mg的溶液，作为对照品溶液。照薄层色谱法试验，吸取上述两种溶液各1μL，分别点于同一硅胶G薄层板上，以异辛烷-乙醚-正丁醇-冰醋酸-水（10:5:3:5:1）的上层溶液为展开剂，展开15cm，取出，晾干，喷以10%硫酸乙醇溶液，在105℃加热至斑点显色清晰，置紫外光灯（365nm）下检视。供试品色谱中，在与对照品色谱相应的位置上，显相同颜色的荧光斑点。

（四）含蛇胆的制剂分析

蛇胆汁为眼镜蛇科、游蛇科或蝰蛇科动物多种蛇的胆汁。味苦，性寒，归肺、肝、胃经，具有行气化痰、祛风除湿、清肝明目、平肝息风、清热解毒等功效。常用于肝热目赤、肺热咳嗽、目热疼痛及急性风湿性关节炎、痔疮、皮肤热毒等症。

现行版《中国药典》收载含有蛇胆的制剂有10余种，如蛇胆川贝胶囊、蛇胆川贝软胶囊、蛇胆陈皮胶囊等。

1. 化学成分及性质

蛇胆汁中主要化学成分为胆汁酸类，且多数以与牛磺酸结合的结合型胆甾酸形式存在，在各种蛇胆汁中除蟒蛇外，均以牛磺胆酸含量最多，还有牛磺鹅去氧胆酸、牛磺去氧胆酸、石胆酸、胆固醇、游离胆酸、胆甾醇、甘氨胆酸、甘氨去氧胆酸等。同时蛇胆中还有无机元素Zn、Cu、Fe、Ca、Mg等。通过数十种不同种类的蛇胆汁结合型胆甾酸及蛇胆结合型胆甾酸水解产物的薄层色谱分析，说明不同种类的蛇胆胆汁的成分差别不大。但临床上认为以毒蛇胆药用价值高，可能与各成分的含量比例不同有关。

2. 应用实例

由于蛇胆中主要是胆汁酸类成分，制剂中蛇胆的分析与熊胆的定性定量方法相似，多用TLC法定性鉴别，HPLC法进行定量分析。

（1）蛇胆川贝胶囊

主要组成：蛇胆汁、川贝母。

鉴别：取本品内容物3g，加三氯甲烷-乙醇（7:3）混合溶液20mL，摇匀，温浸20分钟，时时振摇，滤过（药渣备用），滤液蒸干，残渣加乙醇1mL使溶解，作为供试品溶液。另取蛇胆汁对照药材，加乙醇制成每1mL含5mg的溶液，作为对照药材溶液。再取牛磺胆酸钠对照品，加乙醇制成每1mL含0.5mg的溶液，作为对照品溶液。照薄层色谱法试验，吸取上述三种溶液各8μL，分别点于同一硅胶G薄层板上，以异戊醇-冰醋酸-水（9:4:3）为展开剂，展开，取出，晾干，喷以10%硫酸乙醇溶液，在105℃加热至斑点显色清晰，置紫外光灯（365nm）下检视。供试品色谱中，在与对照药材色谱和对照品色谱相应的位置上，显相同颜色的荧光斑点。

含量测定

色谱条件与系统适用性试验：以十八烷基硅烷键合硅胶为填充剂；以甲醇-0.4%磷酸二氢钾溶液（65:35）为流动相；检测波长为205nm。理论塔板数按牛黄胆酸钠峰计算应不低于3000。

对照品溶液的制备：取牛磺胆酸钠对照品适量，精密称定，加甲醇制成每1mL含0.2mg的溶液，即得。

供试品溶液的制备：取装量差异项下的本品的内容物，混匀，取约1g，精密称定，加水15mL，振摇，用水饱和的正丁醇振摇提取3次，每次20mL，合并正丁醇提取液，用水洗涤2次，每次5mL，弃去水液，正丁醇液蒸干，残渣加甲醇使溶解并转移至10mL量瓶中，加甲醇至刻度，摇匀，滤过，取续滤液，即得。

测定：分别精密吸取对照品溶液与供试品溶液各10μL，注入液相色谱仪，测定，即得。

本品每粒含蛇胆汁以牛黄胆酸钠（$C_{26}H_{44}NNaO_7S$）计，不得少于0.40mg。

（2）蛇胆陈皮胶囊

主要组成：蛇胆汁、陈皮（蒸）。

鉴别：取本品内容物1.5g，加甲醇30mL，超声处理1小时，滤过，滤液蒸干，残渣加水30mL使溶解，用正丁醇振摇提取2次，每次30mL，合并正丁醇液，用氨试液洗涤2次，每次30mL，弃去氨试液，正丁醇液再用正丁醇饱和的水洗涤3次，每次30mL，分取正丁醇液，蒸干，残渣用乙醇1mL使溶解，作为供试品溶液。另取蛇胆汁对照药材10mg，加正丁醇20mL，超声处理30分钟，滤过，滤液用氨试液洗涤2次，每次15mL，弃去氨试液，正丁醇液再用正丁醇饱和的水洗涤3次，每次15mL，分取正丁醇液，蒸干，残渣用乙醇1mL使溶解，作为对照药材溶液。再取牛磺胆酸钠对照品，加乙醇制成每1mL含1mg的溶液，作为对照品溶液。照薄层色谱法试验，吸取上述三种溶液各5μL，分别点于同一硅胶G薄层板上，以正丁醇－冰醋酸－水（10∶1∶8）的上层溶液为展开剂，展开，取出，晾干，喷以10%硫酸乙醇溶液，在105℃加热数分钟，置紫外光灯（365nm）下检视。供试品色谱中，在与对照药材色谱和对照品色谱相应的位置上，显相同颜色的荧光斑点。

（3）牛黄蛇胆川贝液

主要组成：人工牛黄、川贝母、蛇胆汁、薄荷脑。

鉴别：取本品50mL，蒸干，残渣加水30mL使溶解，用水饱和的正丁醇振摇提取2次，每次20mL，合并正丁醇液，用氨试液洗涤2次，每次20mL，弃去氨试液，正丁醇液再用正丁醇饱和的水洗3次，每次20mL，分取正丁醇液，蒸干，残渣用乙醇1mL使溶解，作为供试品溶液。另取蛇胆汁对照药材10mg，加正丁醇20mL，超声处理30分钟，滤过，自“滤液用氨试液洗涤2次”起同法制成对照药材溶液。再取牛磺胆酸钠对照品，加乙醇制成每1mL含1mg的溶液，作为对照品溶液。照薄层色谱法试验，吸取供试品溶液2～5μL、对照药材溶液和对照品溶液各2μL，分别点于同一硅胶G薄层板上，以正丁醇－冰醋酸－水（4∶0.5∶4）的上层溶液为展开剂，展开，取出，晾干，喷以10%硫酸乙醇溶液，在105℃加热约5分钟，置紫外灯（365nm）下检视。供试品色谱中，在与对照药材色谱和对照品色谱相应的位置上，显相同颜色的荧光斑点。

含量测定

色谱条件与系统适用性试验：以十八烷基硅烷键合硅胶为填充剂；以甲醇－0.2%醋酸溶液（75:25）为流动相；用蒸发光散射检测器检测。理论塔板数按胆酸峰计算应不低于3000。

对照品溶液的制备：取胆酸对照品适量，精密称定，加甲醇制成每1mL含80μg的溶液，即得。

供试品溶液的制备：精密量取本品10mL，加稀盐酸1mL，用三氯甲烷振摇提取5次，每次15mL，合并三氯甲烷液，蒸干，残渣加甲醇使溶解并转移至10mL量瓶中，加甲醇至刻度，摇匀，滤过，取续滤液，即得。

测定：分别精密吸取对照品溶液5μL、20μL，供试品溶液10μL，注入液相色谱仪，测定，以外表两点法对数方程计算，即得。

本品每1mL含人工牛黄和蛇胆汁以胆酸（$C_{24}H_{40}O_5$）计，不得少于45μg。

（五）含蟾酥的制剂分析

本品为蟾蜍科动物中华大蟾蜍 *Bufo bufo gargarizans* Cantor. 或黑眶蟾蜍 *Bufo melanostictus* Schneider 的干燥分泌物。多于夏、秋二季捕捉蟾蜍，洗净，挤取耳后腺及皮肤腺的白色浆液，加工，干燥。性辛味温。归心经。主要功能为解毒、止痛、开窍醒神。用于痈疽疔疮，咽喉肿痛，中暑吐泻，腹痛神昏，手术麻醉及强心、升压、兴奋呼吸、抗肿瘤等。由于蟾蜍具有较强的生理活性，同时其毒性也较大，因此，对蟾蜍及其制剂需要严格控制质量。

现行版《中国药典》收载含有蟾酥的中药制剂有10余种，如牙痛一粒丸、牛黄消炎片、梅花点舌丸等。

1. 化学成分及性质

蟾蜍为蟾蜍耳后腺及皮肤腺分泌的白色浆液，经加工干燥而成，化学成分复杂，主要含蟾蜍甾二烯类、强心甾烯蟾毒类和吲哚碱类。蟾蜍甾二烯类又分为游离型和结合型。其游离型称蟾毒配基，其结合型多为脂溶性的蟾蜍毒素类、蟾蜍配基类和精氨酸类结合的酯类。这类成分往往在干燥加工或提取过程中分解为蟾蜍配基类。

蟾蜍甾二烯类结构特点是C_{17}位含有一个α－吡喃酮（α－Pyrone）基，凡具有这种骨架的物质称为蟾蜍二烯内酯。最常见的蟾毒配基如下：

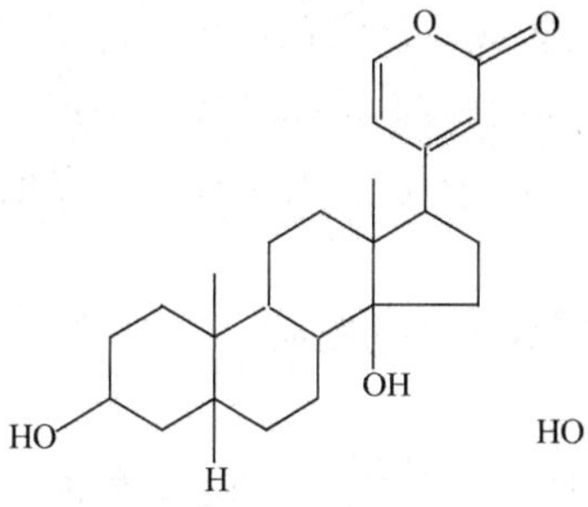

O O OH HO H

蟾毒灵

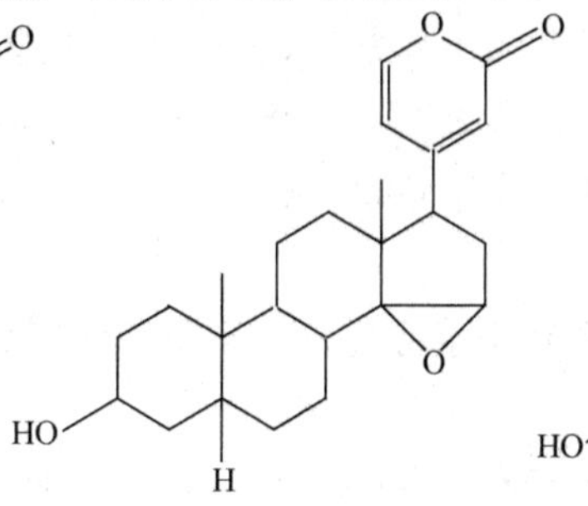

O O O HO H

脂蟾毒配基

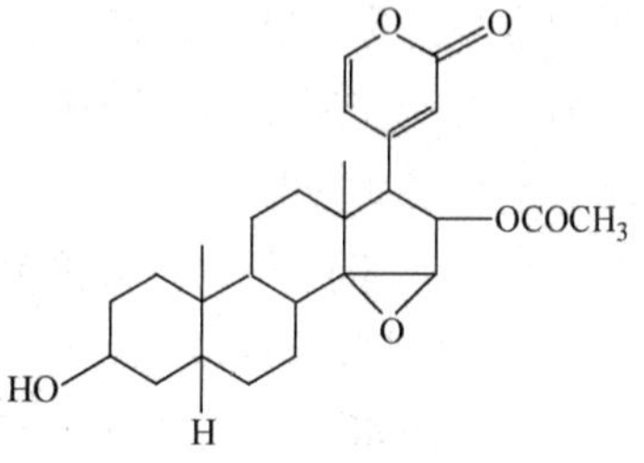

O O OCOCH₃ O HO H

华蟾毒精

2. 应用实例

TLC法定性鉴别蟾酥时，可用三氯化锑或邻苯二醛显色，以区别不同的蟾蜍甾二烯内酯类成分。因蟾蜍甾二烯类、强心甾烯蟾毒类和吲哚碱类成分均具有紫外吸收，可直接用HPLC-UV法定量分析，灵敏度较高。

例 牙痛一粒丸

主要组成：蟾酥、朱砂、雄黄、甘草。

鉴别：取本品0.5g，研碎，置索氏提取器中，加三氯甲烷70mL，加热回流2小时，提取液浓缩至约1mL，作为供试品溶液。另取酯蟾毒配基对照品，加三氯甲烷制成每1mL含1mg的溶液，作为对照品溶液。照薄层色谱法试验，吸取上述两种溶液各5~10μL，分别点于同一硅胶GF_{254}薄层板上使成条状，以环己烷-三氯甲烷-丙酮（4:3:3）为展开剂，展开，取出，晾干，置紫外灯（254nm）下检视。供试品色谱中，在与对照品色谱相应的位置上，显相同颜色的条斑。

含量测定

色谱条件与系统适用性试验：以十八烷基硅烷键合硅胶为填充剂；以乙腈-水(50:50)为流动相；检测波长为296nm。理论塔板数按华蟾酥毒基峰计算应不低于4000。

对照品溶液的制备：取华蟾酥毒基对照品、酯蟾毒配基对照品各适量，精密称定，加甲醇制成每1mL含华蟾酥毒基、酯蟾毒配基各50μg的混合溶液，即得。

供试品溶液的制备：取本品研细，取约75mg，精密称定，置具塞锥形瓶中，精密加入甲醇25mL，密塞，称定重量，超声处理（功率250W，频33kHz）30分钟，放冷，再称定重量，用甲醇补足减失的重量，摇匀，滤过，取续滤液，即得。

测定：分别精密吸取对照品溶液与供试品溶液各10μL，注入液相色谱仪，测定，即得。

本品每1g含蟾酥以华蟾酥毒基（$C_{26}H_{34}O_6$）和脂蟾毒配基（$C_{24}H_{32}O_4$）的总量计，不得少于19.5mg。

（六）含斑蝥的制剂分析

本品为芫青科昆虫南方大斑蝥 *Mylabris pHalerata* Pallas 或黄黑小斑蝥 *Mylabris cichorii* Linnaeus 的干燥体。夏、秋二季捕捉，闷死或烫死，晒干。此药始载于《神农本草经》，列为下品，为次常用中药，但近些年来发现此药有很好的抗癌及抗病毒作用，得到了医药界的重视。斑蝥味辛，性热；有大毒。归肝、胃、肾经。有破血消癥，攻毒蚀疮，引赤发泡之功能。用于癥瘕肿块，积年顽癣，瘰疬，赘疣，痈疽不溃，恶疮死肌。目前主要用于治疗各种癌症。

现行版《中国药典》收载有庆余辟瘟丹、癣湿药水等含斑蝥的制剂。

1. 化学成分及性质

斑蝥含斑蝥素（斑蝥酸酐 Cantharidin，1%~2%）、脂肪（12%）、树脂、蚁酸、甲酸、色素、挥发油、甲壳质等。同时还含有As、Ba、Be、Cd、Cr、Fe、Cu、Hg、Mn、

Ni、Pb、Sb、Se、Sn、Zn、Ca、Mg、K、Na、B、V、Al、Si、P、Mo 等多种无机元素。其中斑蝥素是斑蝥类昆虫受外敌（他种）侵扰时，为保卫自己而释放出来的有毒的化学物质，致外敌于死地或给敌人以不快感而使其退去。斑蝥素具有较好的抗癌作用，但毒性也较大。临床上已有用其半合成品羟基斑蝥胺，疗效类似而毒性约为斑蝥素的1/500。

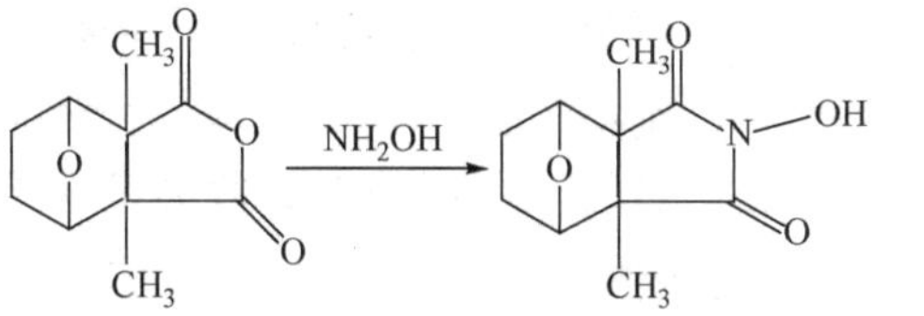

NH_2OH

斑蝥素　　　羟基斑蝥胺

2. 应用实例

例　斑蝥素乳膏含量测定——气相色谱法

主要组成：斑蝥油、麻油、维生素 E、甘油、十二烷基硫酸钠、单硬脂酸甘油酯、尼泊金乙酯、蒸馏水。

测定条件：色谱柱：silicone OV－172%玻璃柱；柱温 160℃；进样口温度：220℃；FID 检测器；载气：N_2；流速 50mL/min；进样量：2μL；定量方法：外标法。

对照品储备液及对照品溶液的配制：精密称取在五氧化二磷干燥器中干燥至恒重的斑蝥素对照品 20mg，置 100mL 量瓶中，加氯仿适量使溶解，并稀释至刻度，摇匀，得对照品储备液。精密量取对照品储备液 5mL，置 10mL 量瓶中，加氯仿稀释至刻度，摇匀，得对照品溶液。

供试品溶液的制备：取本品适量（约相当于斑蝥素 2mg），精密称定，置烧杯中．加氯化钠－氢氧化钠溶液（取 1mol/L 氢氧化钠溶液 1000mL 与氯化钠 2g，搅拌，溶解）15mL，置 80℃水浴中加热 3 分钟，搅拌，使斑蝥素溶解，置冰水浴中冷却，滤过，滤液置 50mL 量瓶中，同法继续提取 3 次，每次 10mL，滤液并入量瓶中，用氯化钠一氢氧化钠溶液稀释至刻度，摇匀。精密量取此液 25mL，置分液漏斗中，加盐酸 5mL，用氯仿提取 3 次（30、20、20mL）。提取液置蒸发皿中，在水浴上浓缩至约 5mL，转移到10mL 量瓶中。用氯仿洗涤蒸发皿，洗液置量瓶中，用氯仿稀释至刻度，摇匀，得供试品溶液，取 2μL 进样，记录色谱图，结果主峰后未见基质峰。

样品测定：取本品适量（约相当于斑蝥索 2mg），精密称定，置烧杯中，加氯化钠－氢氧化钠溶液 15mL，按供试品制备项下的方法，自“置 80℃水浴中加热 3 分钟”起，同法操作。精密量取 2μL，注入气相色谱仪，记录色谱图。另精密称取在五氧化二磷干燥器中干燥至恒重的斑蝥素对照品适量，精密称定，加氯仿制成每 1mL 含 0.1mg 的溶液，同法测定，按外标法以峰面积计算，即得。

（七）含鹿茸的制剂分析

鹿茸为鹿科动物梅花鹿 *Cervus nippon* Temminck 或马鹿 *Cervus elapHus* Linnaeus 的雄

鹿未骨化密生茸毛的幼角。前者习称“花鹿茸”，后者习称“马鹿茸”。夏、秋二季锯取鹿茸，经加工后，阴干或烘干。具有壮肾阳，益精血，强筋骨，调冲任，托疮毒的功效。鹿茸的应用有着悠久的历史，历代本草均有记载。东汉《神农本草经》记载：“主漏下恶血，寒热惊痫，益气强志，生齿不老。”魏晋时期《名医别录》中有鹿茸“疗虚劳……羸瘦，四肢酸痛，腰脊痛，小便利，泄精，溺血”的记述。明代《本草纲目》载：“生精补髓，养血益阳，强健筋骨。治一切虚损，耳聋，目暗，眩晕，虚痢。”野生梅花鹿鹿茸、马鹿鹿茸分别是国家一级、二级保护野生药材物种，现入药的多是人工养殖梅花鹿和马鹿的鹿茸。2010 年版《中国药典》收载的含有鹿茸的制剂近 20 余种，如强肾片、参茸固本片、益血生胶囊等。

1. 鹿茸所含化学成分及性质

鹿茸中主要含有氨基酸、脂肪酸、脂类、含 N 类化合物，此外还含有多糖以及对人体有益的多种微量元素等成分。

2. 应用实例

例 归元口服液

主要组成：鹿茸等。

鉴别：取供试品 20mL，加 70% 乙醇 60mL，超声处理 50 分钟，滤过浓缩至 1mL 作为供试品溶液；取鹿茸对照药材 1g，加 70% 乙醇 10mL，超声处理 50 分钟，滤过浓缩至 1mL，作为对照药材溶液；按供试品溶液制备鹿茸阴性对照品。照薄层色谱法试验，点于同一硅胶 G 板上。以正丁醇 - 冰乙酸 - 水（3∶1∶1）为展开剂，展距 18cm，取出，晾干，喷以 2% 茚三酮溶液，在 105℃ 烘约 5 分钟显色，供试品色谱中，在与对照药材色谱相应的位置上，显相同颜色的条斑，阴性对照无干扰。

含量测定

色谱条件与系统适用性试验：以十八烷基硅烷键合硅胶为填充剂；以甲醇 - 四氢呋喃（2∶1）- 水（0.1∶99.9）为流动相；检测波长为 254nm；柱温为 25℃。理论塔板数按尿苷、次黄嘌呤计算应不低于 5000。

对照品溶液的制备：精密称取尿苷 13.0mg，次黄嘌呤 8.3mg，用流动相分别溶于 500mL 容量瓶中，作为对照品溶液。

供试品溶液的制备：取本品 10mL 加入到锥形瓶中，加水 10mL，再加 95% 乙醇 3 倍量，超声处理 15 分钟，取上清液，减压回收溶媒，残留物用流动相定容至 25mL，取适量过 0.45μm 微孔滤膜，作为供试品溶液。

测定：分别精密吸取对照品溶液与供试品溶液各 10μL，注入液相色谱仪，测定，即得。

本品每 1L 含鹿茸以尿苷和次黄嘌呤的量计，分别不得少于 130mg 和 50mg。

（八）含羚羊角的制剂分析

羚羊角为牛科动物赛加羚羊 *Saiga tatarica* Linnaeus 的角。猎取后锯取其角，晒干。羚羊角的药用历史悠久，早在《神农本草经》中就有羚羊角入药的记载。羚羊角性寒味咸，归肝、心经，具有平肝息风、清肝明目、散血解毒等功效。现行版《中国药典》收载有20多个含有羚羊角的制剂，如羚羊角胶囊、羚羊感冒片、羚羊清肺丸等。

1. 羚羊角的化学成分及性质

羚羊角主要含有蛋白质和多肽类成分，其中角蛋白占96%，但羚羊角的角蛋白含硫量低于12%。酸水解羚羊角后能得到约17种氨基酸，其中天冬氨酸、谷氨酸、亮氨酸及苯丙氨酸含量较高。无机元素中除含有丰富的Zn外，还含有Na、K、Mg等。

2. 应用实例

例 羚羊角胶囊

主要组成：羚羊角。

鉴别：取本品内容物0.9g，加石油醚（60℃～90℃）20mL，加热回流1.5小时，滤过，弃去滤液，药渣挥去石油醚后，再加70%乙醇20mL，加热回流2.5小时，滤过，滤液蒸干，残渣加70%乙醇1mL使溶解，作为供试品溶液。另取羚羊角对照药材，同法制成对照药材溶液。照薄层色谱法试验，吸取上述两种溶液各10μL，分别点于同一硅胶G薄层板上，以正丁醇-冰醋酸-水（3∶1∶1）为展开剂，展开，取出，晾干，喷以茚三酮试液，加热至斑点显色清晰。供试品色谱中，在与对照药材色谱相应的位置上，显相同颜色的斑点。

含量测定：取本品内容物约0.2g，精密称定，置于干燥的500mL凯氏烧瓶中，然后依次加入硫酸钾（或无水硫酸钠）10g和硫酸铜粉末0.5g，再沿瓶壁缓缓加硫酸20mL；在凯氏烧瓶口放一小漏斗并使凯氏烧瓶成45°斜置，用直火缓缓加热，使溶液的温度保持在沸点一下，等泡沸停止，强热至沸腾，等溶液成澄明的绿色后，除另有规定外，继续加热30分钟，放冷。沿瓶壁缓缓加水250mL，振摇使混合，放冷后，加40%氢氧化钠溶液75mL，注意使沿瓶壁流至瓶底，自成一液层，加锌粒数粒，用氮气球将凯氏烧瓶与冷凝管连接；另取2%硼酸溶液50mL，置500mL锥形瓶中，加甲基红-溴甲酚绿混合指示液10滴；将冷凝管的下端插入硼酸溶液的液面下，轻轻摆动凯氏烧瓶，使溶液混合均匀，加热蒸馏，至接收液的总体积约为250mL时，将冷凝管尖端提出液面，用蒸气冲洗约1分钟，用水淋洗尖端后停止蒸馏；流出液用硫酸滴定液（0.05mol/L）滴定至溶液由蓝绿色变为灰紫色，并将滴定的结果用空白试验校正。每1mL硫酸滴定液（0.05mol/L）相当于1.401mg的氮。

本品每粒含总氮（N），规格（1）不得少于12.5mg，规格（2）不得少于25.0mg

二、含矿物药中药制剂的分析

（一）概述

矿物类药材为中药中植物、动物、矿物三大药材之一，简称矿物药，其中包括天然矿物、生物化石、人类加工品及纯粹化学制品，其主要成分为无机化合物。

矿物药作为中药的一个重要组成部分，在方剂或复方制剂中起着重要作用，在医疗上的应用非常广泛。如琥珀、朱砂、磁石为安神、镇静的要药；炉甘石为眼科必备药；

雄黄、轻粉、白矾等为外科常用药；石膏在清热降火药中起重要作用。另外，它富含各种矿物质和人体必需的微量元素。医学研究证明，微量元素的生理功能非常独特，能调节机体内各种生物酶的化学活性；促进元素在人体内的运输并参与激素的合成，是许多营养素的组成成分，在新陈代谢中起着十分重要的作用。

在2010年版《中国药典》中有24个中药制剂测定了矿物药的含量，在含量测定中有20个中药制剂使用了滴定分析法，其他方法还有重量分析法、紫外光谱法和原子吸收光谱法。目前临床上较广泛应用的矿物药大约有60多种，矿物药的药效越来越受到医学界的关注，对矿物药的开发和应用起了积极的推动作用。

1. 矿物药的分类

根据矿物药的药效和功能不同可分为清热解毒药、利水通淋药、潜阳安神药、补阳止泻药、外用药等；根据矿物药所含主要化学元素或化合物的不同分为含砷化合物类、含汞化合物类、含铅化合物类、含钙化合物类、含硫化合物类、含氯化合物类等。为了便于研究药物的理化性质、控制药品质量和探讨药理作用、药物毒性等，目前常用矿物药根据所含主要成分或被测元素不同进行分类。

（1）含砷的矿物药：如雄黄、雌黄、信石、砒霜等。

（2）含汞的矿物药：如朱砂、灵砂、轻粉、红粉、白降丹等。

（3）含铅的矿物药：如红丹、铅粉、密陀僧、铅霜等。

（4）含铜的矿物药：如胆矾、铜绿、绿盐、扁青、空青等。

（5）含铁的矿物药：如赭石、磁石、禹余粮、皂矾、针砂、黄矾等。

（6）含钙的矿物药：如石膏、钟乳石、花蕊石、紫石英、寒水石等。

（7）含硅的矿物药：如滑石、白石英、阳起石、青礞石、云母石、麦饭石等。

（8）含硫的矿物药：如芒硝、朴硝、玄明粉、硫黄等。

（9）含氯的矿物药：如大青盐、秋石、紫硇砂、白硇砂等。

（10）其他矿物药：如白矾、炉甘石、无名异、卤碱、硼砂、硝石、琥珀等。

2. 矿物药的分析方法

矿物药在进行鉴别和含量测定之前，通常需预先将样品进行粉碎并进行适当的分解，将待测组分转入溶液中，然后才可进行测定。矿物药分析的基本程序是取样→试样的分解→定性→定量→分析结果。

常用的分解方法可分为溶解法（湿法）和熔融法（干法）两种。溶解法是最简便的分解方法，就是将试样溶解在水、酸或其他溶剂中的分解方法，通常采用水、稀酸、浓酸、混合酸的顺序进行处理。溶解法不能将试样完全分解时，可采用熔融法。熔融法就是将试样与固体溶剂混合，然后在高温下加热至全熔或半熔，使欲测组分转变为可溶于水或酸的化合物。溶剂可分为碱性溶剂（如碳酸钠、氢氧化钠）和酸性溶剂（如硫酸氢钾、焦硫酸钾）或氧化性溶剂（如过氧化钠、碳酸钠加硝酸钾）和还原性溶剂（如碳酸钠加硫）等。可根据不同矿物药的性质加以选用。

矿物药的鉴别多用离子反应、火焰反应、沉淀反应、气体反应等。含量测定通常可选择容量分析和重量分析法，对含量较低的物质可选择原子吸收光谱法、电感耦合等离子质谱法等。

（1）定性鉴别

① 离子反应：如胆矾主要成分为 $CuSO_4 \cdot 5H_2O$，鉴别时采用硫酸盐的鉴别反应。取供试品溶液适量，加氯化钡试液，即发生白色沉淀，分离，沉淀在盐酸或硝酸中均不溶解。

② 火焰反应：如明矾石中钾盐鉴别反应。明矾石为碱性硫酸铝钾 $KAl_3(SO_4)_2(OH)_6$，本品适量溶于水，取铂丝，用盐酸湿润后，蘸取试样，在无色火焰中燃烧，火焰应显紫色。

③ 沉淀反应：如雄黄主含硫化砷（As_2S_2），取雄黄适量，加水湿润后，加饱和氯酸钾的硝酸溶液 2mL，溶解后加入氯化钡试液，产生大量的白色沉淀，放置后，倾出上层酸液，再加水 2mL，振摇，沉淀不溶解。

$$As_2S_2 + 2KClO_3 + 3HNO_3 \longrightarrow 2KAsO_3 + 2H_2SO_4 + Cl_2\uparrow + NO_2\uparrow$$

$$H_2SO_4 + BaCl_2 \longrightarrow BaSO_4\downarrow + 2HCl$$

④ 气体鉴别：如硫黄主要成分为 S，燃烧时易熔融，火焰为蓝色，并有二氧化硫刺激性气味。

⑤ 显微鉴别：如紫石英主要成分 CaF_2，取细粉 0.1g，置烧杯中，加盐酸 2mL 与 4% 硼酸溶液 5mL，加热微沸使溶解，取 1 滴置载玻片上，加硫酸溶液（1→4）1 滴，静置片刻，置显微镜下观察，可见针状结晶。

⑥ 热分析法（thermal analysis）：热分析法是在程序控制温度下，记录物质的理化性质随温度变化的关系，研究其在受热过程中所发生的晶形转化、熔融、蒸发、脱水等物理变化或热分解、氧化等化学变化以及伴随发生的温度、能量或质量改变的仪器分析方法。用以对该物质进行物理常数、熔点和沸点的确定，以及作为鉴别和纯度检查的方法。

热分析法分为热重分析法（Thermogravimetric analysis，TGA）、差热分析法（Differential thermal analysis，DTA）和差示扫描量热法（Differential scanning calorimetry，DSC）等，这三种方法在矿物研究中比较常用。

热重法：热重法（Thermogravimetric analysis，TGA）是在程序控制温度下，测量物质重量与温度关系的一种技术。记录的重量变化对温度的关系曲线叫热重曲线。由测量曲线上平台之间的重量差值，可计算出待测物在相应温度范围内所失重量的比例（%）。本法适用于药物结晶水的测定和贵重药物或在空气中极易氧化药物的干燥失重分析。

差热分析法：差热分析法（Differential thermal analysis，DTA）是在程序控制温度下，测量待测物质和参比物之间的温度差与温度（或时间）关系的一种技术。差热分析曲线记录的纵坐标为样品与参比物的温度差（ΔT），ΔT 与热容量差（$C_R - C_S$）成正比，横坐标为温度。复杂的化合物常具有比较复杂的差热分析曲线，各种吸热和放热峰的个数、形状和位置与相应的温度可用来定性地鉴别待测物质或其多晶型；与其对照品或标准品的差热分析曲线进行比较，亦可检查待测物质的纯度。

差示扫描量热法：差示扫描量热法（Differential scanning calorimetry，DSC）是在程序控制温度下，测量输给待测物质和参比物的能量差与温度（或时间）关系的一种技术。根据测量方法，又分为两种基本类型：功率补停型和热流型。差示扫描热法可用于待测物质的鉴别、纯度检查以及熔点和水分等的测定。

（2）含量测定

① 化学分析法：样品分解后，制备成适当的溶液，如有干扰物质存在，应设法消除其干扰。消除的方法主要有分离法和掩蔽法，然后选择适当的方法进行滴定，常用配位滴定、酸碱滴定和氧化还原滴定；或将样品分解液通过适当处理，得到纯的沉淀，干燥至恒重，根据重量换算出样品含量。

② 可见-紫外分光光度法：利用一些无机金属元素可与某些化合物形成有色配合物，采用分光光度法对其制剂进行测定的方法。如砷盐的检查，可利用砷化氢与Ag-DDC三乙胺的氯仿溶液作用，产生新生态的银，在510nm处有吸收，以测定砷的含量；高价汞与双硫腙作用生成橙色化合物；镉与双硫腙生成玫瑰红配合物等，生成的显色化合物都可用分光光度法进行测定。

③ 原子吸收光谱法：近年来已广泛应用于矿物药及其制剂中各种微量元素的分析。该法能测定几乎全部金属元素，具有灵敏度高，选择性好，抗干扰能力强，适用范围广，操作方便的优点。原子吸收的定量分析是利用被测元素的基态原子对特征辐射线的吸收程度。在一定的实验条件下，其吸光度（A）与样品中该元素的浓度（C）成正比，符合比尔定律：$A=KC$。通过测量标准溶液及未知溶液的吸光度，做标准曲线求得样品中待测元素的含量。

④ 电感耦合等离子光谱法（ICP）：该技术具有多谱线同时检测，检测速度快，动态线性范围宽，灵敏度高等优点，可应用于矿物药及其制剂中各种微量元素的分析。根据测定原理不同分为电感耦合发射光谱法（ICP-OES）和电感耦合质谱法（ICP-MS）。电感耦合发射光谱法测定原理是样品由载气带入雾化后，以气溶胶形式进入等离子体的轴向通道，在高温和惰性气体中被充分蒸发、原子化、电离和激发，发射出的所含元素的特征谱线经分光系统进入光谱检测器，光谱检测器依据元素光谱进行定性、定量分析，在一定浓度范围内，元素特征谱线上的响应值与其浓度成正比。电感耦合质谱法（ICP-MS）测定原理是样品由载气带入雾化后，以气溶胶形式进入等离子体的轴向通道，在高温和惰性气体中被充分蒸发、原子化、电离和激发，转化成带电荷的正离子，经采集系统进入质谱仪，质谱仪根据离子的质荷比即元素的质量数进行分离并定性、定量分析。

（二）含砷矿物药及其制剂分析

含砷的矿物药主要有雄黄（主要成分为As_2S_2）、雌黄（主要成分为As_2S_3）、砒石（主要成分为As_2O_3）、砒霜（为砒石经升华而得的精制品）等，以雄黄应用最多。雄黄具有败毒抗癌、祛痰镇惊、杀虫疗疮、消炎退肿的功效，在临床上常与其他中药合用治疗肝癌、乳腺癌、宫颈癌等癌症。

很多砷化合物具有挥发性，因此测定砷的试样时不应任意灼烧，必须控制好温度。如含砷中药制剂可加入等量的氢氧化钙，加少量水调成糊状，先用小火加热使炭化，再于500℃～600℃灼烧，使砷转化为砷酸钙，然后用盐酸提取。

对于中成药中雄黄的测定常用硫酸－过氧化氢或硫酸－硝酸钾作为分解试剂，具有既能分解雄黄，又能破坏有机物的特点。在用硫酸－过氧化氢分解时，一般先在试样中加入浓硫酸，加热使有机物破坏，然后在热溶液中，小心地逐滴加入30%过氧化氢溶液，以完成氧化作用，再进行化学成分的定性鉴别和含量测定。

1. 定性鉴别

（1）取适量样品，加水湿润后，加饱和氯酸钾的硝酸溶液2mL，溶解后加入氯化银，产生大量白色沉淀，放置后，倾出上层酸液，再加水2mL，振摇，沉淀不溶解。（检验硫）

$$As_2S_2 + 2KClO_3 + 3HNO_3 \longrightarrow 2KAsO_3 + 2H_2SO_4 + Cl_2 + NO_2\uparrow$$

$$H_2SO_4 + BaCl_2 \longrightarrow BaSO_4\downarrow + 2HCl$$

（2）取本品0.2g置坩埚内，加热熔融，继续加热产生白色或黄白色火焰，并伴有白色浓烟，取玻片覆盖后，有白色冷凝物，刮取少许置试管内加水煮沸使溶解，必要时滤过，滤液加硫化氢试液数滴即显黄色，加稀盐酸后产生黄色絮状沉淀，再加碳酸铵试液后，沉淀复溶解。（检验砷）

$$2As_2S_2 + 7O_2 \xrightarrow{\triangle} 2As_2O_3 + 4SO_2\uparrow$$

$$As_2S_3 + 9O_2 \xrightarrow{\triangle} As_2O_3 + 6SO_2\uparrow$$

$$As_2O_3 + 3H_2O \xrightarrow{\triangle} 2H_3AsO_3\downarrow$$

$$H_3AsO_3 + 3H_2S \xrightarrow{H^+} As_2S_3 + H_2O$$

2. 含量测定

（1）碘量法

① 直接碘量法

硫酸分解－直接碘量法：取试样用硫酸分解，使转变成亚砷酸。中和至pH＝8.0，以淀粉作指示剂，用碘标准液滴至蓝色。

$$I_2 + AsO_3^{3-} + H_2O = AsO_4^{3-} + 2I^- + 2H^+$$

碱熔分解－直接碘量法：取样品粉末，加过氧化钠－碳酸钠混合溶剂（2∶1），搅匀，600℃～650℃熔融5分钟，冷后用水浸出，加少量过氧化钠，煮沸除尽过氧化氢，冷后加酚酞指示剂，用硫酸中和至溶液无色，稍过量，加碘化钾，加热煮沸，至溶液呈浅黄色，冷却，加入20%酒石酸钾溶液，加淀粉指示剂，滴加0.1mol/L硫代硫酸钠溶液至蓝色消失，用氨水调至酚酞变红色，滴加1∶1硫酸至红色消失。冷却，加入碳酸氢钠饱和溶液，用0.1mol/L碘液调至蓝色。

② 间接碘量法

硫酸与过氧化氢分解－间接碘量法：取样品粉末，加硫酸，加热，在振摇下缓缓滴加30%过氧化氢溶液至澄明，继续加热3～5分钟以除尽剩余的过氧化氢，放冷，加水，

分三次加入适量 Na_2CO_3，待气泡冒尽后，立即加入 KI，混匀，在暗处放置 10 分钟，加水稀释，用 0.1mol/L 硫代硫酸钠溶液滴定至呈浅黄色，加淀粉指示剂 2mL，继续滴定至蓝色消失。

（2）分光光度法：取样品适量，精密称定，加稀盐酸适量，搅拌 30 分钟，滤过，残渣用稀盐酸洗涤两次，合并滤液，用稀盐酸定容于容量瓶中，精密量取此液一定体积至砷化氢发生器的三角瓶中，加硫酸，加水稀释，加入一定量的碘化钾和氯化亚锡溶液，放置 15 分钟，加入锌粒，立即接上导管通入盛有二乙基二硫代氨基甲酸银－三乙胺－氯仿吸收液的吸收管中，反应 40 分钟后，取下吸收管，用氯仿补足吸收液至一定体积，在分光光度计上于 510nm 波长处测吸收度，同时绘制标准曲线，计算含量。

例 克痢痧胶囊雄黄的含量测定——碘量法

主要组成：白芷、苍术、石菖蒲、细辛、荜茇、鹅不食草、猪牙皂、雄黄、丁香、硝石、枯矾、冰片。

测定方法：取装量差异项下的本品内容物，研细，取约 2.8g，精密称定，置 250mL 凯氏烧瓶中，加硫酸钾 2g、硫酸铵 3g 与硫酸 12mL，置电热套中加热至溶液呈乳白色，放冷，用水 50mL 分 4 次转移至 250mL 锥形瓶中，加热微沸 5 分钟，放冷，加酚酞指示液 2 滴，用氢氧化钠溶液（40→100）中和至溶液显微红色，放冷，用 0.25mol/L 硫酸溶液中和至褪色，加碳酸氢钠 5g，摇匀后，用碘滴定液（0.05mol/L）滴定，至近终点时，加淀粉指示液 2mL，滴定至溶液显紫蓝色。

每 1mL 碘滴定液（0.05mol/L）相当于 5.348mg 的二硫化二砷（As_2S_2）。

（三）含汞矿物药及其制剂分析

含汞的矿物药主要有水银（主要成分是 Hg）、朱砂（主要成分是 HgS）、灵砂（主要成分是 HgS）、银朱（主要成分是 HgS）、红粉（主要成分是 HgO）、轻粉（主要成分是 Hg_2Cl_2）、粉霜（主要成分是 Hg_2Cl_2）、白降丹（主要成分是 Hg_2Cl_2 与 $HgCl_2$）等。《神农本草经》中收载有水银（汞）、丹砂（朱砂）两种，《本草纲目》中收载有汞、丹砂、水银粉（轻粉）、粉霜、银朱、灵砂等六种。汞类矿物药中的汞既是有效成分，又是毒性成分。

对于含汞类矿物药及其制剂进行分析时，常需要对样品进行分解，分解的方法主要是酸分解法。常用的有硝酸分解法、王水（3 体积盐酸和 1 体积硝酸的混合酸）或逆王水（1 体积的盐酸和 3 体积硝酸的混合酸）分解法、硫酸－硝酸钾分解法。分解试样时，必须注意防止汞的挥发损失，应低温加热，最好安装回流冷凝管，切勿将样品溶液直接蒸干。

1. 定性鉴别

（1）亚汞盐

① 取供试品溶液，加氨试液或氢氧化钠试液，即变黑色。

② 取供试品的中性溶液，加碘化钾试液，振摇，即生成黄绿色沉淀，瞬即变为灰绿色，并逐渐变为灰黑色。

（2）汞盐

① 取供试品溶液，加氢氧化钠试液，即生成黄色沉淀。

$$Hg^{2+} + 2OH^- \longrightarrow HgO\downarrow + H_2O$$

② 取供试品的中性溶液，加碘化钾试液，即生成猩红色沉淀，能在过量的碘化钾试液中溶解，再以氢氧化钠溶液碱化，加铵盐即生成红棕色的沉淀。

$$Hg^{2+} + 2I^- \longrightarrow HgI\downarrow$$

$$HgI_2 + 2I^- \longrightarrow HgI_4^{2-}$$

③ 取不含过量硝酸的供试品溶液，涂于光亮的铜箔表面，擦拭后可见一层光亮似银的沉积物。

2. 含量测定

（1）硫氰酸盐法：硫氰酸盐法是测定含汞矿物中汞含量的最常用方法。在5%～20%的硝酸溶液中，以硫酸铁铵或硝酸铁铵为指示剂，用硫氰酸铵或硫氰酸钾标准溶液滴定。

滴定反应如下： $Hg^{2+} + 2SCN^- \longrightarrow Hg(SCN)_2\downarrow$ （白色）

终点时： $Fe^{3+} + SCN^- \longrightarrow FeSCN^{2+}$ （淡棕红色）

氯离子能与汞离子形成配离子，严重干扰测定，因此分解试样时不宜用王水或逆王水，可选用硫酸－硝酸钾。如试样中含有有机化合物，此时也被破坏，生成的一氧化氮可与 Fe^{3+} 离子显红色，妨碍终点观察，必须除尽。溶液中形成的亚硝酸也影响测定，需预先用高锰酸钾氧化，过剩的高锰酸钾再用硫酸亚铁还原。测定时溶液的温度不宜超过25℃，否则将使指示剂生成的红色减退。硫氢化汞沉淀有吸附硝酸汞的作用，故标定硫氰酸盐标准溶液的条件应与测定试样的条件一致，否则将产生误差。

（2）分光光度法：用硝酸－硫酸－高氯酸对含汞试样进行消化，分解释放出 Hg^{2+}。在pH 1～2的溶液中，高价汞与双硫腙作用生成橙色配合物，此配合物可溶于四氯化碳溶液，用四氯化碳提取后在波长492nm处进行分光光度法测定吸光度。

（3）原子吸收分光光度法：含汞矿物药制剂，往往含汞量较低，不宜用容量法，可选用原子吸收分光光度法进行含量测定。由于汞离子被还原成金属汞后较易挥发和蒸发，所以样品经适当处理后即可用冷原子吸收法进行测定；也可将样品处理成适当的溶液后，用火焰原子化法进行测定；如果是固体样品也可用无火焰原子化进行测定。

例 万氏牛黄清心丸中朱砂的含量测定——沉淀滴定法

主要组成：牛黄、朱砂、黄连、栀子、郁金、黄芩。

测定方法：取样品适量，剪碎，取5g，精密称定，置250mL凯氏烧瓶中，加硫酸30mL与硝酸钾8g，加热后溶液至近无色，放冷，转入250mL锥形瓶中，用水50mL分次洗涤烧瓶，洗液并入溶液中，加1%高锰酸钾溶液至显粉红色，两分钟内不消失，再滴加2%硫酸亚铁溶液至红色消失后，加硫酸铁铵指示液2mL，用硫氰酸铵滴定液（0.1mol/L）滴定。每1mL硫氰酸铵滴定液（0.1mol/L）相当于11.63mg的硫化汞（HgS）。

第六章 各类中药制剂分析

第一节 液体中药制剂的分析

液体中药制剂包括合剂、酒剂、酊剂、注射剂等。由于近年来国家对中药注射剂的质量有一些新的规定，而且，中药注射剂在生产工艺、质量控制方面又存在着较多的问题，为方便讨论，将在本章第五节对中药注射剂的分析作专门介绍。

中药合剂是在汤剂基础上发展起来的一种剂型，所用的提取溶剂大多为水，有时也用乙醇。为便于长期保存，合剂中常常加有防腐剂，单剂量灌装的合剂也可称为口服液。

酒剂和酊剂所用的溶剂为乙醇，乙醇浓度的高低应视药材中有关化学成分的性质而定。生产酒剂的蒸馏酒应符合国家标准关于蒸馏酒质量标准的规定，且口服酒剂应选用谷类酒为原料，有时为了改善口服酒剂的口感，常在这类酒剂中加入适量糖或蜂蜜。

一、液体中药制剂的一般质量要求

（一）性状

合剂应澄清，在贮存期间不得有发霉、酸败、异物、变色、产生气体或其他变质现象，允许有少量摇匀易散的沉淀。

酒剂、酊剂含有较高浓度的乙醇，不易发酵、酸败。酒剂在贮存期间允许有少量摇匀易散的沉淀；酊剂久置后有可能产生沉淀，在乙醇量和有效成分含量符合各品种项下规定的情况下，可滤过除去沉淀。

（二）相对密度和总固体含量

合剂的相对密度及酒剂的总固体含量往往与溶液中含有可溶性物质的总量有关，这些指标在一定程度上可以反映其内在含量，因此，合剂一般应规定相对密度，酒剂一般应规定总固体含量，而酊剂有时也可规定相对密度。如玉屏风口服液的相对密度定为不低于1.16，生脉饮的相对密度定为不低于1.08，舒筋活络酒总固体定为不少于1.1%（g/mL）。

酒剂总固体检查有两种方法。第一法适用于测定含糖、蜂蜜的酒剂：精密量取供试品上清液50mL，置蒸发皿中，水浴上蒸至稠膏状，除另有规定外，加无水乙醇搅拌提取4次，每次10mL，滤过，合并滤液，置已干燥至恒重的蒸发皿上，蒸至近干，精密加入硅藻土1g（经105℃干燥3小时，移置干燥器中冷却30分钟），搅匀，在105℃干燥3小时，移置干燥器中，冷却30分钟，迅速精密称定重量，计算即得。扣除加入的硅藻土量，遗留残渣应符合各品种项下的有关规定。第二法适用于测定不含糖、蜂蜜的酒剂：精密量取供试品上清液50mL，置已干燥至恒重的蒸发皿中，水浴上蒸干，在105℃干燥3小时，移置干燥器中，冷却30分钟，迅速称定重量，计算即得。遗留残渣应符合各品种项下的有关规定。

（三）pH值

合剂的pH值与溶液的稳定性有关，同时，对微生物的生长也有影响，合剂中防腐剂的抑菌能力也与溶液的pH值有关，所以，一般应对合剂和口服液的pH值作出明确的规定，如生脉饮要求pH值为4.5～7.0。

（四）装量

单剂量灌装的合剂（口服液）应作装量差异检查，以保证服用时剂量的准确性。多剂量灌装的合剂、酒剂和酊剂应作最低装量检查，检查结果应符合《中国药典》规定。

装量差异检查法　取供试剂5支，将内容物分别倒入经标化的量入式量筒内，在室温下检视，每支装量与标示装量相比较，少于标示装量不得多于1支，并不得少于标示装量的95%。

（五）乙醇量

由于不同浓度的乙醇对药材中各种化学成分的溶解能力不同，制剂中乙醇含量的高低对制剂中有效成分的含量、所含杂质的类型和数量以及制剂的稳定性等都有影响，因此，酒剂、酊剂均要规定乙醇含量，如舒筋活络酒含乙醇量应为50%～57%，颠茄酊含乙醇量应为60%～70%。

（六）甲醇量

由于酒剂以蒸馏酒（乙醇）为溶剂，蒸馏酒中或多或少带有一定量的甲醇，如甲醇含量超出一定的限度，则对人体有害，因此，对酒剂必须规定甲醇含量。《中国药典》规定，酒剂中每1L供试液含甲醇量不得超过0.05%（mL/mL）。

（七）防腐剂量

含水较多的中药制剂容易被微生物污染，特别是含糖、含营养物质较多的合剂等剂型更适合于微生物生长、繁殖。中药制剂染菌后长霉、发酵，不但严重影响其稳定性，甚至还能引起玻璃容器的爆裂，造成事故。为抑制微生物的生长，常在这类制剂中加入一定量的防腐剂，如苯甲酸、苯甲酸钠、山梨酸等。测定制剂中防腐剂的含量，选择测定方法时，既要考虑有较高的灵敏度，又要考虑有较好的选择性，如人参蜂王浆中的山梨酸等可选用高效液相色谱法测定。

（八）微生物限度

不同剂型微生物限度检查的项目和限度指标有所不同，进行微生物限度检查，可保证临床用药的安全性。

制备供试品溶液时，一般取各品种 10mL，加 pH7.0 无菌氯化钠－蛋白胨缓冲液至 100mL，混匀，作为 1∶10 的供试液。合剂、口服酒剂、口服酊剂细菌数每 1mL 不得过 100cfu，霉菌和酵母菌数每 1mL 不得过 100cfu，大肠埃希菌每 1mL 不得检出。外用酒剂和酊剂细菌数每 1mL 不得超过 100cfu，霉菌和酵母菌每 1mL 不得过 100cfu 外，金黄色葡萄球菌、铜绿假单胞菌每 1mL 不得检出。

各种不同类型的液体制剂需质量检查的项目见表 6－1。

表 6－1　液体中药制剂质量检查的项目

考察项目	合剂（包括口服液）	酒剂	酊剂
性状	+	+	+
相对密度	+	－	±
总固体含量	－	±	－
pH 值	+	－	－
装量差异	+	+	+
乙醇量	－	+	+
甲醇量	－	+	+
防腐剂量	±	±	±
微生物限度	+	+	+

注：＋表示要考察，－表示不要考察，±表示根据具体情况或视不同品种而定。

二、液体中药制剂质量分析的特点

一般来说，对于液体中药制剂，当处方中药味较少且有效成分明确时，可选择主要有效成分作为质控指标，如大黄口服液中的蒽醌衍生物、银黄口服液中的绿原酸和黄芩苷等。对于药味较多的处方，则可选择一个或几个有代表性的成分作为质控指标，如小青龙合剂中的芍药苷、清肺灵口服液中的麻黄碱等。对于处方中药味较多，成分复杂，选择质控指标成分目前尚有困难的酒剂，可采用测定药酒中总固体量的方法控制其质量，如舒筋活络酒总固体定为不少于 1.1%（g/mL）。当然，采用这样的质控方法，必须是以药材质量合格，配方用量准确，并严格遵守工艺操作规程为前提，这是因为酒剂和酊剂在生产和长期贮存过程中常易发生变化，最常见的是溶剂浓度变化、产生沉淀、色泽和总固体变化等，这些均可影响其成品的质量。在生产实践中发现，药酒中用糖量的增减，可显著地影响总固体的含量，因此，在酒剂的质量检查中，尤其是对其品质作出评价时，要充分注意到这种影响。

另外，液体中药制剂中所含杂质的种类和数量，除与原料药材关系密切外，还与所用的溶液性质有关，如制备酒剂和酊剂的溶剂都含有较高浓度的乙醇，药材中的蛋白质、黏液质、树胶等成分不易溶出，与汤剂相比，药液中含有这类杂质的量相对较少，如颠茄酊中莨菪碱的含量测定，用氯仿分别在酸性水溶液或碱性水溶液中反复萃取，使生物碱与色素、树脂、有机酸等干扰物质分离，最后用中和法进行剩余滴定，即可准确测定其中莨菪碱的含量。

对液体中药制剂分析时，需根据被测成分的理化性质、溶剂的种类、杂质的多少，选择合适的分离、净化方法，以消除其他成分或杂质的干扰。另外，液体制剂分析时，取样要注意代表性，一般应摇匀后再取样。设计分析方案时，还要注意避免所加入的防腐剂、矫味剂等对分析方法的影响。

（一）合剂

合剂系指饮片用水或其他溶剂，采用适宜方法提取制成的口服液体制剂。因其含杂质量较大，且有一定的黏度，直接分析多有困难，大多需净化分离后方能进行。常用的净化方法有液－液萃取法及柱色谱法。液－液萃取法中还可利用被测成分的酸碱性，先将提取液调成碱性或酸性，然后再行萃取，这样，被测成分更易提出。

单剂量灌装的合剂称为口服液，口服液是按注射剂工艺制成的口服液体制剂，杂质含量相对较少，有的可直接进行分析，但当药味较多，成分复杂时，也需经净化分离后分析，净化方法与合剂相似。

（二）酒剂与酊剂

酒剂与酊剂中含醇量较高，药材中的蛋白质、黏液质、树胶、糖类等成分不易溶出，故酒剂和酊剂中这类杂质较少，澄明度也好，样品的前处理相对较易，有的甚至可以直接进行分析。但对于一些成分复杂的样品，仍需经净化分离后才能进行分析。常用的净化方法是将酒剂或酊剂加热蒸去乙醇，然后再用适当的有机溶剂萃取。当被测成分为生物碱类时，可蒸去制剂中的乙醇，加碱（氨水）碱化，再用有机溶剂萃取；当被测成分为酸性成分时，蒸去乙醇后加酸酸化，再用有机溶剂萃取。有时也可用柱层析法（例如氧化铝柱、大孔树脂柱、C_{18}柱等）对蒸去乙醇后的样品进行净化分离。

三、液体中药制剂检测项目

（一）相对密度的测定

《中国药典》将相对密度定义为在相对温度、压力条件下，某物质的密度与水的密度之比。测定时的温度除另有规定外，均定为20℃。

液体或半固体中药制剂测定相对密度的方法，一般常用比重瓶法；若样品易挥发且数量足够时，可用韦氏比重秤法。

1. 比重瓶法

根据所用的比重瓶的结构差别，《中国药典》记载有两种具体操作方法：

取洁净、干燥并精密称定重量的比重瓶（见图6－1左），装满供试品（温度应低于20℃或各品种项下规定的温度）后，装上温度计（瓶中应无气泡），置20℃（或各品种项下规定的温度）的水浴中放置若干分钟，使内容物的温度达到20℃（或各品种项下规定的温度），用滤纸除去溢出侧管的液体，立即盖上罩。然后将比重瓶自水浴中取出，再用滤纸将比重瓶的外面擦净，精密称定，减去比重瓶的重量，求得供试品的重量后，将供试品倾去，洗净比重瓶，装满新沸过的冷水，再照上法测得同一温度时水的重量，按下式计算即得。

$$供试品的相对密度=\frac{供试品重量}{水重量}$$

取洁净、干燥并精密称定重量的比重瓶（见图6－1右），装满供试品（温度应低于20℃或各该药品项下规定的温度）后，插入中心有毛细孔的瓶塞，用滤纸将从塞孔溢出的液体擦干，置20℃（或各品种项下规定的温度）的恒温水浴中，放置若干分钟，随着供试液温度的上升，过多的液体将不断从塞孔溢出，随时用滤纸将瓶塞顶端擦干，待液体不再由塞孔溢出，迅速将比重瓶自水浴中取出，再用滤纸将比重瓶的外面擦净，精密称定，减去比重瓶的重量，求得供试品的重量后，将供试品倾去，洗净比重瓶，装满新沸过的冷水，再照上法测得同一温度时水的重量，按上法算式计算，即得。

2. 韦氏比重秤法

本法原理是根据一定体积的物体（如比重秤的玻璃锤）在各种液体中所受的浮力与该液体的密度成正比。

比重秤由玻璃锤、秤臂、支柱、游码与玻璃筒五部分构成，如图6－2。玻璃锤沉入液体中能排开同体积的液体，锤内附有温度计，可观察到被测液体的温度。秤臂的右半端分为十等分，玻璃锤悬挂在右臂的端部，秤臂上的左端有调节螺丝和指针，可与固定在支柱上的另一指针相配合，用来指示比重秤秤臂的平衡；当两个指针对准时，表示

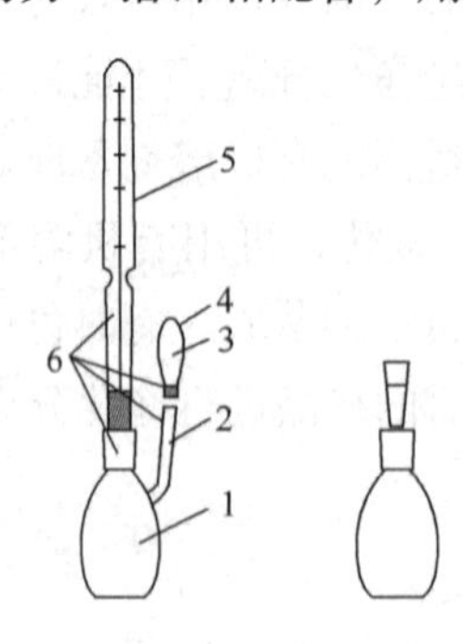

图6－1 比重瓶示意图

1—比重瓶主体；2—侧管；3—侧孔；4—罩；5—温度计；6—玻璃磨口

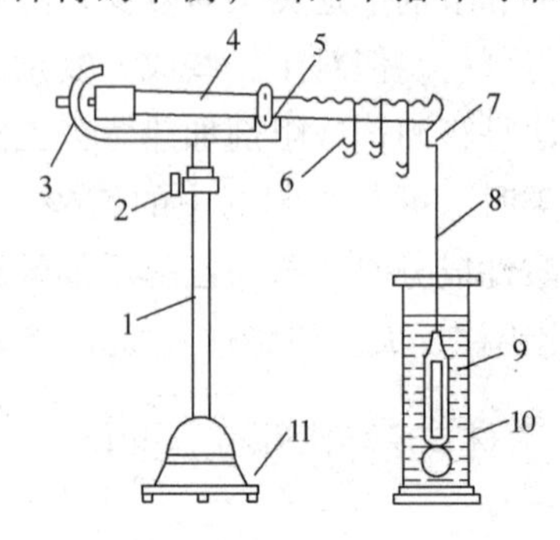

图6－2 韦氏比重秤

1—支架；2—调节器；3—指针；4—横梁；5—刀口；6—游码；7—小钩；8—细铂丝；9—玻璃锤；10—玻璃圆筒；11—调整螺丝

比重秤已达平衡。游码分大小四种，每种两个。游码若放在秤臂最右端10格处，分别表示比重读数为1.000、0.100、0.010和0.001；如果放在第9格时，则分别表示读数为0.900、0.090、0.009和0.0009。测定时各游码代表数值的总和即液体的相对密度。

取20℃时相对密度为1的韦氏比重秤，用新沸过的冷水将所附玻璃圆筒装至八分满，置20℃（或各品种项下规定的温度）的水浴中，搅动玻璃圆筒内的水调节温度至20℃（或各品种项下规定的温度），将悬于秤端的玻璃锤浸入圆筒内的水中，秤臂右端悬挂游码于1.0000处，调节秤臂左端平衡用的螺旋使平衡，然后将玻璃圆筒内的水倾去，拭干，装入供试液至相同的高度，并用同法调节温度后，再把拭干的玻璃锤浸入供试液中，调节秤臂上游码的数量与位置使平衡，读取数值，即得供试品的相对密度。如该比重秤系在4℃时相对密度为1，则用水校准时游码应悬挂于0.9982处，并应将在20℃测得的供试品的相对密度除以0.9982。

（二）乙醇量测定法

乙醇量测定法可采用气相色谱法和蒸馏法。气相色谱法又可采用毛细管柱法和填充柱法。毛细管柱常采用交联聚乙二醇为固定相，填充柱常采用直径为0.18～0.25mm的二乙烯苯－乙基乙烯苯型高分子多孔小球作为载体，两种柱均采用正丙醇为内标物质。当蒸馏法测定结果与气相色谱法不一致时，应以气相色谱法测定结果为准。

蒸馏法是蒸馏样品后测定相对密度的方法测定各种制剂在20℃时乙醇（C_2H_5OH）的含量（%）(mL/mL)。当蒸馏液显浑浊时，可加滑石粉或碳酸钙振摇，滤过，使溶液澄清，再测定相对密度。

四、实例

复方扶芳藤合剂

主要组成：扶芳藤、黄芪、红参。

鉴别

（1）取本品30mL，用三氯甲烷30mL振摇提取，分取上层溶液，用乙酸乙酯40mL振摇提取，分取乙酸乙酯液，蒸干，残渣加乙酸乙酯10mL使溶解，滤过，滤液蒸干，残渣加乙酸乙酯0.5mL使溶解，作为供试品溶液。另取扶芳藤对照药材10g，加水煎煮2次，第一次40分钟，第二次30分钟，合并煎液，滤过，滤液浓缩至约20mL，加乙醇40mL，搅匀，静置2小时，滤过，滤液回收乙醇至无醇味，用三氯甲烷15mL振摇提取，分取上层溶液，用乙酸乙酯20mL振摇提取，分取乙酸乙酯液，蒸干，残渣加醋酸乙酯0.5mL使溶解，作为对照药材溶液。照薄层色谱法试验，吸取上述两种溶液各10μL，分别点于同一硅胶GF_{254}薄层板上，以甲苯－乙酸乙酯－甲酸－水（20∶10∶1∶1）的上层溶液为展开剂，展开，取出，晾干，用碘蒸气熏10分钟，立即置紫外光灯(254nm）下检视。供试品色谱中，在与对照药材色谱相应的位置上，显相同颜色的主斑点。

（2）取人参对照药材0.8g，加三氯甲烷40mL，加热回流1小时，放冷，滤过，药渣挥去溶剂，用水0.5mL湿润，加水饱和的正丁醇10mL，超声处理30分钟，放置，吸取上清液，加3倍量氨试液，摇匀，放置使分层，取正丁醇液，蒸干，残渣加甲醇2mL使溶解，作为对照药材溶液。照薄层色谱法试验，吸取［含量测定］项下的供试品溶液和上述对照药材溶液各4μL，分别点于同一硅胶G薄层板上，以［正丁醇－乙酸乙酯－水（4:1:5）的上层溶液］－甲醇（10:1）为展开剂，置氨蒸气饱和的展开缸内，展开，取出，晾干，喷以10%硫酸乙醇溶液，在100℃加热至斑点显色清晰，置紫外光灯（365nm）下检视。供试品色谱中，在与对照药材色谱相应的位置上，显三个或三个以上相同颜色的荧光主斑点。

检查：相对密度应不低于1.20。pH值应为4.0～6.0。其他应符合合剂项下有关的各项规定。

含量测定：精密量取本品20mL，用三氯甲烷振摇提取2次，每次30mL，分取上层溶液，用水饱和的正丁醇振摇提取5次，第一次30mL，其余每次20mL，合并正丁醇提取液，用氨试液提取2次（100mL、80mL），分取正丁醇液，蒸干，残渣加10%乙醇5mL使溶解，通过D101型大孔吸附树脂柱（内径1.5cm，柱高为12cm），用水50mL洗脱，弃去洗脱液，再用40%乙醇30mL洗脱，弃去洗脱液，继用70%乙醇50mL洗脱，收集洗脱液，蒸干，残渣用甲醇溶解并转移至2mL量瓶中，加甲醇至刻度，摇匀，作为供试品溶液。取黄芪甲苷对照品适量，精密称定，加甲醇制成每1mL含1mg的溶液，作为对照品溶液。照薄层色谱法试验，精密吸取供试品溶液4μL、对照品溶液2μL与6μL，分别交叉点于同一硅胶G薄层板上，以正丁醇－乙酸乙酯－水（4:1:5）的上层溶液－甲醇（10:1）为展开剂，置氨蒸气饱和的展开缸内，展开，展距16cm以上，取出，晾干，喷以10%硫酸乙醇溶液，在100℃加热至斑点显色清晰，放冷，在薄层板上覆盖同样大小的玻璃板，周围用胶布固定。照薄层色谱法（附录ⅥB薄层色谱扫描法）进行扫描，波长$\lambda_s=530nm$，$\lambda_R=700nm$，测量供试品吸收度积分值与对照品吸收度积分值，计算，即得。

本品每支含黄芪以黄芪甲苷（$C_{41}H_{68}O_{14}$）计，不得少于50μg。

第二节　半固体中药制剂的分析

半固体中药制剂包括流浸膏剂、浸膏剂、糖浆剂和煎膏剂（膏滋）等。

流浸膏剂或浸膏剂系指药材用适宜的溶剂提取，蒸去部分或全部溶剂，调整至规定浓度而成的制剂。流浸膏剂有时可由浸膏剂稀释而成；浸膏剂根据含水量的不同，又可分为稠浸膏和干浸膏。除另有规定外，流浸膏剂每1mL应相当于原药材1g，浸膏剂每1g应相当于原药材2～5g。流浸膏剂至少应含20%的乙醇，以利于久贮。这两种剂型大多作为配制其他制剂的原料，只有少数品种可直接用于临床。

糖浆剂系指含有提取物的浓蔗糖水溶液。糖浆剂根据需要可加入适宜的附加剂，如防腐剂山梨酸钾、苯甲酸钠、羟苯酯类等。必要时可加入适量的乙醇、甘油或其他多元醇。

煎膏剂系指饮片用水煎煮，取煎煮液浓缩，加炼蜜或糖（或转化糖）制成的半流体制剂。

一、半固体中药制剂的一般质量要求

（一）性状

流浸膏剂久置若产生沉淀时，在乙醇和有效成分含量符合各该品种项下规定的情况下，可滤过除去沉淀。糖浆剂应澄清，在贮存期间不得有发霉、酸败、产生气体或其他变质现象，含有药材提取物的糖浆剂，允许有少量轻摇易散的沉淀。煎膏剂应无焦臭、异味，无糖的结晶析出。

（二）乙醇量

流浸膏剂中的乙醇含量与提取过程中化学成分的溶出程度及制剂质量的稳定性有关，必须规定其含量，如浙贝流浸膏乙醇含量应为50%～70%。一些含醇糖浆剂也应规定乙醇含量，如消咳喘糖浆乙醇含量应为20%～28%。

（三）含糖量

糖浆剂和煎膏剂的含糖量对其质量的稳定性有影响，含糖量过高，在贮存中容易析出糖的结晶（泛砂），含糖量过低，则容易发酵、长霉，因此，控制糖浆剂和煎膏剂中的含糖量是保证制剂质量的重要环节。除另有规定外，糖浆剂含蔗糖量一般不低于45%（g/mL）。煎膏剂中加炼蜜或糖（或转化糖）的量一般不超过清膏量的3倍。

（四）pH值

糖浆剂的pH值有时与制剂本身的稳定性及防腐剂的抑菌能力关系密切，因此，一般应对其作出规定，如小儿感冒宁糖浆pH值应为3.5～5.5，杏苏止咳糖浆pH值应为4.0～6.0。

（五）相对密度和总固体含量

由于相对密度和总固体含量与制剂中的含糖量及制剂中可溶性物质的总量有关，因此，一般应规定糖浆剂、煎膏剂的相对密度，如五味子糖浆相对密度应为1.21～1.25，苓芷鼻炎糖浆的相对密度应不低于1.28。部分流浸膏剂需检查总固体含量，如颠茄流浸膏总固体不得少于1.7g/10mL，当归流浸膏总固体不得少于3.6g/10mL。凡加药材细粉的煎膏剂，不再检查相对密度。煎膏剂在测定相对密度时，要先经稀释后才能进行。

（六）不溶物

由于煎膏剂在制备过程中容易产生焦屑等异物，故应对其进行不溶物检查。一般取供试品5g，加热水200mL，搅拌使溶化，放置3分钟后观察，不得有焦屑等异物（微量细小纤维、颗粒不在此限）。加药材细粉的煎膏剂，应在未加入药粉前检查，符合规定后方可加入药粉，加入药粉后不再检查不溶物。

（七）装量

单剂量灌装的糖浆剂必须作装量差异检查，以保证服用剂量的准确，多剂量灌装的糖浆剂及煎膏剂、流浸膏剂、浸膏剂应作最低装量检查，检查结果应符合《中国药典》的规定。

（八）微生物限度

流浸膏剂、浸膏剂、糖浆剂、煎膏剂都要照微生物限度检查法检查微生物限度，检查结果应符合《中国药典》规定。

二、半固体中药制剂质量分析的特点

中药流浸膏剂、浸膏剂，采取对制剂中某单一成分或多成分的质量分析或特征图谱的对比分析，进行质量控制。个别制剂由单味中药组成，杂质相对较少，可经稀释后直接测定，如当归流浸膏中阿魏酸的测定。若杂质较多，需净化处理时，可采用稀释后液－液萃取法及柱色谱分离法等。如果指标成分尚不清楚，则可通过测定浸出物含量或总固体含量的方法控制其质量。

糖浆剂含有较多的蔗糖，溶液较为黏稠，分析前常需进行分离、净化处理。常用方法有溶剂萃取法、柱色谱法等。

煎膏剂比糖浆剂有更大的黏稠度，在预处理时可先加水或稀醇稀释后，用与糖浆剂相似的方法分离、净化。有时也可向煎膏剂中加适量的惰性材料，如硅藻土、纤维素等，低温烘干后，按固体样品处理。

三、实例

1. 肿节风浸膏质量分析

本品为金粟兰科植物草珊瑚 *Sarcandra glabra*（Thunb.）Nakai 的干燥全株经加工制成的浸膏。

制法：取肿节风，加水煎煮三次，每次 1 小时，合并煎液，滤过，滤液浓缩成稠膏，85℃以下减压干燥，即得。

性状：本品为深棕色至深褐色的疏松不规则块，味苦，微涩。

鉴别：取本品粉末约 0.1g，加水 10mL，超声处理 30 分钟，滤过，滤液用乙酸乙酯振摇提取两次，每次 10mL，合并乙酸乙酯液，蒸干，残渣加甲醇 1mL 使溶解，作为供试品溶液。另取肿节风对照药材 1g，加水 50mL，超声处理 30 分钟，滤过，滤液用乙酸乙酯振摇提取两次，每次 25mL，合并乙酸乙酯液，蒸干，残渣加甲醇 1mL 使溶解，作为对照药材溶液。再取异嗪皮啶对照品，加甲醇制成每 1mL 含 0.5mg 的溶液，作为对照品溶液。照薄层色谱法试验，吸取上述三种溶液各 4μL，分别点于同一硅胶 G 薄层板上，以甲苯－乙酸乙酯－甲酸（9∶4∶1）为展开剂，展开，取出，晾干，置紫外光灯（365nm）下检视，供试品色谱中，在与对照药材色谱和对照品色谱相应的位置上，显相同颜色的荧光斑点。

检查：水分不得过9.0%，酸不溶性灰分不得过0.5%。

特征图谱

照高效液相色谱法测定。

色谱条件与系统适用性试验：以十八烷基硅烷键合硅胶为填充剂；以乙腈（含0.1%甲酸）为流动相A，以0.1%甲酸为流动相B，按下表中的规定进行梯度洗脱；检测波长330nm。理论塔板数按异嗪皮啶峰计算应不低于5000。

时间（分钟）	流动相A（%）	流动相B（%）
0～5	8	92
5～60	8→35	92→65
60～70	35→60	65→40
70～72	60→100	40→0
72～80	100	0

参照物溶液的制备：取绿原酸对照品、异嗪皮啶对照品和迷迭香酸对照品适量，精密称定，分别加60%甲醇制成每1mL含绿原酸15μg，异嗪皮啶15μg，迷迭香酸25μg的溶液，即得。

供试品溶液的制备：取本品粉末（过三号筛）约0.1g，精密称定，置具塞锥形瓶中，加入60%甲醇10mL，称定重量，超声处理（功率250W，频率40kHz）30分钟，取出，放冷，再称定重量，用60%甲醇补足减失的重量，摇匀，滤过，即得。

测定：分别精密吸取参照物溶液和供试品溶液各10μL，注入液相色谱仪，测定，记录70分钟的色谱图，即得。

供试品特征图谱中应呈现6个特征峰（见图6－3），其中3个峰应分别与相应的参照物峰保留时间相一致；与异嗪皮啶参照峰相应的峰为S峰，计算各特征峰与S峰的相对保留时间，其相对保留时间应在规定值的±5%之内。规定值为：0.35（峰1）、0.53（峰2）、0.58（峰3）、1.00（峰4）、1.31（峰5）、1.52（峰6）。

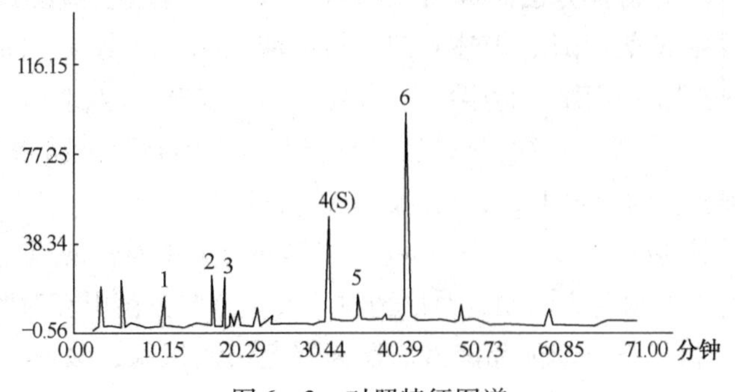

图6－3　对照特征图谱

峰1：新绿原酸；峰2：绿原酸；峰3：隐绿原酸；峰4（S）：异嗪皮啶

峰5：迷迭香酸－4－O－葡萄糖苷；峰6：迷迭香酸

含量测定

色谱条件与系统适用性试验：以十八烷基硅烷键合硅胶为填充剂；以乙腈（含0.1%甲酸）为流动相A，以0.1%甲酸为流动相B，按下表中的规定进行梯度洗脱；检测波长330nm。理论塔板数按异嗪皮啶峰和迷迭香酸峰计算均应不低于5000。

时间（分钟）	流动相A（%）	流动相B（%）
0～10	20	80
10～25	20→35	80→65
25～26	35→100	65→0
26～30	100	0

对照品溶液的制备：分别取异嗪皮啶和迷迭香酸对照品适量，精密称定，加60%甲醇制成每1mL含异嗪皮啶15μg、迷迭香酸25μg的混合溶液，即得。

供试品溶液的制备：取本品粉末（过三号筛）约0.25g，精密称定，置具塞锥形瓶中，加入60%甲醇50mL，称定重量，超声处理（功率250W，频率40kHz）30分钟，取出，放冷，再称定重量，用60%甲醇补足减失的重量，摇匀，滤过，取续滤液，即得。

测定：分别精密吸取对照品溶液与供试品溶液各10μL，注入液相色谱仪，测定，即得。

本品按干燥品计算，含异嗪皮啶（$C_{11}H_{10}O_5$）不得少于0.19%，含迷迭香酸（$C_{18}H_{16}O_8$）不得少于0.14%。

2. 升气养元糖浆质量分析

主要组成：党参、黄芪、龙眼肉。

制法：以上三味，加水煎煮二次，第一次2小时，第二次1小时，煎液滤过，滤液合并；静置，取上清液浓缩至相对密度为1.07～1.11（60℃～80℃）的清膏，加蔗糖500g，加水适量，溶解，煮沸，加入苯甲酸钠3g，搅匀，滤过，加水至1000mL，混匀，即得。

性状：本品为棕褐色的液体；味甜。

鉴别

（1）取党参对照药材0.5g，加水30mL，加热回流1小时，滤过，滤液同〔含量测定〕项下供试品溶液的制备方法制成对照药材溶液。照薄层色谱法试验，吸取〔含量测定〕项下的供试品溶液10μL，上述对照药材溶液5μL，分别点于同一硅胶G薄层板上，以甲苯－乙酸乙酯－甲酸（20∶4∶1）为展开剂，展开，取出，晾干，喷以10%硫酸乙醇溶液，在105℃加热3～5分钟，置紫外光灯（365nm）下检视。供试品色谱中，在与对照药材色谱相应的位置上，显相同颜色的斑点。

（2）取黄芪对照药材0.5g，加水30mL，加热回流1小时，滤过，滤液同〔含量测定〕项下供试品溶液的制备方法制成对照药材溶液。另取黄芪甲苷对照品，加甲醇制成每1mL含1mg的溶液，作为对照品溶液。照薄层色谱法试验，吸取〔含量测定〕项下供试品溶液5μL、上述对照药材溶液10μL及对照品溶液1μL，分别点于同一硅胶G薄层板上，以三氯甲烷－甲醇－水（13∶7∶2）10℃以下放置的下层溶液为展开剂，展开，取出，晾干，喷以10%硫酸乙醇溶液，在105℃加热至斑点显色清晰。供试品色谱中，在与对照药材色谱和对照品色谱相应的位置上，显相同颜色的斑点；置紫外光灯（365nm）下检视，显相同颜色的荧光斑点。

检查：相对密度应不低于1.18。pH值应为4.0～5.5。其他应符合糖浆剂项下有关的各项规定。

含量测定

色谱条件与系统适用性试验：以十八烷基硅烷键合硅胶为填充剂；以甲醇－水（82:18）为流动相；用蒸发光散射检测器检测。理论塔板数按黄芪甲苷峰计算应不低于3000。

对照品溶液的制备：取黄芪甲苷对照品适量，精密称定，加甲醇制成每1mL含0.5mg的溶液，即得。

供试品溶液的制备：精密量取本品25mL，用水饱和的正丁醇振摇提取4次，每次40mL，合并正丁醇提取液，用氨试液洗涤2次，每次25mL，取正丁醇液，蒸干，残渣加甲醇溶解并转移至5mL量瓶中，加甲醇稀释至刻度，摇匀，滤过，取续滤液，即得。

测定：分别精密吸取对照品溶液5μL、10μL，供试品溶液10μL，注入液相色谱仪，测定，用外标两点法对数方程计算，即得。

本品每毫升含黄芪以黄芪甲苷（$C_{41}H_{68}O_{14}$）计，不得少于40μg。

第三节　固体中药制剂的分析

固体中药制剂主要包括丸剂、片剂、颗粒剂、散剂、栓剂、滴丸剂等。根据各类固体制剂的特点，《中国药典》在附录部分的制剂通则项下，对各类固体中药制剂的质量要求和检验方法均作了相应规定，主要包括外观性状、含水量、重量（装量）差异、崩解（溶散）时限等。此外，在正文部分根据各自特点对各有关品种的分析项目进行了详细规定。

固体中药制剂有些全部由提取物制成，有些含有药材细粉，对于含有药材细粉的制剂，可通过显微法对植物组织特征进行定性鉴别。此外，在制剂过程中常常会添加一些赋形剂、甜味剂、崩解剂等辅料，如蜜丸、颗粒剂中含有大量的蜂蜜、糖粉、淀粉等。因此，分析前必须根据待测成分及辅料的特点，选择合适的溶剂及方法进行提取纯化，除去辅料对分析的干扰。需要注意的是，含药材细粉的制剂，待测成分仍存在于植物组织、细胞中，要尤其注意溶剂和方法的选择，以便提取完全。总之，固体中药制剂在分析过程中，样品的提取纯化是非常重要的，必须保证待测组分的转移率达到要求，并应根据其性质制备成适应于所选分析方法要求的供试品溶液。

根据各自不同特点，现将各类固体中药制剂的质量要求及分析特点分别进行阐述。

一、丸剂

丸剂系指饮片细粉或提取物加适宜的黏合剂或其他辅料制成的球形或类球形制剂，分为蜜丸、水蜜丸、水丸、糊丸、蜡丸和浓缩丸等多种类型。

（一）丸剂的一般质量要求

1. 性状

丸剂外观应圆整均匀，色泽一致。蜜丸应细腻滋润，软硬适中。蜡丸表面应光滑无裂纹，丸内不得有蜡点与颗粒。

2. 水分含量

除另有规定外，蜜丸和浓缩蜜丸中含水分不得超过15.0%；水蜜丸和浓缩水蜜丸不得超过12.0%；水丸、糊丸和浓缩水丸不得超过9.0%；蜡丸不检查水分。

3. 重量差异或装量差异

按丸服用或按重量服用的丸剂要作重量差异检查，具体的检查法及重量差异限度应符合《中国药典》规定。包糖衣的丸剂应检查丸芯的重量差异并符合规定，包糖衣后不再检查重量差异，其他包衣丸应在包衣后检查重量差异并符合规定。

单剂量分装的丸剂要作装量差异检查，而不再进行重量差异检查。具体的检查法及装量差异限度应符合《中国药典》的规定。

4. 装量

装量以重量标示的多剂量包装丸剂，照《中国药典》最低装量检查法检查，应符合规定。以丸数标示的多剂量包装丸剂，不检查装量。

5. 溶散时限

除另有规定外，大蜜丸及经研碎、嚼碎再用开水、黄酒等分散后服用的丸剂不检查溶散时限外，其他丸剂均应作溶散时限检查。蜡丸应照《中国药典》崩解时限检查法片剂项下的肠溶衣片检查法检查，并应符合相关规定。

6. 微生物限度

应根据不同丸剂制备特点，按照《中国药典》中微生物限度标准及检查法进行相关检查，并应符合规定。

不含药材原粉的制剂，细菌数不得超过1000cfu/g，霉菌、酵母菌数不得超过100cfu/g，大肠埃希菌不得检出。含原药材粉的丸剂，细菌数不得超过30000cfu/g，霉菌、酵母菌数不得超过100cfu/g，大肠埃希菌不得检出，大肠菌群应小于100个。含豆豉、神曲等发酵原粉的制剂，细菌数不得超过100000cfu/g，霉菌、酵母菌数不得超过500cfu/g，大肠埃希菌不得检出，大肠菌群应小于100个。含动物组织（包括脏器提取物）及动物类原药材粉（蜂蜜、王浆、动物角、阿胶除外）的口服给药制剂，每10g不得检出沙门菌。

各种丸剂需进行质量检查的项目见表6－2。

表6－2 丸剂需进行质量检查的项目

考察项目	蜜丸	水蜜丸	水丸	糊丸	浓缩丸	蜡丸	微丸
性状	+	+	+	+	+	+	+
水分	+	+	+	+	+	−	+
重量差异、装量差异或装量	+	+	+	+	+	+	+

续表

考察项目	蜜丸	水蜜丸	水丸	糊丸	浓缩丸	蜡丸	微丸
溶散时限	+	+	+	+	+	-	+
崩解时限	-	-	-	-	-	+	-
微生物限度	+	+	+	+	+	+	+

注：+表示需要考察，-表示不需要考察，±表示视不同品种而定。

（二）丸剂质量分析特点

中药丸剂是由药材细粉或药材提取物制备的，其组成非常复杂。此外，在制备过程中由于工艺要求，不同类型丸剂添加了各种赋形剂。所以，在对丸剂进行分析前，必须对样品进行适当处理。

1. 样品的预处理

水蜜丸、水丸、糊丸、蜡丸、浓缩丸等可直接研细或粉碎后进行提取。而蜜丸中由于含有大量的蜂蜜，不能直接研细或粉碎，可用小刀将其切成小块再进行处理。如果测定的是蜜丸中的脂溶性成分，可用水溶解、离心后，再对药渣进行提取；也可直接加溶剂对切成小块的蜜丸进行提取，但最好做一些处理再进行提取。蜜丸常用的处理方法：置研钵中，加入一定量硅藻土研磨，直至蜜丸均匀分散后再用溶剂提取；也可将蜜丸加适量水或醇使之溶散，然后加入适量硅藻土搅匀后用溶剂提取（或干燥后再用溶剂提取）。硅藻土用量大约为1:0.5~2（g/g）。

但是当对黄酮等酚酸类成分进行定量分析时，应注意硅藻土的选择，如有的硅藻土含铁离子等，对测定结果有影响，应先用稀盐酸浸泡硅藻土数次，再用纯水洗至中性，干燥后才可使用。另外还应注意，硅藻土有一定的吸附能力，当用蜜丸处理时，有些成分能被吸附而丢失，造成回收率偏低。

2. 样品的提取

提取所用溶剂及方法均应根据待测成分及杂质的性质以及不同类型丸剂的特点来选择。常用的提取方法有超声提取法、室温浸渍法、低温浸渍法、回流提取法、连续回流提取法等。

3. 样品的纯化

由于丸剂往往是由多种原料药直接粉碎制成的，所含成分十分复杂，通常提取后必须经过纯化处理方能进行检测。可综合考虑被测成分的性质、剂型特点及共存干扰组分的性质等，选择溶剂萃取法、沉淀法、柱色谱法等进行纯化处理。

（三）实例

1. 补中益气丸（蜜丸）

主要组成：炙黄芪、党参、炙甘草、炒白术、当归、升麻、柴胡、陈皮。

制法：以上八味，粉碎成细粉，过筛，混匀。另取生姜、大枣加水煎煮，滤液浓缩。每100g粉末加炼蜜100~120g及生姜、大枣浓缩煎液制成小蜜丸；或每100g粉末加炼蜜 100～120g 制成大蜜丸，即得。

性状：本品为棕褐色至黑褐色的小蜜丸或大蜜丸；味微甜、微苦、辛。

鉴别

（1）取本品，置显微镜下观察：纤维成束或散离，壁厚，表面有纵裂纹，两端断裂呈帚状或较平截（炙黄芪）。纤维束周围薄壁细胞含草酸钙方晶，形成晶纤维（炙甘草）。草酸钙针晶细小，长 10～32μm，不规则地充塞于薄壁细胞中（炒白术）。草酸钙方晶成片存在于薄壁细胞中（陈皮）。联结乳管直径 12～15μm，含细小颗粒状物（党参）。薄壁细胞纺锤形，壁略厚，有极微细的斜向交错纹理（当归）。木纤维成束，淡黄绿色，末端狭尖或钝圆，有的有分叉，直径 14～41μm，壁稍厚，具十字形纹孔时，有的胞腔中含黄棕色物（升麻）。油管含淡黄色或黄棕色条状分泌物，直径 8～25μm（柴胡）。

（2）取本品 9g，剪碎，加水 30mL，煎煮 30 分钟，滤过，滤液加稀盐酸 5mL，超声处理 5 分钟，静置，离心，取沉淀物加稀乙醇 1mL 使溶解，用 10% 碳酸氢钠调节 pH 值至中性，稍加热，作为供试品溶液。另取甘草酸单铵盐对照品，加稀乙醇制成每 1mL 含 1mg 的对照品溶液。吸取上述两种溶液各 5μL，分别点于同一硅胶 GF_{254} 薄层板上，以正丁醇－冰醋酸－水（6∶1∶3）上层溶液为展开剂，展开，取出，晾干，置紫外光灯（254nm）下检视。供试品色谱中，在与对照品色谱相应的位置上，显相同颜色的斑点。

（3）取本品 5g，剪碎，加硅藻土 5g，研匀。加甲醇 25mL，加热回流 20 分钟，滤过，滤液蒸干，残渣加甲醇 2mL 使溶解，作为供试品溶液。另取橙皮苷对照品，加甲醇制成饱和溶液，作为对照品溶液。照薄层色谱法试验，吸取上述两种溶液各 10μL，分别点于同一硅胶 G 薄层板上，以乙酸乙酯－甲醇－水（100∶17∶13）为展开剂，展开，取出，晾干，喷三氯化铝溶液，置紫外光灯（365nm）下检视。供试品色谱中，在与对照品色谱相应的位置上，显相同颜色的斑点。

检查应符合丸剂项下的有关规定。

含量测定

色谱条件与系统适用性试验：以十八烷基硅烷键合硅胶为填充剂；以乙腈－水（35∶65）为流动相；蒸发光散射检测器检测。理论塔板数按黄芪甲苷峰计算应不低于 4500。

对照品溶液的制备：取黄芪甲苷对照品 10mg，精密称定，加甲醇制成每 1mL 含 0.5mg 的溶液，即得。

供试品溶液的制备：取本品适量，剪碎，混匀，取 27.0g，加硅藻土 13.5g，研匀，粉碎成粗粉，取 13.5g，精密称定，置索氏提取器中，加甲醇适量，加热回流至提取液无色，提取液回收甲醇至干，残渣加水 25mL，微热使溶解，用水饱和正丁醇振摇提取 6 次，每次 20mL，合并正丁醇提取液，用氨试液洗涤 3 次，每次 40mL，正丁醇液回收溶剂至干，残渣用甲醇溶解，转移至 10mL 量瓶中，加甲醇至刻度，摇匀，滤过，取续滤液，即得。

测定：分别精密吸取对照品溶液 5μL、10μL、15μL、20μL 与供试品溶液 20μL，注入液相色谱仪，测定，标准曲线法对数方程计算，即得。

本品含炙黄芪以黄芪甲苷（$C_{41}H_{68}O_{14}$）计，小蜜丸每1g不得少于0.20mg；大蜜丸每丸不得少于1.80mg。

2. 香连丸（浓缩丸）

主要组成：萸黄连、木香。

制法：以上二味，木香粉碎成细粉；将萸黄连粉碎成粗粉或最粗粉，以45%乙醇浸渍24小时后渗漉，至渗漉液无色，收集渗漉液，回收乙醇，浓缩至适量，与上述细粉混匀，加适量淀粉或微晶纤维素制丸，干燥，打光，即得。

性状：本品为棕色至棕褐色的浓缩丸；气微，味苦。

鉴别

（1）取本品适量，研细，取约0.3g，加乙醇10mL，加热回流1小时，放冷，滤过，滤液作为供试品溶液。另取黄连对照药材0.5g，同法制成对照药材溶液。再取盐酸小檗碱对照品，加乙醇制成每1mL含1mg的溶液，作为对照品溶液。照薄层色谱法试验，吸取上述三种溶液各2μL，分别点于同一硅胶G薄层板上，以正丁醇-冰醋酸-水(7∶1∶2)为展开剂，展开，取出，晾干，置紫外光灯（365nm）下检视。供试品色谱中，在与对照品色谱和对照药材色谱相应的位置上，显相同颜色的荧光斑点。

（2）取本品适量，研细，取约0.5g，加三氯甲烷10mL，超声处理20分钟，放冷，滤过，滤液浓缩至约2mL，作为供试品溶液。另取木香对照药材0.1g，同法制成对照药材溶液。照薄层色谱法试验，吸取上述两种溶液各5μL，分别点于同一硅胶G薄层板上，以三氯甲烷-环己烷（1∶5）为展开剂，展开，取出，晾干，喷5%香草醛硫酸溶液，105℃加热至斑点显色清晰。供试品色谱中，在与对照药材色谱相应的位置上，显相同颜色的斑点。

检查：应符合丸剂项下的有关规定。

含量测定

色谱条件与系统适用性试验：以十八烷基硅烷键合硅胶为填充剂；以乙腈-0.05mol/L磷酸二氢钾溶液（用磷酸调节pH值为3.0）（25∶75）为流动相；检测波长347nm。理论塔板数按盐酸小檗碱峰计算应不低于3000。

对照品溶液的制备：取盐酸小檗碱对照品适量，精密称定，加盐酸-甲醇(1∶100)混合溶液制成每1mL含40μg的溶液，即得。

供试品溶液的制备：取本品适量，研细，取约0.1g，精密称定，置具塞锥形瓶中，精密加入盐酸-甲醇（1∶100）混合溶液50mL，密塞，称定重量，超声处理（功率120W，频率40kHz）30分钟，放冷，再称定重量，用盐酸-甲醇（1∶100）混合溶液补足减失的重量，摇匀，静置，精密吸取上清液5mL，置25mL量瓶中，加盐酸-甲醇（1∶100）混合溶液至刻度，摇匀，滤过，取续滤液，即得。

测定：分别精密吸取对照品溶液与供试品溶液各10μL，注入液相色谱仪，测定，即得。

本品每1丸含黄连以盐酸小檗碱（$C_{20}H_{17}NO_4 \cdot HCl$）计，不得少于6.8mg。

二、片剂

片剂系指提取物、提取物加饮片细粉或饮片细粉与适宜辅料混匀压制或用其他适宜方法制成的圆片状或异形片状的制剂，分为浸膏片、半浸膏片和全粉片等。以口服普通片为主，还有含片、咀嚼片、泡腾片、阴道片、阴道泡腾片和肠溶片等。

（一）片剂的一般质量要求

1. 性状

片剂外观应完整光洁，色泽均匀，不得有严重花斑及特殊异物，有适宜的硬度。

2. 重量差异：

片剂要作重量差异检查，且重量差异必须符合《中国药典》规定。

检查法：取供试品20片，精密称定总重量，求得平均片重后，再分别精密称定每片的重量，每片重量与标示片重相比较（无标示片重的片剂，与平均片重比较）。按《中国药典》相关规定，超出重量差异限度的不得多于2片，并不得有1片超出限度1倍。

糖衣片的片芯应检查重量差异并符合规定，包糖衣后不再检查重量差异。除另有规定外，其他包衣片应在包衣后检查重量差异并应符合规定。

3. 崩解时限

由于片剂的使用目的和作用部位不同，对压制片、糖衣片、肠溶衣片等崩解时限的要求也有区别。凡规定检查溶出度或释放度的片剂以及含片、咀嚼片不进行崩解时限检查外，各类片剂都应作崩解时限检查。除另有规定外，崩解时限应符合《中国药典》规定。阴道片应照《中国药典》融变时限检查法检查，并应符合规定。含片、咀嚼片不检查崩解时限。

4. 硬度（或脆碎度）

片剂应有足够的硬度，以免在包装、运输等过程中破碎或被磨损，以保证剂量的准确。硬度虽然是片剂的重要质量指标，但迄今各国药典都未规定标准，药厂都遵循的是各自的内控标准。

（1）硬度（又称抗张强度或破碎强度）：系指将药片立于两个压板之间，沿片剂直径方向徐徐加压，直到破碎，测定使片剂破碎所用的压力。以前常用的仪器有孟山都硬度测定器，现在此基础上发展为全自动数显片剂硬度仪，一般认为用此类硬度测定器测定片剂的硬度以不低于4kg为好。

（2）脆碎度：将一定量的药片放入振荡器中振荡，至规定时间取出药片，观察有无碎片、缺角、磨毛、松片现象，以百分数表示。转鼓式Roche脆碎度测定器是常用的脆碎度测定器之一，也称磨损度试验器，当旋转盘转动，盘内的片子亦跟着滚转时，可引起片子磨损，当旋转一周，片子即自6英寸高处落下而受震动，经过一定时间和一定转数之后，将所试片子称重，并与原重相比，以磨损或断裂损失的百分比作为片子的脆碎度，一般认为，旋转10分钟磨损失重在1%以内为好。

此外，在实际生产中有时也经常将药片置于食指和中指之间，用拇指加压使折断，以估计片剂的硬度，如果轻轻一压，片子立即分成两半，即表示硬度不足。

5. 发泡量

阴道泡腾片还应进行发泡量的检查。

检查法：除另有规定外，取25mL具塞刻度试管（内径1.5cm）10支，各精密加水2mL，置37℃±1℃水浴中5分钟后，各管中分别投入供试品1片，密塞，20分钟内观察最大发泡量的体积，平均发泡体积应不少于6mL，且少于4mL的不得超过2片。

6. 微生物限度

基本要求与上述片剂相同，具体应根据不同类型片剂特点及给药部位不同，按照《中国药典》中微生物限度标准及检查法，进行相关检查并符合规定。如阴道、尿道给药制剂，细菌数不得超过100cfu/g，霉菌、酵母菌数不得超过10cfu/g，金黄色葡萄球菌、铜绿假单胞菌、梭菌、白色念珠菌每1g不得检出；直肠给药制剂，细菌数不得超过1000cfu/g，霉菌、酵母菌数不得超过100cfu/g，金黄色葡萄球菌、铜绿假单胞菌每1g不得检出等。

（二）片剂质量分析的特点

由于制剂工艺的要求，片剂中常含有的淀粉、糊精、糖粉、硫酸钙等赋形剂，会对其分析产生影响，但常用的这些赋形剂大多是水溶性的或者是在有机溶剂中溶解度小的，选择用适宜的有机溶剂提取待测组分，往往可去除它们的干扰。

对片剂进行提取前应进行研碎（糖衣片需先除去糖衣），并过一定目数的筛，根据待测成分的性质选择适宜的溶剂和方法进行提取，如有必要，可再进一步使用液-液萃取法、柱色谱法等适当的方法进行净化。

片剂的含量常以每片中所含被测成分的重量来表示。若有效成分明确、结构已知、规格具体，则常按标示量计算的百分含量来表示每片中有效成分测得的实际含量与标示量的符合程度。但是在实际生产中，不可能做到每个药片的重量完全一致，因此，常用平均片重作为片重进行计算。此外，为了使取样具有代表性，应取若干个药片，精密称出总重，研细、混匀后，从中精密称取适量，作为每次分析用的样品。按标示量计算百分含量的算式如下：

$$\text{标示量}\% = \frac{\text{样品中被测成分测得的实际重量} \times \text{平均片重}}{\text{样品重量} \times \text{标示量}} \times 100\%$$

为了保证片剂含量的准确性和均匀性，特别是为了保证治疗量与极量接近、剂量小而作用强的药物的安全性和有效性，以及提高含辅料较多、主药与辅料分散性差、不易混合均匀的片剂的质量，可根据《中国药典》对其进行含量均匀度检查。具体的参考值、抽样方法和判断依据可参照《中国药典》二部附录。

除另有规定外，含量均匀度系指小剂量片剂、膜剂、胶囊剂或注射用灭菌制剂中的单剂含量偏离标示量的程度。凡检查含量均匀度的制剂，不再检查重（装）量差异。

取供试品10片（个），照各该药品项下规定的方法，分别测定每片以标示量为100

的相对含量 X，求其均值 $\overline{X}$ 和标准差 $S\left(S=\sqrt{\frac{\sum(X-\overline{X})^2}{n-1}}\right)$ 以及标示量与均值之差的绝对值 A（$A=|100-\overline{X}|$）。如 $A+1.80S\leq15.0$，即供试品的含量均匀度符合规定；若 $A+S>15.0$，则为不符合规定；若 $A+1.80S>15.0$，且 $A+S\leq15.0$，则应另取20片（个）复试。根据初、复试结果，计算30片（个）的均值 $\overline{X}$、标准差S和标示量与均值之差的绝对值 A；如 $A+1.45S\leq15.0$，即供试品的含量均匀度符合规定；若 $A+1.45S>15.0$，则不符合规定。

如该药品项下规定含量均匀度的限度为±20%或其他百分数时，应将上述各判断式中的15.0改为20.0或其他相应的数值，但各判断式中的系数不变。

此外，评价固体药物制剂质量的另一个重要内在指标是溶出度。溶出度系指在规定的介质中药物从片剂、胶囊剂等固体制剂中溶出的速度以及程度。是一种模拟口服固体制剂在胃肠道中的崩解和溶出的体外实验法。药物在体内的吸收速度与其溶解快慢密切相关，一般溶解度小的药物，在体内吸收会受到影响，因而一些难溶性的药物片剂需要测定溶出度。凡检查溶出度的制剂，不再进行崩解时限的检查。

溶出度测定方法《中国药典》采用转篮法、桨法、小杯法等，具体装置、操作、结果判断参见《中国药典》附录。

（三）实例

1. 三黄片

主要组成：大黄、盐酸小檗碱、黄芩浸膏。

制法：以上三味，黄芩浸膏系取黄芩加水煎煮三次，合并煎液，滤过，滤液用盐酸调节pH值至1～2，静置1小时，取沉淀水洗涤使pH值至5～7，烘干，粉碎成细粉。取大黄适量，粉碎成细粉；剩余大黄粉碎成粗粉，用30%乙醇回流提取三次，滤过，合并滤液，回收乙醇并浓缩成稠膏，加大黄细粉、盐酸小檗碱细粉、黄芩浸膏细粉及适量辅料，混匀，制成颗粒，干燥，压制成片，包糖衣或薄膜衣，即得。

性状：本品为糖衣或薄膜衣片，除去包衣后显棕色；味苦、微涩。

鉴别

（1）取本品5片，除去包衣，研细，取0.25g，加甲醇5mL，超声处理5分钟，滤过，滤液作为供试品溶液。另取盐酸小檗碱对照品，加甲醇制成每1mL含0.2mg的溶液；再取黄芩苷对照品，加甲醇制成每1mL含1mg的溶液，作为对照品溶液。照薄层色谱法试验，吸取上述三种溶液各3～5μL，分别点于同一硅胶 GF_{254} 薄层板上，以乙酸乙酯－丁酮－甲酸－水（10∶7∶1∶1）为展开剂，展开，取出，晾干，分别在紫外光灯灯（365nm）和紫外光灯（254nm）下检视。供试品色谱中，在与盐酸小檗碱对照品色谱相应的位置上，紫外光灯（365nm）下显相同颜色的荧光斑点；在与黄芩苷对照品色谱相应的位置上，紫外光（254nm）下显相同颜色的斑点。

（2）取〔鉴别〕（1）项下的供试品溶液作为供试品溶液。另取大黄对照药材0.2g，加甲醇3mL，超声处理5分钟，取上清液作为对照药材溶液。照薄层色谱法试验，吸取上述两种溶液各5μL，分别点于同一硅胶G薄层板上，以环己烷-乙酸乙酯-甲酸（12∶3∶0.1）为展开剂，展开，取出，晾干，置紫外光灯（365nm）下检视。供试品色谱中，在与对照药材色谱相应的位置上，显相同颜色的荧光斑点。

检查土大黄苷：取本品小片2片或大片1片，糖衣片除去糖衣，研细，加甲醇15mL，加热回流30分钟，放冷，滤过，滤液作为供试品溶液。另取土大黄苷对照品，加甲醇制成每1mL含0.3mg的溶液，作为对照品溶液。照薄层色谱法试验，吸取上述两种溶液各2μL，分别点于同一硅胶G薄层板上，以三氯甲烷-甲醇-甲酸-水（100∶30∶2∶3）为展开剂，展开，取出，晾干，置紫外光灯（365nm）下检视。供试品色谱中，在与对照品色谱相应的位置上，不得显相同颜色的荧光斑点。

其他：应符合片剂项下的有关规定。

含量测定

（1）大黄

色谱条件与系统适用性试验：以十八烷基硅烷键合硅胶为填充剂；以甲醇-0.1%磷酸溶液（85∶15）为流动相；检测波长254nm。理论塔板数按大黄素峰计算应不低于2000。

对照品溶液的制备：取大黄素和大黄酚对照品适量，精密称定，加无水乙醇-乙酸乙酯（2∶1）的混合溶液制成每1mL含大黄素10μg、大黄酚25μg的混合溶液。

供试品溶液的制备：取本品20片，除去包衣，精密称定，研细（过三号筛），取约0.26g，精密称定，置锥形瓶中，精密加入乙醇25mL，称定重量，加热回流1小时，放冷，用乙醇补足减失的重量，摇匀，滤过，精密量取续滤液10mL，置烧瓶中，蒸干，加30%乙醇-盐酸（10∶1）的混合溶液15mL，水浴回流1小时，立即冷却，用三氯甲烷强力振摇提取4次，每次15mL，合并三氯甲烷液，蒸干，残渣用无水乙醇-乙酸乙酯（2∶1）的混合溶液溶解，转移至25mL量瓶中，并稀释至刻度，摇匀，滤过，取续滤液，即得。

测定：分别精密吸取对照品溶液与供试品溶液各10μL，注入液相色谱仪，测定，即得。

本品每片含大黄以大黄素（$C_{15}H_{10}O_5$）和大黄酚（$C_{15}H_{10}O_4$）的总量计，小片不得少于1.55mg，大片不得少于3.1mg。

（2）盐酸小檗碱

色谱条件与系统适用性试验：以十八烷基硅烷键合硅胶为填充剂；以乙腈-水（1∶1）（每1000mL中加入磷酸二氢钾3.4g和十二烷基硫酸钠1.7g）为流动相；检测波长265nm。理论塔板数按盐酸小檗碱峰计算应不低于3000。

对照品溶液的制备：取盐酸小檗碱对照品适量，精密称定，加甲醇制成每1mL含0.1mg的溶液，即得。

供试品溶液的制备：取本品10片，除去包衣，精密称定，研细，取约0.1g，精密称定，置具塞锥形瓶中，精密加入甲醇-盐酸（500∶1）混合溶液20mL，密塞，称定重量，超声处理（功率160W，频率40kHz）30分钟，放冷，再称定重量，用甲醇补足减失的重量，摇匀，滤过，取续滤液，即得。

测定：分别精密吸取对照品溶液 5～10μL、供试品溶液 10μL，注入液相色谱仪，测定，即得。

本品每片含盐酸小檗碱（$C_{20}H_{17}NO_4 \cdot HCl \cdot 2H_2O$），小片应为 4.0～5.8mg，大片应为 8.0～11.5mg。

（3）黄芩浸膏

色谱条件与系统适用性试验：以十八烷基硅烷键合硅胶为填充剂；以甲醇－0.1%磷酸溶液（40∶60）为流动相；检测波长 280nm。理论塔板数按黄芩苷峰计算应不低于 3000。

对照品溶液的制备：取黄芩苷对照品适量，精密称定，加甲醇制成每 1mL 含 25μg 的溶液，即得。

供试品溶液的制备：取本品 10 片，除去包衣，精密称定，研细，取约 0.1g，精密称定，置具塞锥形瓶中，精密加入 70% 甲醇 25mL，密塞，称定重量，超声处理（功率 160W，频率 50kHz）10 分钟，放冷，再称定重量，用 70% 甲醇补足减失的重量，摇匀，滤过，精密量取续滤液 1mL，置 10mL 量瓶中，加 70% 甲醇至刻度，摇匀，滤过，取续滤液，即得。

测定：分别精密吸取对照品溶液与供试品溶液各 10μL，注入液相色谱仪，测定，即得。

本品每片含黄芩浸膏以黄芩苷（$C_{21}H_{18}O_{11}$）计，小片不得少于 13.5mg，大片不得少于 27.0mg。

2. 元胡止痛片

主要组成：醋延胡索、白芷。

制法：以上二味，取白芷适量，粉碎成细粉，剩余白芷与醋延胡索粉碎成粗粉，用 60% 乙醇浸泡 24 小时，回流提取 2 次，合并滤液，浓缩成稠膏，加上述细粉，制成颗粒，压制成片，包糖衣或薄膜衣，即得。

性状：本品为糖衣片或薄膜衣片，除去包衣后显棕褐色；气香；味苦。

鉴别

（1）取本品 10 片，除去包衣，研细，加甲醇 50mL，超声处理 30 分钟，滤过，滤液加中性氧化铝 5g，振摇数分钟，滤过，滤液蒸干，残渣加水适量使溶解，加浓氨试液调节 pH 值 9～10，用乙醚振摇提取 3 次，每次 10mL，乙醚液蒸干，残渣加甲醇 1mL 使溶解，作为供试品溶液。另取延胡索对照药材 1g，加甲醇 50mL，超声处理 30 分钟，滤过，自“滤液蒸干”起，同法制成对照药材溶液。吸取上述两种溶液各 2～3μL，分别点于同一用 1% 氢氧化钠溶液制备的硅胶 G 薄层板上，以正己烷－三氯甲烷－甲醇（7.5∶4∶1）为展开剂，展开，取出，晾干，以碘蒸气熏至斑点显色清晰。供试品色谱中，在与对照药材色谱相应的位置上，显相同颜色的斑点；挥尽板上吸附的碘后，置紫外光灯（365nm）下检视，显相同颜色的荧光斑点。

（2）取本品 10 片，除去包衣，研细，加石油醚（60℃～90℃）50mL，超声处理 20

分钟，滤过，滤液挥至约1mL，作为供试品溶液。另取白芷对照药材0.1g，加石油醚（60℃～90℃）1mL，浸渍30分钟，时时振摇，静置，上清液作为对照药材溶液。吸取上述两种溶液各5μL，分别点于同一硅胶GF_{254}薄层板上，以石油醚（60℃～90℃）－乙醚（3:2）为展开剂，展开，取出，晾干。置紫外光灯（365nm）下检视，供试品色谱中，在与对照药材色谱相应的位置上，显相同颜色的荧光斑点；置紫外光灯（254nm）下检视，显相同颜色的斑点。

检查：应符合片剂项下的有关规定。

含量测定

色谱条件与系统适用性试验：以十八烷基硅烷键合硅胶为填充剂；以乙腈－0.1%磷酸溶液（用三乙胺调节pH值6.0）为流动相；检测波长280nm。理论塔板数按延胡索乙素峰计算应不低于6000。

对照品溶液的制备：取延胡索乙素对照品适量，精密称定，加甲醇制成每1mL各含25μg的溶液，即得。

供试品溶液的制备：取本品20片，除去包衣，精密称定，研细，取适量（相当于本品4片），精密称定，置具塞锥形瓶中，加甲醇50mL，密塞，称定重量，超声处理（功率300W，频率40kHz）30分钟，取出，放冷，再称定重量，用甲醇补足减失的重量，滤过，精密量取续滤液25mL，加在中性氧化铝柱（100～200目，5g，内径1cm）上，继用甲醇10mL洗脱，合并流出液和洗脱液，蒸干，残渣加甲醇适量使溶解，转移至5mL量瓶中，加甲醇至刻度，摇匀，滤过，取续滤液，即得。

测定：分别精密吸取对照品溶液与供试品溶液各5～10μL，注入液相色谱仪，测定，即得。

本品每片含醋延胡索以延胡索乙素（$C_{21}H_{25}NO_4$）计，不得少于75μg。

三、颗粒剂

颗粒剂系指将提取物与适宜的辅料或饮片细粉制成具有一定粒度的颗粒状制剂，分为可溶颗粒、混悬颗粒和泡腾颗粒。

（一）颗粒剂的一般质量要求

1. 性状

颗粒剂应干燥、颗粒均匀、色泽一致，无吸潮、结块、潮解等现象。

2. 粒度

除另有规定外，照《中国药典》粒度测定法中双筛分法测定，除另有规定外，取供试品30g，称定重量，置规定药筛内，保持水平状态左右往返过筛，边筛边叩3分钟，不能通过一号筛与能通过五号筛的颗粒与粉末总和不得超过15%。

3. 水分

颗粒剂的含水量除另有规定外，不得超过6.0%。

4. 溶化性

取供试品1袋（多剂量包装取10g），加热水200mL，搅拌5分钟，立即观察，应全部溶化或呈混悬状。可溶颗粒应全部溶化，允许有轻微浑浊；混悬颗粒应能混悬均匀。

泡腾颗粒检查法：取供试品3袋，分别置盛有200mL水温为15℃～25℃水的烧杯中，应迅速产生气体而呈泡腾状，5分钟内完全分散或溶解在水中。

5. 装量差异

单剂量包装的颗粒剂，应作装量差异检查，检查法及装量差异限度应符合《中国药典》规定。

6. 装量

多剂量包装颗粒剂，应照《中国药典》附录最低装量检查法检查并符合规定。

7. 微生物限度

基本要求与上述片剂等固体制剂相同，具体应根据制剂特点及给药部位不同，按照《中国药典》微生物限度标准及检查法，进行相关检查并应符合规定。

此外，为防潮、掩盖某些药物的不良气味，在制备颗粒剂时也可根据情况进行薄膜包衣，对于包衣颗粒剂，必要时应检查残留溶剂。

（二）颗粒剂质量分析的特点

全部由提取物制备而不含药材细粉的颗粒剂，由于在制备过程中原药材已经过提取，除去了大部分杂质，而且待测成分较易溶出，因此在进行分析时，可针对待测成分的性质选择合适的溶剂直接进行提取。对于含药材细粉的颗粒剂，由于一些成分还存在于植物细胞中，在选择溶剂时要注意其渗透性，同时还应考虑药材中所含杂质的种类。

颗粒剂大多含有乳糖、糊精、淀粉等辅料，用水或低浓度乙醇提取时，所得提取液黏稠，而用有机溶剂直接提取时，又容易形成不溶性块状板结物，会包裹和吸附待测成分，影响提取效率。而且在颗粒剂制剂工艺中为使药物细粉湿润、黏合，常添加一些乙醇等作为润湿剂，也会对分析产生影响。因此，应根据所加辅料的不同特点选择合适的方法和溶剂进行提取、纯化，以免对分析结果产生干扰，必要时还应对辅料进行分析。

（三）实例

1. 双黄连颗粒

主要组成：金银花、黄芩、连翘。

制法：以上三味，黄芩加水煎煮三次，合并煎液，滤过，滤液浓缩至相对密度为1.05～1.10（80℃测），于80℃加2mol/L盐酸溶液调节pH值至1.0～2.0，保温1小时，静置24小时，滤过，沉淀水洗至pH值5.0，继续用70%乙醇洗至pH值7.0，低温干燥，备用；金银花、连翘加水温浸30分钟后，煎煮二次，合并滤液，浓缩至相对密度为1.20～1.25（70℃～80℃测）的清膏，冷至40℃时，搅拌下缓缓加入乙醇，使含醇量达75%，静置12小时，滤取上清液，残渣加75%乙醇适量，搅匀，静置12小时，滤过，回收乙醇，并浓缩至相对密度为1.30～1.32（60℃～70℃测）的清膏，减压干燥，与黄芩提取物一起粉碎成细粉，加糊精等辅料适量，混匀，制成颗粒，干燥（无蔗糖）；或加蔗糖、糊精等辅料适量，混匀，制成颗粒，干燥，即得。

性状：本品为棕黄色的颗粒；气微，味甜、微苦或味苦，微甜（无蔗糖）。

鉴别

（1）取本品2g或1g（无蔗糖），加75%乙醇溶液10mL，摇匀，水浴中加热振摇使溶解，滤过，滤液作为供试品溶液。另取黄芩苷对照品、绿原酸对照品，分别加75%乙醇制成每1mL含0.1mg的溶液，作为对照品溶液。照薄层色谱法试验，吸取上述三种溶液各1～2μL，分别点于同一聚酰胺薄膜上，以醋酸为展开剂，展开，取出，晾干，置紫外灯下（365nm）检视。供试品色谱中，在与黄芩苷对照品色谱相应的位置上，显相同颜色的斑点；在与绿原酸对照品色谱相应的位置上，显相同颜色的荧光斑点。

（2）取本品1g或0.5g（无蔗糖），加甲醇10mL，水浴中加热使溶解，滤过，滤液作为供试品液。另取连翘对照药材0.5g，加甲醇10mL，水浴回流20分钟，滤过，滤液作为对照药材溶液。照薄层色谱法试验，吸取上述两种溶液各5μL，分别点于同一硅胶G薄层板上，以三氯甲烷-甲醇（5∶1）为展开剂，展开，取出，晾干，喷以10%硫酸乙醇溶液，在105℃加热至斑点显色清晰。供试品色谱中，在与对照药材色谱相应的位置上，显相同颜色的斑点。

检查：应符合颗粒剂项下的有关规定。

含量测定

（1）黄芩

色谱条件与系统适用性试验：以十八烷基硅烷键合硅胶为填充剂：甲醇-水-冰醋酸（50∶50∶1）为流动相；检测波长274nm。理论塔板数按黄芩苷峰计算应不低于1500。

对照品溶液的制备：取黄芩苷对照品适量，精密秤定，加50%甲醇制成每1mL中含0.1mg的溶液，即得。

供试品溶液的制备：取装量差异项下的本品研细，取约1g或0.5g（无蔗糖），精密称定，置50mL量瓶中，加50%甲醇适量，超声20分钟使溶解，放冷，加50%甲醇稀释至刻度，摇匀，滤过，精密量取续滤液5mL，置10mL量瓶中，加50%甲醇稀释至刻度，摇匀，即得。

测定：分别精密吸取对照品溶液与供试品溶液各5μL，注入液相色谱仪，测定，即得。

本品每袋含黄芩以黄芩苷（$C_{21}H_{18}O_{11}$）计，不得少于100mg或200mg（无蔗糖）。

（2）连翘

色谱条件与系统适用性试验：以十八烷基硅烷键合硅胶为填充剂；以乙腈-水（25∶75）为流动相；检测波长278nm。理论塔板数按连翘苷峰计算应不低于6000。

对照品溶液的制备：取连翘苷对照品适量，精密称定，加甲醇制成每1mL含0.1mg

的溶液，即得。

供试品溶液的制备：取装量差异项下的本品，研细，取约1.5g或0.75g（无蔗糖），精密称定，置具塞锥形瓶中，精密加入甲醇25mL，密塞，称定重量，超声（功率250W，频率40kHz）30分钟，取出，放冷，再称定重量，用甲醇补足减失的重量，摇匀，滤过，精密量取续滤液10mL，蒸干，残渣用70%乙醇5mL使溶解，加在中性氧化铝柱（100～120目，6g，内径1cm）上，用70%乙醇40mL洗脱，收集洗脱液，浓缩至约1mL，用甲醇适量溶解，转移至5mL量瓶中，加甲醇稀释至刻度，摇匀，滤过，取续滤液，即得。

测定：精密吸取对照品溶液10μL与供试品溶液5～10μL，注入液相色谱仪，测定，即得。

本品每袋含连翘以连翘苷（$C_{27}H_{34}O_{11}$）计，不得少于3.0mg或6.0mg（无蔗糖）。

2. 驴胶补血颗粒

主要组成：阿胶、黄芪、党参、熟地黄、白术、当归。

制法：以上六味，取阿胶粉碎，当归、白术进行蒸馏，收集蒸馏液备用；残渣与黄芪、党参、熟地黄加水煎煮三次，合并滤液浓缩至相对密度1.15～1.20（60℃～70℃）的清膏，冷却后加乙醇使含醇量为50%～55%，搅匀，冷却，静置，滤过，滤液回收乙醇，浓缩至相对密度为1.25（75℃～80℃）的稠膏，加甜菊素、阿胶粉与糊精适量混匀，用上述蒸馏液制粒，或与甜菊素、阿胶粉、蒸馏液及适量糊精一起制粒，干燥，制成（无蔗糖）；或加入阿胶粉与蔗糖粉适量混匀，用上述蒸馏液制粒，干燥，即得。

性状：本品为浅黄棕色至棕色的颗粒和粉末；味甜。

鉴别

（1）取本品10g或4g（无蔗糖），研细，加水50mL使溶解；用水饱和正丁醇振摇提取4次，每次30mL，合并正丁醇液，用氨试液洗涤2次，每次30mL，弃去洗涤液，再用正丁醇饱和的水洗涤2次，每次20mL，弃去水液，正丁醇液蒸干，残渣加甲醇0.5mL使溶解，作为供试品溶液。另取黄芪甲苷对照品，加甲醇制成每1mL含1mg的溶液，作为对照品溶液。照薄层色谱法试验，吸取供试品溶液10μL、对照品溶液2μL，分别点于同一硅胶G薄层板上使成条状，以三氯甲烷-甲醇-水（13∶7∶2）10℃以下放置过夜的下层溶液为展开剂，展开，取出，晾干，喷10%硫酸乙醇溶液，105℃加热至斑点清晰。供试品色谱中，在与对照品色谱相应的位置上，显相同颜色的条斑。

（2）取本品30g或12g（无蔗糖），研细，加乙醇50mL，超声处理30分钟，放冷，滤过，滤液蒸至约1mL，作为供试品溶液。另取当归对照药材0.5g，加乙醇10mL，同法制成对照药材溶液。照薄层色谱法试验，吸取上述两种溶液各10μL，分别点于同一硅胶G薄层板上，以环己烷-乙酸乙酯（9∶1）为展开剂，展开约9cm，取出，立即置紫外光灯（365nm）下检视。供试品色谱中，在与对照药材色谱相应的位置上，显相同颜色的荧光斑点。

检查：应符合颗粒剂项下的有关规定。

含量测定

（1）黄芪

色谱条件与系统适用性试验：以十八烷基硅烷键合硅胶为填充剂；以乙腈-水(36:64)为流动相；用蒸发光散射检测器。理论塔板数按黄芪甲苷峰计算应不低于5000。

对照品溶液的制备：取黄芪甲苷对照品适量，精密称定，加甲醇制成每1mL含0.1mg的溶液，即得。

供试品溶液的制备：取装量差异项下的本品内容物，混匀，取适量研细，取10g或4g（无蔗糖），精密称定，加甲醇100mL，回流提取1小时，用滤纸过滤，残渣用少量甲醇转移至滤纸中，残渣用甲醇洗涤4次，每次10mL，合并滤液与洗液，蒸干，残渣用水20mL溶解，用水饱和正丁醇振摇提取5次，每次30mL，合并正丁醇液，用氨试液洗涤两次，每次20mL，正丁醇液蒸干，残渣加甲醇适量使溶解，置5mL量瓶中，加甲醇稀释至刻度，摇匀，滤过，取续滤液，即得。

测定：分别精密吸取对照品溶液10μL、20μL，与供试品溶液10~20μL，注入液相色谱仪，测定，以外标两点法对数方程计算，即得。

本品每袋含黄芪以黄芪甲苷（$C_{41}H_{58}O_{14}$）计，不得少于0.40mg。

（2）总氮量：取本品1.5g或0.6g（无蔗糖），精密称定，照《中国药典》附录氮测定法第一法（常量法）测定，即得。

本品每袋含总氮（N）不得少于0.26g。

四、散剂

散剂系指饮片或提取物经粉碎、均匀混合制成的粉末状制剂，分为内服散剂和外用散剂。

（一）散剂的一般质量要求

1. 性状

散剂应干燥、疏松、混合均匀、色泽一致。

2. 外观均匀度

取供试品适量，置光滑纸上，平铺约5cm^2，将其表面压平，在明亮处观察，应色泽均匀，无花斑与色斑。

3. 水分

除另有规定外，散剂的含水量不得过9.0%。

4. 粒度

用于烧伤或严重创伤的外用散剂进行粒度检查。检查法应照《中国药典》粒度测定法中单筛分法测定，除另有规定外，通过六号筛的粉末重量，不得少于95%。

单筛分法：除另有规定外，取供试品10g，称定重量，置规定的药筛中，筛上加盖，并在筛下配有密合的接收容器，按水平方向旋转振摇至少3分钟，并不时在垂直方向轻叩筛。取筛下颗粒及粉末，秤定重量，计算所占百分比。

5. 装量差异

单剂量分装的散剂应作装量差异检查，检查法及装量差异限度应符合《中国药典》的规定。

6. 微生物限度

基本要求与上述固体制剂相同，具体应根据制剂方法及给药部位不同，按照《中国药典》中微生物限度标准及检查法进行相关检查并应符合规定。如云南白药等可用于表皮、黏膜不完整的散剂还应进行金黄色葡萄球菌、铜绿假单胞菌的检查，眼用散剂要求进行无菌检查等。

（二）散剂质量分析的特点

中药散剂常是由药材饮片直接粉碎制成的，因此，组织碎片的显微鉴别是判断散剂真伪的重要依据。需要强调的是，散剂尤其要注意对毒性成分和贵重药材进行分析。含毒性药的散剂多采用单独粉碎，再以配研法与其他药粉混匀制成，或添加一定比例量的稀释剂制成稀释散或称倍散；含液体药物的散剂也常可另加适量的赋形剂吸收。常用的稀释剂或赋形剂有磷酸钙、淀粉、糊精、蔗糖、乳糖、葡萄糖等。此外，为了保证散剂的均匀性及易于与未稀释原药粉的区别，有时还以食用色素如胭脂红、靛蓝等着色。因此，在分析此类散剂时，应注意所加辅料对分析结果的影响，应在制备样品时，尽量除去所添加稀释剂、赋形剂的干扰。

（三）实例

1. 九分散

主要组成：马钱子粉、麻黄、乳香（制）、没药（制）。

制法：以上四味，麻黄、乳香、没药三味粉碎成细粉，马钱子粉与上述粉末配研，过筛，混匀，即得。

性状：本品为黄褐色至深黄褐色的粉末，遇热或重压易黏结；气微香，味微苦。

鉴别

（1）取本品，置显微镜下观察：单细胞非腺毛形似纤维，多碎断，基部膨大似石细胞，木化（马钱子）。气孔特异，保卫细胞侧面观呈哑铃状，纤维上附有小晶体（麻黄）。不规则团块淡黄色或淡黄棕色，由无色或淡黄色油滴和小颗粒聚集而成，加苏丹Ⅲ试液，油滴呈红色（乳香）。不规则碎块淡黄色，碎块洞穴中含有微黄色油滴，加苏丹Ⅲ试液，油滴呈红色（没药）。

（2）取士的宁、马钱子碱对照品适量，用三氯甲烷溶解；取盐酸麻黄碱对照品适量，用甲醇溶解，分别制成每1mL含0.4mg的溶液，作为对照品溶液。照薄层色谱法试验，吸取“含量测定”项下的供试品溶液与上述三种对照品溶液各10μL，分别点于同一用0.2mol/L氢氧化钠溶液制备的硅胶G薄层板上，以环己烷-三氯甲烷-乙醇（1:3:1）为展开剂，展开，取出，晾干，喷茚三酮试液，105℃加热约10分钟。供试品色谱中，在与盐酸麻黄碱对照品色谱相应的位置上，显相同颜色的斑点；喷稀碘化铋钾试液，在与士的宁和马钱子碱对照品色谱相应的位置上，显相同颜色的斑点。

检查：装量差异限度为±3.0%，其他应符合散剂项下有关的各项规定。

含量测定：取装量差异项下的本品，混匀，取约2g，精密称定，置具塞锥形瓶中，精密加三氯甲烷20mL与浓氨试液1mL，轻轻摇匀，称重，于室温放置24小时，再称重，用三氯甲烷补足减失的重量，充分振摇，滤过。精密量取续滤液10mL，用硫酸溶液（3→100）分次提取，至生物碱提尽，合并硫酸液，加浓氨试液使呈碱性，用三氯甲烷分次提取，合并三氯甲烷液，蒸干，精密加三氯甲烷5mL使残渣溶解，作为供试品溶液。另取士的宁对照品，加三氯甲烷制成每1mL含0.4mg的溶液，作为对照品溶液。照薄层色谱法试验，吸取对照品溶液2μL、5μL，供试品溶液5μL，分别交叉点于同一硅胶GF_{254}薄层板上，以甲苯－丙酮－乙醇－浓氨试液（16∶12∶1∶4）上层溶液为展开剂，展开，取出，晾干，进行薄层扫描，$\lambda_S=254nm$，$\lambda_R=325nm$，测量供试品吸收度积分值与对照品吸收度积分值，计算，即得。

本品按干燥品计算，每包含马钱子以士的宁（$C_{21}H_{22}N_2O_2$）计，应为4.5～5.5mg。

2. 冰硼散

主要组成：冰片、硼砂（煅）、朱砂、玄明粉。

制法：以上四味，朱砂水飞成细粉，硼砂粉碎成细粉，将冰片研细，与上述粉末及玄明粉配研，过筛，混匀，即得。

性状：本品为粉红色粉末；气芳香，味辛凉。

鉴别

（1）取本品1g，加水6mL振摇，加盐酸使成酸性，滤过，分取滤液3mL，点于姜黄试纸上使润湿，即显橙红色，放置干燥，颜色变深，置氨蒸气中熏，变为绿黑色。

（2）取〔鉴别〕（1）项剩余滤液，加氯化钡试液1～2滴，即生成白色沉淀，分离后，沉淀在盐酸中不溶解。

（3）取本品1g，置试管中，加水10mL，用力振摇，在试管底部很快出现朱红色沉淀，分取少量沉淀用盐酸润湿，在光洁的铜片上摩擦，铜片表面即显银白色光泽，加热烘烤后银白色即消失。

（4）照〔含量测定〕冰片项下方法试验，供试品色谱中应呈现与对照品色谱峰保留时间相同的色谱峰。

检查：应符合散剂项下有关的各项规定。

含量测定

（1）朱砂：取本品约3g，精密称定，置锥形瓶中加硫酸10mL与硝酸钾1.5g，加热使朱砂溶解，放冷，加水50mL，并加1%高锰酸钾溶液至显粉红色，再滴加2%硫酸亚铁溶液至红色消失后，加硫酸铁铵指示液2mL，用硫氰酸铵滴定液（0.1mol/L）滴定。每1mL硫氰酸铵滴定液（0.1mol/L）相当于11.63mg的硫化汞（HgS）。

本品每1g含朱砂以硫化汞（HgS）记，应为40～60mg。

（2）冰片

色谱条件与系统适用性试验：聚乙二醇20000（PEG－20M）毛细管柱（柱长30m，

内径0.25mm，膜厚度0.25μm）；柱温为程序升温，初始温度100℃，以每分钟10℃的速率升温至200℃；分流进样。理论塔板数按龙脑峰计算应不低于5000。

校正因子测定：取正十四烷适量，精密称定，加无水乙醇制成每1mL含8mg的溶液，作为内标溶液。另取龙脑对照品、异龙脑对照品各约10mg，精密称定，置具塞锥形瓶中，精密加入无水乙醇25mL与内标溶液2mL，摇匀。吸取2μL，注入气相色谱仪，分别计算校正因子。

测定：取本品约0.5g，精密称定，置具塞锥形瓶中，精密加入无水乙醇25mL与内标溶液2mL，称定重量，超声处理20分钟，放冷，再称定重量，用无水乙醇补足减失的重量，摇匀，滤过。吸取续滤液2μL，注入气相色谱仪，测定，即得。

本品每1g含冰片以龙脑（$C_{10}H_{18}O$）和异龙脑（$C_{10}H_{18}O$）的总量计，不得少于30mg。

五、栓剂

栓剂系指提取物或饮片细粉与适宜的基质制成的专供腔道给药的固体制剂。因施用腔道不同，分为直肠栓、阴道栓和尿道栓。

（一）栓剂的一般质量要求

1. 性状

栓剂中的药物与基质应混合均匀，外形应完整、光滑。

2. 重量差异

栓剂应作重量差异检查，检查法及装量差异限度应符合《中国药典》的规定。

3. 融变时限

栓剂应作融变时限检查，除另有规定外，融变时限应符合《中国药典》的规定。

一般取栓剂3粒，在室温放置1小时后，按《中国药典》附录融变时限检查法规定的装置和方法进行检查，测定其在37.0℃±0.5℃条件下软化、融化或溶解的时间。除另有规定外，脂肪性基质的栓剂3粒均应在30分钟内全部融化、软化或触压时无硬芯；水溶性基质的栓剂3粒均应在60分钟内全部溶解。如有一粒不符合规定，应另取3粒复试，均应符合规定。

除以上三项指标外，栓剂在硬度上也有一定要求，以免其在包装、贮存和使用时变形。虽然《中国药典》未对栓剂的硬度作出规定，但各生产厂家常有内控标准，一般通过变形试验来测定，具体方法参阅有关参考书。

4. 微生物限度

阴道、尿道用栓剂，细菌数不得超过100cfu/g，霉菌、酵母菌数不得超过10cfu/g，不得检出金黄色葡萄球菌、铜绿假单胞菌、梭菌、白色念珠菌。直肠用栓剂细菌数不得超过1000cfu/g，霉菌、酵母菌数不得超过100cfu/g，不得检出金黄色葡萄球菌、铜绿假单胞菌。

（二）栓剂质量分析的特点

中药提取物或饮片细粉必须和适宜的基质混合后才能制成一定形状的栓剂，因此，在栓剂的质量分析过程中除了中药中成分复杂性的影响外，基质的存在给栓剂的分析带来一定困难，在分析前，应采取适当方法将基质除去。栓剂常用的基质可分为油脂性基质和亲水性基质，油脂性基质常用的有可可脂、半合成或全合成脂肪酸甘油酯类、香果脂及氢化油类等；亲水性基质常用的主要有甘油明胶、聚乙二醇类、吐温类等。

除去栓剂中基质的主要方法有：①将栓剂与硅藻土等惰性材料混合、研匀，根据待测组分性质和基质类型选择适宜的溶剂回流提取，如待测组分为脂溶性，基质为亲水性的，一般用有机溶剂提取；而待测组分极性较大，基质为油脂性的，一般用水或稀醇提取。②此外，油脂性基质的栓剂还可将其切成小块，加适量水，于温水浴上加热使其融化，搅拌一定时间，取出于冰浴中再使基质凝固，将水溶液滤出，如此反复2~3次，可将水溶性成分提出。③针对具有一定酸碱性的成分也可使用酸碱萃取法将待测组分从基质中提取分离出来。可将切成小块的栓剂加适宜的有机溶剂溶解后，置分液漏斗中，如待测成分为生物碱，可以适宜浓度的盐酸或硫酸萃取，至生物碱提尽后，合并酸液，碱化后，用有机溶剂萃取即可；如待测成分为酸性成分时，可以适宜浓度的碱水溶液萃取，提尽后，合并碱液，酸化后，用有机溶剂萃取即可。④对于一些待测成分溶出较好的栓剂，也可将其直接在一定温度（一般为80℃或90℃）的水浴中加热融化后，趁热加入适宜溶剂充分振摇提取，放冷，滤过，即可，也可重复多次使提取完全。

（三）实例

1. 双黄连栓

主要组成：金银花、黄芩、连翘。

制法：以上三味，黄芩加水煎煮三次，合并煎液，滤过，滤液浓缩至相对密度为1.03~1.08（80℃测），在80℃时加2mol/L盐酸溶液，调节pH值至1.0~2.0，保温1小时，静置24小时，滤过。沉淀物加6~8倍量水，用40%氢氧化钠溶液调节pH值至7.0~7.5，加等量乙醇，搅拌使溶解，滤过。滤液用2mol/L盐酸溶液调节pH值至2.0，60℃保温30分钟，静置12小时，滤过，沉淀用水洗至pH值5.0，继用70%乙醇洗至pH值7.0。沉淀物加水适量，用40%氢氧化钠溶液调节pH值至7.0~7.5，搅拌使溶解，备用；金银花、连翘加水煎煮二次，合并煎液，滤过，滤液浓缩至相对密度为1.20~1.25（70℃~80℃测）的清膏，冷至40℃时搅拌下缓慢加入乙醇，使含醇量达75%，静置12小时，滤取上清液，回收乙醇，浓缩液再加乙醇使含醇量达85%，充分搅拌，静置12小时，滤取上清液，回收乙醇至无醇味。加上述黄芩提取物水溶液，搅匀，并调节pH值至7.0~7.5，减压浓缩成稠膏，低温干燥，粉碎。另取半合成脂肪酸酯780g，加热溶化，温度保持在40℃±2℃，加入上述干膏粉，混匀，浇模，即得。

性状：本品为棕色或深棕色的栓剂。

鉴别

（1）取本品1粒，加水20mL，置温水浴中，用10%氢氧化钠溶液调节pH值至7.0~7.5，使熔化，置冷处使基质凝固，滤过，取滤液1mL，加无水乙醇4mL，置水浴中振摇数分钟，放置，取上清液作为供试品溶液。另取黄芩苷对照品、绿原酸对照品分别用乙醇制成每1mL各含0.4mg的溶液，作为对照品溶液。照薄层色谱法试验，吸取上述三种溶液各3~5μL，分别点于同一硅胶G薄层板上，以乙酸丁醋-甲酸-水(7:4:3)的上层溶液为展开剂，置展开缸中预饱和30分钟，展开，取出，晾干，置紫外光灯（365nm）下检视。供试品色谱中，在与黄芩苷对照品色谱相应的位置上，显相同颜色的斑点；在与绿原酸对照品色谱相应的位置上，显相同颜色的荧光斑点。

（2）取本品1粒，加水20mL，置热水浴中加热使溶，取出，置冷处使基质凝固，滤过，取滤液10mL，蒸干，残渣加甲醇5mL超声处理使溶解，取上清液作为供试品溶液。另取连翘对照药材0.5g，加甲醇10mL，加热回流20分钟，滤过，滤液作为对照药材溶液。照薄层色谱法试验，吸取上述两种溶液各10μL，分别点于同一硅胶G薄层板上，以三氯甲烷-甲醇（5:1）为展开剂，展开，取出，晾干，喷10%硫酸乙醇溶液，105℃加热至斑点显色清晰。供试品色谱中，在与对照药材色谱相应的位置上，显相同颜色的斑点。

检查：应符合栓剂项下有关的各项规定。

含量测定

（1）黄芩

色谱条件与系统适用性试验：以十八烷基硅烷键合硅胶为填充剂；以甲醇-水-冰醋酸（40:60:1）为流动相；检测波长276nm。理论塔板数按黄芩苷峰计算应不低于1500。

对照品溶液的制备：取黄芩苷对照品适量，精密称定，加50%甲醇制成每1mL含0.1mg的溶液，即得。

供试品溶液的制备：取本品10粒，精密称定，研碎，取约0.3g，精密称定，置烧杯中，加水40mL，置温水浴中使溶解，用10%氢氧化钠溶液调节pH值至7.0~7.5，移至50mL量瓶中，放冷，加水至刻度，摇匀，滤过，精密量取续滤液2mL，置10mL量瓶中，加水至刻度，摇匀，即得。

测定：分别精密吸取对照品溶液与供试品溶液各20μL，注入液相色谱仪，测定，即得。

本品每粒含黄芩以黄芩苷（$C_{21}H_{18}O_{11}$）计，应不少于65mg。

（2）连翘

色谱条件与系统适用性试验：以十八烷基硅烷键合硅胶为填充剂；以乙腈-水（21:79）为流动相；检测波长为278nm。理论塔板数按连翘苷峰计算应不低于6000。

对照品溶液的制备：取连翘苷对照品适量，精密称定，加甲醇制成每1mL含0.1mg的溶液，即得。

供试品溶液的制备：取本品10粒，精密称定，研碎，取约1.5g，精密称定，置具塞锥形瓶中，精密加水 50mL，密塞，置水浴中加热 80 分钟使溶散，摇匀，取出，迅速冷冻（-4℃～-3℃）80 分钟（以不结冰为准），滤过。精密量取续滤液 10mL，蒸干，残渣加水 1mL 使溶解，置中性氧化铝柱（100～200 目，6g，内径 1cm）上，用 70% 乙醇 60mL 洗脱，收集洗脱液，浓缩至干，残渣加 50% 甲醇适量，温热使溶解，移至 5mL 量瓶中，并加 50% 甲醇至刻度，摇匀，即得。

测定：分别精密吸取对照品溶液与供试品溶液各 10μL，注入液相色谱仪，测定，即得。

本品每粒含连翘以连翘苷（$C_{27}H_{34}O_{11}$）计，不得少于 2.0mg。

2. 消糜栓

主要组成：人参茎叶皂苷、紫草、黄柏、苦参、枯矾、冰片、儿茶。

制法：以上七味，儿茶、枯矾粉碎成细粉，冰片研细；黄柏、苦参、紫草加水煎煮三次，合并煎液，滤过，滤液浓缩至相对密度为 1.10（80℃测）的清膏，加乙醇使含醇量为 75%，静置 24 小时，滤过，回收乙醇，浓缩至相对密度为 1.36（80℃测）的稠膏，干燥，粉碎成细粉，与上述细粉及人参茎叶皂苷粉混匀；另取聚氧乙烯单硬脂酸酯及甘油 22g，混合加热熔化，温度保持在 40℃ ±2℃，加入上述细粉，搅匀，注入栓剂模，冷却，制成，即得。

性状：本品为褐色至棕褐色的栓剂；气特异。

鉴别

（1）取本品 1 粒，置具塞锥形瓶中，90℃水浴加热融化，取出，趁热加入乙酸乙酯 50mL，充分振摇，放冷，置 0℃以下放置 20 分钟，取出，滤过，取初滤液作为供试品溶液。另取冰片对照品，加乙酸乙酯制成每 1mL 含 5mg 的溶液，作为对照品溶液。照薄层色谱法试验，吸取上述两种溶液各 2μL，分别点于同一硅胶 G 薄层板上，以环己烷 - 乙酸乙酯（17:3）为展开剂，展开，取出，晾干，喷 5% 香草醛硫酸溶液，105℃加热至斑点显色清晰。供试品色谱中，在与对照品色谱相应的位置上，显相同颜色的斑点。

（2）取儿茶对照药材 0.2g，加甲醇 10mL，浸渍 20 分钟，滤过，滤液作为对照药材溶液。照薄层色谱法试验，吸取〔鉴别〕（1）项下的供试品溶液及上述对照药材溶液各 2μL，分别点于同一硅胶 G 薄层板上，以三氯甲烷 - 甲醇 - 甲酸（20:5:2）为展开剂，展开，取出，晾干，喷 5% 香草醛硫酸溶液，在 105℃加热至斑点显色清晰。供试品色谱中，在与对照药材色谱相应的位置上，显相同颜色的斑点。

检查：应符合栓剂项下有关的各项规定。

含量测定

色谱条件与系统适用性试验：以十八烷基硅烷键合硅胶为填充剂；以乙腈 -0.05% 磷酸溶液（20:80）为流动相；检测波长 203nm；柱温 40℃。理论塔板数按人参皂苷 Re 峰计算应不低于 2500。

对照品溶液的制备：取人参皂苷 Re 对照品适量，精密称定，加甲醇制成每 1mL 含 0.25mg 的溶液，即得。

供试品溶液的制备：取重量差异项下的本品，剪碎，取约6g，精密称定，置具塞锥形瓶中，精密加入水饱和的正丁醇100mL，称定重量，加热回流1小时，放冷，再称定重量，用水饱和正丁醇补足减失的重量，摇匀，滤过，精密量取续滤液50mL，置分液漏斗中，用正丁醇饱和的氨试液洗涤2次，每次50mL，再用正丁醇饱和的水50mL洗涤，分取正丁醇液，蒸干，残渣加甲醇适量使溶解，转移至10mL量瓶中，加甲醇至刻度，摇匀，置0℃以下放置15分钟，取出，立即滤过，取续滤液，放至室温，即得。

测定：分别精密吸取对照品溶液与供试品溶液各20μL，注入液相色谱仪，测定，即得。

本品每粒含人参茎叶皂苷以人参皂苷Re（$C_{18}H_{82}O_{18}$）计，不得少于2.4mg。

六、滴丸剂

滴丸剂系指饮片经适宜的方法提取、纯化后与适宜的基质加热熔融混匀，滴入不相混溶的冷凝介质中制成的球形或类球形制剂。

（一）滴丸剂的一般质量要求

1. 性状

滴丸剂应圆整均匀，色泽一致，无粘连现象，表面无冷凝介质黏附。

2. 重量差异或装量差异

滴丸剂应作重量差异检查，检查法及重量差异限度应符合《中国药典》的规定。单剂量包装的滴丸剂，应按照《中国药典》进行装量差异检查并符合规定。

包糖衣的滴丸应检查丸芯的重量差异并符合规定，包糖衣后不再检查重量差异。包薄膜衣滴丸应在包衣后检查重量差异并符合规定；凡进行装量差异检查的单剂量包装滴丸剂，不再检查重量差异。

3. 溶散时限

滴丸剂应照《中国药典》附录中崩解时限检查法，检查其溶散时限，除另有规定外，溶散时限应符合《中国药典》的规定。

4. 微生物限度

基本要求与上述丸剂、片剂等固体制剂相同，具体应根据给药部位不同，按照《中国药典》中微生物限度标准及检查法，进行相关检查并应符合规定。

（二）滴丸剂质量分析的特点

滴丸是将固体或液体药物与适宜基质混匀加热熔化后，滴制成的一种速效剂型。因此，在制剂过程中，应根据所含化学成分的性质及用药特点选择适宜的基质。滴丸常用的基质有水溶性基质，如聚乙二醇（6000、4000）、硬脂酸钠、甘油等；非水溶性基质，如硬脂酸、虫蜡、蜂蜡、植物油等。基质的存在对滴丸的分析影响较大，在分析前，必须先将其与待测成分分离，方法与栓剂基本一样。必要时，可使用柱色谱等分离方法进行多步骤的纯化处理，但要注意在此过程中待测成分的转移率应达到要求。此外，应注意薄膜衣丸需压破包衣。

（三）实例

1. 复方丹参滴丸

主要组成：丹参、三七、冰片。

制法：以上三味，冰片研细；丹参、三七加水煎煮，煎液滤过，浓缩，加乙醇，静置使沉淀，取上清液，回收乙醇，浓缩成稠膏，备用。取聚乙二醇适量，加热使熔融，加入上述稠膏和冰片细粉，混匀，滴入冷却的液体石蜡中，制成滴丸，或包薄膜衣，即得。

性状：本品为棕色的滴丸，或为薄膜衣滴丸，除去包衣后显黄棕色至棕色；气香，味微苦。

鉴别

（1）取本品 40 丸，薄膜衣丸压破包衣，加无水乙醇 10mL，超声处理 10 分钟，滤过，滤液作为供试品溶液。另取冰片对照品，加无水乙醇制成每 1mL 含 1mg 的溶液，作为对照品溶液。照薄层色谱法试验，吸取上述两种溶液各 5～10μL，分别点于同一硅胶 G 薄层板上，以环己烷－乙酸乙酯（17∶3）为展开剂，展开，取出，晾干，喷 1% 香草醛硫酸溶液，105℃加热至斑点显色清晰。供试品色谱中，在与对照品色谱相应的位置上，显相同颜色的斑点。

（2）取本品 20 丸，置离心管中，加稀氨溶液（浓氨试液 8mL，加水使成 100mL，混匀）9mL，超声处理使溶解，离心，取上清液，通过 D101 型大孔吸附树脂柱（内径 0.7cm，柱高 5cm），用水 15mL 洗脱，弃去水洗脱液，再用甲醇洗脱，弃去初洗脱液约 0.4mL，收集续洗脱液约 5mL，浓缩至约 2mL，作为供试品溶液。另取三七对照药材 0.5g，同法（超声处理时间为 15 分钟）制成对照药材溶液。再取三七皂苷 R_1 对照品、人参皂苷 Rb_1 对照品、人参皂苷 Rg_1 对照品、人参皂苷 Re 对照品，加甲醇制成每 1mL 含三七皂苷 R_1 1mg、人参皂苷 Rb_1、人参皂苷 Rg_1 和人参皂苷 Re 各 0.5mg 的混合溶液，作为对照品溶液。照薄层色谱法试验，吸取供试品溶液 4～10μL、对照药材溶液和对照品溶液各 2～4μL，分别点于同一高效硅胶 G 薄层板上，以三氯甲烷－甲醇－水（13∶7∶2）10℃以下放置的下层溶液为展开剂，展距 12cm 以上，取出，晾干，喷 10% 硫酸乙醇溶液，105℃加热至斑点显色清晰，分别在日光和紫外光灯（365nm）下检视。供试品色谱中，在与对照药材色谱和对照品色谱相应位置上，日光下显相同颜色斑点，紫外光下显相同颜色荧光斑点。

（3）取本品 15 丸，置离心管中，加水 1mL 和稀盐酸 2 滴，振摇使溶解，加入乙酸乙酯 3mL，振摇 1 分钟后离心 2 分钟，取上清液作为供试品溶液。另取丹参素钠对照品，加 75% 甲醇制成每 1mL 含 1mg 的溶液，作为对照品溶液。照薄层色谱法试验，吸取供试品溶液 10μL、对照品溶液 2μL，分别点于同一硅胶 G 薄层板上，以三氯甲烷－丙酮－甲酸（25∶10∶4）为展开剂，展开，取出，晾干，置氨蒸气中熏 15 分钟后，显淡黄色斑点，放置30分钟后置紫外光灯（365nm）下检视。供试品色谱中，在与对照品色谱相应的位置上，显相同颜色的荧光斑点。

检查：应符合滴丸剂项下有关的各项规定。

指纹图谱：〔含量测定〕项下的供试品色谱图中，应呈现八个与对照指纹图谱相对应的特征峰，按中药色谱指纹图谱相似度评价系统计算，供试品指纹图谱与对照指纹图谱的相似度不得低于0.90。（见图6-4）

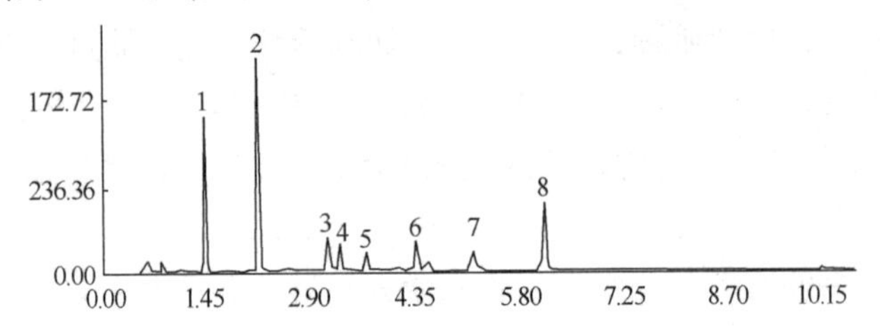

图6-4　复方丹参滴丸对照指纹图谱（峰1为丹参素）

含量测定

色谱条件与系统适用性试验：用Waters Acquity UP-LC™HSS T3（柱长为100mm，内径为2.1mm，1.8μm）色谱柱，以含0.02%磷酸的80%乙腈溶液为流动相A，以0.02%磷酸溶液为流动相B，按表6-3中的规定进行梯度洗脱；流速为每分钟0.4mL；检测波长为280nm；柱温为40℃。理论塔板数按丹参素峰计算应不低于8000。

表6-3　梯度洗脱流动相配比

时间（分钟）	流动相A	流动相B
1~1.6	9→22	91→78
1.6~1.8	22→26	78→74
1.8~8.0	26→39	74→61
8.0~8.4	39→9	61→91
8.4~10	9	91

对照品溶液的制备：取丹参素钠对照品适量，精密称定，加75%甲醇制成每1mL含0.16mg的溶液（相当于每1mL含丹参素0.144mg），即得。

供试品溶液的制备：取本品10丸，精密称定，置10mL量瓶中，加水适量，超声处理（功率120W，频率40kHz）15分钟使溶解，放冷，加水至刻度，摇匀，滤过，取续滤液，即得。

测定：分别精密吸取对照品溶液与供试品溶液各2~4μL，注入液相色谱仪，测定，即得。

本品每丸含丹参以丹参素（$C_9H_{10}O_5$）计，不得少于0.10mg。

2. 银杏叶滴丸

主要组成：银杏叶提取物16g。

制法：取银杏叶提取物，加44g聚乙二醇4000，加热熔化，混匀，滴入甲基硅油冷却剂中，制成1000丸，除去表面油迹，或包薄膜衣，即得。

性状：本品为棕褐色的滴丸或薄膜衣滴丸，除去包衣后显棕褐色；味苦。

鉴别

（1）取本品13丸，研细，加温水15mL溶解，用含1%盐酸的乙酸乙酯溶液振摇提取2次，每次15mL，合并乙酸乙酯液，蒸干，残渣加甲醇2mL使溶解，作为供试品溶液。另取银杏叶对照提取物0.2g，同法制成对照提取物溶液。照薄层色谱法试验，吸取上述两种溶液各1μL，分别点于同一含4%醋酸钠的羧甲基纤维素钠为黏合剂的硅胶G薄层板上，以乙酸乙酯－丁酮－甲酸－水（5∶3∶1∶1）为展开剂，展开，取出，晾干，喷3%三氯化铝乙醇溶液，置紫外光灯（365nm）下检视。供试品色谱中，在与对照提取物色谱相应的位置上，显相同颜色的荧光斑点。

（2）照薄层色谱法试验，吸取〔含量测定〕项下的萜类内酯供试品溶液和对照品溶液各15μL，分别点于同一含4%醋酸钠的羧甲基纤维素钠为黏合剂的硅胶G薄层板上，以甲苯－乙酸乙酯－甲醇（10∶5∶5∶0.6）为展开剂，在15℃以下展开，取出，晾干，用醋酐蒸气熏15分钟，在140℃～160℃加热30分钟，放冷，置紫外光灯（365nm）下检视。供试品色谱中，在与对照品色谱相应的位置上，显相同颜色的荧光斑点。

检查：按〔含量测定〕项下的总黄酮醇苷色谱计算，槲皮素与山柰素的峰面积比应为0.8～1.4。

其他：应符合滴丸剂项下有关的各项规定。

含量测定

（1）总黄酮醇苷

色谱条件与系统适用性试验：以十八烷基硅烷键合硅胶为填充剂；以甲醇－0.4%磷酸溶液（50∶50）为流动相；检测波长360nm。理论塔板数按槲皮素峰计算应不低于2500；山柰素峰与异鼠李素峰的分离度应大于1.5。

对照品溶液的制备：分别取槲皮素对照品、山柰素对照品及异鼠李素对照品适量，精密称定，加甲醇制成每1mL中含槲皮素40μg、山柰素30μg、异鼠李素10μg的混合溶液，作为对照品溶液。

供试品溶液的制备：取本品20丸，精密称定，研细，混匀，取0.15g，精密称定，加甲醇20mL，超声处理（功率120W，频率40kHz）使完全溶解，加25%盐酸溶液5mL，加热回流30分钟，迅速冷却至室温，转移至50mL量瓶中，用甲醇稀释至刻度，摇匀，滤过，取续滤液，即得。

测定：分别精密吸取对照品溶液与供试品溶液各10μL，注入液相色谱仪，测定，分别计算槲皮素、山柰素与异鼠李素的含量，按下式换算成总黄酮醇苷的含量。

总黄酮醇苷含量＝（槲皮素含量＋山柰素含量＋异鼠李素含量）×2.51

本品每丸含总黄酮醇苷量应为3.84～5.84mg。

（2）萜类内酯

色谱条件与系统适用性试验：以十八烷基硅烷键合硅胶为填充剂；以正丙醇－四氢呋喃－水（1∶33∶66）为流动相；用蒸发光散射检测器检测。理论塔板数按白果内酯峰计算应不低于2500；白果内酯峰与银杏内酯A峰的分离度应大于1.5。

对照品溶液的制备：分别取银杏内酯 A 对照品、银杏内酯 B 对照品、银杏内酯 C 对照品及白果内酯对照品适量，精密称定，加甲醇制成每 1mL 中各含 0.9mg、0.4mg、0.4mg、0.9mg 的混合溶液，作为对照品溶液。

供试品溶液的制备：取本品 20 丸，精密称定，研细，混匀，取 0.5g，精密称定，用温水 10mL 分次溶解，加 2% 盐酸溶液 2 滴，用乙酸乙酯振摇提取 4 次（15mL、10mL、10mL、10mL），合并提取液，用 5% 醋酸钠溶液 20mL 提取，分取醋酸钠液，用乙酸乙酯 10mL 提取，合并乙酸乙酯液，用水洗涤 2 次，每次 20mL，分取水液，用乙酸乙酯 10mL 提取，合并乙酸乙酯液，回收至干，残渣用丙酮溶解并转移至 5mL 量瓶中，加丙酮至刻度，摇匀，即得。

测定：分别精密吸取对照品溶液 5μL、10μL 及供试品溶液 5μL，注入液相色谱仪，测定，用外标两点法对数方程分别计算银杏内酯 A、银杏内酯 B、银杏内酯 C、白果内酯的含量，即得。

本品每丸含萜类内酯以白果内酯（$C_{15}H_{18}O_8$）、银杏内酯 A（$C_{20}H_{24}O_9$）、银杏内酯 B（$C_{20}H_{24}O_{10}$）、银杏内酯 C（$C_{20}H_{24}O_{11}$）的总量计，应为 0.96～2.80mg。

第四节　外用膏剂的质量分析

外用膏剂是指采用适宜的基质将药物制成专供外用的半固体或近似固体的一类剂型。外用膏剂主要包括软膏剂、膏药和贴膏剂。

一、软膏剂

软膏剂是指药物、饮片细粉、药材提取物与适宜基质混合制成的半固体外用制剂。其中乳剂型基质亦称乳膏剂，按基质的不同，可分为水包油型乳膏剂与油包水型乳膏剂。软膏剂常用的基质材料有凡士林、液状石蜡、蜂蜡、植物油、单硬脂酸甘油酯、高级醇、聚乙二醇、乳化剂等及其混合物。必要时可添加适量的防腐剂、抗氧剂以增加稳定性。软膏剂应色泽均匀，质地细腻，具适当黏稠性，易涂布于皮肤或黏膜上而不融化，但能软化，无不良刺激，无粗糙感。

（一）软膏剂的一般质量要求

1. 粒度

除另有规定外，含药材细粉的软膏剂应检查粒度。取供试品适量，置于载玻片上，涂成薄层，覆以盖玻片，共涂 3 片，照粒度测定法测定，均不得检出大于 180μm 的粒子。

2. 无菌

用于烧伤或严重创伤的软膏剂，照《中国药典》无菌检查法检查，应符合规定。

3. 装量

照《中国药典》最低装量检查法检查，应符合规定。

4. 微生物限度

除另有规定外，照《中国药典》微生物限度检查法检查，应符合规定。

（二）软膏剂的质量分析特点

软膏剂进行定性鉴别及含量测定时，应注意基质对鉴别试验产生的影响。对于乳剂型软膏，可采用加热、加电解质、加相反类型乳化剂使乳剂破裂，再使用适当的溶剂将药物提取出来后，再进行定性、定量分析。

对于一般软膏剂可采用以下方法进行处理：

1. 滤除基质测定法

称取一定量软膏，加入适当溶剂，加热使软膏液化，再放冷，待基质凝固后，将基质与上清液分开，如此重复多次，合并滤液后测定。

2. 提取分离法

在适宜的酸性或碱性介质中，先用不混溶的有机溶剂将基质提取后除去，再进行测定。也可用有机溶剂将样品溶解，再用酸或碱性水溶液进行萃取分离后测定。

3. 灼烧法

如软膏中被测成分为无机物，将样品灼烧，使基质分解除尽，然后对灼烧后的无机化合物进行测定。

4. 离心法

取样品加适宜的溶剂，混匀，再进行离心，滤过，滤液可作为供试品溶液进行分析。

（三）实例

马应龙麝香痔疮膏

主要组成：人工麝香、人工牛黄、珍珠、煅炉甘石粉、硼砂、冰片、琥珀。

制法：以上七味，分别粉碎成细粉，混匀。取凡士林785g及羊毛脂50g，加热，滤过，放冷至约50℃，加入人工麝香等细粉，搅匀至半凝固体，制成1000g，即得。

性状：本品为浅灰黄色或粉红色的软膏；气香，有清凉感。

鉴别

（1）取本品2g，置具塞试管中，加三氯甲烷10mL，振摇使基质溶解，静置，倾去上清液，取残渣，挥干溶剂，置显微镜下观察：不规则碎块无色或淡绿色，半透明，有光泽，有的可见细密波状纹理。

（2）取本品2g，加稀盐酸5mL，置水浴上加热5分钟，冰浴冷却，滤过，滤液加10%氢氧化钠溶液6mL，摇匀，滤过，取滤液1mL，加稀盐酸2mL和亚铁氰化钾溶液2滴，即生成白色沉淀。

（3）取本品10g，加水5mL，置水浴上加热使融化，搅匀，放冷，滤过，滤液加稀盐酸使呈酸性，滴于姜黄试纸上，斑点变成棕红色，放干，斑点颜色变深，用氨试液湿润，斑点即变成蓝黑色。

（4）取本品10g，加乙醇20mL，置水浴上加热使融化，搅拌约5分钟，在冰浴中冷却片刻，取出，滤过，取滤液，置水浴上蒸干至无冰片气味，残渣加乙醇1mL使溶解，作为供试品溶液。另取胆酸对照品，加乙醇制成每1mL含0.5mg的溶液，作为对照品溶液。照薄层色谱法试验，吸取上述两种溶液各10μL，分别点于同一硅胶G薄层板上，以乙酸乙酯－正己烷－甲醇－醋酸（32∶6∶1∶1）为展开剂，展开，取出，晾干，喷以10%磷钼酸乙醇溶液，在110℃加热约10分钟至斑点显色清晰。供试品色谱中，在与对照品色谱相应的位置上，显相同颜色的斑点。

检查：应符合《中国药典》软膏剂项下有关的各项规定。

含量测定

冰片

色谱条件与系统适用性试验：以丁二酸二乙二醇聚酯（DEGS）为固定相，涂布浓度为15%；不锈钢柱2m×3mm；柱温105℃。取冰片对照品约40mg，置10mL量瓶中，加入水杨酸甲酯内标溶液溶解并稀释至刻度，摇匀，作为系统适用性试验用溶液，取1μL注入气相色谱仪，记录色谱图；理论塔板数按水杨酸甲酯峰计算，应不低于2000；龙脑、异龙脑峰与水杨酸甲酯峰的分离度应符合要求。

校正因子测定：取水杨酸甲酯适量，精密称定，加环己烷－乙酸乙酯（1∶1）溶解制成每1mL含3mg的溶液，作为内标溶液。另取龙脑对照品20mg，精密称定，置10mL量瓶中，加入内标溶液并稀释至刻度，摇匀。吸取1μL注入气相色谱仪，连续注样3～5次，按平均峰面积计算校正因子。

测定：取本品约1g，精密称定，置具塞锥形瓶中，精密加入内标溶液10mL，混匀，称定重量，超声处理15分钟，放冷，再称定重量，用环己烷－乙酸乙酯（1∶1）补足重量，滤过，吸取续滤液1μL注入气相色谱仪，测定，即得。

本品每1g含冰片以龙脑（$C_{10}H_{18}O$）计，不得少于19mg。

煅炉甘石粉

取本品约2g，精密称定，置具塞锥形瓶中，加三氯甲烷20mL，振摇使溶散，移入分液漏斗中，用稀盐酸强力振摇提取4次，每次10mL，合并稀盐酸液，置50mL量瓶中，加稀盐酸至刻度，摇匀。精密量取10mL，置锥形瓶中，加入浓氨试液与氨－氯化铵缓冲液（pH10.0）各10mL，摇匀，加磷酸氢二钠试液10mL，振摇，滤过，锥形瓶与残渣用氨－氯化铵缓冲液（pH10.0）－水（1∶4）的混合溶液洗涤3次，每次10mL，合并洗液与滤液，加30%三乙醇胺溶液15mL与铬黑T指示剂少量，用乙二胺四乙酸二钠滴定液（0.05mol/L）滴至溶液由紫红色变为纯蓝色，即得。每1mL乙二胺四乙酸二钠液（0.05mol/L）相当于氧化锌（ZnO）4.069mg。

本品每1g含煅炉甘石粉以氧化锌（ZnO）计，不得少于60.0mg。

二、膏药

（一）膏药的一般质量要求

膏药是指饮片、食用植物油与红丹（铅丹）或官粉（铅粉）炼制成膏料，摊涂于褙背材料上制成的供皮肤贴敷的外用制剂。前者称为黑膏药，后者称为白膏药。膏药应油润细腻、光亮、老嫩适度、滩涂均匀、无红斑、无飞边缺口，加温后能粘贴于皮肤上且不移动。黑膏药应乌黑、无红斑；白膏药应无白点。

膏药根据药物组成除按要求必须进行定性、定量控制以外，应符合《中国药典》膏药项下软化点和重量差异要求。

重量差异检查：取供试品5张，分别称定每张总重量。剪取单位面积（cm^2）的褙背，称定重量，换算出褙背重量。膏药总重量减去褙背重量即为膏药重量，与标示重量相比较应不得超出《中国药典》规定的范围。

（二）膏药的质量分析特点

膏药制备时，处方中一部分粗料药，在下丹成膏前与植物油一起"熬枯去渣"，还有一部分细料药的细粉是在下丹成膏后，再向膏中兑入，混匀。细料大多为主要药物，是质量分析的主要对象。因膏药基质易溶于三氯甲烷，膏药的质量分析主要是应设法排除基质的干扰，可利用膏药基质易溶于三氯甲烷的特点，将基质除去，再进行质量分析。细料药物中所含不溶于三氯甲烷的成分，也可用适当的理化方法从残渣中检出，作为定性鉴别依据。也可根据被测定成分的性质采用适当溶剂提取后再分析。

（三）实例

骨刺止痛膏

主要组成：当归、独活、川乌、沉香、穿山甲、花椒、白芥子、磁石等。

鉴别

（1）沉香、花椒及穿山甲的显微鉴别：取本品12g，置索氏提取器中，加氯仿适量，回流提取至三氯甲烷无色。取出残渣，置表面皿上自然挥去溶剂，按常规置显微镜下观察。

（2）取本品36g，置索氏提取器中，加适量三氯甲烷，加热回流至三氯甲烷液无色，取出残渣，晾干后加甲醇20mL，加热回流2小时，滤过，滤液浓缩至约2mL，作为供试品溶液。取白芥子对照药材粉末0.5g，同上法操作，作为对照药材溶液。吸取上述三种溶液各5μL，分别点于同一硅胶G薄层板上，以乙酸乙酯－丙酮－甲酸－水（5∶3∶1∶0.5）为展开剂，展开，取出，晾干，置紫外光灯（365nm）下检视，供试品溶液与对照品溶液的色谱，在相应的位置上应显相同的天蓝色荧光斑点。

（3）取本品2g，置坩埚中，在电炉上加热至无烟后，于500℃炽灼1小时，放冷，加盐酸5mL溶解残渣，滤过，取滤液10滴，加水20mL稀释，取稀释液2滴于白色点滴板上，加亚铁氰化钾试液2滴，即显淡蓝色。

软化点测定：取本品24g，在水浴中融化，倾入环球式软化点测定仪的环内，依法测定。本品软化点应在55℃～60℃范围内。

三、贴膏剂

贴膏剂系指提取物、饮片或和化学药物与适宜的基质和基材制成的供皮肤贴敷，可产生局部或全身性作用的一类片状外用制剂。包括橡胶膏剂、凝胶膏剂（原巴布膏剂）和贴剂等。

橡胶膏剂系指提取物或/和化学药物与橡胶等基质混匀后，涂布于背衬材料上制成的贴膏剂。橡胶膏剂的制备方法常用溶剂法和热压法。常用的溶剂为汽油、正己烷，常用基质有橡胶、松香、凡士林、羊毛脂、氧化锌等。

凝胶膏剂系指提取物、饮片或/和化学药物与适宜的亲水性基质混匀后，涂布于背衬材料上制成的贴膏剂。常用基质有聚丙烯酸钠、羧甲基纤维素钠、明胶、甘油和微粉硅胶等。

贴剂系指提取物或/和化学药物与适宜的高分子材料制成的一种薄片状贴膏剂。主要由背衬层、药物贮库层、黏胶层以及防黏层组成。常用基质有乙烯-醋酸乙烯共聚物、硅橡胶和聚乙二醇等。

（一）贴膏剂的一般质量要求

1. 外观

应涂布均匀，膏面应光洁，色泽一致，无脱膏、失黏现象；背衬面应平整、光洁、无漏膏现象。

2. 含膏量

橡胶膏剂照《中国药典》第一法检查，凝胶膏剂照第二法检查。

第一法：取供试品 2 片（每片面积大于 $35cm^2$ 应切取 $35cm^2$），除去盖衬，精密称定重量，置有盖玻璃容器中，加适量有机溶剂（如三氯甲烷、乙醚等）浸渍，并时时振摇，待背衬与膏料分离后，将背衬取出，用上述溶剂洗涤至背衬无残附膏料。挥去溶剂，在 105℃干燥 30 分钟，移置干燥器中，冷却 30 分钟，精密称定，减失重量即为膏重，按标示面积换算成 $100cm^2$ 的含膏量，应符合各品种项下的有关规定。

第二法：取供试品 1 片，除去盖衬，精密称定，置烧杯中，加适量水，加热煮沸至背衬与膏体分离后，将背衬取出，用水洗涤至背衬无残留膏体，晾干，在 105℃干燥 30 分钟，移置干燥器中，冷却 30 分钟，精密称定，减失重量即为膏重，按标示面积换算成 $100cm^2$ 的含膏量，应符合各品种项下的有关规定。

除《中国药典》方法外，还可用超声提取法测定橡胶膏剂的含膏量。与《中国药典》法比较，超声法明显省时，省溶剂，准确，操作简单。具体方法为：每批样品各取 2 片（每片标示面积大于 $35cm^2$ 应切取 $35cm^2$），除去布衬，精密称定重量，置 100mL 具塞三角烧瓶中，加乙醚置超声波振荡器上，超声处理，频率 26.0 ± 1.0kHz，水温 32℃ ±1℃。分不同时间处理：①每次 30 分钟；②每次 20 分钟；③每次 15 分钟。各共超声 3 次。第一、二次用乙醚 50mL，第三次用乙醚 40mL。取出布衬，挥去乙醚，置烘箱中 105℃干燥 30 分钟，移置干燥器中，冷却 30 分钟，精密称定，减失重量即为膏重，按面积换算成 $100cm^2$ 的含膏量。

3. 耐热性

橡胶膏剂应检查耐热性。除另有规定外，取供试品 2 片，除去盖衬，在 60℃加热 2

小时，放冷后，膏背面应无渗油现象；膏面应有光泽，用手指触试应仍有黏性。

4. 赋形性

凝胶膏剂应检查赋形性。取供试品 1 片，置 37℃、相对湿度 64% 的恒温恒湿箱中 30 分钟，取出，用夹子将供试品固定在一平整钢板上，钢板与水平面的倾斜角为 60°，放置 24 小时，膏面应无流淌现象。

5. 黏附性

除另有规定外，凝胶膏剂照《中国药典》贴膏剂黏附力测定法、橡胶膏剂照《中国药典》贴膏剂黏附力测定法、贴剂照贴膏剂黏附力测定法测定，均应符合各品种项下的有关规定。

6. 重量差异

除另有规定外，取供试品 20 片，精密称定总重量，求出平均重量，再分别称定每片的重量，每片重量与平均重量相比较，重量差异限度应在平均重量的 ±5% 以内，超出重量差异限度的不得多于 2 片，并不得有 1 片超出限度 1 倍。

7. 微生物限度

除另有规定外，照《中国药典》微生物限度检查法检查，凝胶膏剂和贴剂应符合规定，橡胶膏剂每 $10cm^2$ 不得检出金黄色葡萄球菌和铜绿假单胞菌。

（二）贴膏剂的质量分析特点

1. 橡胶膏剂

橡胶膏剂制剂的组成比较复杂，主药含量又少，定性或含量测定中要注意被测成分与基质的分离，以免影响测定结果。①可将被测成分或基质用适当的溶剂提取，使被测成分与基质分离，再进行测定。当提取溶剂把基质和被测成分一起提出时，可采用将提取液冷冻的方法使基质与成分分离。②当中药橡胶膏中含有樟脑、薄荷脑、冰片等挥发性成分时，可采用闪蒸－气相色谱法进行定性、定量分析，方法简便，样品用量少，不需特别处理样品。也可根据挥发性成分的性质，利用挥发油提取法、升华法将成分分离，再进行测定分析。③当膏药中含有原生药粉时，采用溶剂提取可溶性成分，剩余残渣用显微鉴别法鉴别。

实例 活血止痛膏

主要组成：干姜、山柰、白芷、甘松、大黄、生天南星、生半夏、没药、乳香、冰片、薄荷脑、樟脑、陈皮、当归、丁香、胡椒、香加皮、细辛、荆芥、桂枝、辛夷、川芎、独活、牡丹皮、辣椒、苍术、颠茄流浸膏、水杨酸甲酯。

制法：以上二十八味，除薄荷脑、冰片、水杨酸甲酯、颠茄流浸膏、樟脑外，其余白芷等二十三味粉碎成粗粉，用 90% 乙醇作溶剂，浸渍，渗漉，收集渗漉液，回收乙醇并浓缩成相对密度约为 1.05（80℃）的清膏，加入上述薄荷脑等五味，搅匀，另加 4.5～5 倍重量由橡胶、松香等制成的基质，制成涂料，进行涂膏，切断，盖衬，切片，即得。

性状：本品为淡棕黄色至橙黄色的片状橡胶膏；气芳香。

鉴别

（1）取本品10片〔规格（1）〕或5片〔规格（2）〕，除去盖衬，加三氯甲烷100mL，浸泡30分钟，搅拌使脱膏，倾取膏液，加甲醇50mL搅拌，静置5分钟，倾出药液，80℃以下蒸干，残渣加甲醇2mL充分搅拌，离心（转速为每分钟10000转）2分钟，上清液作为供试品溶液。另取当归对照药材0.5g，加无水乙醇20mL，加热回流30分钟，放冷，滤过，滤液蒸干，残渣加甲醇1mL使溶解，作为对照药材溶液。照薄层色谱法试验，吸取供试品溶液10μL、对照药材溶液5μL，分别点于同一硅胶G薄层板上，以环已烷－乙酸乙酯（3∶1）为展开剂，展开，取出，晾干，置紫外光灯（365cm）下检视。供试品色谱中，在与对照药材色谱相应的位置上，显相同颜色的荧光主斑点。

（2）取橙皮苷对照品，加甲醇制成饱和溶液，作为对照品溶液。照薄层色谱法试验，吸取〔鉴别〕（1）项下的供试品溶液10μL、上述对照品溶液5μL，分别点于同一用0.5%氢氧化钠溶液制备的硅胶G薄层板上，以乙酸乙酯－甲醇－水（100∶17∶13）为展开剂，展开，取出，晾干，喷以三氯化铝试液，在105℃加热数分钟，置紫外光灯（365nm）下检视。供试品色谱中，在与对照品色谱相应的位置上，显相同颜色的荧光斑点。

（3）取本品20片〔规格（1）〕或10片〔规格（2）〕，除去盖衬，加乙醚100mL，浸泡30分钟，搅拌使脱膏，倾出膏液，残渣加乙醚50mL再搅拌，合并膏液，加甲醇30mL，边加边搅拌，静置5分钟，倾出药液，浓缩至约5mL，加5%硫酸溶液20mL充分搅拌，滤过，滤液加浓氨试液使成碱性，加乙醚20mL振摇提取，分取乙醚液，蒸干，残渣加无水乙醇1mL使溶解，浓缩至约0.2mL，作为供试品溶液。取硫酸阿托品对照品，加无水乙醇制成每1mL含2mg的溶液，作为对照品溶液。照薄层色谱法试验，吸取供试品溶液20μL、对照品溶液5μL。分别点于同一硅胶G薄层板上，以乙酸乙酯－甲醇－浓氨试液（17∶2∶1）为展开剂，展开，取出，晾干，喷以稀碘化铋钾试液。供试品色谱中，在与对照品色谱相应的位置上，显相同颜色的斑点。

（4）取本品20片〔规格（1）〕或10片〔规格（2）〕，除去盖衬，加乙醚100mL，浸泡30分钟，搅拌使脱膏，倾出膏液，残渣加乙醚50mL再搅拌，倾出，合并膏液，加甲醇30mL，边加边搅拌。静置5分钟，倾出药液，浓缩至近干，残渣加水20mL充分搅拌，滤过，滤液加盐酸2mL，加热回流40分钟，冷却，用乙醚振摇提取2次，每次20mL，合并乙醚液，低温蒸干，残渣加乙酸乙酯0.5mL使溶解，作为供试品溶液。取大黄酚对照品，加甲醇制成每1mL含0.5mg的溶液，作为对照品溶液。照薄层色谱法试验，吸取供试品溶液10～20μL、对照品溶液5μL，分别点于同一硅胶G薄层板上，以石油醚（60℃～90℃）－甲酸乙酯－甲酸（15∶5∶1）的上层溶液为展开剂，展开，取出，晾干，置紫外光灯（365nm）下检视。供试品色谱中，在与对照品色谱相应的位置上，显相同颜色的荧光斑点，置氮蒸气中熏后，斑点变为红色。

（5）取本品10片〔规格（1）〕或5片〔规格（2）〕，除去盖衬，剪成小块，加稀乙醇100mL，加热回流1小时，倾出乙醇液，浓缩至近干，残渣加稀乙醇1mL，充分搅拌，离心（转速为每分钟10000转）2分钟，取上清液作为供试品溶液。取香加皮对照药材 0.5g，加稀乙醇 30mL，同法制成对照药材溶液。照薄层色谱法试验，吸取供试品溶液 5～10μL、对照药材溶液 5μL，分别点于同一硅胶 G 薄层板上，以三氯甲烷－甲醇（19∶1）为展开剂，展开，取出，晾干，置紫外光灯（365nm）下检视。供试品色谱中，在与对照药材色谱相应的位置上，显相同颜色的荧光主斑点。

检查

含膏量：取本品 2 片，用三氯甲烷作溶剂，依法检查。每 100cm^2 含膏量不得低于 1.6g。

其他：应符合贴膏剂项下橡胶膏剂有关的各项规定。

含量测定

色谱条件与系统适用性试验：以聚乙二醇 20000（PEG－20M）为固定相的毛细管柱（柱长为 30m，柱内径为 0.53mm，膜厚度为 0.5μm），柱温为程序升温，初始温度为 90℃，保持 4 分钟，以每分钟 13℃的速率升温至 170℃，保持 15 分钟。理论塔板数按樟脑峰计算应不低于 10000。

校正因子测定：取环己酮适量，精密称定，加乙酸乙酯制成每 1mL 含 5mg 的溶液，作为内标溶液。取樟脑 12.5mg、薄荷脑 12.5mg、龙脑 12.5mg、水杨酸甲酯 18.75mg，精密称定，置 25mL 容量瓶中，精密加入内标溶液 1mL，加乙酸乙酯溶解并稀释至刻度，摇匀，吸取 1μL，注入气相色谱仪，计算校正因子。

测定：取本品 10 片〔规格（1）〕或 5 片〔规格（2）〕，除去盖衬，剪成小块，置 1000mL 烧瓶中，加水 300mL，连接挥发油测定器，自测定器上端加水使充满刻度部分，并溢流入烧瓶为止，再加乙酸乙酯 4mL，加热回流 1 小时，放冷，分取乙酸乙酸层，测定器用乙酸乙酯适量洗涤，合并乙酸乙酯液，通过铺有 0.5g 无水硫酸钠的漏斗，用乙酸乙酯适量洗涤漏斗数次，合并乙酸乙酯液，置 25mL 量瓶中，精密加入内标溶液 1mL，再加乙酸乙酯至刻度，摇匀，吸取 1μL，注入气相色谱仪，测定，即得。

本品每片〔规格（1）〕含樟脑（$C_{10}H_{16}O$）不得少于 1.5mg，含薄荷脑（$C_{10}H_{20}O$）不得少于 1.5mg，含冰片以龙脑（$C_{10}H_{18}O$）计不得少于 1.0mg，含水杨酸甲酯（$C_8H_8O_3$）不少于 1.6mg；每片〔规格（2）〕含樟脑（$C_{10}H_{16}O$）不得少于 3.0mg，含薄荷脑（$C_{10}H_{20}O$）不得少于 3.0mg，含冰片以龙脑（$C_{10}H_{18}O$）计不得少于 2.0mg，含水杨酸甲酯（$C_8H_8O_3$）不得少于 3.2mg。

2. 凝胶膏剂

凝胶膏剂（原巴布剂）的基质为亲水性基质，因此，可用极性溶剂将基质和药物先与盖衬分离，再进行净化，若测定的成分为非极性物质，可用非极性溶剂提取，也可用回流提取法提取，然后用色谱法进行净化分离。

（三）实例

麝香壮骨巴布膏（凝胶膏）

主要组成：麝香、豹骨、川乌、草乌、麻黄、山柰、白芷、当归、苍术、干姜、冰片、樟脑、水杨酸甲酯等。

制法：以上十七味药，除水杨酸甲酯外，冰片、薄荷脑、樟脑、麝香、硫酸软骨素、盐酸苯海拉明研成细粉；豹骨加水煎煮至胶尽，合并煎液，滤过，滤液浓缩至相对密度为1.30～1.35（80℃）的稠膏；其余川乌等九味药材粉碎成粗粉，照流浸膏剂与浸膏剂项下的渗漉法，用90%乙醇作溶剂，于40℃～50℃温浸4小时后，以每分钟10～15mL的速度缓缓渗漉，收集渗漉液，在60℃减压回收乙醇，并浓缩至相对密度为1.20～1.30（60℃）的清膏，与上述稠膏合并，放冷至室温，加入上述细粉和水杨酸甲酯，混匀，另加由聚丙烯酸钠、聚乙烯醇、羧甲基纤维素钠、明胶、白陶土、蓖麻油、甘油、山梨醇制成的基质，制成涂料，进行涂膏，切段，盖衬，切成小块，即得。

性状：本品为淡黄棕色至棕褐色的巴布膏，气芳香。

鉴别

（1）取本品小片4片，大片2片，除去盖衬，剪碎，加乙醚100mL，浸渍过夜，滤过，滤液低温蒸干，残渣加醋酸乙酯1ml使溶解，作为供试品溶液。另取当归对照药材0.5g，同法制成对照药材溶液。吸取上述两种溶液各5μL，分别点于同一硅胶G薄层板上，以石油醚（60℃～90℃）－醋酸乙酯（8.5∶1.5）为展开剂，展开，取出，晾干，置紫外光灯（365nm）下检视。供试品色谱中，在与对照药材色谱相应的位置上，显相同颜色的荧光斑点。

（2）取本品小片4片，大片2片，除去盖衬，剪碎，加正己烷50mL，超声处理30分钟，滤过，滤液浓缩至1mL，作为供试品溶液。另取干姜对照药材1g，同法制成对照药材溶液。吸取上述两种溶液各5μL，分别点于同一硅胶G薄层板上，以石油醚（60℃～90℃）－醋酸乙酯（2∶1）为展开剂，展开，取出，晾干，喷以2%对二甲氨基苯甲醛的40%硫酸乙醇溶液，在105℃加热至斑点显色清晰。供试品色谱中，在与对照药材色谱相应的位置上，显相同颜色的斑点。

（3）取〔含量测定〕项下的供试品溶液，作为供试品溶液。另取樟脑对照品、冰片对照品适量，加醋酸乙酯制成每1mL含1mg的溶液，作为对照品溶液。照气相色谱法试验，柱长为2m，以聚乙二醇（PEG）－20M为固定相，涂布浓度为10%，柱温为140℃。分别吸取对照品溶液和供试品溶液各2μL，注入气相色谱仪。供试品应呈现与对照品保留时间相同的色谱峰。

检查

黏着力试验：取本品3片，在室温下，除去盖衬，置于长30cm、与水平面成15°的斜面滚球装置中央，取23号钢球，照巴布膏剂黏着力试验测定法测定，应符合规定。

含膏量：照巴布膏剂含膏量测定法测定，每100cm^{2}应不少于4.0g。

乌头碱限量：取本品小片5片或大片2.5片，除去盖衬，剪碎，加氨试液60mL使湿润，加乙醚200mL，超声处理30分钟，倾出乙醚液，蒸干，残渣加无水乙醇适量使溶解，转移至5mL量瓶中，并稀释至刻度，摇匀，作为供试品溶液。另精密称取乌头碱对照品适量，加无水乙醇制成每1mL含1mg的溶液，作为对照品溶液。精密吸取供试品溶液1μL、对照品溶液5μL，分别点于同一硅胶G薄层板上，以苯－醋酸乙酯－二乙胺（7∶2∶0.5）为展开剂，展开，取出，晾干，喷以稀碘化铋钾试液。供试品色谱中，在与对照品色谱相应位置上出现的斑点应小于对照品的斑点，或不出现斑点。

其他：应符合巴布膏剂项下有关的各项规定。

含量测定

色谱条件与系统适用性试验：以聚乙二醇（PEG）－20M 为固定相，涂布浓度为 10%；柱温为 140℃ ±5℃。理论塔板数按水杨酸甲酯峰计算应不低于 2000。

对照品溶液的制备：精密称取水杨酸甲酯对照品、薄荷脑对照品适量，分别加醋酸乙酯制成每 1mL 含 3mg 的溶液，即得。

供试品溶液的制备：取本品 5 片，除去盖衬，精密称定，剪碎，精密称取适量（约相当于大片 0.5 片药膏重，小片 1 片药膏重），置 500mL 圆底烧瓶中，加水 300mL，连接挥发油测定器，自测定器上端加水使充满刻度部分，并溢流入烧瓶为止，再加醋酸乙酯 4mL，连接回流冷凝管，加热回流 40 分钟，放冷，将挥发油测定器中的液体移至分液漏斗中，分取醋酸乙酯层，用铺有无水硫酸钠 0.5g 的漏斗滤过，滤液置 25mL 量瓶中，用醋酸乙酯 5mL 分次洗涤容器，洗液并入同一量瓶中，加醋酸乙酯至刻度，摇匀，即得。

测定：分别精密吸取对照品溶液与供试品溶液各 2μL，注入气相色谱仪，测定，即得。

本品每片含水杨酸甲酯（$C_8H_8O_3$）小片不得少于 53.5mg，大片不得少于 107.0mg；每片含薄荷脑（$C_{10}H_{20}O$）小片不得少于 84.0mg，大片不得少于 168.0mg。

第五节　中药注射剂的质量分析

中药注射剂是以中医药理论为指导，采用现代科学技术和方法，以中药饮片为原料，经提取、纯化后制成的供注入体内的溶液、乳状液及供临用前配制成溶液的粉末或浓溶液的无菌制剂。中药注射剂可分为注射液、注射用无菌粉末和注射用浓溶液。注射液系指注射入人体内用的无菌溶液型注射液或乳状液型注射液，可用于肌肉注射、静脉注射或静脉滴注（体积大于 100mL 供静脉滴注用的注射液也称静脉输液）。注射用无菌粉末系指供临用前用适宜的无菌溶液配制成溶液的无菌粉末或无菌块状物。注射用浓溶液系指临用前稀释供静脉滴注用的无菌溶液。

中药注射剂是现代中医药创新取得的成果，在 20 世纪 70 年代有了很大发展，1977 年版《中国药典》（一部）收载了 23 个品种。但由于中药注射剂的原料药材存在来源、产地、采收季节、加工炮制等方面的差异以及中药注射剂成分的复杂性、制备工艺和分析技术的局限等原因，使产品质量不易稳定，在临床使用中出现了诸多的不良反应，1985 年版《中国药典》（一部）仅收载了盐酸麻黄碱注射液 1 个品种，1990 年版该品种移至二部。近年来，对中药注射剂的研究开发更注重从制剂的源头即中药材的质量控制抓起，包括制剂的投料部位及最终产品都有严格的质量控制方法，以保证中药注射剂的有效、稳定、安全。《中国药典》（一部）又开始收载中药注射剂，至 2010 年版收载有止喘灵注射液、灯盏细辛注射液、清开灵注射液、注射用双黄连（冻干）和注射用灯盏花素等五种。

一、中药注射剂的质量要求

由于注射剂直接注入机体，显效快，毒副反应发生也快，尤其是静脉注射剂，对其质量必须严格控制。对中药注射剂的基本要求是疗效确定、质量稳定、使用安全。为此，对中药注射剂的质量要求更加严格，质量标准更加细化，不但要有定性鉴别、含量测定、指纹图谱、一般杂质检查项目，还要有针对性的特殊杂质检查、安全性检查等内容，以确保中药注射剂的安全性和有效性，使质量标准更加科学合理。

二、中药注射剂的检查

（一）一般要求检查

1. 性状

溶液型注射剂应澄明；乳状液型注射剂应稳定，不得有相分离现象；静脉用乳状液型注射液中乳滴的粒度 90% 应为 1μm 以下，不得有大于 5μm 的乳滴；静脉输液应尽可能与血液等渗。

2. 装量或装量差异检查

（1）装量检查：注射液和注射用浓溶液需检查装量。

检查方法：标示装量不大于 2mL 者取供试品 5 支，2mL 以上至 50mL 者取供试品 3 支，将内容物分别用相应体积的干燥注射器及注射头抽尽（开启时注意避免损失），然后注入经标化的量入式量筒内（量筒的大小应使待测体积至少占其额定体积的 40%），在室温下检视。测定油溶液的装量时，应先加温摇匀，再用干燥注射器及注射头抽尽后，同前法操作，放冷，检视。每支的装量均不得少于其标示量。

为了确保装量合格，灌装注射液时，应适当增加装量，以保证注射用量不少于标示量。

（2）最低装量检查：标示装量为 50mL 以上注射液及注射用浓溶液照《中国药典》最低装量检查法检查，应符合规定。

（3）装量差异检查：注射用无菌粉末应进行装量差异检查并应符合规定。

检查方法：取供试品 5 瓶（支），除去标签、铝盖，容器外壁用乙醇擦净，干燥，开启时注意避免玻璃屑等异物落入容器中，分别迅速精密称定，倾出内容物，容器用水或乙醇洗净，在适宜条件下干燥，再分别精密称定每一容器的重量，求出每瓶（支）的装量与平均装量。每瓶（支）装量与平均装量相比较，应符合规定。

凡规定检查含量均匀度的注射用无菌粉末，一般不再进行装量差异检查。

3. 渗透压摩尔浓度检查

人体的细胞膜或毛细血管壁等生物膜一般具有半透膜的性质，溶剂通过半透膜由低浓度溶液向高浓度溶液扩散的现象称为渗透，阻止渗透所需施加的压力，即为渗透压。溶液的渗透压，依赖于溶液中溶质的数量，是溶液的依数性之一，通常以渗透压摩尔浓

（Osmolality）来表示，以每千克溶剂中溶质的毫渗透压摩尔（mOsmol/kg）为单位。在涉及溶质的扩散或通过生物膜的液体转运各种生物过程中，渗透压起着极其重要的作用。因此，在制备注射剂、眼用液体制剂等药物制剂时，必须关注渗透压。处方中添加了渗透压调节剂的制剂，均应控制其渗透压摩尔浓度。

正常人体血液的渗透压摩尔浓度范围为285～310mOsmol/kg，0.9%氯化钠溶液或5%葡萄糖溶液的渗透压摩尔浓度与人体血液相当。静脉输液、营养液、电解质或渗透利尿药等制剂，应在药品说明书上标明其渗透压摩尔浓度，以便临床医生根据实际需要对所用制剂进行适当的处理（如稀释等）。

通常采用冰点下降法测定溶液的渗透压摩尔浓度。

4. 可见异物检查

可见异物是指存在于注射剂或滴眼剂中，在规定条件下目视可以观测到的任何不溶性物质，其粒径或长度通常大于50μm。可见异物检查有灯检法和光散射法。一般多用灯检法，如用有色透明容器包装或液体色泽较深的品种应选用光散射法。

若中药注射剂中含有的不溶物、析出物或外来异物达到一定数量，注入体内或滴入眼睛会引起不良反应，影响用药的安全，故此项检查对于保证用药的安全性十分必要。凡在检查中发现有块状物、点状物、玻璃屑、脱片、纤维、焦屑、浑浊和沉淀的，均应作废品处理。

5. 不溶性微粒检查

本法是在可见异物检查符合规定后，用以检查溶液型静脉用注射剂不溶性微粒的大小及数量。检查方法有光阻法和显微计数法。除另有规定外，一般先采用光阻法，当光阻法检查结果不符合规定或供试品不适于光阻法测定时（黏度过高、易析出结晶、进入传感器时易产生气泡的注射剂），应采用显微计数法，以显微计数法检查结果作为判定依据。对于黏度过高，采用两种方法都无法测定的注射剂，可用适宜的溶剂经适当稀释后测定。

除另有规定外，标示装量为100mL或100mL以上的静脉注射液，每1mL中含10μm以上的微粒不得过12粒，含25μm以上的微粒不得过2粒；标示装量为100mL以下的静脉注射液、静脉注射用无菌粉末及注射用浓溶液，每个供试品容器中含10μm以上的微粒不得过3000粒，含25μm以上的微粒不得过300粒。

6. 无菌检查

无菌检查法系用于检查药典要求无菌的药品、原料、辅料及其他品种等是否无菌的一种方法。

无菌检查方法有直接接种法和薄膜过滤法。无抗菌作用的供试品，一般采用直接接种法；有抗菌作用或大容量的供试品，则采用薄膜过滤法。无菌检查应在环境洁净度10000级下的局部100级的单向流空气区域内或隔离系统中进行，其全过程应严格遵守无菌操作，防止微生物污染。

7. pH值检查

中药注射剂的pH值一般应在4.0～9.0之间，同一品种的pH值允许差异范围不超过2.0。pH值过高或过低时，注射时和注射后会引起疼痛甚至组织坏死。另外，pH值不合适还会引起稳定性降低，如pH值太低，容易引起苷类成分的分解，发生沉淀；pH值太高，容易促使酯类成分水解，酚类、醛类成分氧化、聚合引起药液变色、沉淀或失效。如止喘灵注射液pH值应为4.5~6.5。

8. 炽灼残渣检查

炽灼残渣检查主要是限制注射剂中无机物的含量，这与控制渗透压有关。按《中国药典》规定检查，应在1.5%(g/mL) 以下。

9. 色泽检查

按《中国药典》附录中规定方法检查，与规定标准色比较，色差应不超过规定色号±1色号。

10. 水分检查

注射用无菌粉末应测定水分，并应符合各品种项下的规定。

11. 重金属检查

用于配制注射液的半成品，应按照《中国药典》规定检查重金属，除另有规定外，含重金属不得过百万分之十。

12. 砷盐检查

用于配制注射液的半成品，应按照《中国药典》规定检查砷盐，除另有规定外，砷盐不得过百万分之二。

（二）有关物质检查

注射剂有关物质系指中药材经提取、纯化制成注射剂后，残留在注射剂中可能含有并需要控制的物质。一般包括蛋白质、鞣质、树脂，静脉注射液还应检查草酸盐、钾离子等。

1. 蛋白质检查

注射剂在生产过程中如未能将蛋白质除尽，则有可能影响注射剂的稳定性、澄明度，甚至注射后会引起过敏反应。

检查方法：取注射液1mL，加新配制的30%磺基水杨酸试液1mL，摇匀，放置5分钟，不得出现浑浊。注射液中如含有遇酸能产生沉淀的成分，用磺基水杨酸试液不适宜时，则改用鞣酸试液1~3滴，不得出现浑浊。

2. 鞣质检查

注射剂中若含有鞣质，易产生沉淀而影响澄明度，甚至注射引起疼痛或肌肉组织坏死。

检查方法：取注射液1mL，加新配制的含1%鸡蛋清的生理氯化钠溶液5mL（必要时，用0.45μm的微孔滤膜过滤），放置10分钟，不得出现浑浊或沉淀。如出现浑浊或沉淀，取注射液1mL，加稀醋酸1滴，再加氯化钠明胶试液4~5滴，不得出现浑浊或沉淀。

注意：含聚乙二醇、聚山梨酯等聚氧乙烯基物质的注射剂，虽有鞣质也不产生沉淀，这类注射剂应取未加附加剂前的半成品进行检查。

3. 树脂检查

取注射液5mL，加盐酸1滴，放置30分钟，不得出现沉淀。如出现沉淀，另取注射液5mL，加三氯甲烷10mL振摇提取，分取三氯甲烷液，置水浴上蒸干，残渣加冰醋酸2mL使溶解，置具塞试管中，加水3mL，摇匀，放置30分钟，不得出现沉淀。

4. 草酸盐检查

草酸盐进入血液可使血液脱钙，产生抗凝血作用，甚至引起痉挛，另外，由于生成不溶于水的草酸钙可引起血栓，所以中药注射剂特别是静脉注射必须进行草酸盐的检查。

检查方法：取溶液型静脉注射液适量，用稀盐酸调节pH值至1～2，滤过，取滤液2mL，滤液调节pH值至5～6，加3%氯化钙试液2～3滴，放置10分钟，不得出现浑浊或沉淀。

5. 钾离子检查

注射液中钾离子浓度过高，可引起明显的局部刺激（疼痛反应），尤其对心脏损害很大。静脉注射剂中如钾离子含量过高，注射后还会引起体内血钾浓度偏高，使电解质平衡失调。因此，静脉注射液钾离子浓度应在1.0mg/mL以下。

检查方法：取静脉注射液2mL，蒸干，先用小火炽灼至炭化，再在500℃～600℃炽灼至完全灰化，加稀醋酸2mL使溶解，置25mL量瓶中，加水稀释至刻度，摇匀，作为供试品溶液。

取硫酸钾适量，研细，于110℃干燥至恒重，精密称取2.23g，置1000mL量瓶中，加水适量使溶解并稀释至刻度，摇匀，作为贮备液。临用前，精密量取贮备液10mL，置100mL量瓶中，加水稀释至刻度，摇匀，得每1mL相当于100μg钾离子标准溶液。

取10mL纳式比色管2支，甲管中精密加入标准钾离子溶液0.8mL，加碱性甲醛溶液（取甲醛溶液，用0.1mol/L氢氧化钠溶液调节pH至8.0～9.0）0.6mL、3%乙二胺四醋酸二钠溶液2滴、3%四苯硼酸钠溶液0.5mL，加水稀释成10mL，乙管中精密加入供试品溶液1mL，与甲管同时依法操作，摇匀，甲、乙两管同置黑纸上，自上向下透视，乙管中显出的浊度与甲管比较，不得更深。

（三）安全性检查

中药注射剂安全性检查包括热原（或细菌内毒素）、异常毒性、降压物质、过敏反应物质、溶血与凝聚、刺激性等项。应根据注射剂处方、工艺、用法及用量等设定相应的检查项目。

静脉注射用注射剂应设热原（或细菌内毒素）、异常毒性、过敏反应、溶血与凝聚等安全性检查项，除功能主治中具有与降血压相关内容的注射剂外，还应考虑设降压物质检查项；具有中度以上刺激性者应设刺激性检查项。肌内注射用注射剂，应设异常毒性、过敏反应、溶血与凝聚等检查项。

1. 热原或细菌内毒素检查

本法系利用家兔（或鲎试剂）测定供试品所含的热原（或细菌内毒素）的限量是否符合规定。不合格供试品在临床应用时可能产生热原反应而造成严重的不良后果。

由于中药注射剂中致人体发热成分和干扰细菌内毒素检查法的因素复杂多变，一般首选热原检查项，但若该药本身的药理作用或对家兔的毒性反应影响热原检测，可选择细菌内毒素检查项。

2. 异常毒性检查

本法系将一定量的供试品溶液注入小鼠体内，规定时间内观察小鼠出现的死亡情况，以判定供试品是否符合规定。供试品若不合格表明药品中混有超过正常毒性的毒性杂质，临床用药将可能增加急性不良反应。

3. 降压物质检查

本法系通过静脉注射限值剂量供试品，观察对麻醉猫的血压反应，以判定供试品中所含降压物质的限值是否符合规定。供试品若不合格表明药品中含有限值以上的影响血压反应的物质，临床用药时可能引起急性降压不良反应。

4. 过敏反应检查

本法系将一定量的供试品皮下或腹腔注射入豚鼠体内致敏，间隔一定时间后静脉注射供试品进行激发，观察豚鼠出现过敏反应的情况，以此判定供试品是否符合规定。供试品若不合格表明注射剂含有过敏反应物质，临床用药时可能使患者致敏或产生过敏反应，引起严重不良反应。

5. 溶血与凝聚检查

本法系将一定量供试品与2%兔红细胞混悬液混合，温育一定时间后，观察其对红细胞的溶血与凝聚反应以判定供试品是否符合规定。供试品若不合格表明注射剂中污染了超过正常存在的溶血性物质和致血细胞凝聚物质，临床用药后将可能产生有关不良反应。

6. 刺激性物质检查

本法系将一定浓度的供试品注入小鼠腹腔内，在规定时间内观察出现的腹膜刺激和疼痛反应，以判定供试品刺激性是否符合规定的一种方法。若不合格表明供试品含有刺激性杂质，将增加注射剂原有的刺激性，在临床上将产生由刺激性杂质引起的不良反应。中药注射剂刺激性检查包括肌肉刺激性试验和血管刺激性试验。

（1）肌肉刺激性试验：取体重2kg以上的健康家兔2只，雌者应无孕，分别在其左右两腿股四头肌以无菌操作法各注入供试品溶液1mL，注射后48小时处死动物，解剖取出股四头肌，纵向切开，观察注射局部刺激反应（必要时做病理检查），并按下表换算成相应的反应级。然后计算出4块股四头肌反应级的总和。如各股四头肌的反应级的最高和最低组之差大于2时，应另取2只家兔重新试验。如初试或重试的2只家兔4块股四头肌反应级之和小于10，则认为供试品的局部刺激试验符合规定；但连续注射在1周以上者，其总和应小于6。

反应级	刺激反应	反应级	刺激反应
0	无明显变化	3	重度充血，伴有肌肉变性
1	轻度充血，其范围在0.5×1.0以下	4	出现坏死，有褐色变性
2	中度充血，其范围在0.5×1.0以上	5	出现广泛坏死

（2）血管刺激性试验：每日给家兔静脉注射一定量供试品（按临床用药折算），连续3次后，解剖动物血管作病理切片，应无组织变性或坏死等显著刺激反应。

三、中药注射剂的质量分析特点

中药注射剂相对于其他剂型比较纯净，杂质相对较少，有效物质相对含量较高。但是，当药味较多，组成复杂时，也需进行纯化，可视情况而定。当直接进样分析干扰较大时，可根据被测组分的性质，采用液-液萃取、色谱法等净化后再进行分析。若为注射用无菌粉末，相对更纯净一些，可直接将样品用适宜的溶剂溶解后进行分析。

四、中药注射剂的质量分析

1. 鉴别

对于有效成分已知，化学结构明确的中药注射剂，可根据其理化性质选择鉴别方法。一般以薄层色谱法和化学反应法应用最多，特征图谱也可选用。若为静脉注射剂，必须对各组分进行鉴别。

2. 含量测定

色谱法在中药注射剂含量测定中应用最多，尤其是高效液相色谱法因灵敏度高、分离能力强、重现性好、适用范围广等优点，普遍用于中药注射剂的含量测定。另外，也可选用适当的生物测定法，直接测定其生物活性，其结果与药效之间的关系更为密切；此法更适用于干扰严重而且分离困难的品种。

与口服制剂比较，注射剂的品质要求更高。中药注射剂研制指导原则中规定，中药注射剂含量测定应按下述原则处理。

（1）总固体量测定：取注射剂10mL，置于恒重的蒸发皿中，于水浴上蒸干后，在105℃干燥3小时，移置干燥器中冷却30分钟，迅速称定重量。计算出注射剂中总固体的含量（mg/mL）。

（2）以有效成分制成的注射剂，主药成分含量应不少于90%。多成分制成的注射剂结构明确成分的含量因品种而异；所测各类成分之和应尽可能大于总固体的80%。测定指标的选择应为大类成分含量测定加单一成分含量测定。如：某注射剂中含黄酮、皂苷、生物碱等，需要分别建立总黄酮、总皂苷、总生物碱类的测定，还需分别对黄酮、皂苷、生物碱中的单一代表成分进行含量测定（HPLC或GC法等）。

以有效部位为组分配制的注射剂应根据有效部位的理化性质，研究其单一成分或指标成分和该有效部位的含量测定方法，选择重现性好的方法，并应作方法学考察试验。所测定有效部位的含量应不少于总固体量的70%（静脉用不少于80%）。调剂渗透压等的附加剂应按实际加入量扣除，不应计算在内。如在测定有效部位时方法有干扰，也可选择其中某一成分测定含量，按平均值比例折算成有效部位量。应将总固体量、有效部位量和某一成分量均列入质量标准项目。

（3）以净药材为组分配制的注射剂应研究测定有效成分、指标成分或总类成分（如总多糖等），选择重现性好的方法，所测定成分的总含量应不低于总固体量的20%（静脉用不少于25%）。调剂渗透压等的附加剂应按实际加入量扣除，不应计算在内。

（4）以有效成分或有效部位为组分的注射剂含量均以标示量的上下限范围表示；以药材为组分的注射剂含量以限量表示。

（5）含有毒性药味时，必须制订有毒成分的限度范围。

（6）对含量测定方法的研究除理化方法外，也可采用生物测定法或其他方法。

（7）组分中含有化学药品的，应单独测定化学药品的含量，由总固体内扣除，不计算在含量测定的比例数内。

（8）组分中的净药材及相应的半产品，其含测成分量应控制在一定范围内，使与成品的含量测定相适应，用数据列出三者关系，必要时三者均应作为质量标准项目，以保证处方的准确性及成品的质量稳定。

（9）含量限（幅）度指标，应根据实测数据（临床用样品至少有3批、6个数据；生产用样品至少有10批、20个数据）制定，一般应在±20%以内。

3. 中药注射剂指纹图谱研究

中药注射剂由于受诸多因素影响，使产品质量不易稳定，不同批次之间差异较大，从而影响到药品的安全性和有效性。为了加强中药注射剂的质量管理，确保中药注射剂的质量稳定、可控，我国首先在中药注射剂推行指纹图谱控制技术。国家药品监督管理局于2000年8月颁发了《中药注射剂指纹图谱研究的技术要求（暂行）》，2004年4月又制定了《中药注射剂指纹图谱实验研究技术指南（试行）》。其中规定中药注射剂在固定中药材品种、产地和采收期的前提下，原料（药材、饮片、提取物、有效部位等）、中间体、制剂均应分别研究建立指纹图谱。还应进行原料、中间体、制剂指纹图谱的相关性研究。以全面控制中药注射剂的质量，保证不同批次之间质量的均一、稳定。

中药注射剂指纹图谱的研究应全面反映注射剂所含成分的信息。注射剂中含有的大类成分，一般都应在指纹图谱中得到体现，必要时应建立多张指纹图谱，以适应检测不同大类成分的需要。经质量研究明确结构的成分，应当在指纹图谱中得到体现，一般不低于已明确成分的90%，对于不能体现的成分应有充分合理的理由。指纹图谱的相似程度可采用相似度等指标进行评价，也可根据产品特点以特征峰比例等指标及指纹特征进行描述，并规定非共有峰数及相对峰面积限度等。指纹图谱的比对还可采用对照提取物对照的方法。

五、实例——注射用双黄连（冻干）的质量分析

处方：连翘、金银花、黄芩。

制法：以上三味，黄芩加水煎煮二次，每次1小时，滤过，合并滤液，用2mol/L盐酸溶液调节pH值至1.0～2.0，在80℃保温30分钟，静置12小时，滤过，沉淀加8

倍量水，搅拌，用10%氢氧化钠溶液调节pH值至7.0，加入等量乙醇，搅拌使沉淀溶解，滤过，滤液用2mol/L盐酸溶液调节pH值至2.0，在60℃保温30分钟，静置12小时，滤过，沉淀用乙醇洗至pH值4.0，加10倍量水，搅拌，用10%氢氧化钠溶液调节pH值至7.0，每1000mL溶液中加入5g活性炭，充分搅拌，在50℃保温30分钟，加入等量乙醇，搅拌均匀，滤过，滤液用2mol/L盐酸溶液调节pH值至2.0，在60℃保温30分钟，静置12小时，滤过，沉淀用乙醇洗涤，于60℃以下干燥，备用；金银花、连翘分别用水温浸30分钟后煎煮二次，每次1小时，滤过，合并滤液，浓缩至相对密度为1.20～1.25（70℃），冷却至40℃，缓缓加入乙醇使含醇量达75%，充分搅拌，静置12小时以上，滤取上清液，回收乙醇至无醇味，加入4倍量水，静置12小时以上，滤取上清液，浓缩至相对密度为1.10～1.15（70℃），冷却至40℃，加乙醇使含醇量达85%，静置12小时以上，滤取上清液，回收乙醇至无醇味，备用。取黄芩提取物，加入适量的水，加热，用10%氢氧化钠溶液调节pH值至7.0使溶解，加入上述金银花提取物和连翘提取物，加水至1000mL，加入活性炭5g，调节pH值至7.0，加热至沸并保持微沸15分钟，冷却，滤过，加注射用水至1000mL，灭菌，冷藏，滤过，浓缩，冷冻干燥，制成粉末，分装；或取黄芩提取物，加入适量的水，加热，用10%氢氧化钠溶液调节pH值至7.0使溶解，加入上述金银花提取物和连翘提取物以及适量的注射用水，每1000mL溶液中加入5g活性炭，调节pH值至7.0，加热至沸并保持微沸15分钟，冷却，滤过，灭菌，滤过，灌装，冷冻干燥，压盖，即得。

性状：本品为棕黄色的无定形粉末或疏松的固体状物；有引湿性。

鉴别

（1）取本品60mg，加75%甲醇5mL，超声处理使溶解，作为供试品溶液。另取黄芩苷对照品、绿原酸对照品，分别加75%甲醇制成每1mL含0.1mg的溶液，作为对照品溶液。照薄层色谱法试验，吸取上述三种溶液各1μL，分别点于同一聚酰胺薄膜上，以醋酸为展开剂，展开，取出，晾干，置紫外光灯（365nm）下检视。供试品色谱中，在与对照品色谱相应的位置上，显相同颜色的荧光斑点。

（2）取本品0.1g，加甲醇10mL，超声处理20分钟，静置，取上清液作为供试品溶液。另取连翘对照药材0.5g，同法制成对照药材溶液。照薄层色谱法试验，吸取上述两种溶液各10μL，分别点于同一硅胶G薄层板上，以三氯甲烷－甲醇（5:1）为展开剂，展开，取出，晾干，喷以10%硫酸乙醇溶液，在100℃加热至斑点显色清晰。供试品色谱中，在与对照药材色谱相应的位置上，显相同颜色的斑点。

指纹图谱：取本品5支的内容物，混匀，取10mg，精密称定，置10mL量瓶中，加50%甲醇8mL，超声处理（功率250W，频率33kHz）20分钟使溶解，放冷，加50%甲醇至刻度，摇匀，作为供试品溶液。取绿原酸对照品适量，精密称定，加50%甲醇制成每1mL含40μg的溶液，作为对照品溶液。照高效液相色谱法测定，以十八烷基硅烷键合硅胶为填充剂，用YMC－PackODS－A色谱柱（柱长为150mm，内径为4.6mm）；以甲醇为流动相A，以0.25%冰醋酸为流动相B，按下表中的规定进行梯度洗脱；检测波长为350nm；柱温为30℃；流速为每分钟1mL。理论塔板数按绿原酸峰计算应不低于

6000。

时间（分钟）	流动相A（%）	流动相B（%）
0～15	15→35	85→65
15～20	35	65
20～50	35→100	65→0

分别精密吸取对照品溶液与供试品溶液各10μL，注入液相色谱仪，记录60分钟内的色谱图。供试品色谱图应与对照指纹图谱基本一致，有相对应的7个特征峰。按中药色谱指纹图谱相似度评价系统，除溶剂峰和7号峰外，供试品指纹图谱与对照指纹图谱经相似度计算，相似度不得低于0.90。

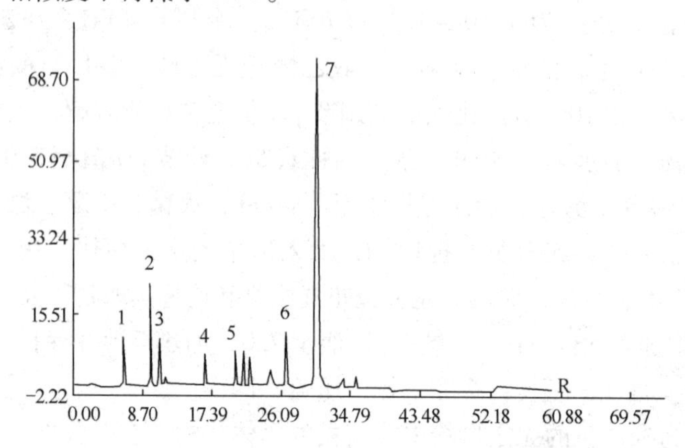

图6-5 注射用双黄连（冻干）的指纹图谱

检查

pH值：取本品，加水制成每1mL含25mg的溶液，依法测定。应为5.7～6.7。

水分：不得过5.0%。

蛋白质：取本品0.6g，用水10mL溶解，取2mL，滴加鞣酸试液1～3滴，不得出现浑浊。

鞣质：取本品0.6g，用水10mL溶解，取1mL，依法检查，应符合规定。

树脂：取本品0.6g，加水10mL使溶解，取5mL，置分液漏斗中，用三氯甲烷10mL振摇提取，分取三氯甲烷液，依法检查，应符合规定。

草酸盐：取本品0.6g，加水10mL使溶解，用稀盐酸调节pH值至1～2，保温滤去沉淀，调节pH值至5～6，取2mL，加3%氯化钙溶液2～3滴，放置10分钟，不得出现浑浊或沉淀。

钾离子：取本品0.12g，称定，自"先用小火炽灼至炭化"起，依法检查，应符合规定。

重金属：取本品1.0g，依法检查，含重金属不得过百万分之十。

砷盐：取本品1.0g，加2%硝酸镁乙醇溶液3mL，点燃，燃尽后，先用小火炽灼至炭化，再在500℃～600℃炽灼至完全灰化，放冷，残渣加盐酸5mL与水21mL使溶解，依法检查，含砷不得过百万分之二。

无菌：取本品0.6g，加灭菌注射用水制成每1mL含60mg溶液，依法照薄膜过滤法检查。应符合规定。

溶血与凝聚

2%红细胞混悬液的制备：取兔血或羊血数毫升，放入盛有玻璃珠的锥形瓶中，振摇10分钟，除去纤维蛋白原使成脱纤血，加约10倍量的生理氯化钠溶液，摇匀，离心，除去上清液，沉淀的红细胞再用生理氯化钠溶液洗涤2～3次，至上清液不显红色时为止，将所得的红细胞用生理氯化钠溶液配成浓度为2%的混悬液，即得。

试验：取本品600mg，用生理氯化钠溶液溶解并稀释成20mL，摇匀，作为供试品溶液。取试管6支，按下表中的配比量依次加入2%红细胞混悬液和生理氯化钠溶液，混匀，于37℃恒温箱中放置30分钟，按下表中的配比量分别加入供试品溶液，摇匀，置37℃恒温箱中，分别于15分钟、30分钟、45分钟、60分钟和120分钟时进行观察，以3号试管为基准，以6号试管为阴性对照。本品在2小时内不得出现溶血或红细胞凝聚。

试管编号	1	2	3	4	5	6
2%红细胞混悬液（mL）	2.5	2.5	2.5	2.5	2.5	2.5
生理氯化钠溶液（mL）	2.0	2.1	2.2	2.3	2.4	2.5
供试品溶液（mL）	0.5	0.4	0.3	0.2	0.1	0.0

热原：取本品0.6g，用灭菌注射用水10mL溶解，依法检查，剂量按家兔体重每1kg注射3mL，应符合规定。

其他：应符合注射剂项下有关的各项规定。

含量测定

金银花

色谱条件与系统适用性试验：以十八烷基硅烷键合硅胶为填充剂；以甲醇－水－冰醋酸－三乙胺（15∶85∶1∶0.3）为流动相；检测波长为324nm。理论塔板数按绿原酸峰计算应不低于6000。

对照品溶液的制备：取绿原酸对照品适量，精密称定，置棕色量瓶中，加水制成每1mL含20μg的溶液，即得。

供试品溶液的制备：取装量差异项下的本品内容物，混匀，取60mg，精密称定，置50mL棕色量瓶中，用水溶解并稀释至刻度，摇匀，即得。

测定：分别精密吸取对照品溶液与供试品溶液各20μL，注入液相色谱仪，测定，即得。

本品每1支含金银花以绿原酸（$C_{16}H_{18}O_9$）计，应为8.5～11.5mg。

黄芩

色谱条件与系统适用性试验：以十八烷基硅烷键合硅胶为填充剂；以甲醇－水－冰醋酸（40∶60∶1）为流动相；检测波长为274nm。理论塔板数按黄芩苷峰计算应不低于2000。

对照品溶液的制备：取黄芩苷对照品适量，精密称定，加50%甲醇制成每1mL含

50μg 的溶液，即得。

供试品溶液的制备：取装量差异项下的本品内容物，混匀，取 10mg，精密称定，置 50mL 量瓶中，加 50% 甲醇适量，超声处理 20 分钟使溶解，加 50% 甲醇至刻度，摇匀，即得。

测定：分别精密吸取对照品溶液与供试品溶液各 20μL，注入液相色谱仪，测定，即得。

本品每 1 支含黄芩以黄芩苷（$C_{21}H_{18}O_{11}$）计，应为 128 ~ 173mg。

连翘

色谱条件与系统适用性试验：以十八烷基硅烷键合硅胶为填充剂；以乙腈－水－冰醋酸（25∶75∶0.1）为流动相；检测波长为 278nm。理论塔板数按连翘苷峰计算应不低于 4000。

对照品溶液的制备：取连翘苷对照品适量，精密称定，加甲醇制成每 1mL 含 20μg 的溶液，即得。

供试品溶液的制备：取装量差异项下的本品内容物，混匀，取 0.1g，精密称定，用 65% 乙醇 5mL 分次溶解，加在中性氧化铝柱（100 ~ 120 目，5g，内径 1cm）上，用 65% 乙醇洗脱，收集洗脱液近 25mL 于 25mL 量瓶中，加 65% 乙醇至刻度，摇匀，即得。

测定：分别精密吸取对照品溶液 10μL 与供试品溶液 20μL，注入液相色谱仪，测定，即得。

本品每 1 支含连翘以连翘苷（$C_{27}H_{34}O_{11}$）计，应为 1.4 ~ 2.1mg。

第六节　其他中药制剂的分析

一、硬胶囊剂

硬胶囊剂系指将饮片用适宜方法加工后，加入适宜辅料填充于空心胶囊中的制剂，供口服用，如杞菊地黄胶囊、全天麻胶囊、桂枝茯苓胶囊等。

（一）硬胶囊剂质量要求

1. 性状

硬胶囊剂应整洁，不得有黏结、变形、渗漏或囊壳破裂现象，并应无异臭。

2. 水分

硬胶囊剂应做水分检查。取供试品内容物，照《中国药典》水分测定法测定，除另有规定外，不得过 9.0%。若硬胶囊内容物为液体或半固体者不检查水分。

3. 装量差异

除另有规定外，取供试品 10 粒，分别精密称定重量，倾出内容物（不得损失囊壳），囊壳用小刷或其他适宜的用具拭净，再分别精密称定囊壳重量，求出每粒内容物的装量。每粒装量与标示装量相比较（无标示装量的胶囊剂，与平均装量比较），装量差异限度应在标示装量（或平均装量）的 ±10% 以内，超出装量差异限度的不得多于 2 粒，并不得有 1 粒超出限度 1 倍。

4. 崩解时限

除另有规定外，照《中国药典》崩解时限检查法检查，应符合规定。

（二）分析特点

应根据胶囊剂处方分析及所含药物成分的理化性质，选定被分析成分和所能采用的分析方法。注意在剂型分析时，应将药物从胶囊中全部取出。可以参考浸膏剂和散剂的特点，设计分离和排除干扰的方法。

（三）实例

桂龙咳喘宁胶囊

主要组成：桂枝、龙骨、白芍、生姜、大枣、炙甘草、牡蛎、黄连、法半夏、瓜蒌皮、炒苦杏仁。

制法：以上十一味，桂枝与部分白芍粉碎成细粉，过筛，混匀；剩余的白芍与其余生姜等九味加水煎煮三次，第一次 2 小时，第二次 1 小时，第三次半小时，合并煎液，滤过，滤液减压浓缩至相对密度为 1.25～1.30（60℃），加入上述细粉，混匀，低温干燥，粉碎成细粉，过筛，混匀，装入胶囊，即得。

性状：本品为胶囊剂，内容物为浅棕色的粉末；气芳香，味微苦而甜。

鉴别

（1）取本品，置显微镜下观察：石细胞单个散在或成群，无色至棕色，类方形或长方形，直径 30～64mm，壁一面较薄（桂枝）。草酸钙簇晶直径 18～32μm，存在于薄壁细胞中，常排列成行，或一个细胞中含有数个簇晶（白芍）。

（2）取本品内容物 1.5g，加乙醇 10mL，密塞，冷浸 30 分钟，时时振摇，滤过，滤液作为供试品溶液。另取桂皮醛对照品，加乙醇制成每 1mL 含 1mg 的溶液，作为对照品溶液。照薄层色谱法试验，吸取供试品溶液 15μL、对照品溶液 2μL，分别点于同一硅胶 G 薄层板上，以石油醚（60℃～90℃）－乙酸乙酯（17∶3）为展开剂，展开，取出，晾干，喷以二硝基苯肼试液。供试品色谱中，在与对照品色谱相应的位置上，显相同颜色的斑点。

（3）取本品内容物 1.5g，加乙醇 10mL，密塞，振摇 10 分钟，滤过，滤液蒸干，残渣加乙醇 1mL 使溶解，作为供试品溶液。另取芍药苷对照品，加乙醇制成每 1mL 含 1mg 的溶液，作为对照品溶液。照薄层色谱法试验，吸取上述两种溶液各 10μL，分别点于同一硅胶 G 薄层板上，以三氯甲烷－乙酸乙酯－甲醇（8∶1∶4）为展开剂，在氨蒸气饱和的展开缸内，展开，取出，晾干，喷以硫酸乙醇溶液（1→10），在 100℃加热至斑点显色清晰。供试品色谱中，在与对照品色谱相应的位置上，显相同颜色的斑点。

（4）取盐酸小檗碱对照品，加甲醇制成每 1mL 含 0.5mg 的溶液，作为对照品溶液。照薄层色谱法试验，吸取对照品溶液 5μL 与〔鉴别〕（2）项下的供试品溶液 10μL，分别点于同一硅胶G薄层板上，以正丁醇-冰醋酸-水（7:1:2）为展开剂，展开，取出，晾干，置紫外光灯（365nm）下检视。供试品色谱中，在与对照品色谱相应的位置上，显相同颜色的荧光斑点。

检查：应符合胶囊剂项下有关的各项规定。

含量测定

色谱条件与系统适用性试验：以十八烷基硅烷键合硅胶为填充剂；以乙腈-0.1%磷酸溶液（30:70）为流动相；检测波长为285nm。理论塔板数按肉桂酸峰计算应不低于2000。

对照品溶液的制备：取肉桂酸对照品适量，精密称定，置棕色量瓶中，加50%甲醇制成每1mL含7μg的溶液，即得。

供试品溶液的制备：取装量差异项下的本品，混匀，取约1g，精密称定，置具塞锥形瓶中，精密加入50%甲醇50mL，密塞，称定重量，超声处理（功率250W，频率33kHz）30分钟，放冷，再称定重量，用50%甲醇补足减失的重量，摇匀，滤过，取续滤液，即得。

测定：分别精密吸取对照品溶液与供试品溶液各10μL，注入液相色谱仪，测定，即得。

本品每粒含桂枝以肉桂酸（$C_9H_8O_2$）计，不得少于70mg。

二、软胶囊剂

软胶囊剂系指将提取物、液体药物或与适宜辅料混匀后用滴制法或压制法密封于软质囊材中的胶囊剂，《中国药典》2010年版收载的有十滴水软胶囊、藿香正气软胶囊、银翘解毒软胶囊、加味藿香正气软胶囊、清开灵软胶囊、元胡止痛软胶囊、六味地黄软胶囊、蛇胆川贝软胶囊等。

（一）软胶囊剂质量要求

软胶囊外观应整洁，不得有黏性、变形或破裂现象，并无异臭。装量差异检查、崩解时限检查和微生物限度可参看本节的胶囊剂。在进行装量差异检查时，囊壳用乙醚等溶剂洗净，置通风处使溶剂挥尽，分别精密称定囊壳重量，求出每粒内容物的装量。

（二）分析特点

目前适宜制成软胶囊剂的药物主要为具有挥发性易逸失的药物，遇湿热不稳定或者易氧化的药物以及一些油性药物；常用的辅料有植物油、芳香烃酯类、有机酸、甘油、异丙醇以及表面活性剂等。由于软胶囊剂内容物多为挥发油或油类物质，因此有些需做折光率或旋光度的测定，含量测定可采用气相色谱法、液相色谱法等；其内容物混合均匀，含量偏差较小，质量分析时可以参考均一性好的液体制剂，但是要考虑到其中辅料的影响。在配制供试品溶液时，需充分了解药物和辅料的溶解性质，以选择合适的溶剂。处理样品时最大干扰是基质，可根据被分析成分的性质，采用不同的溶剂进行提取，测定脂溶性成分时，可直接将内容物用乙醚、乙醇等溶剂溶解，滤过，作为供试品溶液；测定极性较大的成分时，可用乙醚、石油醚等溶剂溶解，弃去溶液，再用水溶解残渣，用正丁醇萃取，蒸干后作为供试品溶液，如加味藿香正气软胶囊中橙皮苷的鉴别；也可以将内容物提取挥发油作为供试品，进行鉴别实验；或取内容物，加硅藻土，用环己烷、甲醇等不同极性溶剂分段超声提取，用于不同成分的分析。

（三）实例

1. 藿香正气软胶囊

主要组成：苍术厚朴（姜制）、陈皮、白芷、茯苓、大腹皮、生半夏、甘草浸膏、广藿香油、紫苏叶油。

制法：以上十味，苍术、陈皮、厚朴、白芷用乙醇提取二次，合并醇提取液，浓缩成清膏；茯苓、大腹皮加水煎煮二次，煎液滤过，滤液合并；生半夏用冷水浸泡，每8小时换水一次，泡至透心后，另加干姜16.5g，加水煎煮二次，煎液滤过，合并二次滤液，浓缩后醇沉，取上清液浓缩成清膏；甘草浸膏打碎后水煮化开，醇沉，取上清液浓缩制成清膏；将上述各清膏合并，加入广藿香油、紫苏叶油与适量辅料，混匀，制成软胶囊1000粒，即得。

性状：本品为软胶囊，内容物为棕褐色的膏状物；气芳香，味辛、苦。

鉴别

（1）取本品4粒的内容物，加硅藻土1g，研匀，加环己烷20mL，超声处理15分钟，滤过。滤液低温蒸干，残渣加正己烷2mL使溶解，作为供试品溶液。另取苍术对照药材0.5g，加正己烷2mL，超声处理15分钟，滤过，滤液作为对照药材溶液。照薄层色谱法试验，吸取上述两种溶液各5μL，分别点于同一硅胶G薄层板上，以石油醚（60℃～90℃）-乙酸乙酯（20:1）为展开剂，展开，取出，晾干，喷以5%对二甲氨基苯甲醛的10%硫酸乙醇溶液，加热至斑点显色清晰。供试品色谱中，在与对照药材色谱相应的位置上，显相同颜色的斑点。

（2）取本品7粒的内容物，加硅藻土2g，研匀，加水20mL，超声处理30分钟，滤过，滤液用乙酸乙酯振摇提取2次，每次20mL，合并乙酸乙酯液，蒸干，残渣加甲醇2mL使溶解，作为供试品溶液。另取陈皮对照药材1g，加甲醇20mL，超声处理30分钟，滤过，滤液蒸干，残渣加甲醇1mL使溶解，作为对照药材溶液。再取橙皮苷对照品，加甲醇制成饱和溶液，作为对照品溶液。照薄层色谱法试验，吸取上述三种溶液各5μL，分别点于同一硅胶G薄层板上，以乙酸乙酯-甲醇-水（100:17:10）为展开剂，展开，取出，晾干，喷以5%三氯化铝乙醇溶液，加热数分钟，置紫外光灯（365nm）下检视。供试品色谱中，在与对照药材色谱和对照品色谱相应的位置上，显相同颜色的荧光斑点，再喷以5%香草醛硫酸溶液，加热至斑点显色清晰。供试品色谱中，在与对照药材色谱和对照品色谱相应的位置上，显相同颜色的斑点。

（3）取本品2粒的内容物，加乙醚10mL使溶解，滤过，滤液作为供试品溶液。另取厚朴酚对照品、和厚朴酚对照品，加甲醇制成每1mL各含1mg的混合溶液，作为对照品溶液。照薄层色谱法试验，吸取上述两种溶液各2μL，分别点于同一硅胶G薄层板上，以石油醚（60℃～90℃）－乙酸乙酯－甲酸（85∶15∶2）为展开剂，展开，取出，晾干，喷以5%香草醛硫酸溶液．加热至斑点显色清晰。供试品色谱中，在与对照品色谱相应的位置上，显相同颜色的斑点。

（4）取百秋李醇对照品，加乙酸乙酯制成每1mL含2mg的溶液，作为对照品溶液。照薄层色谱法试验，吸取〔鉴别〕（3）项下的供试品溶液6μL、上述对照品溶液2μL，分别点于同一硅胶G薄层板上，以石油醚（60℃～90℃）－乙酸乙酯－甲酸（85∶15∶2）为展开剂，展开，取出，晾干，喷以5%香草醛硫酸溶液，加热至斑点显色清晰。供试品色谱中，在与对照品色谱相应的位置上，显相同颜色的斑点。

（5）取白芷对照药材0.5g，加乙醚10mL，浸渍1小时，不断振摇，滤过，滤液挥干，残渣加乙酸乙酯1mL使溶解，作为对照药材溶液。另取欧前胡素对照品、异欧前胡素对照品，加乙酸乙酯制成每1mL各含1mg的混合溶液，作为对照品溶液。照薄层色谱法试验，吸取〔鉴别〕（3）项下的供试品溶液及上述对照药材溶液和对照品溶液各4μL，分别点于同一硅胶G薄层板上，以石油醚（30℃～60℃）－乙醚（3∶2）为展开剂，展开，取出，晾干，置紫外光灯（365nm）下检视。供试品色谱中，在与对照药材色谱和对照品色谱相应的位置上，显相同颜色的荧光斑点。

（6）取本品4粒的内容物，加硅藻土2g，研匀，加乙醚40mL，加热回流15分钟，滤过，弃去乙醚液，药渣挥干溶剂，加甲醇40mL，超声处理30分钟，滤过，滤液蒸干，残渣加水20mL使溶解，用正丁醇振摇提取3次，每次10mL，合并正丁醇液，用水洗涤2次，每次10mL，弃去水液，正丁醇液蒸干，残渣加甲醇2mL使溶解，作为供试品溶液。另取甘草对照药材1g，加乙醚20mL，加热回流15分钟，滤过，弃去乙醚液。药渣挥干溶剂，加甲醇20mL，同法制成对照药材溶液。再取甘草酸铵对照品，加甲醇制成每1mL含2mg的溶液，作为对照品溶液。照薄层色谱法试验，吸取上述三种溶液各4μL，分别点于同一硅胶GF_{254}薄层板上，以正丁醇－甲醇－氨溶液（8→10）（5∶1.5∶2）为展开剂，展开，取出，晾干，置紫外光灯（254nm）下检视。供试品色谱中，在与对照药材色谱和对照品色谱相应的位置上，显相同颜色的斑点。

检查

装量差异：取本品10粒，照胶囊剂〔装量差异〕项下依法检查，装量差异限度应在±15%以内，超出装最差异限度的不得多于2粒，并不得有1粒超出限度1倍。

崩解时限：照崩解时限检查法检查，应在1.5小时内全部崩解并通过筛网（囊壳碎片除外）。

其他：应符合胶囊剂项下有关的各项规定。

含量测定

厚朴

色谱条件与系统适用性试验：以十八烷基硅烷键合硅胶为填充剂，以甲醇－水

(75∶25)为流动相；检侧波长为294nm。理论塔板数按厚朴酚峰计算应不低于5600。

对照品溶液的制备：取厚朴酚对照品与和厚朴酚对照品适量，精密称定，加甲醇制成每1mL含厚朴酚50μg、和厚朴酚40μg的混合溶液，即得。

供试品溶液的制备：取装量差异项下的本品内容物，混匀，取约0.25g，精密称定，置具塞锥形瓶中，精密加入稀乙醇50mL，密塞，称定重量，超声处理（功率250W，频率33kHz）10分钟，放冷，再称定重量，用稀乙醇补足减失的重量，摇匀，滤过，取续滤液，即得。

测定：分别精密吸取对照品溶液10μL与供试品溶液20μL，注入液相色谱仪，测定，即得。

本品每粒含厚朴以厚朴酚（$C_{18}H_{18}O_2$）与和厚朴酚（$C_{18}H_{18}O_2$）总量计，不得少于3.0mg。

陈皮

色谱条件与系统适用性试验：以十八烷基硅烷键合硅胶为填充剂，以乙腈-0.05mol/L磷酸二氢钠溶液（用磷酸调节pH值至3.0）（20∶80）为流动相；检测波长为284nm。理论塔板数按橙皮苷峰计算应不低于5000。

对照品溶液的制备：取橙皮苷对照品适量，精密称定，加甲醇制成每1mL含60μg的溶液，即得。

供试品溶液的制备：取装最差异项下的本品内容物约0.2g，精密称定，置具塞锥形瓶中，精密加入甲醇25mL，称定重量，超声处理（功率250W，频率33kHz）50分钟，放冷，再称定重量，用甲醇补足减失的重量，摇匀，滤过，取续滤液，即得。

测定：分别精密吸取对照品溶液与供试品溶液各10μL，注入液相色谱仪，测定，即得。

本品每粒含陈皮以橙皮苷（$C_{28}H_{34}O_{15}$）计，不得少于3.0mg。

2. 清开灵软胶囊

主要组成：胆酸、珍珠母、猪去氧胆酸、栀子、水牛角、板蓝根、黄芩苷、金银花。

制法：以上八味，板蓝根加水煎煮，滤过，滤液浓缩成清膏，加乙醇使含醇量达60%，冷藏，取上清液减压回收乙醇至无醇味，放冷，用浓氨试液调节pH值至8.5~9.0，冷藏，滤过，滤液除去氨后，备用。栀子加水煎煮，滤过，滤液浓缩成清膏，加乙醇使含醇量达60%，冷藏，滤过，滤液减压回收乙醇后备用。金银花加水煮沸后保温1小时，滤过，滤液浓缩成清膏，用20%石灰乳调节pH值至12，取沉淀物，加入乙醇使混悬，用50%硫酸溶液调节pH值至3~4，滤过，滤液用40%氢氧化钠溶液中和，使pH值至6.5~7.0，滤过，滤液加去离子水使含醇量达60%，冷藏，滤过，滤液减压回收乙醇后备用。取水牛角粉碎，加入2mol/L的氢氧化钡溶液，加热水解6~7小时，放置，倾取上清液备用。取珍珠母粉碎，加入2mol/L的硫酸溶液，加热水解6~7小时，放置，倾取上清液备用。取水牛角水解液，在搅拌下加于珍珠母水解液中，如混合液偏碱性再补加适量硫酸，使溶液呈酸性，放置，抽取上清液，沉淀用水煮沸洗涤。合并水解液与洗涤液，用氢氧化钠调 pH 值至6.0~7.0，滤过，滤液减压浓缩至原药材总量的2~3倍量时，加乙醇使含醇量达60%，冷藏24小时以上，滤过，滤液回收乙醇至无醇味。将上述备用药液顺序加入混合水解液中。取75%乙醇溶入猪去氧胆酸、胆酸，加入混合药液中，浓缩成稠膏，加入以玉米油、大豆磷脂、蜂蜡制成的混合油基质适量，充分混合，用胶体磨研磨至完全均匀后．再加入黄芩苷，研磨至均匀，制成1000粒或2000粒，即得。

性状：本品为软胶囊，内容物为棕褐色至棕黑色的膏状物；气特异，味苦。

鉴别

（1）照〔含量测定〕黄芩苷项下的方法试验，供试品色谱中应呈现与对照品色谱峰保留时间相同的色谱峰。

（2）取本品内容物0.4g，加乙醇10mL，超声处理20分钟，滤过，滤液浓缩至约1mL，作为供试品溶液，另取胆酸对照品、猪去氧胆酸对照品，加乙醇制成每1mL各含1mg的混合溶液，作为对照品溶液。照薄层色谱法试验，吸取上述两种溶液各2μL，分别点于同一硅胶G薄层板上，以正己烷－乙酸乙酯－甲醇－乙酸（20∶25∶6∶4）的上层溶液为展开剂，展开，取出，晾干，喷以10%硫酸乙醇溶液，在100℃加热至斑点显色清晰，置紫外光灯（365nm）下检视，供试品色谱中，在与对照品色谱相应的位置上，显相同颜色的荧光斑点。

（3）取本品内容物0.8g，加水10mL，水浴中加热2分钟，时时振摇使分散，放冷，滤过，滤液加盐酸1mL，混匀，离心（转速为每分钟4500转）20分钟，取上清液，加乙酸乙酯20mL，振摇提取，分取乙酸乙酯液，加适量无水硫酸钠脱水，滤过，乙酸乙酯液蒸干，残渣加甲醇1mL使溶解，作为供试品溶液。另取金银花对照药材0.1g，加甲醇5mL，超声处理5分钟，滤过，滤液作为对照药材溶液。再取绿原酸对照品，加甲醇制成每1mL含0.1mg的溶液，作为对照品溶液。照薄层色谱法试验，吸取上述三种溶液各2μL，分别点于同一聚酰胺薄膜上，以三氯甲烷－甲醇－甲酸（8∶2∶0.5）为展开剂，展开，取出，晾干，置紫外光灯（365nm）下检视。供试品色谱中，在与对照药材色谱和对照品色谱相应的位置上，显相同颜色的荧光斑点。

（4）取本品内容物2g，加石油醚（60℃~90℃）20mL，超声处理10分钟，滤过，滤液挥干，加甲醇20mL，超声处理15分钟，滤过，滤液蒸干，残渣加水2mL使溶解，取上清液通过D101大孔吸附树脂柱（内径为1cm，柱高为15cm，依次用乙醇、水预洗），以水20mL洗脱，弃去洗脱液，再在柱上加氨试液2mL，用水洗脱至洗脱液呈中性，弃去洗脱液，继用70%乙醇30mL洗脱，收集洗脱液，蒸干，残渣加甲醇浸泡2次，每次2mL，每次1分钟，合并甲醇液，浓缩至约1mL，作为供试品溶液。另取栀子苷对照品，加甲醇制成每1mL含1mg的溶液，作为对照品溶液。照薄层色谱法试验，吸取上述两种溶液各5μL，分别点于同一硅胶G薄层板上，以三氯甲烷－乙酸乙酯－甲醇－水(15∶40∶22∶12)10℃以下放置过夜的下层溶液为展开剂，展开，取出，晾干，喷以10%硫酸乙醇溶液，在100℃加热至斑点显色清晰。供试品色谱中，在与对照品色谱相应的位置上，显相同颜色的斑点。

检查：除崩解时限在人工胃液中试验外，其他应符合胶囊剂项下有关的各项规定。

含量测定

胆酸

色谱条件与系统适用性试验：以十八烷基硅烷键合硅胶为填充剂；以甲醇－乙腈－0.5%冰醋酸溶液（49∶20∶31）为流动相；用蒸发光散射检测器检测。理论塔板数按胆酸峰计算应不低于8000。

对照品溶液的制备：取胆酸对照品适量，精密称定，加甲醇制成每1mL含0.4mg的溶液，即得。

供试品溶液的制备：取装量差异项下的本品内容物，混匀，取约0.8g，精密称定，置具塞锥形瓶中，精密加入70%甲醇25mL，密塞，称定重量，超声处理（功率160W，频率40kHz）30分钟，加热回流1小时，取出，稍冷，旋摇使分散，放冷，再称定重量，用70%甲醇补足减失的重量，摇匀，滤过，取续滤液，即得。

测定：分别精密吸取对照品溶液5μL、10μL与供试品溶液10μL，注入液相色谱仪，测定。以外标两点法对数方程计算，即得。

本品每粒含胆酸（$C_{24}H_{40}O_5$），规格（1）应为10.4～15.6mg，规格（2）应为5.2～7.8mg。

栀子

色谱条件与系统适用性试验：以十八烷基硅烷键合硅胶为填充剂；以乙腈－水（9∶91）为流动相；检测波长为240nm。理论塔板数按栀子苷峰计算应不低于6000。

对照品溶液的制备：取栀子苷对照品适量，精密称定，加甲醇制成每1mL含20μg的溶液，即得。

供试品溶液的制备：取装量差异项下的本品内容物，混匀，取约1g，精密称定，精密加入水25mL，称定重量，置水浴中加热10分钟，时时旋摇使分散，取出，放冷，再称定重量，用水补足减失的重量，摇匀，滤过，精密量取续滤液10mL，精密加入磷酸溶液（1→3）1mL，混匀，在2℃～10℃放置1小时，取出，放冷，离心（转速为每分钟4500转）20分钟，精密量取上清液5mL，置10mL量瓶中，加4%氢氧化钠溶液2.5mL，加水稀释至刻度，摇匀，滤过，取续滤液，即得。

测定：分别精密吸取对照品溶液与供试品溶液各10μL，注入液相色谱仪，测定，即得。

本品每粒含栀子以栀子苷（$C_{17}H_{24}O_{11}$）计，规格（1）不得少于0.46mg，规格（2）不得少于0.23mg。

黄芩苷

色谱条件与系统适用性试验：以十八烷基硅烷键合硅胶为填充剂；以甲醇－0.2%磷酸溶液（43∶57）为流动相；检测波长为277nm。理论塔板数按黄芩苷峰计算应不低于5000。

对照品溶液的制备：取黄芩苷对照品适量，精密称定，加甲醇制成每1mL含0.1mg的溶液，即得。

供试品溶液的制备：取装量差异项下的本品内容物，混匀，取约0.1g，精密称定，精密加入50%甲醇50mL，密塞，称定重量，超声处理（功率160w，频率40kHz，起始水温40℃）40分钟，自20分钟起时时旋摇使分散，放冷，再称定重量，用50%甲醇补足减失的重量，摇匀，滤过，取续滤液，即得。

测定：分别精密吸取对照品溶液与供试品溶液各5μL，注入液相色谱仪，测定，即得。

本品每粒含黄芩苷（$C_{21}H_{18}O_{11}$），规格（1）应为18.0～22.0mg，规格（2）应为9.0～11.0mg。

总氮量：取装量差异项下的本品内容物，混匀，取约0.1g，精密称定，照氮测定法第二法测定，即得。

本品每粒含总氮（N）规格（1）应为3.7～5.6mg，规格（2）应为1.8～2.8mg。

三、胶剂

胶剂系指动物皮、骨、甲或角用水煎取胶质，浓缩成稠胶状，经干燥后制成的固体块状内服制剂，如阿胶、鹿角胶等。

（一）胶剂质量要求

1. 性状

胶剂应为色泽均匀、无异常臭味的半透明固体。

2. 水分

取供试品1g，置扁形称量瓶中，精密称定，加水2mL，置水浴上加热使溶解后再干燥，使厚度不超过2mm，照水分测定法测定，不得过15.0%。

3. 检查

一般应检查总灰分、重金属、砷盐等。

（二）分析特点

目前胶剂的质量评价主要围绕其中的蛋白质、氨基酸类成分，辅以水分、总灰分、重金属、砷盐、挥发性碱性物质等一般杂质或特殊杂质检查。在定性定量分析时，应尽量结合不同胶剂中特有的成分进行分析。

（三）实例

阿胶

本品为马科动物驴 *Equus asinus* L. 的干燥皮或鲜皮经煎煮、浓缩制成的固体胶。

制法：将驴皮浸泡去毛，切块洗净，分次水煎，滤过，合并滤液，浓缩（可分别加入适量的黄酒、冰糖及豆油）至稠膏状，冷凝，切块，晾干，即得。

性状：本品呈长方形块、方形块或丁状。棕色至黑褐色，有光泽。质硬而脆，断面光亮，碎片对光照视呈棕色半透明状。气微，味微甘。

鉴别：取本品粗粉0.02g，置2mL中，加6mol/L盐酸溶液1mL，熔封，置沸水浴中煮沸1小时，取出，加水1mL，摇匀，滤过，用少量水洗涤滤器及滤渣，滤液蒸干，残渣加甲醇1mL使溶解，作为供试品溶液。另取甘氨酸对照品，加甲醇制成每1mL含1mg的溶液，作为对照品溶液。照薄层色谱法试验，吸取上述两种溶液各2μL，分别点于同一硅胶G薄层板上，以苯酚-0.5%硼砂溶液（4:1）为展开剂，展开，取出，晾干，喷以茚三酮试液，在105℃加热至斑点显色清晰。供试品色谱中，在与对照品色谱相应的位置上，显相同颜色的斑点。

检查

（1）水分：取本品1g，精密称定，加水2mL，加热溶解后，置水浴上蒸干，使厚度不超过2mm，照水分测定法测定，不得过15.0%。

（2）重金属及有害元素：照铅、镉、砷、汞、铜测定法测定，铅不得过百万分之五，镉不得过百万分之三，砷不得过百万分之二，汞不得过百万分之二，铜不得过百万分之二十。

（3）水不溶物：取本品1.0g，精密称定，加水5mL，加热使溶解，转移至已恒重10mL具塞离心管中，用温水5mL分3次洗涤，洗液并入离心管中，摇匀。置40℃水浴保温15分钟，离心（转速为每分钟2000转）10分钟，去除管壁浮油，倾去上清液，沿管壁加入温水至刻度，离心，离心管在105℃加热2小时，取出，置干燥器中冷却30分钟，精密称定，计算，即得。

本品水不溶物不得过2.0%。

（4）其他：应符合胶剂项下有关的各项规定。

含量测定

色谱条件与系统适用性试验：以十八烷基硅烷键合硅胶为填充剂；以乙腈-0.1mol/L醋酸钠溶液（用醋酸调节pH值至6.5）（7:93）为流动相A，以乙腈-水（4:1）为流动相B，按下表中的规定进行梯度洗脱；检测波长为254nm；柱温为43℃。理论塔板数按L-羟脯氨酸峰计算应不低于4000。

时间（分钟）	流动相A（%）	流动相B（%）
0~11	100→93	0→7
11~13.9	93→88	7→12
13.9~14	88→85	12→15
14~29	85→66	15→34
29~30	66→0	34→100

对照品溶液的制备：取L-羟脯氨酸对照品、甘氨酸对照品、丙氨酸对照品、L-脯氨酸对照品适量，精密称定，加0.1mol/L盐酸溶液制成每1mL分别含L-羟脯氨酸80mg、甘氨酸0.16mg、丙氨酸70mg、L-脯氨酸0.12mg的混合溶液，即得。

供试品溶液的制备：取本品粗粉约0.25g，精密称定，置25mL量瓶中，加0.1mol/L盐酸溶液20mL，超声处理（功率500W，频率40kHz）30分钟，加0.1mol/L盐酸溶液至刻度，摇匀。精密量取2mL，置5mL中，加盐酸2mL，150℃水解1小时，放冷，移至蒸发皿中，蒸干，残渣加0.1mol/L盐酸溶液溶解，转移至25量瓶中，加0.1mol/L盐酸溶液至刻度，摇匀，即得。

精密量取上述对照品溶液和供试品溶液各5mL，分别置25mL量瓶中，各加0.1mol/L异硫氰酸苯酯（PITC）的乙腈溶液2.5mL，1mol/L三乙胺的乙腈溶液2.5mL，摇匀，室温放置1小时后，加50%乙腈至刻度，摇匀。取10mL，加正己烷10mL，振摇，放置10分钟，取下层溶液，滤过，取续滤液，即得。

测定：分别精密吸取衍生化后的对照品溶液与供试品溶液各5mL，注入液相色谱仪，测定，即得。

本品按干燥品计算，含L－羟脯氨酸不得少于8.0%，甘氨酸不得少于18.0%，丙氨酸不得少于7.0%，L－脯氨酸不得少于10.0%。

四、凝胶剂

凝胶剂系指提取物与适宜基质制成具凝胶特性的半固体或稠厚液体制剂。

（一）一般质量要求

1. 性状

凝胶剂应均匀、细腻，在常温时保持凝胶状，不干涸或液化。混悬型凝胶剂中胶粒应分散均匀，不应下沉结块。

2. 粒度

混悬型凝胶剂须进行粒度检查。除另有规定外，混悬型凝胶剂取适量的供试品，涂成薄层，薄层面积相当于盖玻片面积，共涂3片，照粒度和粒度分布测定法检查，均不得检出大于180mm的粒子。

3. 无菌

用于烧伤或严重创伤的凝胶剂，照微生物限度检查法检查，应符合规定。

（二）分析特点

凝胶剂基质属单相分散系统，有水性与油性之分。水性凝胶基质一般由水、甘油或丙二醇与纤维素衍生物、卡波姆和海藻酸盐、西黄蓍胶、明胶、淀粉等构成；油性凝胶基质由液状石蜡与聚乙烯或脂肪油与胶体硅或铝皂、锌皂构成。在性质上比较类似栓剂、软（乳）膏剂等外用剂型，因此可以参考这些剂型的分析方法。

（三）实例

金果榄凝胶

主要组成：金果榄、冰片、聚乙烯醇缩甲乙醛。

制法：以上二味药材，金果榄粉碎成颗粒，用85%乙醇300mL润湿过夜，照流浸膏剂与浸膏剂项下的渗漉法，用85%乙醇作溶剂，浸渍48小时，缓缓渗漉，收集初漉液850mL，另器保存，继续渗漉，至漉液近无色或微黄色，收集续漉液，药渣压榨，将压出液与续漉液合并，在60℃以下浓缩至相对密度为1.31（60℃）的稠膏，加入初漉液850mL，混合，加入冰片及聚乙烯醇缩甲乙醛，混匀，加85%乙醇至规定量，混匀，静置，滤过，即得。

性状：本品为棕黄色黏稠液体；气清香，味微苦。

鉴别：取本品10mL，加1%硫酸溶液20mL，置50℃～60℃水浴加热1小时，滤过，滤液用氨试液调节pH值至9～11，用三氯甲烷振摇提取3次，每次15mL，合并三氯甲烷液，蒸干，残渣加乙醇0.5mL使溶解，作为供试品溶液。另取盐酸巴马汀对照品，加乙醇制成每1mL含4mg的溶液，作为对照品溶液。照薄层色谱法试验，吸取上述两种溶液各5μL，分别点于同一以羧甲基纤维素钠为黏合剂的硅胶G薄层板上，以苯-醋酸乙酯-甲醇-异丙醇-浓氨试液（10∶6∶6∶2∶1）为展开剂，展开，取出，晾干，置紫外光灯（365nm）下检视。供试品色谱中，在与对照品色谱相应的位置上，显相同颜色的荧光斑点。

检查

（1）耐热试验：取本品2支，于40℃恒温箱内保存24小时，取出，放至室温，应无分层现象。

（2）耐寒试验：取本品2支，于-15℃条件下冷藏24小时，取出，放至室温，应无分层现象。

（3）其他：应符合凝胶剂项下有关的各项规定。

含量测定

色谱条件与系统适用性试验：十八烷基硅烷键合硅胶为填充剂；0.025mol/L磷酸二氢钾溶液-甲醇（50∶50）为流动相；检测波长为340nm。理论塔板数按盐酸巴马汀峰计算应不低于1200。

对照品溶液的制备：精密称取盐酸巴马汀对照品适量，加甲醇制成每1mL含30μg的溶液，即得。

供试品溶液的制备：取本品装量差异项下的内容物，混匀，取2g，精密称定，置10mL量瓶中，加甲醇溶解并稀释至刻度，密塞，剧烈振摇，超声处理5分钟，离心，取上清液，即得。

测定：分别精密吸取对照品溶液与供试品溶液各5μL，注入液相色谱仪，测定，即得。

本品每1g含金果榄以盐酸巴马汀（$C_{21}H_{55}NO_4 \cdot HCl$）计，不得少于0.19mg。

五、气雾剂与喷雾剂

气雾剂系指提取物、饮片细粉与适宜的抛射剂共同封装在具有特制阀门装置的耐压容器中，使用时借助抛射剂的压力将内容物喷出呈雾状、泡沫状或其他形态的制剂。不含抛射剂，借助手动泵的压力或其他方法将内容物以雾状等形态喷出的制剂称为喷雾剂。

（一）一般质量要求

1. 破损与漏气检查

将成品放入有盖的铁丝篓内，浸没于40℃ ±1℃的水浴中1小时（或55℃，30分钟），取出冷至室温，拣去破裂及塑料保护不紧密的废品。漏气检查：将成品称重，在室温直立72小时以上，再称重，然后计算每瓶漏气的重量。

2. 非定量阀门气雾剂

应作喷射速率和喷出总量检查。

（1）喷射速率：取供试品4瓶，除去帽盖，分别揿压阀门喷射数秒钟后，擦净，精密称定，将其浸入恒温水浴（25℃ ±1℃）中30分钟，取出，擦干。除另有规定外，揿压阀门持续准确喷射5秒钟，擦净，分别精密称定，然后再放入恒温水浴（25℃ ±1℃）中，按上法重复操作3次，计算每瓶的平均喷射速率（g/s），均应符合各品种项下的规定。

（2）喷出总量：取供试品4瓶，除去帽盖，精密称定，在通风橱内，分别揿压阀门连续喷射于已加入适量吸收液的容器中，直至喷尽为止，擦净，分别精密称定。每瓶喷出量均不得少于标示装量的85%。

凡进行每揿主药含量检查的气雾剂，不再进行每揿喷量检查。

3. 定量阀门气雾剂

应作每瓶总揿次、每揿喷量或每揿主药含量检查。

（1）每瓶总揿次：取供试品4瓶，除去帽盖，充分振摇，在通风橱内，分别揿压阀门连续喷射于已加入适量吸收液的容器内（注意每次喷射间隔5秒并缓缓振摇），直至喷尽为止，分别计算喷射次数，每瓶总揿次均不得少于其标示总揿次。

（2）每揿喷量：取供试品4瓶，除去帽盖，分别揿压阀门试喷数次后，擦净，精密称定，揿压阀门喷射1次，擦净，再精密称定。前后两次重量之差为1个喷量。按上法连续测出3个喷量；不计重量揿压阀门连续喷射10次，再按上法连续测出3个喷量；再不计重量揿压阀门连续喷射10次，最后再按上法测出4个喷量。计算每瓶10个喷量的平均值。除另有规定外，应为标示喷量的80% ~120%。

（3）每揿主药含量：取供试品1瓶，充分振摇，除去帽盖，试喷5次，用溶剂洗净套口，充分干燥后，倒置药瓶于加入一定量吸收液的适宜烧杯中，将套口浸入吸收液面下（至少2.5cm），除另有规定外，喷射10次或20次（注意每次喷射间隔5秒并缓缓振摇），取出药瓶，用吸收液洗净套口内外，合并吸收液，按各品种含量测定项下的方法测定，所得结果除以取样喷射次数，即为平均每揿主药含量，应符合各品种项下的有关规定。

吸入用混悬型气雾剂和喷雾剂应作粒度检查：取供试品1瓶，充分振摇，除去帽盖，试喷数次，擦干，取清洁干燥的载玻片一块，置距喷嘴垂直方向5cm处喷射一次，用约2mL四氯化碳小心冲洗载玻片上的喷射物，吸干多余的四氯化碳，待干燥，盖上盖玻片，移置具有测微尺的400倍显微镜下检视，上下左右移动，检查25个视野，计数，药物粒径应在5mm以下，粒径大于10mm的粒子不得过10粒。

4. 喷雾剂

应作喷射试验和装量检查。

（1）喷射试验：取供试品4瓶，除去帽盖，分别揿压试喷数次后，擦净，精密称定，除另有规定外，揿压喷射5次，擦净，分别精密称定，按上法重复操作3次，计算每瓶每揿平均喷射量，均应符合各品种项下的规定。

（2）装量：照最低装量检查法检查，应符合规定。

（二）分析特点

气雾剂的给药是通过手揿压并借助抛射剂实现的，因此在质量分析时需注意将其中抛射剂排除后进行。

（三）实例

麝香祛痛气雾剂

主要组成：人工麝香、红花、樟脑、独活、冰片、龙血竭、薄荷脑、地黄、三七。

制法：以上九味，取人工麝香、三七、红花，分别用50%乙醇10mL分三次浸渍，每次7天，合并浸渍液，滤过，滤液备用；地黄用50%乙醇100mL分三次浸渍，每次7天，合并浸渍液；龙血竭、独活分别用乙醇10mL分三次浸渍，每次7天，合并浸渍液，滤过，滤液备用；冰片、樟脑加乙醇100mL，搅拌使溶解，再加入50%乙醇700mL，混匀；加入上述各浸渍液，混匀；将薄荷脑用适量50%乙醇溶解，加入上述药液中，加50%乙醇至总量为1000mL，混匀，静置，滤过，灌装，封口，充入抛射剂适量，即得。

性状：本品为非定量阀门气雾剂，在耐压容器中的药液为橙红色澄清液体；气芳香。

鉴别

（1）取本品，照【含量测定】项下的方法试验，供试品色谱中应呈现与对照品色谱峰保留时间相同的色谱峰。

（2）取【含量测定】项下剩余药液50mL，加水200mL，摇匀，用石油醚（30℃～60℃）提取2次，每次100mL，合并石油醚液，自然挥干，残渣用无水乙醇2mL使溶解，取上清液作为供试品溶液。另取麝香酮对照品适量，加无水乙醇制成每1mL含0.1mg的溶液，作为对照品溶液。照气相色谱法试验，聚乙二醇20000（PEG-20M）毛细管柱（柱长为30m，内径0.32mm，膜厚度为0.5mm），柱温为程序升温，起始温度为130℃，保持5分钟，以每分钟0.8℃的速率升温至180℃，保持2分钟，再以每分钟20℃的速率升温至220℃，保持5分钟。分别吸取对照品溶液与供试品溶液各1mL，注入气相色谱仪，测定。供试品色谱中，应呈现与对照品色谱峰保留时间相同的色谱峰。

检查

（1）乙醇量：应为47%～57%。

（2）喷射速率：应不低于0.80g/s。

（3）其他：应符合气雾剂项下有关的各项规定。

含量测定

色谱条件与系统适用性试验：聚乙二醇20000（PEG-20M）毛细管柱（柱长为30m，内径0.53mm，膜厚度为1.0mm），柱温为160℃。理论塔板数按樟脑峰计算应不低于20000。

校正因子测定：取萘适量，精密称定，加无水乙醇制成每1mL含4mg的溶液，作为内标溶液。另取樟脑对照品、薄荷脑对照品、冰片对照品各30mg、10mg、20mg，精密称定，置同一50mL量瓶中，精密加入内标溶液5mL，加无水乙醇至刻度，摇匀，吸取1mL，注入气相色谱仪，计算校正因子。

测定：取本品，除去帽盖，冷却至5℃，在铝盖上钻一小孔，插入连有干燥橡皮管的注射针头（勿与药液面接触），橡皮管另一端放入水中，待抛射剂缓缓排出后，除去铝盖，精密量取药液1mL，置50mL量瓶中，精密加入内标溶液5mL，加无水乙醇至刻度，摇匀，作为供试品溶液。吸取1mL，注入气相色谱仪，测定，冰片以龙脑峰、异龙脑峰面积之和计算，即得。

本品每1mL中含樟脑（$C_{10}H_{16}O$）应为25.5～34.5mg；含薄荷脑（$C_{10}H_{20}O$）应为8.5～11.5mg；含冰片（$C_{10}H_{18}O$）应为17.0～23.0mg。

第七节　中药制剂过程分析

一、概述

中药制剂的过程分析与控制对解决中药制剂因生产工艺不稳定、原辅材料及中间产品质量可控性差而产生的中药制剂质量不稳定等问题，具有重要意义，是制药装备和中药制剂生产行业急需提高和发展的重要方向，也是中药制剂质量控制的一项重要内容。

过程分析是将现代化学、物理学、数学、生物学等学科理论与技术和风险管理整合为一体的综合性分析操作，通过使用一系列工具对原材料、在线物料以及工艺过程的关键质量参数和性能特征进行实时测量，设计、分析和控制生产过程，准确判定中间产品和最终产品质量状况，以保证生产的顺利进行。过程分析对于保证产品质量稳定均一、避免废品与损失、缩短生产周期、提高生产效率、保证设备安全、节省资源、降低能耗、降低生产成本、减少污染、减小生产中的人为因素、降低生产风险和提高管理效率意义重大、作用显著。

（一）过程分析分类

按照分析操作程序的不同，过程分析可分为在线分析法和离线分析法两大类。其中，在线分析法能与生产进程同步或几乎同步地给出分析结果，及时反馈信息，是现代制药工业首选分析方法。

在线分析法是利用自动取样和样品预处理装置，将分析仪器与生产过程直接联系起来，实现连续自动分析，包括原位分析和非接触分析。原位分析或称内线分析，是将具有化学响应的传感器直接插入生产流程内，将生产线上的物料和其质量信息转化为光电信号输送给分析仪器进行分析处理并快速输出结果，实现连续地或实时、自动监测。原位分析可对生产过程做多点实时监测，同时随着芯片技术的发展，还可将微传感器、微处理器和微执行器阵列，进行多组分测量。非接触分析是采用不与试样接触的探头来进行的在线分析技术，大大缓解了令人困扰的取样问题。

按测试过程是否连续，在线分析法又可分为间歇式和连续式两种。其中，连续式在线分析法大多是在线光谱类分析方法，如紫外－可见分光光度计经过改造后已有商品仪器用于在线过程分析。连续式在线分析法使真正的实时分析成为可能，它所提供的分析信息直接反映了当时的生产状态。

与在线分析法相比，离线分析法的工作方式实质上和一般的实验室分析检验工作没有多大区别，是制药工业传统分析方式，它们的分析结果都只能说明生产过程“过去”某一时间的状况，提供的是滞后信息。离线分析法分为离线分析和现场分析。离线分析即从生产现场采样后带回实验室进行处理和分析。现场分析是将分析仪器置于生产现场，就地取样、就地分析，加快了报出分析结果的速度。但仍不能解决生产的实时控制问题。

（二）过程分析特点

1．分析对象的多样性

过程分析对象从监控工艺上看，可来自于化学反应过程、提取分离过程、结晶过程等；从生产阶段上看，可以是原辅料、中间体、包装材料和成品等；从待测物聚集状态上看，可分为固态、液态、气态或多态并存。

2．样品条件的苛刻性

生产流程中的物料环境条件苛刻，如酸碱度大，温度高，压力大，黏度大，高速运动，需密封等。

3．分析方法的快速性

在常规的药物质量分析中，原料和成品分析主要是测定其化学组成及含量，要求准确度较高，对分析速度要求不高，可在实验室中完成。过程分析技术是在生产线上采样，用于监测药物生产工艺过程是否顺利进行及产品质量状况，要求在较短时间内获取分析结果。因此，快速是过程分析技术的第一要求。

4．监测的动态性和连续运行性

任何生产都是持续一定时间的过程。由于生产流程中待分析对象的性质、组分的类别和含量随时间变化，因此过程分析必须动态地连续进行。同时要求分析设备需对浓度的响应范围广和长时间工作的稳定性。

5．采样和样品预处理的自动化

由于过程分析的对象多种多样，制药工业生产的物料数量较大且组成不完全均匀，因此保证采样的代表性显得尤为重要。通常将影响中药制剂生产质量的关键工艺操作点选为采样点。如清开灵注射液在线质控选取了制剂单元的 10 个质量控制位点。又如片剂生产的过程分析，在混合过程和压片过程中都设置了取样点，以便分析软材混合的均匀程度，颗粒粒径和干燥程度，压片重量差异和崩解时限等。

为保证制药过程的连续化和自动化，根据待测物物态的不同，在线分析采用不同的取样装置自动、快速地将样品引入到分析系统中。如常用的气体采样装置一般由采样管、过滤器、冷却器和气体容器等部分组成（图6-6）。

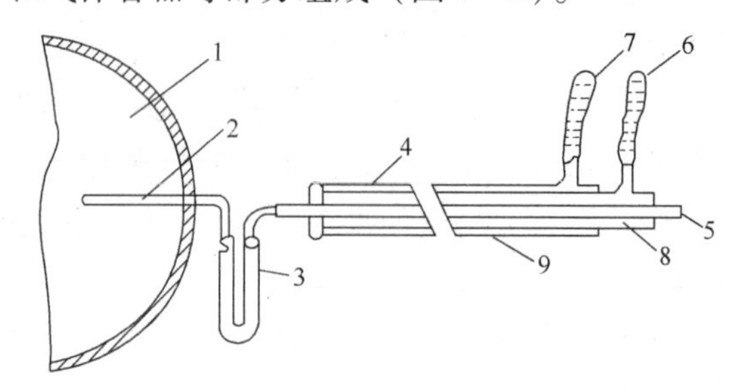

图6-6 气体样品采样装置

1—气体管道或容器；2—采样管；3—过滤器；4—冷却器；5—导气管；6—冷却水入口；7—冷却水出口；8，9—冷却管

采样后，根据样品的情况、待检测成分的性质及后续的检验方法，选择适宜的预处理方法进行分离、净化对于大多数过程分析工作是非常重要的。

6. 过程监测和控制系统的重要性

化学计量学（Chemometrics）是过程监测和控制的软件系统，是过程分析技术建立和发展的重要基础。化学计量学主要解决三方面的问题。第一，检测信号的提取和解析。第二，过程建模。为了识别监测过程的状态，需要建立大量相应状态的模型，化学计量学是化学建模的有力工具。第三，过程控制。化学计量学能将得到的分析结果反馈给生产过程，通过控制并设定合理的参数范围对过程进行实时监测和优化，保证生产顺利进行。

（三）过程分析仪器

在线分析仪器也称流程分析仪器或过程分析仪器，通常由取样装置与预处理系统、检测器系统、信号处理系统、结果输出（如显示、打印、报警等）系统、整机自动控制系统（控制各个部分自动而协调地工作，每次测量时自动调零、校准，当出现故障时，显示、报警或启动自动处理操作等）五部分组成（图6-7）。在线分析仪器必须完全自动化、具有自动取样和样品预处理系统，一般要求仪器精度可低一些，但长时间使用稳定性必须好，能经受高温、高湿、腐蚀性、振动、噪声等恶劣工作环境的影响。

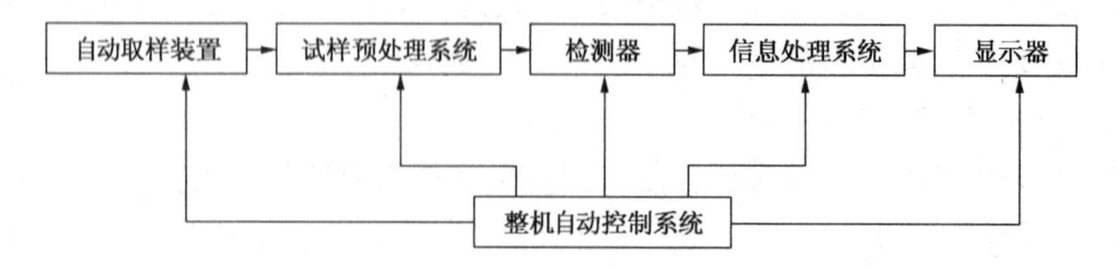

图6-7 过程分析仪器的一般组成

二、中药制剂过程分析方法

中药制剂过程分析方法大致可分为简单过程分析方法和复杂过程分析方法。简单过程分析方法是对中药制剂生产过程中物料及环境等的某个物理、化学参数进行测量，包括 pH 值、浓度、水分等。一般基于常规测量手段和简单分析仪器的数据测量技术，且通常作为离线分析技术。当测量数据经过数学建模，得出与过程中或最终产品有关的分析指标而形成可靠的模型后，也可作为过程分析技术的一部分在中药制剂生产实践中加以应用。简单过程分析方法常用仪器包括 pH 计、电导率计、密度计、水分分析仪等。复杂过程分析方法包括过程色谱法、在线紫外 - 可见光谱法、在线近红外光谱法等。

（一）过程色谱分析系统

用于工业生产过程分析的色谱一般称为过程色谱。与常规的实验室分析不一样，在过程色谱中，从样品采集、预处理到分析、检测、记录、显示等所有必要的操作大都是自动完成的。但由于受分离过程的限制，过程色谱一般为间歇式循环分析。为缩短循环时间，主要通过多柱切换的方法。即每根色谱柱分离几个特定组分，然后对过程控制有用的组分再进一步分析，而不重要的组分则通过色谱柱组合技术予以排除。

在线气相色谱仪仅适用于在操作温度下可汽化而不分解的物质，使其应用受到一定程度的限制。在线液相色谱仪则不受样品挥发性和热稳定性的限制，适用于分子量较大、难气化、不易挥发或对热敏感的物质。

过程色谱系统主要由取样器、样品预处理装置、流路选择系统、分析单元（包括进样器、色谱柱和检测器）和程序控制单元组成（图 6 - 8）。

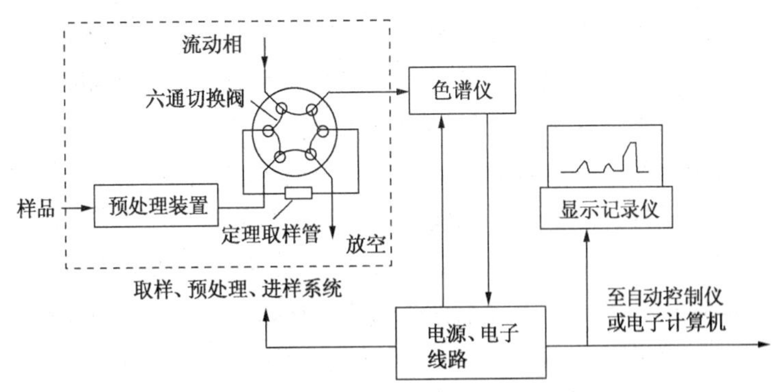

图 6 - 8 过程色谱系统基本组成示意图

在程序控制单元的指挥下，取样器将样品从生产工艺装置中取出，通过导管输送到样品预处理装置，经处理后使其满足色谱分析要求。若为单流路系统，则预处理过的样品直接进入分析单元；若为多流路系统，则需先进入流路选择系统后再进入分析单元。经分离、检测，分析单元最后将各组分的浓度或质量转变成的电信号再反馈给程序控制单元。至此完成一个分析循环。

1. 取样和样品预处理装置

取样和样品预处理装置的基本功能是提供具有代表性的、适合色谱分析的样品。建立取样和样品预处理方法应考虑样品的物化性质、取样装置特性和色谱分析要求等三方面问题。色谱分析通常要求样品具有适当温度、压力、流量，杂质和干扰成分尽可能少，无腐蚀性，不发生化学反应等。取样器是将样品直接从生产工艺装置中取出，必须能够适应生产条件，即温度、压力、湿度、腐蚀性及聚集状态等。试样预处理装置一般包括过滤器、调节器、控制阀、转子流量计、压力表和冷凝器等部分。不同的制药工艺过程，流体性质差异很大，因此各种工艺监控系统取样和样品预处理装置要求是专用的。

2. 流路选择系统

流路选择系统处于接近分析单元的恒温室中，其功能是使用一个分析单元轮流分析几个流路的样品，以节约分析成本。流路选择系统的结构多种多样，基本结构有并联和串联两种，如图6-9所示。

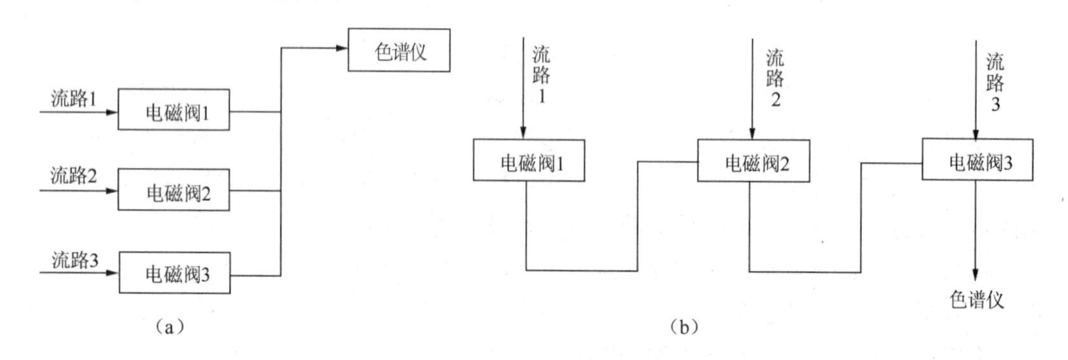

图6-9 并联（a）和串联（b）流路选择系统示意图

3. 分析单元

分析单元包括进样器、色谱柱和检测器。进样器在每一分析循环开始时将一定数量的样品注入色谱柱系统。过程色谱要求进样器能在405.30~607.95kPa下正常工作，切换时间短，至少可进行上万次无故障切换，且易于清洗和更换。常用进样器为六通阀。

色谱柱能使混合样品得到有效分离，是过程色谱的核心部分。过程分析系统中通常需采用两根或多根色谱柱，以提高分离能力，缩短分析周期。根据使用目的，色谱柱可分为分离柱、保留柱、储存柱和选择柱。分离柱连接于分析通路中或切换阀两个通道间，起分离组分的作用；保留柱连接于色谱阀两个通道间，起阻流样品中某些组分（通常是重组分和水分）的作用；储存柱可按照预定程序，在规定时间将某些组分（通常是轻组分）排出分析系统；选择柱能在样品中高浓度组分不需要测定时，将其排出，而使低浓度组分进入分离系统。

检测器能将各组分浓度或质量转变成相应电信号。气相过程色谱常用检测器有热导检测器、氢火焰离子化检测器及密度检测器；液相过程色谱常用紫外检测器、电化学检测器、折光检测器及蒸发光散射检测器。

4. 程序控制单元

过程色谱的所有操作指令均来自于程序控制单元，其核心部分是程序器。程序器的各种功能在仪器运行期间不能改变。在过程分析循环中，它按照预先确定的分析程序在规定时间内向各部分发出动作指令，控制取样及样品预处理，完成样品注入、分析流路和色谱柱切换、信号衰减、基线校正、数据分析与存储、流路系统自动清洗等控制动作，从而使指令信号与组分在检测器中出现时间严格同步，保证色谱分析周期时间确定，实现实时监测、调整生产过程。

过程色谱通常与其他分析技术联用以获得生产过程的定性和定量信息。色谱与光谱联用是联用技术中较为普遍的方法，包括色谱－质谱联用，如 GC－MS、HPLC－MS；色谱－紫外光谱联用，如 HPLC－UV；色谱－傅里叶变换红外光谱联用，如 GC－FTIR、HPLC－FTIR 等。

（二）在线紫外－可见光谱法

紫外－可见光谱法是一种较为经典的分析方法，20 世纪 50 年代就被用于过程分析。紫外－可见光谱仪依据分光方式不同主要有滤光片、扫描光栅色散和固定光路阵列检测器三种类型。将光纤技术与固定光路阵列检测器相结合的新型在线紫外－可见分析仪是目前发展的主流，这类仪器采用低羟值的石英光纤对光进行长距离传输，并可快速进行全谱测量，通过化学计量学多元校正方法可消除复杂背景的干扰，而且仪器结构简单，没有可移动光学部件，适合在线分析。过程分光光度计其光源、色散元件、光检验元件与分析型分光光度计基本相同，只是将样品池改为流通池，专门用于液体样品的分析。如果待测组分需经显色反应进行比色测定，则在取样器和分光光度计之间要增加一个反应池。图 6－10 为间歇式过程分光光度计检测系统示意图。由自动采样器把样品从生产工艺流程中取出，并进行过滤、稀释、定容等预处理，然后放入反应池，加入显色剂等各种试剂，在电磁搅拌下反应完全后流入比色池进行测量。

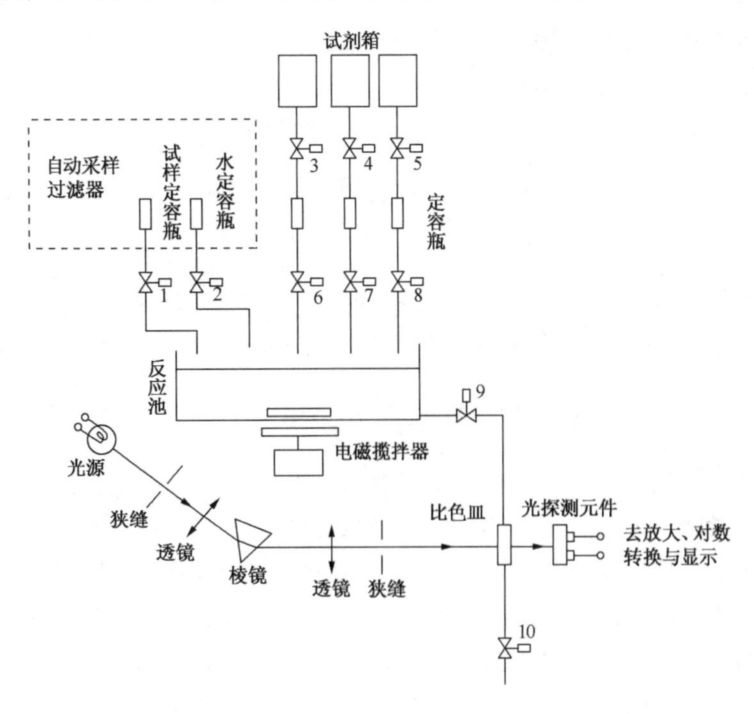

图 6－10 间歇式过程分光光度计检测系统

在线紫外－可见光谱法可用于反应过程监测，首先应建立操作单元正常反应的紫外－可见吸收光谱分析模型。然后通过观察样品吸收光谱的形状和一定波长处的吸光度值来判断反应的起始、反应进行的程度和反应的终止。在线紫外－可见光谱分析也可用来优化过程的条件。一般的紫外－可见吸收光谱分析常需要标准物质来进行比较，在过程分析中有时不需标准物质，只需通过观察特定波长处吸光度值的增加、减小和变化趋势，从而对反应过程做出相应的判断。

（三）在线近红外光谱法

近红外光谱法（Near infrared spectrometry，NIRS）系通过测定物质在近红外光谱区（波长780～2526nm）的特征光谱并利用适宜的化学计量学方法提取相关信息后，对被测物质进行定性、定量分析的一种方法。由于近红外光在常规光纤中良好的传输特性，使近红外光谱在在线分析领域得到很好应用。

NIR光谱主要是由分子振动的非谐振性使分子振动从基态向高能级跃迁时产生的，反映的是含氢基团C－H、O－H、N－H、S－H、P－H振动的倍频和合频吸收。不同基团（如甲基、亚甲基、苯环等）或同一基团在不同化学环境中的近红外吸收波长与强度有明显差别。与中红外光谱（4000～400cm^{-1}）相比，近红外光谱的吸收强度较低，吸收峰重叠严重，且受物质颗粒大小、多态、残留试剂和湿度等多种因素影响，因此无法采用常规分析方法对被测物质进行定性、定量分析，而必须对测得的近红外光谱数据用验证过的化学计量学方法处理。

1. 仪器组成

在线近红外光谱分析系统（图6－11）主要包括光谱仪、自动取样系统、测样装置、样品预处理系统和数控系统等部分。

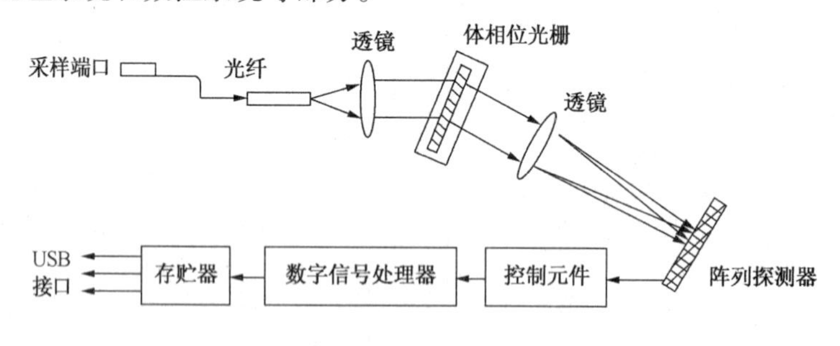

图6－11 在线近红外光谱分析系统示意图

（1）光谱仪：近红外光谱仪有分光型和非分光型之分。分光型近红外光谱仪由光源、单色器、检测器、数据处理和评价系统组成。常用的单色器有光栅型、棱镜型和声光可调型。非分光型近红外光谱仪，如傅里叶变换近红外光谱仪，则用干涉仪代替单色器。光源常用稳定的、高强度的石英壳钨灯，如石英卤素钨灯。检测器有单通道和多通道两种检测方式。前者是经过光谱扫描，逐一接受每个波长下的光信号；后者则是同时接受指定光谱范围内的光信号。选择在线光谱仪时，除了要考虑波长范围、分辨率、采集时间、信噪比等性能外，抗环境干扰的稳定性指标亦是重要的考虑因素。

（2）取样系统：液体样品取样方式常选择泵抽采样或压差引样，前者多用于取样点与测样装置之间无压力差的过程。固体样品取样方式也有两种，即靠重力输送的被动方式和靠压缩空气或电动输送带传输的主动方式。

（3）测样装置：常用测样装置有普通样品池、光纤探头、液体透射池和积分球等。用于液体的测样装置主要有流通池和插入式光纤探头两种。将光纤探头或流通池直接安装到生产装置或管线中是一种无需取样的原位测量方式。流通池主要用于流动性好、以透射方式测量的样品。固态粉末、颗粒样品的测定常使用积分球。

（4）控制及数据处理系统：一般由仪器控制、采集和光谱处理分析两个软件系统和相应的硬件设备构成。前者主要功能是控制仪器各部分的工作状态，设定光谱采集的有关参数，设定检测器的工作状态并接受检测器的光谱信号。后者主要对所采集的光谱进行处理，实现定性或定量分析。

2. 在线近红外光谱法的特点

（1）分析对象广泛，样品一般无需预处理。NIRS 几乎可用于分析所有含氢基团样品的物化性质，对药品的活性成分、辅料、制剂、中间产物、化学原料以及包装材料进行定性定量分析。

（2）可使用光纤传输信号。NIR 区的波长短，不被玻璃或石英吸收，故可使用成本较低的玻璃或石英光纤传输信号。一台近红外光谱仪能连接多条（2～6 条）光纤，同时在线测定多个质量控制点的样品，从而节约分析成本，提高分析效率。

（3）无损的绿色分析技术。光谱测量过程中不消耗样品，不使用试剂，不产生任何污染，样品测定后一般可送回生产地或容器。

（4）分析快速简便，定量精密度较高。采用多元校正方法及一组已知的同类样品所建立的定量矫正模型，可使光谱测量过程在一分钟内完成，得到相对误差低于正负 0.5% 的测量结果。

（5）分析效率高，测试重现性好。在线近红外光谱法可连续测定多个成分和参数，缩短分析时间，提高分析效率。

近红外在线光谱法以其检测速度快、非破坏性、检测对象状态多样、多通道多成分同时检测等特点，成为对生产过程进行在线检测和控制的首选。然而，在线近红外光谱法也有其固有弱点。首先，它的灵敏度相对较低，检测限一般为 0.1%，只能做常量分析。其次，它是一种间接分析技术，方法所依赖的模型必须事先用标准方法或参考方法对一定范围内的样品测定出其组成或性质数据，因此需要一定的化学计量学知识及费用和时间，另外分析结果的准确性与模型建立的质量和模型的合理使用也有很大关系。

3. 在线近红外光谱分析基本流程

在线近红外光谱分析技术需先以标准方法测定一定范围的大批量样品的质量参数，再以样品光谱和其质量参数进行关联，建立数学模型，然后利用数学模型预测样品的组成和性质。图 6-12 为在线近红外光谱技术建模分析过程示意图，分析方法的建立主要通过以下步骤完成。

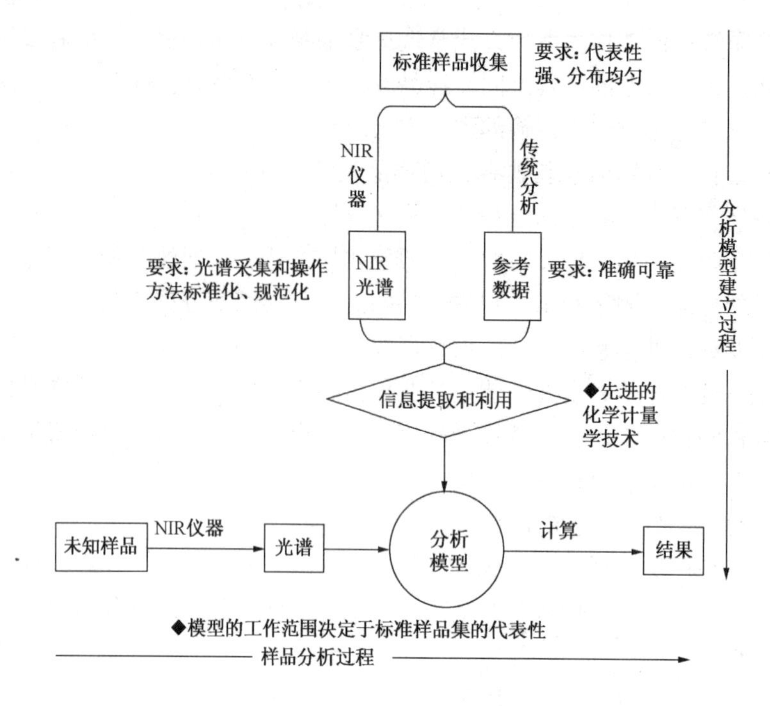

图6-12 在线近红外光谱技术建模分析过程示意图

（1）收集校正样本，测定NIRS：校正集样本（也称为训练集样本）是用来建立校正模型的样本集。校正集样本要有代表性，其浓度或性质必须涵盖未来要分析样品的范围，有时根据需要可建立对应浓度宽与窄两种模型。样本集中各样本构成应保持一致（如水分、pH值和辅料等），否则背景干扰将非常严重，导致模型适用性差甚至不能使用。校正集中样本的数量也必须满足一定的要求。例如单组分体系至少需要10~15个样本，或为偏最小二乘回归（PLSR）模型因子数的3~4倍。

液体样品的NIR光谱测量可在不同光程的比色池里进行，也可使用光纤。因其NIR吸收主要来源于C-H、N-H与O-H等基团振动，因此最理想的溶剂应不含上述基团，如CCl_4、CS_2等，以便充分消除背景吸收。但对于中药体系，要找到溶解能力好又不带这些基团的溶剂较难，需要借助数学手段对样品光谱进行背景扣除或基线校正。

采集固体样品的NIR光谱常用积分球样品杯和固体光纤探头。前者可收集各个方向的漫反射光，同时积分球器件在样品光谱扫描期间匀速旋转，使样品充分接受NIR光源的照射，并用多次扫描的平均光谱作为最终输出，从而使获得的光谱信噪比较高。

（2）测定校正样本基础数据：在对校正集样本进行近红外光谱测量的同时，要根据需要使用有关标准分析方法对校正集样本的基础数据进行测量，得到样品的各种质量参数，称为参考数据。近红外光谱分析的准确度取决于模型的准确度，而模型的准确度很大程度上取决于参考数据的准确性。

（3）光谱预处理：NIRS分析的误差主要来自高频随机噪声、基线漂移、信号本底、样品不均匀与光散射等。为克服各种干扰，从光谱中充分提取有效特征信息，在光谱与基础数据关联、建立校正模型前必须对光谱进行预处理。常用的预处理方法有平滑处理、微分处理、归一化处理和小波变换等。

(4) 建立 NIRS 校正模型：对预处理后的光谱进行化学计量学处理，并将其与基础数据关联，这种在光谱图和基础数据之间建立起的一一对应的映射关系称之为校正模型。虽然建立模型所使用的样本数有限，但经过化学计量学处理后得到的校正模型还是具有较强的代表性。在 NIRS 分析中，最常用的建模方法有光谱匹配法、多元线性回归、主成分回归、偏最小二乘回归、人工神经网络和拓扑等，实际应用中多通过化学计量学软件建立模型。

(5) 校正模型适用性评价：预测集样本是指用来验证校正模型效果的样本集。对建立好的校正模型必须通过预测集样本的预测来判断它是否适合对未知样本进行测定。一般采用如下指标来评定。

相关系数 R^2（Correlation coefficient），计算公式为：

$$R^2 = 1 - \frac{\sum (C_i - \hat{C}_i)^2}{\sum (C_i - C_m)^2}$$

若 R^2 越接近 1，则校正模型的预测值与标准对照方法分析值之间的相关性越强。

交叉验证误差均方根（Rootmean square error of cross validation，RMSECV），计算公式为：

$$RMSECV = \sqrt{\frac{\sum (\hat{C}_i - C_i)^2}{n - p}}$$

相对预测误差（Relativesu spected error，RSE），计算公式为：

$$RSE = \sqrt{\frac{\sum (\hat{C}_i - C_i)^2}{\sum C_i^2}} \times 100\%$$

上述各式中，C_i 为对照分析方法测量值；$\hat{C}_i$ 为通过 NIR 测量及数学模型预测的结果；C_m 为 C_i 均值；n 为建立模型用的校正集样本数；p 为模型所采用的因子数；m 为用于检验模型的预测集样本数。

(6) 样品分析：若校正模型的测量精度满足使用要求，那么只要测得样品的光谱，通过光谱和上述一一对应的映射关系，就能很快得到所需要的质量参数数据。由于近红外光谱是含氢基团伸缩振动的倍频及合频吸收，谱带较宽，特征性不强。因此，近红外光谱很少像（中）红外光谱那样用于化合物基团的识别及结构鉴定。近红外光谱中所言的定性分析一般是用于确定分析样品在已知类别中的归宿或将样品集划为子集，提高定量校正模型的预测精度。常见的定性识别法有判别分析、主成分分析、欧氏距离法、马氏距离法等。

此外，对近红外光谱数据的定量分析也需在多波长下进行。各种多元校正技术（如主成分回归、偏最小二乘回归、多元线性回归等）的采用，正是现代近红外光谱分析与经典近红外光谱分析的本质区别之一。

4. 在线近红外光谱法在中药制剂过程检测中的应用

中药制剂品种众多，生产环节复杂，检测对象有液体、固体、粉末、浸膏等多种形态。在线近红外光谱法以其分析速度快、操作简单、所需样品少、可以无损原位直接测量多种物态等特点，特别适合中药制剂过程在线质量分析。通过将近红外在线检测集成到生产线的多个环节中，可形成一个利用智能化建模方法和智能控制手段，根据中药内在质量进行自动控制的中药生产在线智能控制系统（图6－13）。

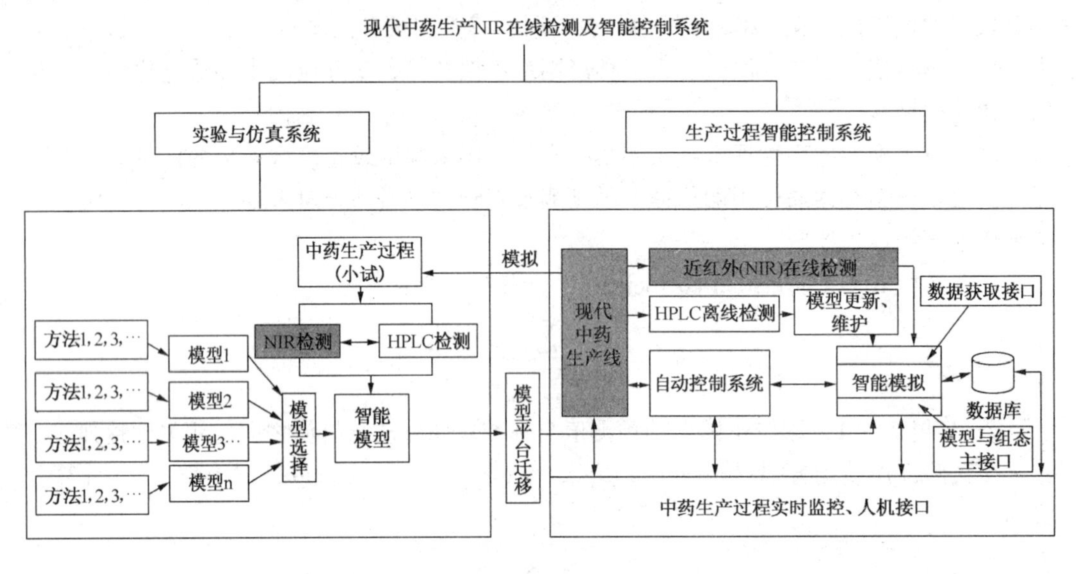

图6－13　中药生产NIR在线检测与智能控制系统示意图

该系统为保证各批次间一致性良好，实现对中药制剂原料、中间产品及生产过程的有效监测，通常采用的智能控制方法模式如图6－14所示。目前，在线近红外检测技术在中药制剂生产各环节中的应用主要包括以下几方面。

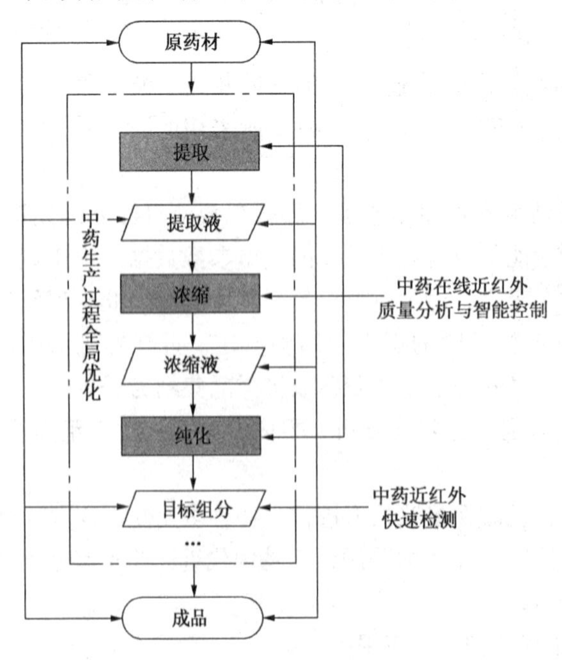

图6－14　中药质量系统化智能控制方法体系

（1）中药制剂原料药材的质量分析：在线近红外光谱法不仅可以利用近红外光谱数据结合聚类分析、判别分析等技术鉴别原料药材的真伪、等级、分类（生源）和产地，而且可以通过适当校正样本建立起数学模型，应用优化后的数学模型和未知样品的近红外光谱，快速、非破坏性地测定有效成分或指标成分的含量。

（2）提取过程：将近红外在线检测技术应用于中药提取过程，可以实时监测提取液中目标成分的变化，与事先建立的提取终止模型数据比较，进而判断提取时间及提取次数等，从源头上解决中药制剂工艺和成分的稳定性、可靠性问题，既保证了产品质量，又避免了能源浪费。

（3）浓缩过程：中药浓缩过程主要用于挥发水分或溶剂，在线近红外光谱分析技术可以通过检测水分（溶剂）或目标成分浓度、密度等，从而对浓缩过程终点做出即时判断。

（4）纯化过程：目前中药纯化操作大多重现性差、分析周期长。在线近红外分析技术可以实时监测流出液中目标成分变化情况，控制流动相和洗脱液的切换及终止洗脱，并能减少杂质引入量，以最小溶剂使用量和最短洗脱时间获得最大量的目标收集成分，从而提高产品质量，降低生产成本。

（5）制粒和干燥过程：在线近红外光谱分析技术可用于在线监测制粒过程中颗粒的水分含量。

（6）混合过程：中药制剂组方、成分复杂，生产要求混合均匀，否则不仅影响产品外观，而且影响安全用药与疗效，甚至造成不良后果。利用近红外光反射和透射等形式可监测粉末、浸膏等中药半成品混合的均匀程度。

（7）包衣过程：均匀、完整的包衣可以确保制剂良好的品质。目前已可使用带光纤探头的 NIR 漫反射光谱仪 PLSR 模式对片剂包衣层进行检测。

（8）成品质量分析：NIRS 分析中药成品质量，具有分析速度快、操作简单、样品用量少且不破坏样品等优点，具有广阔的应用前景。

三、中药制剂过程分析技术

在中药制剂过程分析中，样品的理化性质、组成、浓度等信息常需先由传感器转换成便于在线分析仪器测量的物理信号；在线过程分析中的数据也常需使用化学计量学的方法进行挖掘、处理。因此，传感器技术和化学计量学是实现中药制剂过程分析非常重要的技术支撑。

（一）传感器技术

传感器（Sensor）是一种检测装置，能感受到被测量的信息，并能将其按一定规律变换成为电信号或其他所需形式的信息输出，从而传感相应的物理（电流、温度等）、化学（浓度、纯度等）、生物（酶反应、免疫反应等）量。它通常由敏感元件（Sensingelement）和转换元件（Tranduetionelement）组成，如图 6－15 所示。前者能直接感受或响应被测物，后者能将敏感元件的感受或响应转换成适于传输或测量的信号。

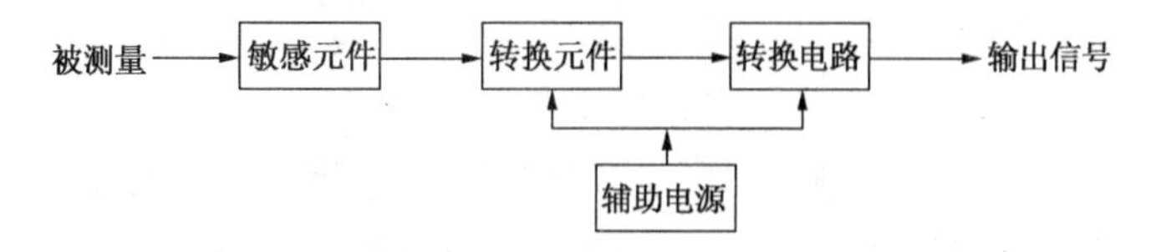

图 6－15　传感器组成框图

1. 传感器的分类

药物生产过程中监控温度、压力的传感器属于物理传感器（Physical sensor），而药物在线分析的传感器，则通常称为化学传感器（Chemical sensor）。化学传感器是分析仪器与分析样品之间实时传递信息的界面。其敏感元件与被测对象接触可以发生光变化、热变化、化学变化甚至直接诱导电信号。前几种变化可以通过转换元件转变为电信号，然后利用电化学测量方法进行检测和控制。化学传感器按基本的传感模式分为热化学传感器、质量型传感器、电化学传感器和光化学传感器；按检测功能又分为湿度传感器、气体传感器、离子传感器和生物传感器。

光纤传感器通常由光源、入射光纤、出射光纤、光调制器、光探测器以及解调制器组成。其基本原理是将光源的光经入射光纤送入调制区，光在调制区内与外界被测参数相互作用，使光的光学性质（如强度、波长、频率、相位、偏正态等）发生变化而成为被调制的信号光，再经出射光纤送入光探测器、解调制器而获得被测参数。

根据敏感元件的不同，光纤传感器有光纤化学传感器和光纤生物传感器之分。光纤化学传感器（Fiber optic chemical sensors，FOCS）是指固定在光纤端部的试剂相由作为分子探针的敏感化学试剂和其他辅助材料制成，光源发出的光辐射聚焦进入光纤到达与样品接触的敏感元，试剂相中的识别物质与分析物发生物理或化学作用后产生光信号的改变，经光纤传送至检测器，通过 A/D 转换、计算机实时数据处理，完成对分析物的检测。

光纤生物传感器（Fiber optic biosensor，FOBS）则是以抗原抗体、酶、核酸、细胞等生物活性物质或某些具有模仿生物分子识别功能的化学分子作为敏感元件，当被分析物中的特异性待测物与分子识别元件结合后产生光信号的改变，以光纤传导和收集光信号进行生物检测的一类传感器。光纤生物传感器和光纤化学传感器的最大区别在于前者以生物活性单元作为敏感基元，被测物与特定的敏感基元选择性作用（即抗原抗体或受体配体特异性结合；核酸分子碱基互补配对；酶对底物作用专一性等），产生信号。因此这种传感器有较强的选择性和很高的灵敏度，而且在分析过程中可省去对测试物分离提纯等繁琐工作，但上述形成的复合物或产生物产生的光谱行为相似，单靠光纤本身无法区分，常需使用指示剂或标记物，如酶、荧光物质、酸碱指示剂和镧系螯合物等。

2. 光纤传感器的特点

（1）光纤传感器具有很高的传输信息容量，可以同时反映出多元成分的多维信息，并通过波长、相位、衰减分布、偏振和强度调剂、时间分辨、收集瞬时信息等加以分辨，真正实现多道光谱分析和复合传感器阵列的设计，达到对复杂混合物中特定分析对象的检测。

（2）通过光纤的长距离传输可实现生产过程实时、动态、快速的在线检测。通过光纤，近红外光谱仪器可以远离采样现场 100m 进行在线检测，且易于多点同时测定。

（3）可减少分析仪器的光学零件，减少光学系统的调整难度，便于分析装置的小型化。

（4）直径细，易弯曲，可直接插入生产装置的非正直、狭小的空间中，进行原位分析和实时跟踪检测，通过光纤探头，可以方便地进行无损定位分析。

（5）可在困难条件下或危险环境中采样分析，如有毒、易燃易爆环境。

（6）光纤本身有良好的绝缘屏蔽作用，对电磁干扰不敏感，可在条件复杂的工业现场稳定工作。

（7）光纤装置价廉、轻巧、使用寿命长，具有安装和维护方便的优点。

（8）响应速度快，灵敏度高。

（二）过程化学计量学

过程数据必须经过解析才能成为对生产过程实施优化及控制的有用信息。由于过程的突变性、随机性、难以预知性及影响因素多等特点，传统的数据处理方法难以满足生产实际的需要。化学计量学能从分析测量数据中最大限度地获取化学及相关信息，寻找过程的规律。因此，将化学计量学用于过程分析，对过程进行解析及优化控制是非常有意义的工作。过程化学计量学（Process chemometrics）即过程分析与化学计量学的结合，已成为过程分析的重要组成部分。

1. 定性分析方法

（1）判别分析法：判别分析法（Discrimination analysis，DA）是一种有监督的模式识别。它利用一组已知样本为训练集，经训练后得到一个判别模型，对未知样本进行判别分类。判别分析可采用参数法和非参数法。参数法根据样本的统计分布特性来判断；非参数法则对样本的分布没有特殊的要求。

（2）主成分分析法：主成分分析法（Principal component analysis，PCA）是将多波长下的光谱数据压缩到有限的几个因子空间内，再以样品在各因子空间的得分确定其归属类别。但 PCA 对样本与校正集间的确切位置缺乏定量的解释。

（3）马氏距离法：马氏距离法（Mahalanobis distance，MD）是通过多波长下的光谱距离定量描述出测量样本离校正集样本的位置，因而在光谱匹配异常点监测和模型外推方面都很有用。

（4）欧式距离法：欧氏距离法（Euclidean distance，ED）是通过比较已知样品和未知样品谱图间的差异来进行定性。用欧式距离 D 来计算光谱距离，D 越小，谱图越相似。两谱图 a、b 间的欧式距离 D 表示为：

$$D = \sqrt{\sum [a(k) - b(k)]^2}$$

式中，$a(k)$ 和 $b(k)$ 分别是谱图 a、b 在选定的波长处的纵坐标值（如吸光度值）。

（5）人工神经网络：人工神经网络（Artificial neural network，ANN）是借鉴人脑的结构和特点，通过大量简单处理单元互联组成的大规模并行分布式信息处理和非线性动力学系统。它作为一种新的动态系统辨识、建模和控制工具，适于处理不确定关系的非线性过程测量数据。人工神经网络以数学网络拓扑结构为理论基础，以巨量并行性、高度容错能力、信息加工存储一体化、自组织自学习功能为特征，处理复杂信息量的效能是传统处理方法无可比拟的。用它处理模式识别数据，既达到提取特征和降维映射的目的，又减少了每引入一个样本重新计算各样本空间距离和分布的麻烦。常用的人工神经网络主要有误差反向传播神经网络（BP）、自适应神经网络（ART）和模糊神经网络（FANN）等。

2. 定量分析方法

（1）多元线性回归法：多元线性回归法（Multiple linear regression，MLR）是研究一个因变量（定量）与多个自变量之间线性关系的统计分析方法。其基本目的是用一个以上自变量（X_1，X_2，…，X_k）的数值估计另一个反应变量（Y）及其变异性的统计分析方法。其基本原理和方法与简单回归和相关完全一致。多元线性回归是过程监测的常用方法，它忽略了许多复杂的过程影响因素，与偏最小二乘法及主成分分析法相比，准确度略有下降。

$$Y = a + b_1X_1 + b_2X_2 + \cdots + b_kX_k$$

（2）主成分回归法：主成分回归法（Principal component regression，PCR）是在自变量间存在多重共线性关系时，通过主成分变换，将高度相关的变量信息综合成相关性低的主成分，然后以主成分代替原变量参与回归。主成分回归虽然可以有效地将一个高维变量系统综合简化成一个低维变量系统，并且使新变量系统中的各变量均线性无关，但是却无法避免新变量受到原变量中重叠信息的影响。这些重叠信息有时可能对因变量并无多大的解释意义而成为噪音，但由于主成分回归在提取主成分时完全撇开因变量，于是造成主成分虽然对自变量系统具有很强的概括能力，但对因变量的解释能力却可能变得十分微弱。由此观之，主成分回归分析虽然解决了多重共线性问题，但它却无法辨识噪音与信息，当自变量系统中存在大量噪音时，往往得不到理想的回归模型。

（3）偏最小二乘回归法：偏最小二乘回归法（Partial least squares regression，PLSR）是一种多元统计数据分析方法，主要研究多因变量对多自变量的回归建模，解决了样本数少于变量数的问题，尤其适用于各变量内部高度线性相关的情况。它与主成分回归相似，但克服了主成分回归没有利用因变量数据的缺点，同时从自变量矩阵和因变量矩阵中提取偏最小二乘成分，有效降维并消除自变量间可能存在的复共线关系，明显改善了数据结果的可靠性和准确度。另外，偏最小二乘回归模型更易于辨识系统信息与噪声（甚至一些非随机性的噪声），每一个自变量的回归系数将更容易解释。因此成为过程建模与优化的常用方法。

3. 化学计量学在过程分析中的应用

（1）过程优化：采用化学计量学技术确定过程数据中的重要影响因素，进而选择合适的操作参数使过程得到优化。

（2）过程模拟：运用化学计量学分析大量过程数据，用合适的数学模型模拟整个生产流程，提供过程变量的可见视图（如控制流程图），对过程状态的健康性、稳定性、准确性作出评估，使生产过程达到全面的优化。例如 PLSR、PCA、多道 PLSR 和 PCA 具有较强的模拟功能，在过程模拟中已得到广泛的应用。

（3）过程监测：化学计量学能解析复杂过程数据，得出过程本质特征，实现过程状态的实时在线监测，给出如浓度、质量、产量、状态等指标。

(4) 过程控制：采用过程化学计量学技术对生产流程进行调整控制，能达到降低能耗、保护环境、提高产品质量与产量等要求。

（三）应用与实例

复方丹参滴丸生产过程中丹参产业化提取近红外在线检测

复方丹参滴丸由丹参、三七、冰片提取加工而成，其中丹参主要提取其水溶性酚酸类成分。通过将近红外检测仪器连接在提取设备上，可在线采集提取液的近红外光谱。同时通过采集提取液样本并检测样本中丹酚酸B的质量浓度，使用化学计量学方法建立在线检测模型，实现丹参产业化提取过程的在线监测。

1. 仪器

ANTARIS 傅里叶近红外分析仪，集散控制系统（Distributed Control System，DCS），Result - Integration 工作流程设计软件，RESULT - Operation 操作软件。

2. NIR 谱图在线采集

丹参药材加水煮提，在提取过程中，使用流通池配合远程光纤进行谱图采集。采集条件为分辨率 $8cm^{-1}$，扫描次数 32 次，扫描范围 $10000 \sim 4000cm^{-1}$，光程为 2mm。

3. 丹酚酸 B 含量 HPLC 测定

色谱条件：AgilentC_{18}色谱柱（250mm × 416mm，5μm）；流动相为甲醇 - 乙腈 - 甲酸 - 水（30∶10∶1∶59）；检测波长为 286nm；流速为 1mL/min；柱温为 30℃。理论塔板数按丹酚酸 B 峰计算不低于 2000。

4. 光谱数据处理

将样品的近红外谱图同 HPLC 测定结果逐一对应，输入分析软件，完成谱图和检测数据的录入，建立校正样品集。

5. 分析算法选择

采用 PLSR 回归法建立定量校正模型，以相关系数 R 和均方差 RMSECV 为指标选择建模参数和优化模型结构，以预测均方差 RMSEP 考察模型的预测性能。

6. 光谱预处理

选择一阶微分和 Norris 平滑对建模光谱进行预处理，能有效消除基线漂移和噪音干扰，更为细致地反映出不同样品之间的信息差异。

7. 光谱波段选择

PLSR 回归法允许处理全谱信息，但从不同波段试验结果看，当选择全谱段进行建模时，RMSECV 值较大。因此，建模前对光谱波段进行筛选，可以避免引入过多信息，改善模型性能。不同波段光谱的模型相关系数 R 值和均方差值见表 6 - 4。由表可以看出，波段 3 的模型 R 值最高，其 $RMSECV$ 为 0.185；波段 2 和波段 4 分别为水分子的二倍倍频和一倍倍频的吸收峰所在区域，受水分子吸收因素的影响，R 值较低，尤其是波段 4，R 仅为 0.7416。因此，根据全波段和各个波段对模型 R 值的影响，选择波数为 $6429 \sim 5434cm^{-1}$作为丹酚酸 B 模型进行数据处理的光谱区间。

表 6-4 不同波段光谱的模型相关系数和均方差

波段（cm^{-1}）	相关系数 R	$RMSECV$
全波段（10000～4000）	0.78231	0.821
波段 1（9570～7359）	0.97401	0.296
波段 2（7359～6973）	0.92190	0.507
波段 3（6429～5434）	0.98992	0.185
波段 4（5530～4912）	0.74159	0.879
波段 5（4970～4312）	0.93328	0.470

8. 模型主因子数选择

采用 PLSR 法建立定量校正模型，采用的主因子数不同，模型的 R 值和预测能力也会有较大差异。在校正集样本一定的情况下，因子数取得太少，会导致建模信息不全，模型预测能力太低；反之，因子数取得太多，会导致模型过于复杂，并且在训练中可能出现过拟合现象。需要通过考察模型的预测性能选择一个最优化的主因子数。对于丹酚酸 B，PLSR 因子数 8 为最佳建模因子数。

9. 模型建立和评价

通过对 4 批次试验数据进行筛选，采用一阶微分光谱对丹酚酸 B 质量浓度进行 PLSR 建模，模型 R 为 0.98992，均方差为 0.185。按照相同的生产条件，重复进行一批次生产，采集过程数据 27 个，作为评价组进行模型预测测评。对评价组各数据点的丹酚酸 B 质量浓度的预测值与 HPLC 检测值进行对比和软件分析，预测均方差为 0.303，平均数据偏差为 6.9%，效果良好。

该例通过采用近红外在线检测技术，解决了实际生产过程谱图采集的问题，并建立了丹酚酸 B 的测定模型，实现了对丹参生产提取过程有效成分变化情况的生产控制，可以满足生产环境下对在线监控的要求。

第七章　生物样品内中药制剂化学成分分析

第一节　概　　述

一、生物样品内中药制剂化学成分分析的意义和任务

生物样品内药物化学成分的分析（Biopharmaceutical analysis 或 Bioanalysis of drugs），又称为体液药物分析、生物药物分析，是随着临床药学、临床药理学的发展和需要建立起来的一门研究生物机体中药物及其代谢物或内源性物质质与量变化规律的新兴学科。它是药物分析的重要分支。生物样品内中药制剂化学成分的分析直接关系到中药的研制、临床医疗、中药作用机理探讨、中药质量评价等各阶段的工作，在探求科学用药规律，保证临床用药安全、有效、合理等方面具有重要的作用。

（一）生物样品内中药制剂化学成分分析的意义

中药制剂不论以何种方式给药，其中的成分在生物体内的过程一般可分为吸收（Absorption）、分布（Distribution）、代谢（Metabolism）、排泄（Excretion），简称药物的ADME。由于中药制剂代谢也可能包括有毒成分的代谢，同时也可能使有效成分转变为毒性物质，因此，ADME 改写成 ADME/Tox，即药物的吸收、分布、代谢和排泄及毒性。

过去很长时间，人们对中药制剂质量的认识和控制主要着重于药物在体外方面的鉴别、检查和含量测定。现在对中药制剂在生物机体内吸收、分布和代谢过程与疗效的关系有了进一步认识，药理作用的强度有时因机体差异所引起的体内药物浓度差别而显著不同，即“化学上等价而生物学上不等价”。因此，不仅要研究生物体外的中药制剂的质量，还需要研究中药制剂在生物体内的表现行为。中药制剂在生物体内的某些代谢产物常具有一定的生理活性，它们在生物体内的变化规律对原型药物的药理及毒理学评价极为重要。

生物样品内中药制剂成分分析可以通过分析的手段了解中药制剂在生物样品内数量与质量的变化，获得中药制剂化学成分在机体内代谢过程的信息及药代动力学各种参数，从而有助于在中药制剂生产、实验研究、临床等方面做出估计和评价。同时，对中药制剂的改进与发展提供理论依据。

（二）生物样品内中药制剂成分分析的任务

1. 分析方法学的研究

进行分析方法学研究，提供合理的最佳分析条件，估计、评定各种方法能达到的灵敏、专属、准确的程度，探讨各种分析方法应用于生物样品内中药制剂成分分析中的规律性问题。中药制剂成分的复杂决定了进入生物样品内代谢产物的复杂，同时，分析的样品来源于生物体，基质组成亦很复杂，干扰物影响较大，且一般中药制剂化学成分在基质中的含量低。当在进行生物样品内中药制剂化学成分研究时，要求分析方法的灵敏度、专属性和可靠性的程度均较高，因此，有效的分析方法是进行生物样品内中药制剂化学成分分析的关键性问题。

2. 生物样品内中药制剂成分研究

中药制剂进入生物体内后，有些成分以原型存在，有些成分会发生变化，生成新的代谢物质，这些成分有可能都是效应成分，需要对其进行测定和分析。由于生物样品内成分非常复杂，单凭一种分析方法有时难以完成分析任务，常需结合联用分析技术进行研究，如 LC－MS、GC－MS、LC－NMR 等手段，才有可能对生物样品中的成分进行定性、定量分析。

3. 生物样品内内源性物质的测定和研究

生物样品内的内源性物质，如氨基酸、激素、肌酐、儿茶酚酸、过氧化脂质、尿酸、草酸等，在机体生理条件下均处于一定的浓度范围内，机体在中药成分的作用下，这些物质的体内含量可能发生显著的变化，当超过正常范围时，提示机体发生了病理改变。因此，有必要用代谢组学的方法分析内源性物质的浓度变化，对药物作用机理的研究、某些疾病的诊断和治疗具有重要的作用。

二、生物样品内中药制剂化学成分分析的对象与特点

（一）生物样品内中药制剂化学成分分析的对象

凡是生物样品内中药制剂化学成分到达之处，如体液、器官、组织、排泄物等都是分析的对象，所以生物样品内中药成分分析的样本有血液、尿液、唾液、胆汁、淋巴液、泪液、脊髓液、汗液、乳汁、羊水、粪便、各种器官、组织以及呼出的气体等。

生物样品内中药成分分析的目标，不仅是母体中药成分也包括代谢产物，因为代谢产物常具有生物活性，弄清它们的种类、结构、数量及分布情况，可了解中药成分在生物体内的变化及消除规律，这对安全用药和正确评价中药制剂质量也是非常重要的。

由于新药进入临床试验之前，或者对老药在某一方面的重新评价，一般要求先在动物体上进行实验，所以生物样品内药物分析对象不仅是人体，也包括动物体。

（二）生物样品内中药制剂化学成分分析的特点

在生物样品内中药制剂化学成分的分析中，微量成分存在于大量的生物介质中，由于样品中含有内源性干扰杂质，而这些干扰物质随机体状况不同而不同，另外，很多中药制剂内的化学成分在生物体内经过代谢可产生一种或多种代谢物，母体药物和代谢物

又能与生物大分子结合。以上这些都会给中药制剂的分离、分析带来困难，与常规药物分析相比，这就要求分析方法具有更高的选择性。此外，生物样品中的药物含量很低，一般血药浓度在 $ng \cdot mL^{-1} \sim \mu g \cdot mL^{-1}$，且生物样品的采集量有一定的限制，因此要求分析方法有较高的灵敏度。综上所述，生物样品内中药制剂化学成分分析具有以下特点：

1. 干扰物质多

生物样品中含有蛋白质、脂肪、尿素等有机物和 Na^+、K^+ 等大量杂质，不仅能与生物样品内的内源性物质结合，也能干扰测定，因此，样品一般均需经过分离、净化后才能分析。同时，生物样品中有多种代谢酶，取样后仍可作用于被测物，使被测物不稳定。

2. 生物样品量少

供分析的样品量少，多数在特定条件下采集，尤其是在连续测定过程中，不易重新获得。并且样品内含药物浓度低，变化幅度大，因此，分离提取后，在测定前需要浓缩、富集以适应分析方法要求。

3. 分析方法要求高

由于生物样品量少、浓度低，故对分析方法的灵敏度及专属性要求较高。为了满足生物样品分析要求，掌握并利用先进分离测定技术与仪器设备，对开展分析工作具有决定性作用。

第二节　中药制剂化学成分在生物样品内的存在状态与生物转化

一、中药制剂化学成分在生物样品内的存在状态

药物进入机体后，经过吸收、分布、代谢、排泄等过程，被血液运输到作用部位、靶器官或受体，达到一定的浓度后才能产生其特征性的药理效应。一部分药物在血浆中与生物大分子蛋白质结合，不能自由通过生物膜，但这种结合是可逆的。药物到达受体、组织后又可以与受体组织，处于动态平衡。药物经生物转化后生成的代谢物亦可能会具有上述的性质，因此生物体内的药物浓度不是始终保持在某一水平，而是在一定范围内不断波动的。药物在生物体内的一般过程如图 7-1。

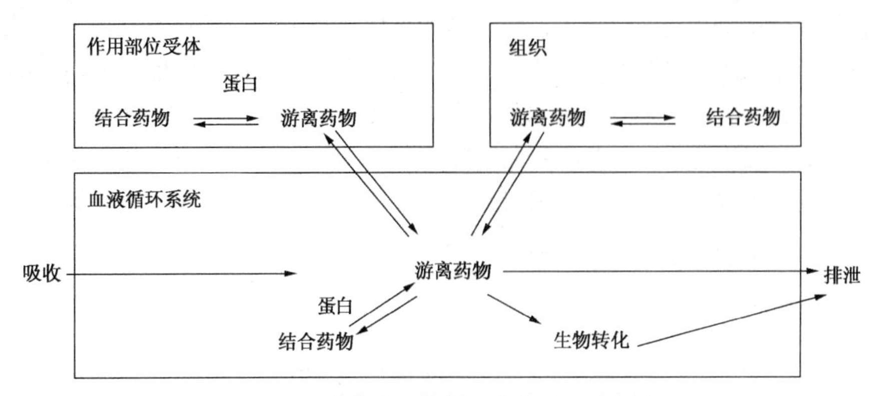

图 7-1　药物在生物样品内的过程示意图

（一）中药制剂化学成分与血浆蛋白结合

中药制剂化学成分进入机体后，经过吸收、分布、代谢、排泄等过程，其中许多成分将生成新的化合物，即代谢物。中药制剂中的化学成分及其代谢物能与生物大分子不同程度结合，如受体、组织、血浆蛋白等。中药制剂在体内转运、转化过程中，可与组织蛋白和体液蛋白结合，因此在组织和体液中，会含有游离、结合的药物及其代谢物，分别成为游离型药物和结合型药物。

中药制剂化学成分与血浆蛋白的结合过程为可逆的，一般认为是通过非共价键力相连，即依靠范德华力、氢键、离子间的静电力以及生成电荷转移配合物等，解离速度很快，故存在结合与解离的动态平衡，即：

$$D + P \rightleftharpoons DP$$

其中，D 为中药制剂化学成分，P 为血浆蛋白，DP 为成分 - 血浆蛋白结合物。

平衡后，血浆中药物总浓度（C_t）分为两部分：与血浆蛋白结合的药物浓度（C_b）和游离血药浓度（C_f），C_b/C_f为药物的血浆蛋白结合率（Plasma protein bionding ratio，PPBR）。药物与血浆蛋白结合率的范围为 0 ~ 1.0，大于 0.9 的药物表示为高结合率，小于 0.2 的药物表示低结合。

中药制剂化学成分与血浆蛋白的结合是非特异性的，只是结合亲和力的强弱不同，表现为结合率的高低。清蛋白（白蛋白）是血浆中主要的蛋白质，占含量的 50%，它在与药物结合中起着重要的作用，常用于药物结合的模型研究。另外还有 α_1 - 酸性糖蛋白和脂蛋白。有机酸类成分通常与白蛋白结合，有机碱类亲脂性成分多与 α_1 - 酸性糖蛋白和脂蛋白结合。

影响血浆中药物蛋白结合率的因素主要有：药物浓度、药物与蛋白结合点的亲和力及蛋白结合点的数量，三者相互关联。另外，年龄因素也会影响药物蛋白结合率，如新生儿和老年人的蛋白结合率均较成年人低。

（二）竞争血浆蛋白结合的中药制剂化学成分间的相互作用

因为药物成分与血浆蛋白的结合是非特异性的，所以理化性质相似的母体成分或其代谢物有可能会竞争相同的结合点，将其他药物置换出来。这种竞争血浆蛋白结合产生的药物间相互作用是否显著升高被置换出的药物的游离药物血药浓度，从而增强其药理或毒性效应，还需满足被置换出的药物必须具有高蛋白结合率，即 PPBR > 90%，且其亲和力必须低于置换药物。若具有高蛋白结合率的药物被置换出来，使得血中游离药物浓度成倍增加，而这些游离药物会透过细胞膜屏障，产生药理效应，故此置换过程导致的游离药物浓度增加应引起足够的重视。

二、药物代谢

药物代谢（Drug biotransformation）又称为药物的生物转化（Drug biotransformation），是指药物经过体内吸收、分布之后，在药酶的作用下经历化学结构变化的过程。

药物代谢是机体对药物进行化学处置的一个非常重要的环节。

1. 药物代谢的部位及化学途径

药物代谢主要在肝脏内进行，此外，肾、脾、肺、肠黏膜、血浆、皮肤、肾或其他组织细胞也具有一定的活性，但远比肝脏低。在肝脏中引起药物代谢的细胞部位主要是肝微粒体中存在的药物代谢酶，另一部分是在线粒体部分及可溶性部分中的酶。从亚细胞水平来看，这些药物代谢酶可以位于内质网、微粒体、胞液、溶酶体或位于核膜和胞浆膜中。药物代谢所涉及的主要酶类见表7-1。

表7-1 生物体内药物代谢酶及其特性

	类别	存在部位	生化特性	反应类型
1	细胞色素P-450单氧化酶（混合功能氧化酶）	肝内质网	与膜结合的血红素蛋白，有几种同工酶，需要黄素蛋白还原酶存在	还原
2	葡萄糖醛酸转化酶	肝内质网	与膜结合，具有数种同工酶	形成葡萄糖苷酸
3	醇脱氢酶	肝细胞胞液	二聚蛋白	醇的氧化
4	单胺氧化酶	肝细胞线粒体	二聚黄素蛋白	胺氧化
5	氧化硫还原酶	肝和肾细胞的胞液	依赖于硫氧还原蛋白	氧化硫还原
6	羧酸酯酶和酰胺酶	肝、其他组织及血清的胞液，线粒体和内质网	多聚蛋白	酯、硫酯和酰胺的水解
7	转黄基酶	肝细胞胞液	二聚蛋白，有数种同工酶	形成硫酸酯
8	谷胱甘肽S-转移酶	肝细胞胞液、内质网及线粒体	二聚蛋白，有数种同工酶	形成硫醚氨酸
9	甲基转移酶	肝或其他器官的细胞胞液	依赖于镁离子的单聚蛋白	氧原子或氮原子的甲基化
10	乙基转移酶	许多器官的细胞胞液	需要乙酰辅酶A的单聚蛋白	氮原子的乙酰化
11	硫氰酸酶及氰化物结合酶	肝线粒体	单聚蛋白	将氰化物转化成硫氰酸盐

2. 药物代谢的反应类型

肝细胞的微粒体、线粒体及胞浆中都含有不同的代谢酶，参与药物的生物转化。药物作为外来物键入机体的代谢包括氧化、还原、水解等反应过程。药物在以细胞色素P450为核心的单加氧酶系的作用下，分子结构发生改变，极性增加，水溶性增强，药物的活性发生变化，这个过程称为药物代谢的第一相（Phase Ⅰ）反应。通过药物代谢的第一相反应，药物的活性发生改变，生成的初级代谢产物在二磷酸葡萄糖醛酸基转移酶等催化作用下，经与葡萄糖醛酸、硫酸盐等结合，转化为水溶性更高的化合物，使其易于从尿中排出，这个过程称为药物代谢的第二相（Phase Ⅱ）反应。但亲脂性药物容易通过细胞膜，不易从肾排泄，易于堆积体内。肝脏通过一系列代谢反应将其转化为水溶性高的化合物使之易于排出体外。药物经过第二相反应后几乎丧失了活性。

氧化、还原、水解反应称为药物代谢的第一相反应，结合反应称为药物代谢的第二相反应。

（1）氧化：氧化反应是药物代谢中最常见、最重要的反应，大部分氧化反应是由肝脏微粒体单加氧酶系细胞色素 P450 催化。

川芎嗪是中药川芎（*Ligusticum wallichii* Franch.）扩张血管、增加冠脉血流及脑血流、抑制血小板聚集、降低血小板活性的有效成分。给家兔腹腔注射磷酸川芎嗪后，川芎嗪在生物体内生物转化的主要途径是氧化反应。川芎嗪分子结构中的一个甲基首先被氧化成 2－羟甲基－3,5,6－三甲基吡嗪，后者的 2－羟甲基继续被氧化生成 3,5,6－三甲基吡嗪－2－甲酸。见图 7－2。

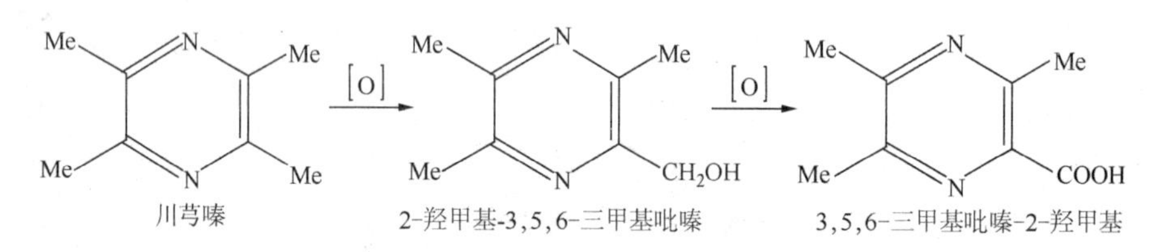

图 7－2　川芎嗪在家兔体内的生物转化

（2）还原：与氧化代谢反应相比，还原反应较少，但对于药物的生物转化也有重要的意义。硝基化合物还原为羟胺是机体最常见的还原代谢反应，从启动高铁血红蛋白形成开始，有时也产生细胞毒性、致突变、致癌等活性作用，这些反应在毒理学研究上有重要的意义。能够进行还原反应的官能团有硝基、偶氮基、N－和 S－氧化物、环氧化物、过氧化物、羰基（醛、酮）、烯基、二硫化物、C－卤素等。

厚朴酚是厚朴的主要成分，在大鼠体内的生物转化为还原反应。^{14}C 追踪实验表明，口服 ^{14}C 标记的厚朴酚主要分布在胃肠道和肝脏，其次为肾脏、胰腺及肺脏。图 7－3 为厚朴酚在大鼠体内的生物转化。

（3）水解：酯酶和酰胺酶分布于机体各器官，分别催化水解外源性和内源性的酯酶和酰胺类化合物，但一般酰胺类的水解比酯类慢，因此酰胺类药物具有较长的半衰期。如青蒿素是我国首创的抗疟新药，属于新型倍半萜内酯。给人口服青蒿素，可检出四个代谢产物氢化青蒿素（AT－M1）、还原氢化青蒿素（AT－M2）、9,10－二羟基氢化青蒿素（AT－M3）、五元环内酯甲酮化合物（AT－M4），如图 7－4。

（4）结合反应：药物的结合反应是具有羟基、羧基、氨基等官能团的药物与作为生物体成分的糖、硫酸盐、氨基酸等结合；而不具有这些官能团的药物需经氧化、还原、水解等转化产生这些官能团，随后与生物体成分结合，从尿液或胆汁排出体外。

中药中的黄酮类化合物分布广泛，大多具有酚羟基。成苷存在的黄酮苷类成分在口服的情况下首先经胃肠道水解，苷元通过肝吸收入血转运至肝脏被氧化代谢或与葡糖糖醛酸结合，从尿中排泄，或经肠肝循环后随粪便排泄或从尿中排泄。

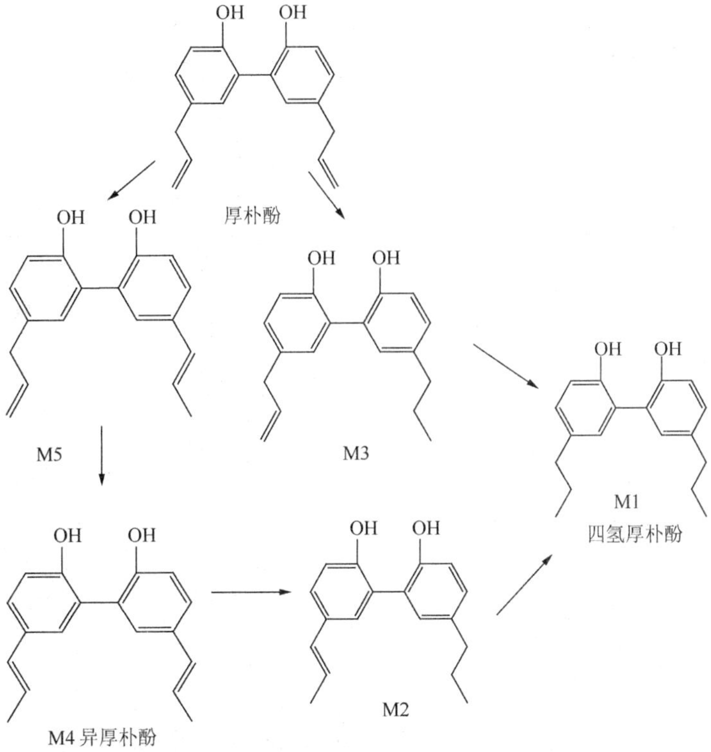

图 7-3　厚朴酚在大鼠体内的生物还原

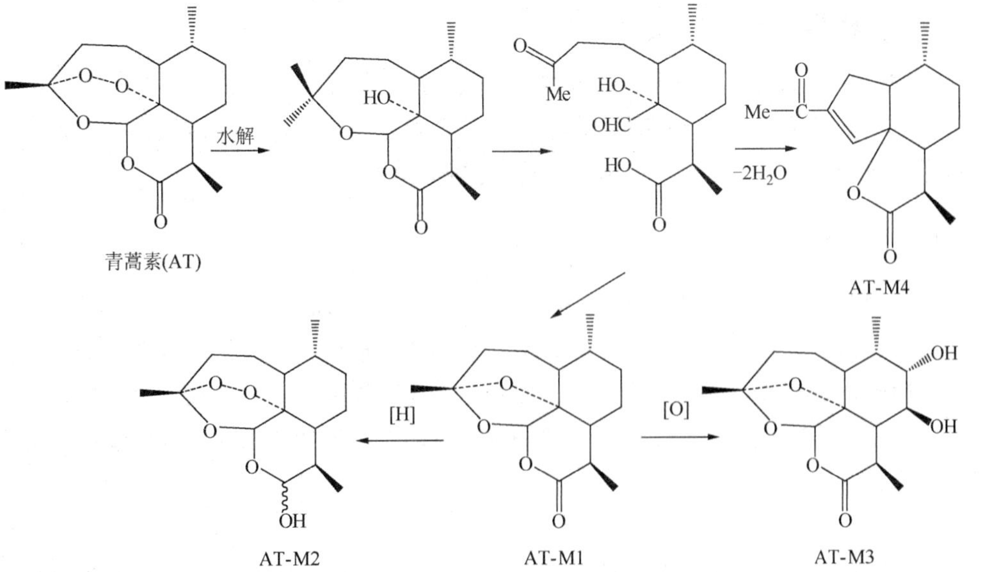

图 7-4　青蒿素在人体内的生物转化

如葛根素［野葛 *Pueraria lobata*（Willd.）Ohwi 或甘葛 *P. thomsonii* Benth. 的主要化学成分］口服后，在尿液中除检测出原型药物外，还检出三种代谢产物：葛根素

4′-O-硫酸酯、大豆黄素、大豆黄素-4′-O-硫酸酯，如图7-5。

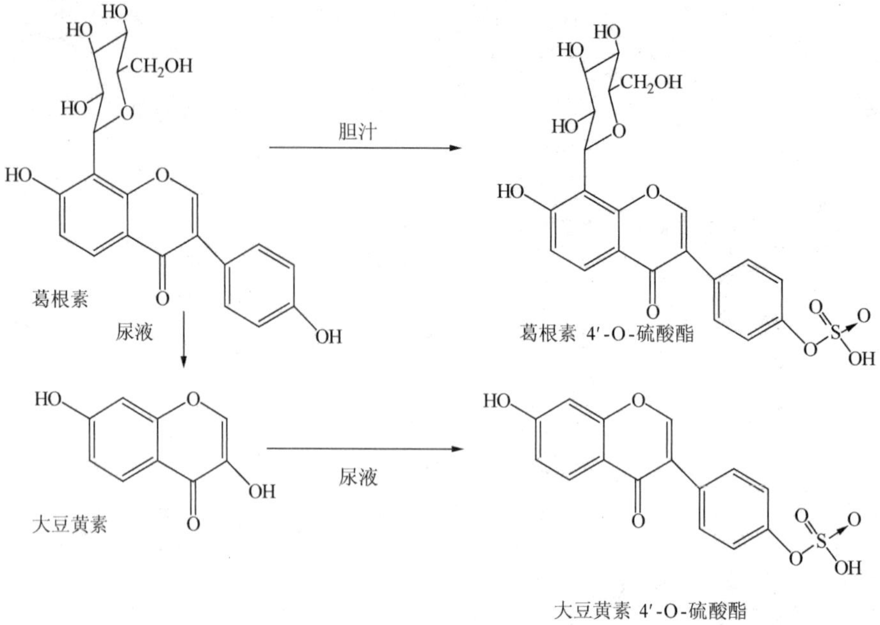

图7-5　葛根素在大鼠体内的转化

第三节　生物样品的制备

一、常用生物样品

生物样品是指来自生物机体的各种体液及组织的样品，包括血液、尿液、唾液、头发、胆汁、脑脊液、胃液、胰液、淋巴液、脏器及组织、乳汁、精液等，其中常用的生物样品是血液（血清、血浆、全血）、尿液、唾液及胆汁。

（一）血样

血液样品包括血浆（Blood plasma）、血清（Blood serum）、全血（Whole blood），主要用于血清化学、药物动力学、临床治疗药物浓度检测，以及代谢组学等的研究。血药浓度通常指血浆或血清中药物浓度，而不是全血药物浓度。药物在体内达到稳态血药浓度时，认为血浆中药物浓度可以反映药物在体内作用部位的状况，故血浆是进行体内药物分析最常用的样品。

1. 血样的采集

动物实验时，宜直接从心脏或动脉取血，人体取血时通常采取静脉血。采血量可根据临床或动物实验要求、血中药物浓度和分析方法的灵敏度等，一般每次采血1~5mL，不宜超过实验动物全血量的1/10。采血通用的方法，用注射器、负压管、毛细管或特殊的微量采血管采集。

2. 血样的制备

测定血中药物浓度的样品通常指血清或者血浆，而非全血。血清和血浆的化学成分与组织液相似，内含药物可与组织液直接接触并达到平衡；而全血含有血细胞，药物在血细胞内与血浆中的浓度比由于受各种因素影响而变化，同时，红细胞中的血红蛋白妨碍药物浓度的测定，故全血不能作为作用部位药物浓度的可靠指标，而血浆或血清是体内药物分析最常用的样本，其中选用最多的是血浆。

（1）血浆的制备：将采集的血液置于含有抗凝剂的试管中，混合后以2500～3000r/min离心5～15分钟，使之与血细胞分离，淡黄色上清液即为血浆。常用的抗凝剂有肝素，它是一种含有硫酸的黏多糖，常用其钠盐、钾盐，并且它也是机体内的生理成分，不会改变血样的化学组成或引起药物的改变，一般不会干扰药物的测定。其他还有EDTA、枸橼酸盐、氟化钠、草酸盐等。它们可引起被测成分发生变化或干扰测定，故不常使用。

（2）血清的制备：将采集的静脉血液置于试管中，放置0.5～1小时。此过程会激活一系列凝血因子，血中的纤维蛋白原形成纤维蛋白，使血液逐渐凝固。然后用细玻璃棒轻轻剥去凝固在试管壁上得血饼，再以2500～3000r/min离心5～10分钟，上层的澄清淡黄色液体即为血清。

血清与血浆制备相比，分离更慢些，且制取的量约为全血的20%～40%，而血浆为全血的50%～60%，因此多数研究者常用血浆进行分析测定。血清和血浆的区别主要是血浆中多含有一种纤维蛋白原，而血纤维蛋白几乎不与药物结合，因此，血清与血浆中的药物浓度是相同的。目前，作为血药浓度测定的样品，二者可任意选用，并且检测分析方法亦通用。若是血浆中的抗凝剂干扰了被测药物的检测分析，则需选用血清样品。

（二）尿液

尿液主要成分是水、含氮化合物（其中大部分是尿素）及盐类。体内药物清除主要是通过尿液排出，以原型（母体药物）或代谢物及缀合物（Conjugate）等形式排出。尿液中药物浓度较高，收集量可以很大，收集简单，并属于非侵袭性采集，目前代谢组学的研究多以尿液为研究样品。

采集的尿液是自然排出的尿液，包括随时尿、晨尿、白天尿及时间尿几种。因尿液浓度变化较大，所以要测定一定时间内尿液中的药物总量，如8小时、12小时、24小时内累积量，这就需要同时记录下尿液体积及尿液浓度。在动物实验中，如采集24小时尿液时，一般8点给药，之后排出的尿液全部储存于干净的容器中，直到次日上午8时。常用的容器是涂蜡的一次性纸杯、玻璃杯等，用量筒准确量好体积后贮存。在代谢组学研究中用的是代谢笼配套的带有刻度的储尿瓶。

健康动物或人的尿液是淡黄色或黄褐色，pH范围为4.8～8.0。放置后会析出盐类，并伴随着细菌放置和固体成分的崩解，因此尿液会变浑浊。若采集的尿液不能立即分析测定，需加入防腐剂放置冰箱中储存。

尿液中药物浓度的改变不能直接反映血药浓度，即与血药浓度相关性差；受试者的肾功能正常与否直接影响药物排泄，因而肾功能不良者不宜采集尿液；婴儿的排尿时间难于掌握；尿液不易采集完全并不易保存，这是尿样的缺点。

（三）唾液

一些药物的唾液药物浓度与血浆游离药物浓度密切相关，因此，可能利用测定唾液药物浓度代替血浆药物浓度监测，另外，唾液样品也可用于药代动力学的研究。

样品的采集应尽量在刺激少的安全状态下进行，一般是漱口后15分钟。用插有漏斗的试管接收口腔内自然流出或经舌在口内搅动后流出的混合唾液，采集需10分钟。另外采集混合液也可采用物理（嚼石蜡片、小块聚四氟乙烯、橡胶或纱布球等）或化学（酒石酸、硝酸毛果云香碱等）等方法刺激，使得在短时间内得到大量的唾液。

唾液采集后，应立即测量其除去泡沫部分的体积，放置后分成泡沫部分、透明部分及乳白色沉淀部分三层。之后，以2000～3000r/min离心10～15分钟，取上清液作为待测样品，供直接测定或冷冻保存。离心不仅可以排除唾液中黏蛋白的影响，也可除去唾液中残渣或沉淀物对药物测定的影响。

（四）组织

在进行动物试验研究药物在体内吸收、分布及药物服用过量引起中毒死亡时，常采用组织为研究对象，提供药物的体内药动学参数或其他信息。常用的脏器组织有心、肝、肺、肾、脑、胃、肌肉等。体内各脏器组织样品在测定前，均需匀浆，制成均匀化的水性基质溶液，然后再用适当方法萃取药物。

1. 沉淀蛋白法

在组织匀浆中加入甲醇、乙腈、高氯酸、三氯醋酸、钨酸钠－硫酸、硫酸锌－氢氧化钠等沉淀剂，蛋白质沉淀后取上清液供萃取用。本方法操作最简单，但对有些中药成分的回收率低。

2. 酸水解或碱水解法

组织匀浆中加入一定量的酸或碱，置水浴中加热，待组织液化后，过滤或离心，取上清液供萃取备用。本方法只适用于在热酸或热碱条件下稳定的少数中药制剂化学成分。

3. 酶水解法

组织匀浆中加入一定量Tris缓冲液，置水浴上水解一定时间，待组织液化后过滤或离心，取上清液供萃取备用。酶水解法可避免某些中药成分在酸及高温下降解；对与蛋白质结合紧密的药物可显著改善回收率；可用有机溶剂直接提取酶解液，而无乳化现象发生；当采用HPLC法检测时，无需再进行过多的净化操作。本方法不适用于在碱性下易水解中药制剂化学成分的处理。

二、样品预处理

生物样品的预处理是样品分析中极其重要的一个环节，由于生物样品的复杂性，其预处理过程也很难规定固定的模式和程序，需结合实际和实验要求，采取恰当的预处理手段从而为药物的测定创造良好的条件。

（一）去除蛋白质

在测定血样或组织匀浆样品时，首先应去除样品中的蛋白质，这是因为去除蛋白质可使结合型的药物释放出来以便测定药物的总浓度；可预防提取过程中蛋白质发泡，减少乳化；还可以保护仪器性能，延长使用寿命。除去蛋白质的方法有多种。

1. 加入与水相混溶的有机溶剂

加入水溶性的有机溶剂可使蛋白质分子内及分子间的氢键发生变化而使蛋白质凝聚，使与蛋白质结合的成分释放出来。常用的有机溶剂有乙腈、甲醇、乙醇、丙醇、丙酮及四氢呋喃等。血清或血浆与亲水性有机溶剂的体积比为1:1～3时，超速离心后，就可把90%以上的蛋白质除去。使用的有机溶剂的种类不同，析出的蛋白质沉淀的形状亦有差别。常用的有机溶剂为乙腈及甲醇，它们与液相色谱中的流动相相同，且乙腈的沉淀效率亦比甲醇更高。

操作时，将水溶性溶剂与血清或血浆按一定比例混合，采用超速离心机（10000r/min）离心1～2分钟即可将析出的蛋白质彻底沉淀。离心时需采用具塞尖头离心管，这样可使沉淀牢牢地黏附在离心管壁上，方便上清液的吸取，所得上清液即可直接进样分析。

2. 加入中性盐

可使溶液中的离子浓度发生变化。中性盐能将与蛋白质结合的水置换出来，从而使蛋白质脱水沉淀。常用的中性盐有饱和硫酸盐、镁盐、磷酸盐及枸橼酸盐等。如血清与饱和硫酸铵的比例为1:2时，超速离心后，即可除去90%以上的蛋白质，所得上清液的pH值为7.0～7.7。

3. 加入强酸

当pH低于蛋白质的等电点时，蛋白质以阳离子形式存在。加入强酸后，可与蛋白质阳离子形成不溶性盐而沉淀。常用的强酸有10%三氯醋酸、6%高氯酸、硫酸－钨酸混合液及5%偏磷酸等。血清与强酸的比例为1:0.6，混合，10000r/min离心1～2分钟即可除去90%以上的蛋白质。

4. 加入含锌盐及铜盐的沉淀剂

当溶液的pH值大于蛋白质的等电点时，蛋白质以阴离子形式存在，金属阳离子可与蛋白质中带负电的羧基形成不溶性盐而沉淀。常用的金属沉淀剂有$CuSO_4-Na_2WO_4$、$ZnSO_4-NaOH$等。血清与沉淀剂混合的比例为1:1～3时，超速离心后，即可除去90%以上的蛋白质。离心后分离的上清液的pH值分别为5.7～7.3、6.5～7.5。

5. 超滤法

超滤法是以多孔性半透膜（超滤膜）作为分离介质的一种膜分离技术。通过选用不同孔径的不对称性微孔膜，按照截留分子量的大小，可分离300～1000kD的可溶性生物大分子物质。

血中游离药物的测定可采用分子量截留值在5万左右的超滤膜，用加压$2kg/cm^2$的过滤法或高速离心法将血浆或血清中游离型药物与分子量大的血浆蛋白以及结合了药物的血浆蛋白分离，从超滤液或离心液中得到的游离型成分可直接或浓缩后测定其浓度。

超滤法是血中游离药物分析的首选，与其他分离方法相比，超滤方法不需要加热、添加化学试剂，条件温和，不稀释试样，也不改变溶液的pH值，能量消耗少，工艺简单，适用于对酸碱不稳定的样品。

6. 酶水解法

在测定一些酸不稳定及与蛋白结合牢固的成分时，可用酶解法。最常用的酶是枯草菌溶素。它是一种细菌性碱性蛋白分解酶，不仅可以使组织溶解，还可使待测成分析出。它可在较宽的pH范围（pH值为7.9～11.0）内使蛋白质的肽键降解，在50℃～60℃具有最大活力。

本法操作简便，先将待测组织加pH值为10.5的Tris缓冲液及酶，60℃培育1小时，用玻璃棉过滤，即得澄清溶液。

酶水解法可避免某些待测成分在酸及高温下降解；对与蛋白质结合紧密的待测成分，可显著改善回收率；可用有机溶剂直接提取酶解液，避免乳化现象发生；当采用液相色谱检测分析时，无需再进行过多的净化操作。但是，本方法不适用于在碱性条件下容易水解的成分。

7. 加热法

若待测成分对热稳定性较好，则可采用加热的方法使蛋白沉淀，而后离心除去。加热的温度依待测成分的热稳定性而定，通常设为90℃。本方法操作简便，但只能除去热变性蛋白。

（二）净化和富集

1. 液－液萃取法（Liquid－liquid extraction，LLE）

液－液萃取法是经典的分离纯化方法。应用本法需要考虑所选用的有机试剂的特性、有机相和水相的体积及水相的pH值等。它的优点在于它的选择性，在使用非专属性的光谱法分析时尤为突出。但是，使用液－液萃取法有时会发生乳化现象。乳化会引起药物的损失，从而导致较低的回收率。通常提取前在水相中加入适量的NaCl，以减轻乳化程度。当已发生轻微乳化时，可以适当的转速离心，使水相和有机相完全分开。若已发生严重乳化时，可置于低温冰箱中使水相快速冻凝，破坏乳化层，再融化后离心。

2. 固相萃取法（Solid－phase extraction，SPE）

固相萃取是以液相色谱分离原理为基础建立起来的分离纯化方法。高效液相色谱，特别是反相高效液相色谱的成功应用，使得人们采用装有不同填料的小柱进行生物样品制备的固相萃取技术日益受到重视并逐渐发展起来。

（1）SPE原理：将不同填料作为固定相装入微型小柱，当含有待测成分的生物样品溶液通过时，由于受到“吸附”或“分配”或“离子交换”或其他亲和力作用，待测成分或杂质被保留在固定相上，用适当溶剂洗出杂质，再用适当溶剂洗脱待测成分。洗脱方式有两种：一是待测成分比杂质与固定相之间的亲和力更强，因而被保留，用一种溶剂先将杂质洗掉，然后用另一种对待测成分亲和力更强的洗脱剂洗脱待测成分；二是杂质较待测成分与固定相之间亲和力更强，则待测成分被直接洗脱。前一种方式更常应用。SPE 采用长约 2～3cm 的聚丙烯小柱，分析工作者可根据需要选择填料自行装柱，也可购买含有不同填料的商品化小柱，为便利及精密测定提供了可靠的保证。

（2）固相萃取柱的组成：一个固相萃取柱由主管、筛板和固定相组成。

① 柱管：由血清级的聚丙烯制成，一般做成注射器形状。也有玻璃的柱管。柱管下端有一突出的头，此头的尺寸已标准化，可用于各种不同的固相萃取真空装置。

② 筛板：除起过滤作用外，主要起固定固定相作用。聚乙烯是常见的筛板材料，对于特殊情况也可采用特氟隆或不锈钢片。

③ 固定相：是固相萃取柱中最重要的部分。固定相的选择取决于分析物质、样品基质和样品溶剂的性质。

（3）SPE 固定相的选择

① 固定相的种类：最常见的固定相是键合的硅胶材料。固定相质量一般为 100、200、500、1000mg，以 100mg 较常用，对复杂的或高浓度的样品处理应采用较大量的固定相。

② 固定相的选择：选择固定相主要依据待测成分和样品溶剂的极性。固定相与待测成分具有相似的极性。可得到待测成分的最佳保留。二者的极性越相似越易保留，所以要尽量选择极性相似的固定相。吸附剂的增加会导致体积的增大，因此在达到有效吸附的前提下，应尽量减少吸附剂的用量。

（4）SPE 步骤：基本步骤包括固定相活化、上样、淋洗和洗脱。

① 活化：为了在与样品溶剂兼容的条件下除去柱内残留的杂质，通常使用两个溶剂（初溶剂和终溶剂）进行活化。初溶剂用于净化固定相，任何固相萃取柱都有杂质存在，经初溶剂洗脱后可以避免在色谱图上出现与样品无关的杂质峰；终溶剂用于湿润固定相，任何固相萃取柱的填料必须先被湿润才能与溶质产生重现性的相互作用，使待测成分得以保留，从而保证回收率。

在活化过程中和结束后，一定要保持固定相的湿润，不能干燥，否则将导致填料床出现裂缝，使回收率低和重现性差，样品也没有得到理想的净化。若在此过程中出现干裂，则活化过程需要重新进行。

② 上样：将样品加入到固相萃取柱并使样品溶剂通过固定相，使待测成分及杂质保留在固定相上。上样量一般为固定相质量的 1%～3%，对于离子交换固定相，量要小得多。为了使样品保留在柱子上，溶解样品的溶剂需弱极性，若太强，待测成分将不被保留，会导致回收率很低，这一现象称为穿漏（Breakthrough）。所以尽可能选择弱极性溶剂，使得待测成分最强地保留，得到最窄的谱带。

③ 淋洗：当待测成分保留后，需淋洗固定相以洗掉保留较弱的干扰成分。淋洗溶剂的洗脱强度应略强或等于上样溶剂。淋洗体积可为 0.5～0.8mL/100mg 固定相。

④ 洗脱：淋洗后，需将待测成分从萃取柱上洗脱下来。溶剂的选择需要谨慎选择，溶剂太强，一些更强保留的不必要成分将被洗脱出来，若是溶剂太弱，则需要更多的溶

剂和时间来洗脱出待测成分。洗脱体积一般为0.5～0.8mL/100mg固定相。

3. 固相微萃取法

固相微萃取法（Solid－phase micro－extraction，SPME）是在固相萃取的基础上发展起来的一种新型样品预处理的方法。它是基于待测成分在萃取涂层与样品之间的吸附或解析－解析平衡而建立起来的集萃取、浓缩、进样于一体的技术。

本方法装置简单、易于操作、选择性好、灵敏度高、重现性好、样品用量少、无需溶剂或仅用极少量溶剂。自该装置上市以来，已发展有多种萃取装置和操作模式，目前已实现了与液相色谱和气相色谱的联用。

（三）缀合物水解

中药制剂中的待测成分或其代谢物与机体的内源性物质结合生成的产物称为缀合物（Conjugate）。内源性物质有葡萄糖醛酸、硫酸、甘氨酸、谷胱甘肽和醋酸等，其中前两种最为重要，生成的缀合物为葡萄糖醛酸苷和硫酸酯。一些含有羟基、羧基、氨基和巯基的待测成分可与葡萄糖醛酸形成葡萄糖醛酸苷缀合物，还有一些含有酚羟基、芳胺及醇类的待测成分与硫酸形成硫酸酯缀合物。尿中待测成分多数呈缀合状态。

由于缀合物的极性较原型药物大，是亲水性或在生理pH值下电离的，不易被有机溶剂提取。为了测定尿液中待测成分总量，无论是直接测定或萃取分离之前，需要做水解处理，将缀合物中的药物或代谢物游离出来，再用有机溶剂提取。常用的方法有以下几种。

1. 酸水解

酸水解通常使用无机酸，如盐酸。酸的用量、浓度、反应时间和温度等条件，依待测成分而异。

本方法简便，快速，但与酶水解相比，其专一性较差，但若是待测成分在水解过程中发生分解则不适用。

2. 酶水解

对于与酸及受热不稳定的待测成分可以采用酶水解法。通常使用的酶是β－葡萄糖醛酸苷酶（β－Glucuronidase）或芳基硫酸酯酶（Arylsulfatase），分别水解待测成分的葡萄糖醛酸苷缀合物和硫酸酯缀合物。在实际应用过程中，常使用两者即葡萄糖醛酸苷酶－硫酸酯酶的混合酶。使用时应按不同酶试剂的要求控制在一定的pH范围内（4.5～7.0），37℃厌氧条件下培育16小时进行水解。

在尿液中采用酶水解，须事先除去尿中会抑制酶的阳离子。

与酸水解相比较，酶水解较温和，一般不会引起被测物的分解，且专属性强，但是酶水解过程时间稍长，费用大，且酶试剂也可能引入黏液蛋白等杂质，使缀合物产生乳化或造成色谱柱阻塞。

3. 溶剂解

缀合物（主要是硫酸酯）往往可随加入的萃取溶剂在萃取过程中发生分解，称为溶剂解。例如，尿中的载体硫酸酯在pH为1时，加乙酸乙酯提取，产生溶剂解。这时的条件也比较温和。

目前对缀合物的分析逐渐趋向于直接测定缀合物的含量（如采用HPLC和RIA法），以获得在体内以缀合物形式存在的量，以及当排出体外时，缀合物占所在排出药物总量的比率，从而为了解药物代谢情况提供更多的信息。

第四节　生物样品内中药制剂化学成分分析方法

建立一个精准、可靠的生物样品中的药物分析方法，对于揭示药物在机体内的动态变化规律，药代动力学参数的获得以及临床药物的评价及药物浓度的监测具有重要意义。

一、分析方法的设计与评价

（一）分析方法的设计依据

生物样品中中药制剂化学成分分析方法的设计受多因素的影响，一般而言，生物样品中中药制剂化学成分的含量浓度是决定分析方法的首要因素。从机体所获得的生物样品中待测成分或其代谢物的浓度均较低（$10^{-10} \sim 10^{-6}$g/mL），且样品量又常常很少，通过增加取样量提高方法的灵敏度，因而分析及检测方法的选择是提高分析效率的关键。具体选用何种分析方法应根据待测成分的结构、理化性质、仪器条件及文献等因素综合考虑。

1. 文献总结

在分析方法建立之前，应充分查阅前人的研究成果，总结相关国内外文献，以供借鉴。若尚无文献报道，也可参考同类药物的相关文章。值得注意的是，在体内药物分析中影响分析结果的因素较多，文献报道的方法常常因为分析条件的差异（如仪器、试剂等）而造成分析结果的不同。

2. 待测药物的理化性质及在体内存在状况

生物样品的基质比较复杂，因此要从复杂的基质中提取待测成分，需要考虑待测成分或其特定代谢产物的理化性质和药物在生物体内的状况、生物转化途径及代谢物的性质。

中药制剂化学成分的理化性质包括酸碱性（pK_a）、亲脂性、溶解度、极性、挥发性、紫外荧光光谱特性、稳定性等，这些都与生物样品的制备及分析方法的选择密切相关。强极性或亲水性成分常常难以采用溶剂萃取，则可采用蛋白沉淀、固相萃取（极性载体）、离子对萃取或衍生化后萃取等技术。此外，中药制剂化学成分的酸碱稳定性、热稳定性差时则应避免使用强酸或强碱性溶剂，在萃取液浓缩过程中应避免高温蒸发。

3. 生物样品的类型

生物样品的类型及样品的制备方法直接影响生物样品的制备方法及分析方法的选择。例如，若分析中药制剂在血浆中的化学成分，可选用蛋白沉淀或/和溶剂萃取法，当药物或待测成分与体内大分子蛋白结合牢固不易分离时，可采用酶分解法使蛋白质分解而释放出药物。当测定尿中的药物或内源性代谢物时，常因待测物多以结合物形式存在而需对生物样品进行酸水解或酶水解，使之游离。

4. 待测中药制剂化学成分的预期浓度范围

当待测药物浓度较低，尤其是需要考虑代谢产物的干扰或原型药物与特定代谢产物同时测定时，宜采用萃取-浓缩的样品制备方法和高灵敏度、高特异性的分析检测技术。

5. 分析测定的目的及要求

分析方法的设计应明确测定的目的与要求，是用于测定药物成分和药代动力学参数，还是用于临床药物浓度监测。前者要求分析方法具有较宽的线性范围、较高的灵敏度和准确度，以及较高分离能力（原型药物及代谢物的分离），不必强调方法的简单和快速；后者通常要求分析方法简便、易行，适用于长期、批量样品的测定。另外，若要求同时测定母体药物和代谢物，则应选择具有分离能力或专属的测定方法。

（二）分析方法的选择

一般而言，生物样品中待测物的预期浓度范围是决定生物样品检测方法的首要因素。无论从人体或实验动物中获得的生物样品中的待测物还是其特定代谢物的浓度大多较低（10^{-6} ~ 10^{-10} g/mL），同时样品量又常常很少，难以通过增加样品量的方法提高方法灵敏度。因而，需要选择适宜的分析检测技术来建立生物样品的分析方法。表7-2为不同分析检测技术的特点，以供选择生物样品分析方法时参考。

表7-2 常用分析方法的特点

分析方法	检测限度（$\times 10^{-9}$g）	分离能力（选择性）
紫外分光光度发（UV）	100	-
荧光分光光度法（Fluor）	10	±
原子吸收光度法（AA）	1	+
电化学分析法（ECA）		
电位法（Potent）	10	+
伏安法（Voltam）	0.1	+
薄层扫描色谱法（TLSC）		
紫外检测器（UV）	10	++
荧光检测器（FD）	1	++
气相色谱法（GC）		
氢火焰离子化检测器（FID）	1	++
氮检测器（N-FID）	0.1	+++
电子捕获检测器（ECD）	0.01	+++
质谱检测器（MSD）	0.001	++++
高效液相色谱法（HPLC）		
紫外检测器（UV）	1	++
荧光检测器（FD）	0.1	+++
电化学分析法（ECA）	0.01	+++
质谱检测器（MSD）	0.001	++++
免疫分析法（IA）		
放射免疫分析法（RIA）	0.001	++
酶免疫分析法（EIA）	0.001	++
荧光免疫分析法（FIA）	0.001	++
微生物学测定法（MA）	0.1	±

（三）分析方法的建立

分析方法设定后，进行一系列预实验来选择最佳分析方法及条件，并对分析方法加以验证，以确认该分析方法的适用性。

1. 以纯品进行测定

取待测药物或特定活性的代谢产物纯品适量，按照拟定的分析方法（不包括生物样品的预处理部分）进行测定，根据分析结构，确定最适测定浓度、灵敏度、最佳的分析检测条件，如溶液 pH 值、温度、反应时间等。采用色谱分离方法时，可通过改变色谱柱、流动相及其流速、检测波长、柱温、进样量等进行调整，从而获得良好的色谱参数。通过选择适当的检测器，以获得足够的方法灵敏度。

2. 空白溶剂实验

取待测药物的非生物基质溶液（通常为水溶液），按拟定的分析方法进行衍生化反应、纯化等样品预处理，并测定空白值的响应信号，如 HPLC 峰面积或峰高。空白值的高低将影响方法的灵敏度和专属性。空白值的响应值应尽可能小，并能得以有效校正。以色谱法为例，可通过改变反应条件、萃取方法或萃取条件，甚至是检测器的类型，力求降低空白试剂的信号，使其不干扰药物的测定，如两峰的分离度应大于 1.5。

3. 空白生物基质实验

取空白生物基质（Black biological matrix），如空白血浆，按拟定的分析方法，依“空白溶剂实验”项下操作。主要用来考察生物基质中内源性物质（Endogenous compounds）对待测成分的干扰，在测定药物、特定的活性代谢物、内标物质等的“信号窗”内不应出现内源性物质信号。

4. 模拟生物样品试验

取空白生物基质，加入待测药物制成模拟生物样品，依“空白溶剂实验”项下操作，考察方法的线性范围、精密度、准确度、灵敏度以及药物的萃取回收率等各项指标，同时进一步检验方法的特异性，即生物基质中内源性物质以及可能共同使用的其他药物对测定的干扰程度。若采用色谱法进行测定，多数情况下需考虑用内标法定量，应首先选择合适的内标，考察待测药物、内标物质与内源性代谢物或其他药物的分离情况。

5. 试剂生物样品的测定

经过“空白生物基质”和“模拟生物样品试验”所确定的分析方法及其条件还不能完全确定是否适合于实样测定。因为药物在体内是个复杂的过程，即可能与内源性物质，如蛋白质结合，也可能经过不同代谢通路生成多种代谢产物，而且这些代谢产物还可能进一步生成多种结合物或缀合物，所以设计方法要强调对药物体内过程要有一定的了解。在分析方法确定后，还需进行实际生物样品的测定，考察代谢产物对药物、内标物的干扰，从而选择避免干扰和适合样品实际情况的方法，并进一步验证方法的可行性。

（四）分析方法的评价

分析方法的验证首先为分析方法的验证，其次是生物基质中待测药物稳定性的验证。分析方法验证包括精密度、准确度、灵敏度、特异性等考察。

1. 特异性

特异性（specificity）又称为专属性或专一性。特异性系指在生物样品中所含内源性和外源性物质及相应代谢物质同时存在时，所用的方法能准确测定待测物质的能力，通常表示所检测的相应信号应属于待测成分所特有。如果有几个分析物，应保证每个分析物都不被干扰。

考察一个分析方法是否具有特异性应着重考虑内源性物质、代谢产物等的干扰。

通过比较待测药物或其活性代谢产物的对照品（或标准品）、空白生物基质、模拟生物样品的检测信号，如比较 HPLC 图谱中该待测药物或其活性代谢产物色谱峰的保留时间（t_R）、理论塔板数（n）和拖尾因子（T）是否一致，以及与内源性物质的分离度（R），确保内源性物质对分析方法没有干扰。对于质谱法则应考虑分析过程中的介质效应，对于结构一致的化合物测定，必要时可通过二极管阵列检测器（HPLC－DAD）和质谱检测器（LC－MS）确证被测定物色谱峰的单纯性和同一性；对于结构未知的代谢物的测定，也可采用 LC－LC－NMR 进行结构的初步推测，然后考察其干扰情况。

如果大于10%的空白样品显示大的干扰，应另取一组空白样品重试，如果仍有10%以上的空白样品仍显示大的干扰，则应改变拟定的方法，以消除干扰。

2. 标准曲线与线性范围

标准曲线（Standard curve）系指生物样品中所测定药物的浓度与响应值（如 HPLC 峰面积或峰高）的相关性，通常用回归分析方法获得标准曲线，提供回归方程和相关系数。除免疫分析法等少数分析方法外，标准曲线通常为线性模式。标准曲线最高与最低浓度的区间为线性范围（Llinear rang），待测药物浓度在线性范围内的模拟生物样品的测定结果应可达到试验要求的精密度和准确度。当线性范围较宽时，最好采用加权的方法对标准曲线进行计算，以使低浓度点计算得比较准确。

标准曲线的建立必须用至少5个浓度的标准模拟生物样品，其线性范围（不包括零点）应能覆盖全部待测生物样品中的药物浓度，不能使用线性范围外推的方法计算未知生物样品中的药物浓度。建立标准曲线所使用的模拟生物样品应使用与待测的含药生物样品相同的生物基质制备。

标准曲线的相关系数要求 $r \geq 0.99$（色谱法）或 $r \geq 0.98$（生物学方法）。另外，LOQ 偏离标准浓度应≤20%，其他各点应≤15%。

3. 准确度

准确度（Accuracy）是指用该方法测得的生物样品中待测药物的浓度与其真实浓度的接近程度。理论上，准确度的测定应使用人或动物给药后的实际生物样品，但实际生物样品的浓度是未知的，故实际上采用模拟生物样品来测定，用测得的浓度与加入的理论浓度比较得到。一般采用相对回收率（Relative recovery，RR）或相对误差（Relative error，RE）来表示。测定结果用随行的标准曲线的回归方程计算样品浓度，并以测定值（measured）的平均值 M 与配制的理论浓度即加入值 A（Added）比较，计算相对回收率或相对误差（式 7－1 或 7－2）。

一般选用 3 个浓度的质控样品（Quality control），即取空白生物基质（如血浆）数份，照标准曲线项下方法，考察准确度。低浓度选择在 LOQ 附近，其浓度在 LOQ 的 3 倍以内；高浓度接近于标准曲线的上限；中间选一个浓度。每一浓度至少测定 5 个样品，为获得批间精密度应至少测定 3 个分析批（由待测样品、标准模拟生物样品和质控样品组成的一个完整系列）。一般要求相对回收率在 85%～115% 范围内，在 LOQ 附近应在 80%～120% 范围内。

$$RR = \frac{M}{A} \times 100\ (\%) \qquad (7-1)$$

$$RE = \frac{M-A}{M} \times 100\ (\%) \qquad (7-2)$$

4. **精密度**

精密度（Precision）是指每一次测定结果与多次测定的平均值的偏离程度。一般用标准偏差（standard deviation，SD）或相对标准偏差（Relative standard deviation，RSD）表示。

在生物样品内中药制剂化学成分分析中，除要考察批内（Within－batch，Within－run 或 Intra－assay）*RSD* 外，同时还应考察批间（Between－batch，Between－run 或 Inter－assay）*RSD*。

（1）批内 *RSD* 系指在同一分析批内，即同一条标准曲线在相同的实验条件下的测定结果之间的 *RSD*。一个分析批同时在一天内完成，所以批内 *RSD* 又称为“日内 *RSD*”。

（2）批间 *RSD* 系指在不同分析批的测定结果之间的 *RSD*，因不同分析批通常是在不同日期内完成，所以批间 *RSD* 又称为“日间 *RSD*”。

精密度表示测定样品中符合准确度和精密度要求的最低药物浓度，要求至少能满足测定 3～5 个半衰期，是样品中的药物浓度或 C_{max} 1/20～1/10 时的药物浓度。其准确度要求在真实浓度的 80%～120% 范围内，*RSD* 应小于 20%。应用至少 5 个模拟生物样品测试结果证明。

5. **定量限与检测限**

定量限（Limit of quantification，LOQ）是指测定样品中符合准确度和精密度要求的最低药物浓度，通常以标准曲线上的最低浓度点表示。也可以信噪比 $S/N=10$ 或空白背景相应的标准差乘以 10 作为估计值，再通过试验确定。

检测限（Limit of detection，LOD）是指试样中被测物能被检测出的最低浓度或量。一般以信噪比 $S/N=3$（或 2）时的相应浓度或注入仪器的量确定 LOD 值。

6. **稳定性**

稳定性（Stability）是贮存条件、药物的化学性质、空白生物样品和容器系统的函数。生物样品的稳定性包括长期贮存、短期贮存、室温、冷冻、冻融条件下的稳定性，另外还包括标准贮备液以及样品处理后的溶液中待测成分的稳定性。

（1）长期稳定性：时间应超过收集第一个样品至最后一个样品分析所需的时间。贮存温度一般为-20℃，也可设为-70℃。要求高、低浓度至少分别测定3次，分别与第一天分析结果进行比较。

（2）短期室温稳定性：根据实际操作在室温中需维持的时间，将样品于室温下放置4～24小时，在不同时间点取样，进行分析，与0小时测得的结果进行比较。

（3）冻融稳定性：取高、低浓度样品至少3份，于-20℃贮存24小时，取出置于室温使其自然融化，之后取样，进行分析。然后再把样品冷冻12～24小时，如此反复冻融循环二次以上，然后比较各自分析结果。

7. 提取回收率

提取回收率又称为绝对回收率（Absolute recovery），主要是考察生物样品在制备过程中造成的待测成分的损失。在体内药物分析中，对生物样品的制备、提取通常是采用一次提取，而常规药物分析一般是多次提取，故待测药物常常不能提取完全，其提取回收率≥70%时一般被认为是可以接受的限度；而80%～90%则被认为是具有较好的提取回收率。

提取回收率要求考察高、中、低3个浓度的质控样品，每一浓度至少5个样品，每个样品分析一次。另取相同数量的相应浓度的标准溶液，用质控样品的最终配制溶剂稀释至与质控样品同体积，同法测定。将质控样品的检测信号与未经处理的标准溶液的检测信号比较，计算提取回收率（式7-3、式7-4）。

$$R=\frac{A_T}{A_S}\times 100\ (\%) \tag{7-3}$$

$$R=\frac{R_T}{R_S}\times 100\ (\%) \tag{7-4}$$

式中，R 为提取回收率，A_T为质控样品制备处理后的检测信号，如HPLC峰面积或峰高，A_S为未经制备处理的响应浓度的标准溶液的检测信号，R_T为未知空样品经制备处理后的检测信号的响应值，R_S为未经制备处理的相对应浓度的标准溶液的检测信号的响应值。

在色谱分析中常采用内标法测定含量，将药物标准品和内标物加到空白血样中，按规定的方法处理，测得药物和内标的峰面积，计算出他们的比值 $R=A_{药}/A_{内}$；另取相同浓度的药物标准品和内标物的纯溶剂溶液进样，得药物标准品和内标的峰面积，同样计算二者的比值 $R_{真}=A'_{药}/A'_{内}$。再根据式7-5计算回收率。

$$R=\frac{R_{剂}}{R_{真}} \tag{7-5}$$

在药代动力学和生物利用度研究或临床治疗药物检测中，高、中、低3个浓度的待测药物的提取回收率均应≥50%；且高、中浓度的 RSD 应≤15%，低浓度的 RSD 应≤20%。内标法使用的内标物质的提取回收率应≥50%，RSD≤15%。

8. 质量控制

未知生物样品的测定，应在分析方法确定完成之后进行。在实际生物样品的测定过程中应对分析数据的质量进行必要的监控。质控样品（Quality control，QC）系指将一定量的待测药物加入到空白生物基质中配制的模拟生物样品，用于全程的质量控制，包括分析方法的精密度、准确度、提取回收率及样品稳定性等测定与分析数据的质量控制。一般配成低、中、高3个浓度的质控样品。

每个未知样品一般只测定1次，必要时（有充分理由证实该测定结果异常时）可重复测定。每个分析批样测定的同时应建立相应的标准曲线，并随行间隔测定高、中、低至少3个浓度的质控样品（QC）。QC样品应以低至高或高至低的顺序以一定间隔均匀地穿插于整个分析批，与生物样品同时测定，根据质控样品的测定结果，评判该分析批的数据是否可被接受或拒绝。

每一个分析批内，应随机穿插分析至少6个QC样品，若未知样品数目较多时，应增加浓度质控样品数，使其数目大于未知样品总数的5%。质控样品的测定结果的偏差一般应小于20%，*RSD*≤20%，最多允许1/3不在同一浓度质控样品结果超限。若质控样品的测定结果不符合上述要求，则该分析批样测试结果作废。浓度高于定量上限的样品，应采用相应的空白介质稀释后重新测定；对于浓度低于定量限的样品应以零值计算。

二、常用测定方法

（一）光谱法

光谱法包括比色法、紫外分光光度法、荧光分析法、原子吸收分光光度法。光谱法在生物样品内中药制剂化学成分分析中应用较早的分析方法之一。光谱法具有操作简便、快速、对仪器要求不高等优点，但检测灵敏度低、不具有分离功能、选择性差，因此对样品的预处理要求较高。由于代谢物及某些内源性成分的干扰，使本法的应用范围受到限制。目前，仅用于少数药物浓度高、干扰成分少的生物样品的测定。另外，近年来色谱法高速发展，在研究中得到越来越广泛的应用，使得光谱法逐渐退出了生物样品内中药制剂化学成分分析方法的主要地位。

（二）免疫分析法

免疫分析法（Immunoassay，IA）是指以特异性抗原－抗体反应为基础的分析方法，包括放射免疫、酶免疫、化学发光免疫、荧光免疫分析等。本法具有灵敏度高、专属性强、操作简便、快速等优点，是临床治疗药物浓度监测的常用方法，但需要特定的试剂盒和仪器。

当今，免疫分析法不仅可用于测定蛋白质、酶等大分子量药物，而且还广泛用于测定小分子量的药物。特别是生物样品内中药制剂化学成分分析中，该方法已经成为一种必不可少的基本监测技术。

（三）色谱法

色谱法（Chromatography）是一种物理或物理化学的分离分析方法，其分离原理主要是利用物质在流动相和固定相中的分配系数或吸附能力的差异而达到分离。色谱法包括高效液相色谱、气相色谱、薄层色谱、凝胶色谱等。色谱法具有分离分析能力，具有高的专属性和灵敏度，并能分离结构相似的药物和代谢物等优点，使得在药学研究中被广泛使用。目前手性色谱技术、毛细管电泳技术、色谱与光谱联用技术、色谱与免疫联用技术等的建立与快速发展，更为色谱技术在体内药物分析中的应用提供了无限的前景。

第五节　应用实例

HPLC 法测定口服茵陈蒿汤后生物样品中京尼平苷、6,7－二甲氧基香豆素和大黄酸。

一、实验方法

1. 色谱条件

色谱柱：RP_{18}色谱柱（5μm，200mm×4.6mm）；柱温：40℃；流动相：A：0.05%甲酸－甲醇，B：0.05%甲酸－水；流速：1mL/min；紫外检测波长：343nm（6,7－二甲氧基香豆素）、241nm（京尼平苷）、259nm（大黄酸）。洗脱梯度见表7－3。

表7－3　HPLC 分析的洗脱梯度

Time	A（%）	B（%）
0	45	55
1.0	60	40
2.1	68	32
3.0	76	24
4.5	95	5
10.0	5	95

2. 生物样品的处理

Wister 大鼠，雄性，体重200～240g，从尾静脉取血，然后以10000rpm/min 在4℃离心10分钟。上清液立即于－20℃冷冻保存，分析前融化。取200μL 的血浆放入离心管中，加入800μL 甲醇溶液，旋转震荡2分钟，之后10000rpm 离心10分钟，得上清液，将其转移到另一个样品管中，40℃下蒸干。残渣加100μL 流动相，轻微震摇，过0.45μm 滤膜，取澄清滤液10μL 进样，记录色谱图。

二、结果与讨论

1. 方法特异性

空白大鼠血浆，口服6,7－二甲氧基香豆素、京尼平苷及大黄酸后的大鼠血浆及6,

7－二甲氧基香豆素、京尼平苷、大黄酸的甲醇溶液色谱图见7－6、图7－7、图7－8。表明在上述色谱条件下，没有生物成分会干扰6,7－二甲氧基香豆素、京尼平苷及大黄酸的准确测定。京尼平苷、6,7－二甲氧基香豆素及大黄酸的保留时间分别为3.61分钟、5.05分钟及9.02分钟。

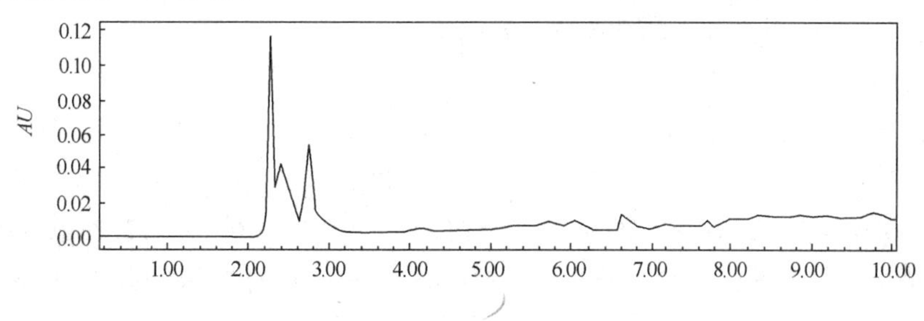

图7－6　空白血浆样品色谱图

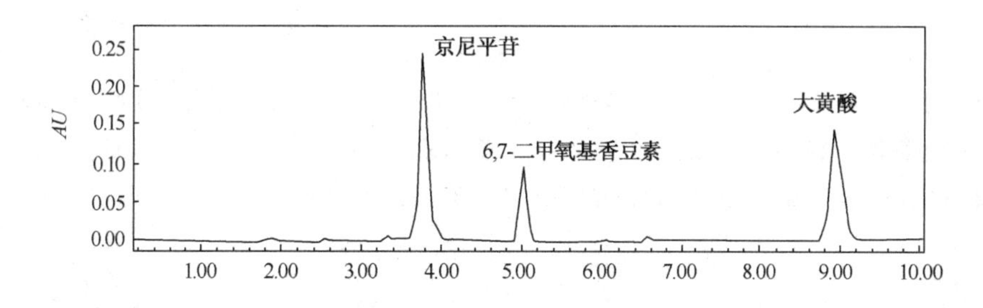

图7－7　3种对照品的甲醇溶液色谱图

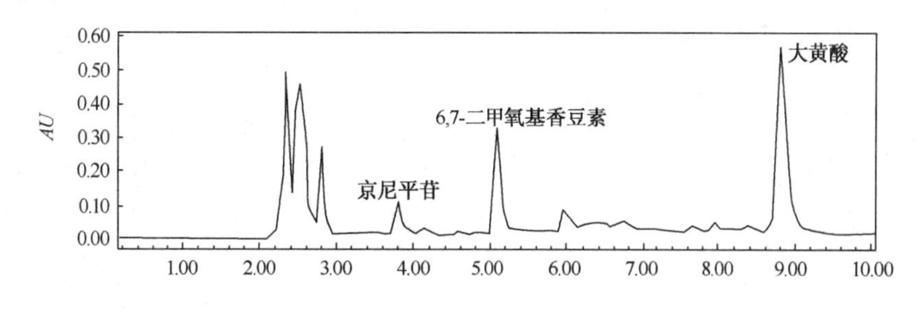

图7－8　口服给予药物后的血浆样品色谱图

2. 标准曲线与线性范围

用空白血浆将标准品配制成系列浓度：6,7－二甲氧基香豆素配成0.75、1.51、3.18、6.35、12.70、25.40、50.80μg/mL；京尼平苷配成0.41、0.83、1.66、3.31、6.62、13.24、26.48μg/mL；大黄酸配成0.38、0.77、1.53、3.01、6.13、12.25、25.50μg/mL。标准曲线以峰面积为纵坐标，浓度为横坐标绘制。

6,7－二甲氧基香豆素、京尼平苷及大黄酸的线性范围分别为：0.75～50.80μg/mL，0.41～26.48μg/mL，0.38～25.50μg/mL。三个样品的血浆标准曲线方程分别为：

6,7－二甲氧基香豆素：$y=99729x-24631$，$r=0.9983$

京尼平苷：$y=37240x-10397$，$r=0.9988$

大黄酸：$y=97138x-31042$，$r=0.9998$

3. 精密度与准确度

按照标准曲线的制备方法分别配成1.51、12.70、25.40μg/mL的6,7-二甲氧基香豆素溶液，0.83、6.62、13.24μg/mL的京尼平苷溶液以及0.77、6.13、12.25μg/mL的大黄酸溶液。每个样品各5份，连续测定3天，测定日内及日间误差，结果均小于5%。表明可以获得令人满意的准确度及精密度。

4. 回收率

取空白大鼠血浆200μL若干份，分别加入不同浓度的6,7-二甲氧基香豆素、京尼平苷和大黄酸标准溶液，配成1.51、12.70、25.40μg/mL的6，7-二甲氧基香豆素溶液，0.83、6.62、13.24μg/mL的京尼平苷溶液以及0.77、6.13、12.25μg/mL的大黄酸溶液。每个样品各5份，制备样品进行HPLC分析，计算方法回收率（即绝对回收率），回收率=测得样品浓度/理论样品浓度，结果回收率均在70%以上，表明方法回收率良好。

5. 检测限与定量限

以标准曲线的最低浓度为方法测定定量限（LOQ）。检测限（LOD）以信噪比$S/N=3$进行测定。结果6,7-二甲氧基香豆素、京尼平苷及大黄酸的LOQ分别为0.75、0.41、0.38μg/mL，LOD分别为0.02、0.01、0.02μg/mL。

第八章　中药制剂质量标准的制定

第一节　概　　述

一、制定质量标准的目的、意义和原则

药品质量标准是对药品的质量规格及检测方法所作的技术规定，是药品生产、供应、使用、检验和管理部门必须共同遵守的法定依据，以确保用药的安全有效。中药制剂的质量标准是根据药品质量标准的要求所制定的符合中药特点控制中药质量的技术规范。

药品质量标准的制定必须坚持质量第一，充分体现“科学、实用、规范”的原则。质量标准是中药新药研究中重要的组成部分，中药制剂组分多、成分复杂，且疗效是物质群整体的作用，质量标准对于保证中药制剂安全有效、稳定及质量可靠具有重要意义。由于中药本身的特点，中药制剂有效成分尚不完全明确，影响中药制剂质量的因素繁多，因此对于中药制剂制定出具有中药特色、科学性强、技术先进而又不脱离生产实际、切实可行的质量标准，才能保证中药制剂的质量均一，安全有效。

二、质量标准研究程序

1. 依据法规制定方案

总方案的设计应根据国家食品药品监督管理局颁发的《药品注册管理办法》，药物研究及质量标准研究参考国家食品药品监督管理局发布的有关技术指导原则进行，质量标准拟定的各项内容参照现行版《中国药典》。

2. 查阅有关资料

根据处方组成，查阅组方中药味的主要化学成分及理化性质的文献资料、与功能主治有关的药效学研究及质量控制方面的文献资料，为制定质量标准提供参考依据。

3. 实验研究

对质量标准中的各项内容进行试验研究，积累原始数据，为质量标准的制定提供依据。

4. 制定质量标准草案

制定标准时，对检测方法的选择应根据“准确、灵敏、简便、快速”的原则，既要结合实际，又要与国际先进水平接轨。限度的制定要将药效学研究和临床应用结合起来合理地制定。

第二节　中药制剂质量标准的主要内容

中药制剂必须在处方固定和原料（饮片、提取物）质量、制备工艺稳定的前提下方可拟订质量标准草案，质量标准应确实反映和控制最终产品质量。质量标准正文按名称、处方、制法、性状、鉴别、检查、含量测定、功能与主治、用法与用量、注意、规格、贮藏等顺序编写。具体要求参照《中国药典》（现行版）。其简要内容如下。

一、名称

包括中文名、汉语拼音。

二、处方

1. 成方制剂应列处方

单味制剂为单一药味，故不列处方，而在制法中说明药味及其分量；制剂中使用的药引、辅料及附加剂一般不列入处方中，在制法中加以说明。

2. 处方中的药材名称

凡国家标准已收载的药材，一律采用最新版规定的名称。地方标准收载的品种与国家药品标准名称相同而来源不同的，应另起名称。国家药品标准未收载的药材，应采用地方标准收载的名称，并加注明。

3. 处方药味的排列

根据中医理论，按“君”、“臣”、“佐”、“使”顺序排列，书写从左到右，然后从上到下。

4. 处方量

处方中各药材的量一律用法定计量单位，重量以“g”为单位，容量以“mL”为单位，全处方量应以制成1000个制剂单位的成品量为准。

三、制法

1. 制法项下主要叙述处方中药物共多少味（包括药引、辅料），各味药处理的简单工艺。对质量有影响的关键工艺，应列出控制的技术条件（如时间、温度、压力、pH值等）。

2. 属于常规或《中国药典》已规定的炮制加工品，在制法中不需叙述，特殊的炮制加工在附注中叙述。

3. 制法中药材粉末的粉碎度用“粗粉”、“中粉”、“细粉”、“极细粉”等表示，不列筛号。

4. 一般一个品名收载一个剂型的制法；蜜丸可并列收载水蜜丸、小蜜丸与大蜜丸；制备蜜丸的炼蜜量要考虑各地气候、习惯等不同，应规定一定幅度，但规定幅度不应过大，以免影响用药剂量。如“100g 粉末加炼蜜 100～120g 制成大蜜丸”。

四、性状

一种制剂的性状往往与投料的原料质量及工艺有关。原料质量保证，工艺恒定，则成品的性状应该基本一致，故质量标准中规定的制剂性状，能初步反映其质量情况。制剂的性状指成品的颜色、形态、形状、气味等。

1. 除去包装后的直观情况，按颜色、外形、气味依次描述；片剂、丸剂如有包衣的还应描述除去包衣后片心、丸心的颜色及气味，硬胶囊剂应写明除去胶囊后内容物的色泽。

2. 制剂色泽如以两种色调组合的，描写时以后者为主，如棕红色，以红色为主，书写时颜色、形态后用分号“；”。色泽避免用各地理解不同的术语，如青黄色、土黄色、肉黄色、咖啡色等。

3. 外用药及剧毒药不描述味。

五、鉴别

鉴别方法包括显微鉴别、理化鉴别。编写顺序为：显微鉴别、一般理化鉴别、色谱鉴别。

（一）显微鉴别

应突出描述易察见的特征。正文写“取本品，置显微镜下观察”，其后描述处方药材鉴别特征，所描述的每味药材鉴别特征都用句号分开，但不需注明是什么药材的特征。

（二）一般理化鉴别

1. 一般鉴别反应，如《中国药典》附录中已有规定，照《中国药典》附录方法进行。

2. 样品配成供试溶液，分别做两项鉴别试验时，而二者鉴别试验叙述较简短，可写在一项鉴别中；若叙述较长，又再无其他鉴别项，可先写处理方法，然后写“溶液（或滤液）照下述方法试验”；如鉴别不止两项，鉴别试验叙述较长，需分别做鉴别试验时，可分项描述。

3. 荧光鉴别一般应采用 365nm 波长的紫外光灯，写为“置紫外光灯（365nm）下观察”。如用其他波长紫外光灯观察，应在括号内注明。

（三）色谱鉴别

在中药制剂中最常用的是薄层色谱鉴别。

1. 中药制剂中有与《中国药典》收载品种相同的药味，一般尽可能采用与药材相同条件进行薄层色谱鉴别，描述也应统一。当有干扰时，也可采用其他条件。

2. 薄层色谱鉴别中如利用上项鉴别剩余的供试品溶液，可不再重复写出供试品溶液的制备方法，可先写出对照品（或对照药材）溶液的制备方法，再写“吸取鉴别（X）项下的供试品溶液与上述对照品（或对照药材）溶液各 χμL”；而用上项鉴别的滤液（溶液）或药渣，再进行处理后才制成供试品溶液的，应首先描述其处理方法。

六、检查

参照《中国药典》（现行版）附录各有关制剂通则项下规定的检查项目和必要的其他检查项目进行检查，并制订相应的限量范围。《中国药典》未收载的剂型可另行制订。对制剂中的重金属、砷盐等应予以考察，必要时应列入规定项目

1. 先描述通则规定以外的检查项目，其他应符合该剂型下有关规定。

2. 通则规定的检查项目要列出具体数据的，或通则规定以外的检查项目，其描述次序为相对密度、pH 值、乙醇量、总固体、干燥失重、水中不溶物、酸不溶物、重金属、砷盐等。

3. 如对通则中某项检查有特殊规定的应予以说明，如小金丸可写“除溶散时限不检查外，其他应符合丸剂项下有关的各项规定”。

七、浸出物测定

根据剂型和品种的需要，依照《中国药典》现行版浸出物测定的有关规定，选择适当的溶剂和方法进行测定。并规定限（幅）度指标。

八、含量测定

先写含量测定方法，再另起一行写含量限度规定。

九、功能与主治

1. 功能要用中医术语来描述，力求简明扼要。要突出主要功能，使能指导主治，并应与主治衔接。先写功能，后写主治，中间以句号隔开，并以“用于”二字连接。

2. 根据临床结果，如有明确的西医病名，一般可写在中医病症之后。

十、用法与用量

1. 先写用法，后写一次量及一日使用次数；同时可供外用的，则列在服法之后，

并用句号隔开。

2. 用法，如用温开水送服的内服药，则写“口服”；如需用其他方法送服的应写明。除特殊需要明确者外，一般不写饭前或饭后服用。

3. 用量，为常人有效剂量；儿童使用或以儿童使用为主的中药制剂，应注明儿童剂量或不同年龄儿童剂量。剧毒药要注明极量。

十一、注意

包括各种禁忌，如孕妇及其他疾患和体质方面的禁忌、饮食的禁忌或注明该药为剧毒药等。

十二、规格

1. 规格的写法有以重量计、以装量计、以标示量计等，以重量计的，如丸、片剂，注明每丸（或每片）的重量；以装量计的，如散剂、胶囊剂、液体制剂，注明每包（或瓶、粒）的装量；以标示量计的，注明每片的含量。同一品种有多种规格时，量小的在前，依次排列。

2. 规格单位在 0.1g 以下用“mg”，以上用“g”；液体制剂用“mL”。

3. 单味制剂有含量限度的，须列规格，是指每片（或丸、粒）中含有主药或成分的量；按处方规定制成多少丸（或片等）以及散装或大包装的以重量（或体积）计算用量的中药制剂均不规定规格。规格最后不列标点符号。

十三、贮藏

系指对中药制剂贮存与保管的基本要求。根据制剂的特性，注明保存的条件与要求。除特殊要求外，一般品种可注明“密封”；需在干燥处保存，又怕热的品种，加注“置阴凉干燥处”；遇光易变质的品种要加“避光”等。

第三节　中药制剂质量标准起草说明

制定中药制剂质量标准的同时，应编写起草说明，阐述列入正文内容的理由，研究方法和内容。起草说明是对指定制剂质量标准的详细注释，充分反映质量标准的制定过程，有助于判断制定的质量标准的合理性。

一、名称

包括中文名、汉语拼音名。命名总的要求是明确，简短，科学，不用容易混淆、误解和夸大的名称，不应与已有的药品名称重复。另外，药品应一方一名，即使是不同剂型同一处方，应用同名称并加不同剂型命名，如十全大补丸、十全大补酒、十全大补口服液等。

1. 单味制剂（含提取物）

一般采用原料（药材）名与剂型名结合，如三七片、绞股蓝皂苷片。

2. 复方制剂

（1）采用方内主要药味缩写加剂型，如参芍片、香连丸、银黄口服液。

（2）采用方中主要药味缩写加功效加剂型，如龙胆泻肝丸、银翘解毒颗粒剂、参附强心丸。

（3）采用药味数与主要药名或功效加剂型，如六味地黄颗粒、十全大补丸。

（4）采用功效加剂型，如补中益气合剂，妇炎康复片。

（5）采用君药前加复方加剂型，如复方丹参注射液、复方天仙胶囊。

（6）采用方内药物剂量比例或服用剂量加剂型，如六一散、七厘散。

（7）采用形象比喻结合剂型，如玉屏风散、泰山磐石散。

（8）采用主要药材和药引结合并加剂型，如川芎茶调散，以茶水调服。

二、处方

说明该药处方来源与方解（君、臣、佐、使）。处方中如有《中国药典》未收载的炮制品，应详细说明炮制方法及炮制品的质量要求。

三、制法

在此说明制备工艺全过程的每一步骤的意义，解释关键工艺各项技术要求的含义及相关半成品的质量标准。列出在工艺研究中各种技术条件及方法的对比数据，确定最终制备工艺及技术条件的理由。

四、性状

1. 叙述在性状描述中需要说明的问题。

2. 小量研制品与中试或大量生产的成品，其色泽等可能不完全一致，故制定质量标准应以中试或大量生产的产品为依据，并至少观察 3 ~ 5 批样品，有的中药制剂在贮藏期间颜色会变深，因此可根据实际观察情况规定幅度。

五、鉴别

在此说明中药制剂定性鉴别项目选定的原则及方法，以确保中药制剂鉴别项目的规范合理。

1. 鉴别项目的选定，可根据处方组成及研究资料确定建立相应的鉴别项目，原则上处方各药味均应进行试验研究，根据试验情况，选择列入标准中。首选君药、贵重药、毒性药。因鉴别特征不明显，或处方中用量较小而不能检出者应予说明，再选其他药材鉴别。

2. 鉴别方法的依据，试验条件的选定（如薄层色谱法的吸附剂、展开剂、显色剂的选定等)。理化鉴别和色谱鉴别需列阴性对照试验结果，以证明其专属性，并提供有三批以上样品的试验结果，以证明其重复性。《中国药典》未收载的试液，应注明配制方法及依据。

3. 要求随资料附有关的图谱。如显微鉴别的粉末特征墨线图或照片（注明扩大倍数)，薄层色谱照片，色谱法的色谱图（包括阴性对照图谱原图复印件)。色谱图及照片均要求清晰、真实。特征图谱或指纹图谱需有足够的实验数据和依据，确认其可重现性。

4. 色谱鉴别所用对照品及对照药材，现行国家药品标准已收载者可直接采用。对照品的来源，由动、植物提取的需要说明原料的科名、拉丁学名和药用部位。化学合成品注明供应来源。验证已知结构的化合物需提供必要的参数及图谱，并应与文献值或图谱一致，如文献无记载，则按未知物要求提供足以确证其结构的参数。如元素分析、熔点、红外光谱、紫外光谱、核磁共振谱、质谱等。鉴别用对照品纯度检查可用薄层色谱法，点样量为鉴别常规点样量的十倍，选择两个以上溶剂系统展开，色谱中应不显杂质斑点。对照药材经过准确鉴定并注明药材来源，选择符合国家药品规定要求的优质药材。

六、检查

主要指检查制剂中可能引入的杂质或与质量标准有关的项目。

1. 中药制剂检查项目参照《中国药典》(现行版）附录各有关制剂通则项下规定的检查项目和必要的其他检查项目进行检查，如与通则中某项检查要求不同的，要说明理由并列出具体数据，如还有通则以外的检查项目时，要说明理由、方法及数据。《中国药典》未收载的剂型可另行制定。

2. 中药制剂所用药材均应是经检验符合规定的药材，故一般制成制剂后不再做总灰分等检查。但对新药，需做重金属、砷盐等有害物质的考察，要提供所检测的数据。必要时，将重金属、砷盐列入正文检查项目中。此外，内服酒剂、酊剂是否含甲醇可用气相色谱法进行检测，提供所检测的数据，必要时列入正文检测项下。

3. 中药制剂凡规定限度指标的品种（指重金属、砷盐或甲醇等）要有足够的数据，至申报试生产用质量标准时，必须至少积累 10 批次 20 个数据指标，将限度指标列入正文之中。凡未列入正文中的检查项目研究，也应提供方法及检测数据。

4. 对有毒性的药材，应对其有毒成分制定限度指标。

5. 杂质检查所需对照品含量限度要求基本和含量测定用对照品相同。

七、浸出物测定

中药制剂可测浸出物以控制质量。

1. 在确定无法建立含量测定时，可暂定浸出物测定作为质量控制项目，但必须具有针对性和控制质量的意义；凡收载含量测定项者，可不规定此项。但含量测定限度低于万分之一的，可增加一个浸出物测定。

2. 说明规定该项目的理由，所采用溶剂和方法的依据，列出实测数据，各种浸出条件对浸出物量的影响，制定浸出物量限（幅）度的依据和实验数据。

3. 浸出物测定的建立是以测试10个批次样品的20个数据为准。

八、含量测定

（一）药味的选定

1. 中药制剂在确定含量测定成分的药味时，要以中医药理论为指导，首选处方中的主药、贵重药、毒剧药制定含量测定项目，以保证临床用药的安全性和有效性。在中药制剂中进行含量测定的药味，原料药必须要有含量限度，以保证成品质量。

2. 中药制剂处方中有君、臣、佐、使之分。君药是针对主病或主症起主要治疗作用的药物，所以应首选其君药建立含量测定项目。

3. 应对制剂中贵重药物进行含量测定，如牛黄、麝香、西洋参、人参等，要找出相应的定量指标，以便控制其在制剂中的含量，防止在生产过程中，不投料或少投料的现象发生。

4. 应对中药制剂中有大毒的药味进行定量分析，例如马钱子、川乌、草乌、附子、斑蝥等。若含量太低无法测定，则应规定限量检查项目。

5. 若上述药味基础研究薄弱或无法进行含量测定时，也可依次选择臣药及其他药味进行测定。

（二）测定成分的选定

测定药味选择以后，还应选定某一成分为定量指标，一般应遵循以下几项原则。

1. 测定有效成分

对于有效成分清楚，其药理作用与该味药的主治功能相一致的成分，应作为首选。

2. 测定毒性成分

如乌头中含有多种生物碱，其中双酯型生物碱毒性较强，可测定双酯型生物碱的含量，作为质控指标之一，以保证中药制剂服用安全有效。

3. 测定总成分

有效部位或指标性成分类别清楚的，可进行总成分测定，如总黄酮、总皂苷、总生物碱、总有机酸、总挥发油等。

4. 有效成分不明确的中药制剂

可采用以下几种方法：

（1）测定指标性成分：指标性成分专属性要强，其含量高低可代表药材在制剂中的量。

（2）测定浸出物：溶剂的选择应具针对性，能达到控制质量的目的。一般不采用水和乙醇。因其溶出物量太大，难于反映出某些原料或工艺影响其质量的差异。

(3) 以某一物理常数为测定指标：如柴胡注射液（蒸馏液）其有效成分不太清楚，但实验证明，在276nm波长处有最大吸收，且吸收度的高低与其1:1蒸馏液浓度成正比，所以可用276nm的吸收度值（A）来控制其质量。此外，在建立化学成分的含量测定方法有困难时，也可考虑建立生物测定等其他方法。

5. 测定易损失成分

测定在制备、贮存过程中易损失的成分，如冰片易挥发损失，因此在含有冰片的中药制剂中要测定其含量。

6. 测定专属性成分

被测成分应归属于某一药味，若为两味或两味以上药材所共有的成分，则不应选为定量指标。如处方中同时含有黄连、黄柏，最好不选小檗碱作为定量指标，可选取有专属性的黄连碱或黄柏碱进行测定。

7. 测定成分应尽量与中医理论相一致，与药理作用和主治功能相一致

如山楂在制剂中若以消食健胃为主，则应测定有机酸含量，若以化浊降脂为主则应测定黄酮类成分。

测定成分可以是单一成分，也可以是测定两种或两种以上成分的总和。如2010年版《中国药典》规定，每1g胃肠安丸中厚朴酚与和厚朴酚的总量不得少于3.0mg。

（三）含量测定方法的确定

含量测定方法可参考有关质量标准或有关文献，根据处方工艺和剂型的特点以及被测成分的性质、干扰成分的性质等因素进行综合考虑。对测定方法的选择应根据“准确、灵敏、简便、快速”的原则，同时要考虑方法的专属性、重现性、稳定性等，与国际先进水平接轨，同时强调其方法的适应性。

（四）方法学考察

1. 提取条件的选定

当被测成分选定后，要选择合适的提取方法将被测成分从样品中提取出来。提取条件的好坏应以能最大限度地提取被测成分、样品含量高、测定结果稳定为标准。提取条件的确定，一般要用不同溶剂、不同提取方法、不同时间、不同温度以及pH值等条件比较而定，可参考文献，重点对比某种条件，也可用正交试验全面优选条件。在正交试验中，因素水平的选择尤为重要，若选择不当，将失去实际意义，尽管从数学意义上讲已筛选出最佳条件，但可能不符合化学原则。因素水平的建立，要根据被测成分的化学性质、化学成分存在状态（是在原生药粉末中还是在提取物中）及存在剂型、干扰成分的性质等因素进行综合考虑。如果有可借鉴的，要经过预试才可纳入正交表中。因为选择的正交表有限，若考察水平不能满足时，还可进行单因素选择。

2. 净化分离方法的选择

除去对测定有干扰的杂质，又不损失被检测物质，结合回收率试验，从而确定净化方法。

3. 测定条件的选择

测定条件的合适与否，对测定结果有直接的影响。对于不同的方法，测定条件的选择也有所不同。要根据仪器性能和测试方法进行选择。如化学分析中指示剂种类、指示剂用量；比色法中最佳 pH 值、最佳显色温度、最佳显色时间及线性范围的选择；紫外分光光度法中最佳 pH 值、最大吸收波长及吸收系数的确定；薄层扫描法中展开剂选择、显色剂选择、检测方式选择、最大吸收波长选择、仪器的线性化参数选择及测定方式、狭缝宽度、扫描宽度、灵敏度选择等；气相色谱法中固定相选择、检测器选择、内标物选择等；高效液相色谱法中固定相的选择、流动相选择、检测器选择、最大吸收波长选择（紫外检测器）等。有些仪器参数与仪器型号有关，要酌情而定。选择灵敏度高、相对误差小以及稳定性好的条件为测定条件。如分光光度法、高效液相色谱法和薄层扫描法中测定波长的选择为被测物质的最大吸收波长。

4. 专属性考察

常用的试验方法是阴性对照试验。在中药制剂分析中，因为常常是测量成药中某一味药中的某一化学成分，要想得到真正的“空白”比较困难，所以常用阴性对照法，可考察被测成分的峰（或斑点）位置是否与干扰组分重叠，以确定测定信息是否仅为被测成分的响应。阴性对照样品（空白样品）的制备一般有两种方法，一种是不含被测成分药材的“成药”，另一种是不含被测成分的“成药”（用色谱法把被测成分从成药中分离出去），以前者为常用。一般来说，阴性对照样品（空白样品）中因不产生响应值或响应值很小，而不能采用样品响应值减去阴性对照样品响应值的办法去消除误差，因为中药制剂组成复杂，阴性对照样品易受多种因素影响，具有不稳定性，所以当阴性对照样品中有响应时，应该换测定条件或方法，尽量减小测量误差。

5. 线性关系及线性范围考察

线性考察的目的首先是确定被测成分浓度与定量信息是否成线性关系；其次是确定线性范围，即被测成分在多少量之间呈线性；再就是看直线是否通过原点，以确定用一点法还是两点法去测定并计算。标准曲线相关系数 r 值一般应在 0.999 以上，薄层扫描的 r 值应在 0.995 以上。

6. 测定方法的稳定性试验

此项考察的目的是选定最佳的测定时间，光谱法和色谱法都必须测定，即每隔一段时间测定一次，延续几个小时，视其是否稳定，以确定适当的测定时间。

7. 精密度试验

精密度是指在规定的测定条件下，同一个均匀供试品，经过多次取样测定所得结果之间的接近程度。

（1）重复性：在相同条件下，由一个分析员测定所得结果的精密度称为重复性。实验要求在规定的范围内，取同一浓度的样品，由 6 个测定结果进行评价；或设 3 个不同浓度的样品，每个浓度分别用 3 份供试品溶液进行测定，用 9 个测定结果进行评价。

（2）中间精密度：在同一个实验室，不同时间由不同分析人员，用不同设备测定结果之间的精密度，称为中间精密度。考察的变动因素为不同日期、不同分析人员及不同设备。

（3）重现性：在不同实验室由不同分析人员测定结果之间的精密度。

分光光度法及气相、液相色谱法应对同一供试品进行多次测定；薄层扫描法应对同一薄层板及异板多个同量斑点扫描测定，考察其精密度。用相对标准差（*RSD%*）来表示。

8. 回收率试验

在含量测定方法建立过程中，以回收率估计分析方法的误差和操作过程的损失，以评价方法的准确性。试验方法包括加样回收试验和模拟配方回收实验。回收率实验在规定范围内，用同一浓度6个测定结果，或3个浓度9个测定结果进行评价。一般中间浓度加入量与所取供试品含量之比控制在1∶1左右。回收率一般要求在95%～105%，*RSD%*<3%。

9. 耐用性

耐用性系指在测定条件有小的变动时，测定结果不受影响的承受程度，如果测试条件要求苛刻，则应在方法中写明。

（五）含量限（幅）度指标

必须注意，含量限度是在保证药物成分对临床安全和疗效稳定的情况下，有足够的具代表性的样品实验数据为基础，结合药材含量及工艺收率综合分析制定的。

1. 根据实测数据（临床用样品至少有三批、6个数据，生产用样品，至少有10批、20个数据）制定。毒性成分的含量必须规定幅度。

2. 中药制剂含量限度的规定方式主要有以下几种：

（1）规定一定幅度：如《中国药典》保赤散每1g含朱砂以硫化汞（HgS）计，应为0.21～0.25g。

（2）规定标示量范围：如《中国药典》华山参片含生物碱以莨菪碱计，应为标示量的80.0%～120.0%。

（3）规定下限：如《中国药典》双黄连口服液每1mL含黄芩以黄芩苷计，不得少于10.0mg。

（六）含量测定用对照品

如为现行国家药品标准收载者可直接采用。但所使用的对照品必须是中国食品药品检定研究院统一下发的。如为现行国家标准以外的品种则应按以下要求制备和提供资料一同上报。

1. 对照品的来源

由动、植物提取的需要说明原料的科名、拉丁学名和药用部位，若为化学合成品，应注明供应来源。

2. 确证

确证已知结构的化合物需提供必要的参数及图谱，并应与文献值或图谱一致，如文献无记载，则按未知物要求提供足以确证其结构的参数。如元素分析，熔点，红外光谱，紫外光谱，核磁共振谱，质谱等。

3. 纯度与含量

纯度检查系指对照品以外的杂质有多少，而含量指对照品本身的含量，杂质高，纯度低，而含量相对也低，二者有相关性，但含义不同。对含量测定用对照品，由于中药化学对照品多由有机溶剂提取或精制，故一般水分很低，而按常规水分测定法需样品量较大，因此目前没规定水分含量，只是在标定时对熔点较高、性质较稳定者可置105℃干燥；对不稳定者则可置硅胶或五氧化二磷真空干燥器中干燥后应用。

4. 对照品的含量及杂质测定方法

可用光谱法或色谱法测定对照品及杂质的含量。但应该指出，这只能测定与对照品具相同性质及对显色剂或对测定波长等具相应响应值的同系物杂质分离后得到的含量，如杂质对该显色剂不显色或对测定波长无响应的，以及对照品中含有的水分及无机物等则不能检出。色谱法或光谱法本身要求有对照标准，可采用国际化学对照品，如无权威性对照品则需小量精制纯度较高的物质作为对照品应用，称为原始对照品；也可用相溶度分析和差示扫描热量法等方法，均为根据热力学性质而设计的方法。相溶度分析法可检出包括异构体的杂质量；差示扫描法是测定物质熔融热，熔融热因杂质的存在而发生变化，从而以此衡量对照品的纯度，但不能用于熔融时分解的物质，

5. 对照品的含量限度要求

合成品原则上要求99%以上，天然产物中提取的对照品验证纯度应在98%以上，并提供含量测定的方法和测试数据。

6. 稳定性考察

对对照品的质量鉴别，应建立复核考察制度，对考察稳定性的检测方法，要根据物质的性质或情况而定。

九、功能与主治

说明药理试验及临床试验研究的结果；制定功能与主治项的理由。

十、用法与用量

说明制定方法与用量项的理由。

十一、注意

说明制定注意项的理由。

十二、规格

规格要考虑与常用剂量相衔接，方便临床使用。

十三、贮藏

说明贮存理由；需特殊贮存条件的也应说明理由。名词术语如下：

遮光：系指用不透光的容器包装，例如棕色容器或黑色包装材料包裹的无色透明、半透明容器。

密闭：系指将容器密闭，以防止尘土及异物进入。

密封系指将容器密封，以防止风化、吸潮、挥发或异物进入。

熔封或严封：系指将容器熔封或用适宜的材料严封，以防止空气与水分的浸入并防止污染。

阴凉处：系指不超过20℃。

凉暗处：系指避光并不超过20℃。

冷处：系指2℃～10℃。

常温：系指10℃～30℃。

第四节　中药制剂的稳定性研究

中药的稳定性是指中药的化学、物理及生物学特性发生变化的程度。通过稳定性试验，考察中药在不同环境条件（如温度、湿度、光线等）下药品特性随时间变化的规律，以认识和预测药品的稳定趋势，为药品生产、包装、贮存、运输条件的确定和有效期的建立提供科学依据。稳定性研究是评价药品质量的主要内容之一。

一、稳定性研究实验设计

稳定性研究实验设计应根据不同的研究目的，结合原料药的理化性质、剂型的特点和具体的处方及工艺条件进行。

（一）样品的批次和规模

影响因素试验可采用一批小试规模样品进行；加速试验和长期试验应采用3批中试以上规模样品进行。

（二）包装及放置条件

加速试验和长期试验所用包装材料和封装条件应与拟上市包装一致。

稳定性试验要求在一定的温度、湿度、光照等条件下进行，这些放置条件的设置应充分考虑到药品在贮存、运输及使用过程中可能遇到的环境因素。

稳定性研究中所用控温、控湿、光照等设备应能较好地对试验要求的环境条件进行控制和监测，如应能控制温度±2℃，相对湿度±5%，照度±500lx等，并能对真实温度、湿度与照度进行监测。

二、中药制剂稳定性考察内容

（一）考察项目

稳定性研究的考察项目（或指标）应根据所含成分和/或制剂特性、质量要求设置，应选择在药品保存期间易于变化，可能会影响到药品的质量、安全性和有效性的项目，以便客观、全面地评价药品的稳定性。一般以质量标准及《中国药典》制剂通则中与稳定性相关的指标为考察项目，必要时，应超出质量标准的范围选择稳定性考察指标。

（二）考察时间点

稳定性研究中需要设置多个时间点。考察时间点的设置应基于对药品理化性质的认识、稳定性变化趋势而设置。如长期试验中，总体考察时间应涵盖所预期的有效期，中间取样点的设置要考虑药品的稳定特性和剂型特点。对某些对环境因素敏感的药品，应适当增加考察时间点。

三、稳定性研究实验方法

（一）影响因素试验

一般包括高温、高湿、强光照射试验。将原料置适宜的容器中（如称量瓶或培养皿），摊成≤5mm 厚的薄层，疏松原料药摊成≤10mm 厚的薄层进行试验。对于固体制剂产品，采用除去内包装的最小制剂单位，分散为单层置适宜的条件下进行。如试验结果不明确，应加试 2 个批号的样品。

1. 高温试验

供试品置密封洁净容器中，在60℃条件下放置10天，于0、5、10天取样检测。与0天比较，若供试品发生显著变化，则在40℃下同法进行试验。如60℃无显著变化，则不必进行40℃试验。

2. 高湿试验

供试品置恒湿设备中，在25℃、相对湿度92.5% ±5%条件下放置10天，在0、5、10天取样检测，按稳定性重点考察项目要求检测，同时准确称量试验前后供试品的重量，以考察供试品的吸湿潮解性能。若吸湿增重在5%以上，则应在25℃、相对湿度75% ±5%下同法进行试验；若吸湿增重在5%以下，且其他考察项目符合要求，则不再进行此项试验。恒湿条件可以通过恒温恒湿箱或在密闭容器中放置饱和盐溶液来实现。根据不同的湿度要求，选择 NaCl 饱和溶液（15.5℃ ~60℃，相对湿度75% ±1%）或 KNO_3饱和溶液（25℃，相对湿度92.5%）。对水性的液体制剂，可不进行此项试验。

3. 强光照射试验

供试品置装有日光灯的光照箱或其他适宜的光照容器内，于照度为4500lx ±500lx 条件下放置10天，在第0、5、10天取样检测。试验中应注意控制温度，与室温保持一致，并注意观察供试品的外观变化。

此外，根据药物的性质必要时应设计其他试验，探讨 pH 值与氧及其他条件（如冷冻等）对药物稳定性的影响。

（二）加速试验

加速试验一般应在40℃ ±2℃、相对湿度75% ±5%条件下进行试验，在试验期间第0、1、2、3、6个月末取样检测。若供试品经检测不符合质量标准要求或发生显著变化，则应在中间条件下，即在30℃ ±2℃、相对湿度65% ±5%条件下（可用Na_2CrO_4饱和溶液30℃，相对湿度64.8%）进行加速试验。

对采用不可透过性包装的液体制剂，如合剂、乳剂、注射液等的稳定性研究中可不要求相对湿度。对采用半通透性容器包装的液体制剂，如塑料袋装溶液，塑料瓶装滴眼液、滴鼻液等剂型，加速试验应在40℃ ±2℃、相对湿度20% ±5%的条件下进行试验。

对膏药、胶剂、软膏剂、凝胶剂、眼膏剂、栓剂、气雾剂等制剂可直接采用30℃ ±2℃、相对湿度65% ±5%的条件进行试验。

对温度特别敏感药物，需在冰箱（4℃ ~8℃）内保存使用，此类药物制剂的加速试验可在25℃ ±2℃、相对湿度60% ±5%条件下进行试验。需要冷冻保存的药品可不进行加速试验。

（三）长期试验

长期试验是在接近药品的实际贮存条件下进行的稳定性试验，建议在25℃ ±2℃、相对湿度60% ±10%条件下，分别于第0、3、6、9、12、18个月取样检测，也可在常温条件下进行。对温度特别敏感药物的长期试验可在6℃ ±2℃条件下进行试验，取样时间点同上。

（四）药品上市后的稳定性考察

药品注册申请单位应在药品获准生产上市后，采用实际生产规模的药品进行留样观察，以考察上市药品的稳定性。根据考察结果，对包装、贮存条件进行进一步的确认或改进，并进一步确定有效期。

四、稳定性研究结果评价

药品稳定性的评价是对有关试验（如影响因素、加速试验、长期试验）的结果进行的系统分析和判断。其相关检测结果不应有明显变化。

1. 贮存条件的确定

新药应综合加速试验和长期试验的结果，同时结合药品在流通过程中可能遇到的情况进行综合分析。选定的贮存条件应按照规范术语描述。

2. 包装材料/容器的确定

一般先根据影响因素试验结果，初步确定包装材料或容器，结合稳定性研究结果，进一步验证采用的包装材料和容器的合理性。

3. 有效期的确定

药品的有效期应根据加速试验和长期试验的结果分析确定，一般情况下，以长期试验的结果为依据，取长期试验中与0月数据相比无明显改变的最长时间点为有效期。

第五节 中药制剂质量标准制定及起草说明示例

以通络活血胶囊为例，阐述中药制剂质量标准需起草的文件。

一、药品原料（药材）的质量标准

夏天无、川芎、三七、槐花、冰片均应符合《中国药典》2010年版一部相对应项下的有关规定。

二、药品成品的质量标准草案

通络活血胶囊
Tongluohuoxue Jiaonang

【处方】夏天无、川芎、三七、槐花、冰片。

【制法】以上五味，冰片研细，三七粉碎成细粉，其余夏天无等三味加水煎煮三次，合并煎液，滤过，滤液减压浓缩成相对密度为1.17～1.19（80℃）的清膏。加入三七细粉，干燥，用35目筛制成颗粒，加入冰片细粉，混匀，即得。

【性状】本品为胶囊剂，内容物为棕褐色粉末，气微，味微甜苦。

【鉴别】

（1）取本品内容物1.5g，加氯仿－甲醇－浓氨试液（50∶10∶1）的混合溶液40mL，超声处理30分钟，滤过，滤液浓缩至干，残渣加甲醇2mL使溶解，作为供试品溶液。另取夏天无对照药材1g，同法制成对照药材溶液。再取原阿片碱对照品，加氯仿制成每1mL含2mg的溶液，作为对照品溶液。照薄层色谱法（《中国药典》2010年版一部附录ⅥB）试验，吸取上述三种溶液各5μL，分别点于同一以羧甲基纤维素钠为黏合剂的硅胶G薄层板上，以环己烷－醋酸乙酯－二乙胺（16∶3∶1）为展开剂，预饱和15分钟，展开，取出，晾干，喷以稀碘化铋钾试液。供试品色谱中，在与对照药材、对照品色谱相应的位置，显相同颜色的斑点。

（2）取本品内容物1g，加水80mL，超声处理30分钟，取上清液，用稀盐酸调pH值至2～3，用乙酸乙酯振摇提取2次，每次30mL，合并提取液，蒸干，残渣加乙酸乙酯5mL使溶解，作为供试品溶液。另取阿魏酸对照品，加乙酸乙酯制成每1mL含0.1mg的溶液，作为对照品溶液。照薄层色谱法（《中国药典》2010年版一部附录ⅥB）试验，吸取上述两种溶液各5μL，分别点于同一硅胶G薄层板上，以甲苯－乙酸乙酯－甲酸（5∶2.5∶0.5）为展开剂，展开，取出，晾干，喷以10%硫酸乙醇液，105℃加热至斑点显色清晰，置紫外灯（254nm）下检视，供试品色谱中，在与对照品色谱相应的位置上，显相同颜色的荧光斑点。

（3）取本品内容物1g，加甲醇60mL，超声处理30分钟，放冷，滤过，滤液蒸干，残渣加水25mL使溶解，用水饱和正丁醇振摇提取2次，每次30mL，合并正丁醇液，蒸干，残渣加甲醇5mL使溶解，作为供试品溶液。另取芦丁对照品，加甲醇制成每1mL含4mg的溶液，作为对照品溶液。照薄层色谱法（《中国药典》2010年版一部附录ⅥB）试验，吸取上述两种溶液各2μL，分别点于同一硅胶G薄层板上，以乙酸乙酯-甲醇-甲酸-水（8∶1∶1∶0.5）为展开剂，喷以三氯化铝乙醇试液，在105℃加热烘板至微干，置紫外光灯（365nm）下检视。供试品色谱中，在与对照品色谱相应的位置上，显相同颜色的荧光斑点。

（4）取本品内容物2g，加乙酸乙酯5mL，超声处理30分钟，放冷，滤过，滤液作为供试品溶液。另取冰片对照品，加无水乙醇制成每1mL含1mg的溶液，作为对照品溶液。照薄层色谱法（《中国药典》2010年版一部附录ⅥB）试验，吸取供试品溶液10μL、对照品溶液5μL，分别点于同一硅胶G薄层板上，以石油醚（60℃~90℃）-甲苯-乙酸乙酯（7∶1∶1）为展开剂，展开，取出，晾干，喷以5%香草醛硫酸溶液，在105℃加热至斑点显色清晰。供试品色谱中，在与对照品色谱相应的位置上，显相同颜色的斑点。

（5）取本品内容物2g，加乙醚80mL，超声处理30分钟，放冷，滤过，弃去滤液，药渣加甲醇30mL，置水浴上加热回流30分钟，滤过，滤液蒸干，残渣用水25mL微热使溶解，用水饱和的正丁醇30mL振摇提取，取正丁醇提取液，用氨试液25mL洗涤，再用正丁醇饱和的水洗涤2次，每次30mL，取正丁醇液，蒸干，残渣加甲醇3mL使溶解，作为供试品溶液。另取三七皂苷R_1对照品、人参皂苷Rb_1对照品及人参皂苷Rg_1对照品，加甲醇制成每1mL各含2.5mg的混合溶液，作为对照品溶液。照薄层色谱法（《中国药典》2010年版一部附录ⅥB）试验，吸取上述两种溶液各5μL，分别点于同一硅胶G薄层板上，以三氯甲烷-乙酸乙酯-甲醇-水（15∶40∶30∶15）10℃以下放置分层的下层溶液为展开剂，展开，取出，晾干，喷以10%硫酸乙醇溶液，在105℃加热至斑点显色清晰。日光下检视，供试品色谱中，在与对照品色谱相应的位置上，显相同颜色的斑点；置紫外灯（365nm）下检视，显相同颜色的荧光斑点。

【检查】应符合胶囊剂项下有关的各项规定（《中国药典》2010年版一部附录ⅠD）。

【含量测定】照高效液相色谱法（《中国药典》2010年版一部附录ⅥD）测定。

色谱条件与系统适用试验：用十八烷基键合硅胶为填充剂；乙腈-三乙胺醋酸溶液（每1000mL水中加入冰醋酸30mL，三乙胺8mL）（20∶80）为流动相；检测波长为289nm。理论塔板数按原阿片碱峰计算应不低于3000。

对照品溶液制备：精密称取原阿片碱对照品约10mg，置50mL量瓶中，加1%的盐酸溶液5mL使溶解，再加50%甲醇稀释至刻度，摇匀，精密量取5mL，置25mL量瓶中，加50%甲醇稀释至刻度，摇匀，即得（每1mL含原阿片碱40μg）。

供试品溶液的制备：取本品装量差异项下的内容物，研细，取约0.3g，精密称定，精密加入50%甲醇50mL，称定重量，加热回流1小时，放冷，再称定重量，用50%甲醇补足减失的重量，摇匀，滤过，用微孔滤膜（0.45μm）滤过，取滤液，即得。

测定：分别精密吸取对照品溶液与供试品溶液各10μL，注入液相色谱仪，测定，即得。

本品每粒含夏天无以原阿片碱（$C_{20}H_{19}NO_5$）计，不得少于1.1mg。

【功能与主治】活血通络，行气止痛。用于中风偏瘫，气行不畅所致的中风，偏身麻木。

【用法与用量】口服，一次4~6粒，一日3次。

【注意】孕妇慎用。

【贮藏】密封。

通络活血胶囊质量标准起草说明

【名称】采用功效加剂型命名。

【处方】见正文，按制成1000粒胶囊量。

【性状】根据多批中试样品外观性状结果描述。

【鉴别】

（1）夏天无为方中君药，具有活血通络、行气止痛功效，其中原阿片碱为其主要活性成分之一，采用了夏天无药材以及原阿片碱为对照品双对照进行TLC鉴别，经试验色谱斑点清晰，供试品色谱中，在与对照药材色谱相应的位置上，显相同的橙红色斑点；在与对照品色谱相应的位置上，显相同的一个橙红色斑点，阴性未见干扰，表明本法成立，见图8-1。

图8-1　夏天无的薄层鉴别

1—阴性对照；2、3、4—三批供试品；

5—夏天无对照药材；6—原阿片碱对照品

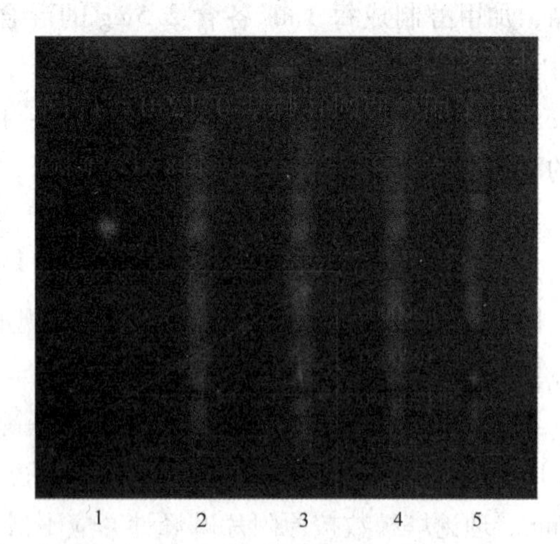

图8-2　川芎的薄层鉴别

1—阿魏酸对照品；

2、3、4—三批供试品；5—阴性对照

（2）川芎的鉴别：川芎所含阿魏酸为其有效成分，参考《中国药典》中药材的鉴别方法对该鉴别进行了考察、研究，并对此做了相应的调整，在105℃加热至斑点显色清晰，置紫外灯（365nm）下检视。供试品色谱中，在与对照品色谱相应的位置上，显相同颜色的斑点，分离较好。处方中除去川芎药材阴性样品无干扰，见图8-2。

（3）槐花的鉴别：以芦丁为对照品，对槐花进行了薄层鉴别试验，以乙酸乙酯-甲醇-甲酸-水（8∶1∶1∶0.5）为展开剂，展开，能得到较好的分离效果；并对显色剂稍做调整，喷以三氯化铝乙醇试液，在105℃下烘至乙醇挥干后，置紫外灯（365nm）下检视，供试品色谱中，在与对照品色谱相应的位置上，显相同颜色的荧光斑点。若板烘至乙醇挥干后直接在紫外灯（365nm）下检视，此斑点较亮，有拖尾现象；如板烘至乙醇挥干后放置3~5分钟后，则斑点分离较清晰。处方中除去槐花药材阴性样品无干扰，同时考察了供试品溶液的不同点样量对薄层鉴别的影响。见图8-3。

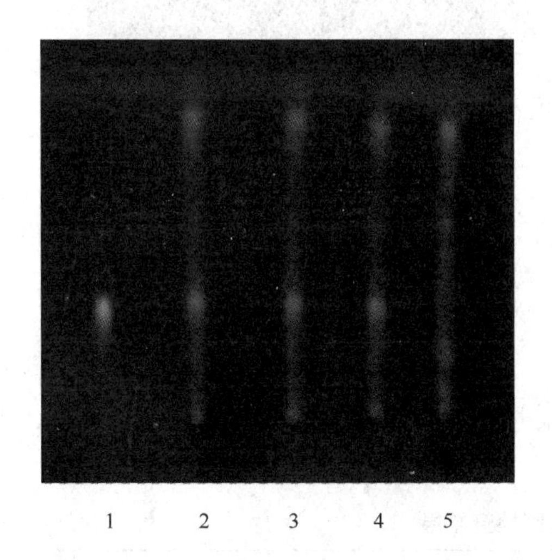

图　8-3 槐花的薄层鉴别

1—芦丁对照品；

2、3、4—三批供试品；5—阴性对照

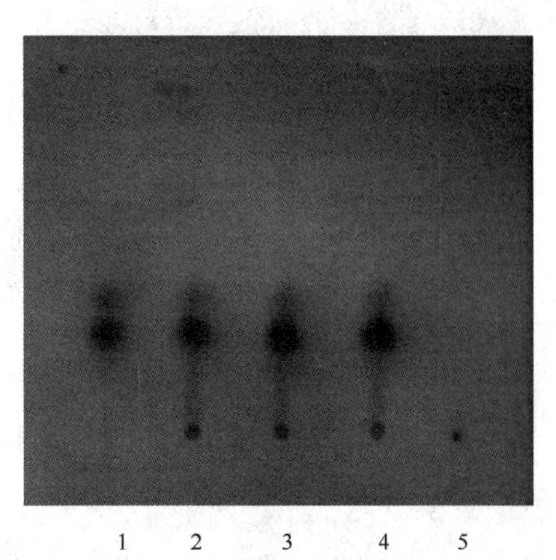

图8-4　冰片的薄层鉴别

1—冰片对照药材；

2、3、4—三批供试品；5—阴性对照

（4）冰片的鉴别：参考冰片药材的鉴别方法，对本品中冰片进行鉴别研究，以石油醚（60℃~90℃）-甲苯-乙酸乙酯（9∶1∶1）为展开剂，展开，取出，晾干，喷以5%香草醛硫酸溶液，在105℃加热至斑点显色清晰，斑点由紫红色变成蓝紫色后颜色稳定，供试品色谱中，在与对照品色谱相应的位置上显相同颜色的斑点，但极性较小，后经实验条件摸索，改用石油醚（60℃~90℃）-甲苯-乙酸乙酯（7∶1∶1）为展开剂能达到很好的分离效果。处方中除去冰片阴性样品无干扰。见图8-4。

（5）三七的鉴别：参考复方丹参片质量标准中三七项下的鉴别方法，对本品中三七进行鉴别研究，以三氯甲烷-甲醇-水（13∶7∶2）10℃以下放置分层的下层溶液为展开剂，展开，取出，晾干，喷以10%硫酸乙醇溶液，在105℃加热至斑点显色清晰，分离不好，斑点严重拖尾，后经试验条件摸索，改用三氯甲烷-乙酸乙酯-甲醇-水（15∶40∶30∶15）10℃以下放置分层的下层溶液为展开剂，分离较好，日光下检视，供试品色谱中，在与对照品色谱相应的位置上显相同颜色的斑点。后置紫外灯（365nm）下检视，供试品色谱中，在与对照品色谱相应的位置上，显相同颜色的荧光斑点。处方中除去三七的阴性样品无干扰。见图8-5、图8-6。

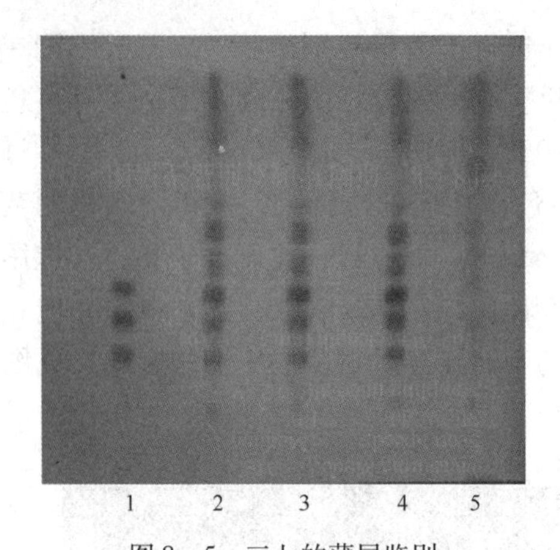

图 8－5　三七的薄层鉴别
1—混合对照品；
2、3、4—三批供试品；5—阴性对照

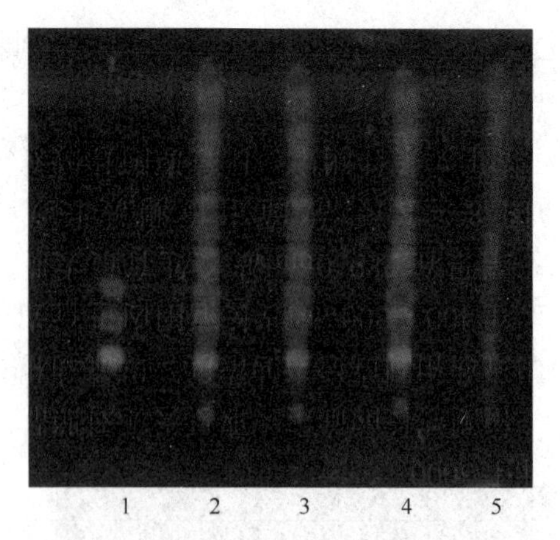

图 8－6　三七的薄层鉴别（紫外灯下检视）
1—混合对照品；
2、3、4—三批供试品；5—阴性对照

结论：由图可见，阴性无干扰，在日光下检视，供试品色谱中，在与对照品色谱相应的位置上，显相同颜色的斑点；置紫外光（365nm）下检视，显相同的荧光斑点，分离较好，斑点清晰。

【检查】

（1）按《中国药典》2010 年版一部附录通则胶囊剂项下的各项规定进行检查，本品三批均符合规定，结果见表 8－1。

表 8－1　通则检查结果

批号	水分	装量差异	崩解时限	微生物限度
1	5.5%	符合规定	15 分钟	符合规定
2	6.1%	符合规定	15 分钟	符合规定
3	5.9%	符合规定	16 分钟	符合规定

（2）重金属：取本品内容物 2g，缓缓炽灼至完全炭化，放冷，加硫酸 0.5mL，使恰湿润，用低温加热至硫酸除尽后，放冷，在 500℃～600℃炽灼至灰化，取出，放冷，加盐酸 2mL，置水浴上蒸干后加水 15mL，滴加氨试液至对酚酞指示液显中性，再加醋酸盐缓冲液（pH3.5）2mL，微热溶解后，移置纳氏比色管中，加水稀释成 25mL；另取配制供试品溶液的试剂，置瓷皿中蒸干后，加醋酸盐缓冲液（pH3.5）2mL 与水 15mL，微热溶解后，移置纳氏比色管中，加标准铅溶液 2mL，再用水稀释成 25mL；依法检查，含重金属均小于百万分之十，故正文未列入重金属检查。

表 8－2　重金属试验结果

批号	1	2	3
重金属（ppm）	<10	<10	<10

（3）砷盐：取本品内容物适量，混匀，取 1g，精密称定，加入无砷氢氧化钙 2g，加水 10mL 湿润，烘干，在小火上小心炽灼（注意不使内容物溅出）至烟雾除尽，移入高温炉中在 500℃～600℃炽灼至灰化，取出，放冷，加蒸馏水 5mL，再缓缓加入盐酸 5mL 及浓溴液数滴，置水浴上加热至溶液中的红色溴驱尽，滴加氯化亚锡数滴，再全部

转入测砷瓶中，依法检查。另精密量取标准砷溶液2mL；按供试品溶液处理方法同法处理后，依法制备标准砷斑进行比较，结果标准砷斑斑点圆整，颜色均匀，而三批样品砷斑均小于标准砷斑，含砷盐均小于百万分之二，故正文未列入砷盐检查。

表8－3　含砷量试验结果

批号	1	2	3
含砷量（ppm）	<2	<2	<2

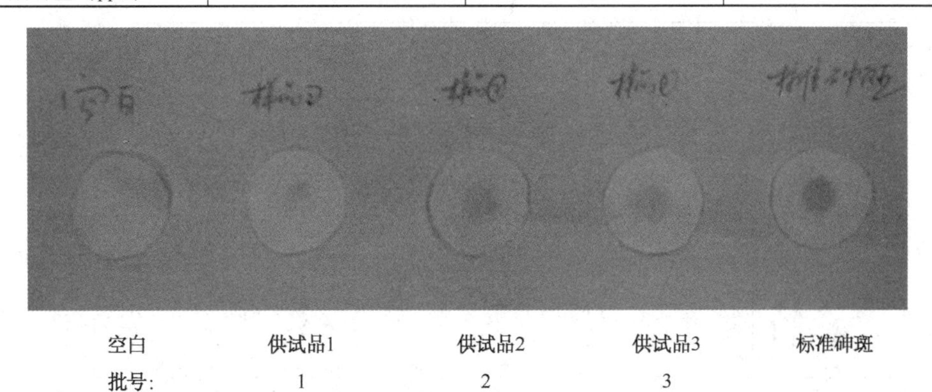

图8－7　砷盐检查试验结果

【含量测定】夏天无是方中君药，采用高效液相色谱法测定夏天无中原阿片碱的含量，并进行了方法学研究，操作简便，重复性好，结果准确。

（1）仪器、药品与试剂：Waters高效液相色谱仪系列，二元梯度泵，紫外可变检测器，Breeze色谱管理系统。乙腈为色谱纯，水为超纯水，其他试剂均为分析纯。原阿片碱对照品由中国食品药品检定研究院提供（供含量测定用），在选定色谱分析条件后，按归一化法计算含量为98%以上。

（2）色谱条件与系统适用性试验：DiamonsilC_{18}色谱柱（250mm×4.6mm，5μm），柱温35℃。流动相乙腈－三乙胺醋酸溶液（每1000mL水中加入冰醋酸30mL，三乙胺8mL）（20∶80），检测波长为289nm，流速1.0mL/min。理论塔板数按原阿片碱峰计算应不得低于3000。

（3）检测波长的确定：取夏天无对照品适量，用流动相制成适当的浓度，以流动相为空白，在400～200nm波长范围内进行光谱扫描，结果在289.0nm波长处有最大吸收（见图8－8），故确定检测波长为289nm。按正文条件测定，比较原阿片碱对

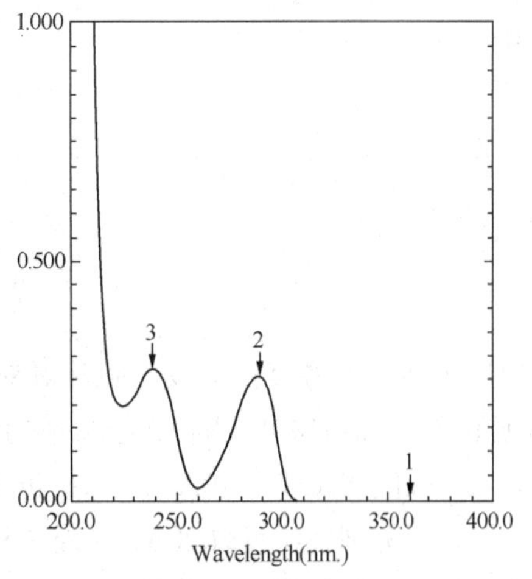

Measuring Mode:　Abs.
Scan Speed:　Medium
Slit Width:　1.0
Sampling Interval:　0.2

No.	Wavelength (nm.)	Abs.
1	361.40	0.0014
2	289.00	0.2601
3	238.80	0.2747

图8－8　原阿片碱对照品光谱图

照品色谱（图 8-9）及供试品溶液色谱（图 8-10）。结果显示，供试品 HPLC 色谱中与对照品有相应的色谱峰，且阴性样品无干扰（图 8-11）。

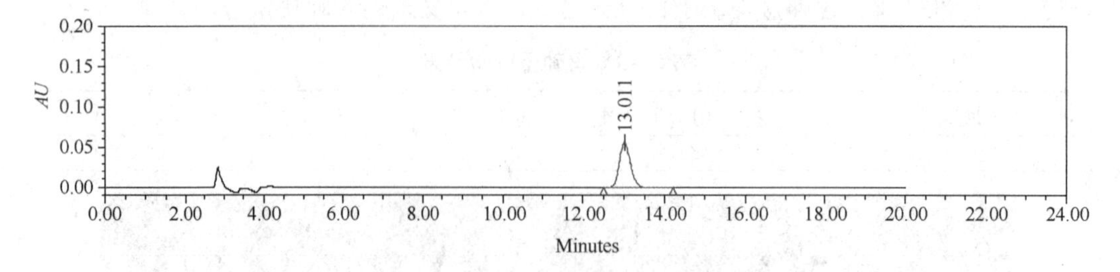

图 8-9 原阿片碱对照品 HPLC 色谱图

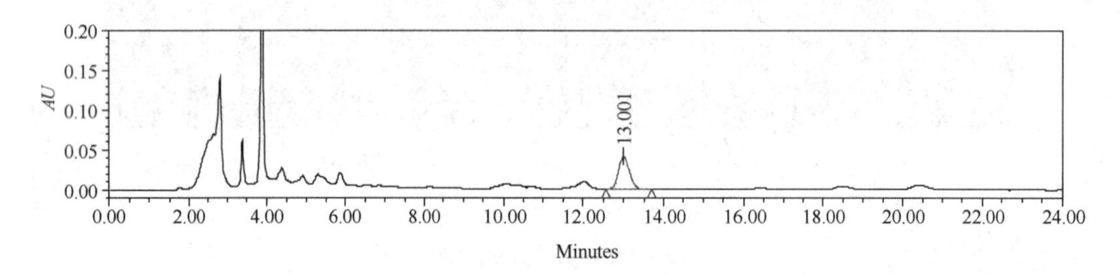

图 8-10 供试品 HPLC 色谱图

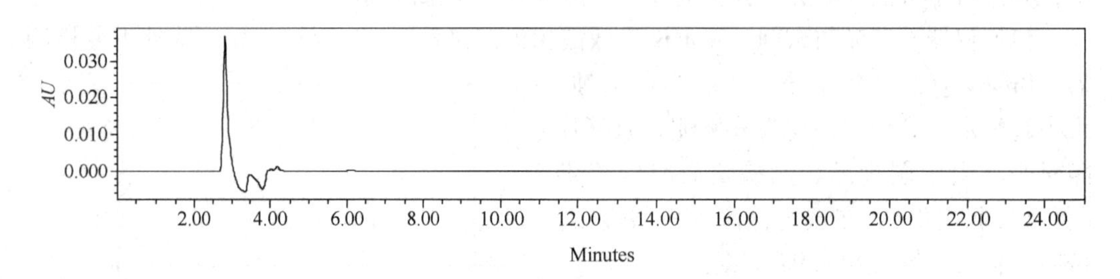

图 8-11 阴性样品 HPLC 色谱图

（4）线性关系考察：称取原阿片碱对照品 21.62mg 置 100mL 量瓶中，加 1% 盐酸 10mL 使溶解，加 50% 甲醇稀释至刻度，摇匀，作为对照品溶液。吸取上述对照品溶液 1.0mL、3.0mL、5.0mL、10.0mL、20.0mL，分别置 25mL 量瓶中，加 50% 甲醇稀释至刻度，摇匀，分别精密吸取 20μL 注入液相色谱仪分析。以进样量（μg）为横坐标，峰面积为纵坐标，绘制标准曲线并进行回归分析，结果见表 8-4。

表 8-4 线性关系考察结果

原阿片碱（μg）	峰面积	原阿片碱（μg）	峰面积
0.1730	218691.5	1.7296	2122830.5
0.5189	644135.0	3.4592	4359110.5
0.8648	1095997.5		

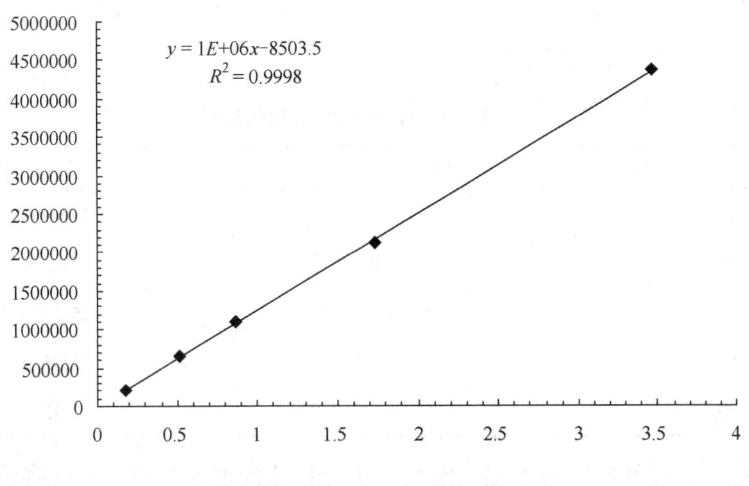

图 8－12　原阿片碱对照品标准曲线

结果表明：原阿片碱在 0.1730～3.4592μg 范围内，峰面积与对照品进样量呈良好的线性关系。

（5）精密度试验：精密量取原阿片碱对照品溶液（0.04324mg/mL）20μL，按正文中液相色谱条件，进样测定 5 次，结果原阿片碱峰面积积分值的相对偏差为 0.4%，表明仪器精密度良好，结果见 8－5。

表 8－5　精密度试验结果

峰面积值	平均值	*RSD*（%）
1095982	1098852.6	0.4
1096013		
1096451		
1104537		
1101280		

（6）供试品提取方法的考察

① 采用不同溶剂回流提取的比较：取本品内容物（批号 1），研细，取 0.5g，精密称定，分别精密加入不同溶剂各 50mL，称定重量，采用加热回流提取 1 小时，放冷，用不同溶剂分别补足减失重量，摇匀，各精密量取 5mL 至 10mL 量瓶中，加水稀释至刻度，摇匀，滤过，注入液相色谱仪，测定，结果见表 8－6。

表 8－6　采用不同溶剂回流提取的比较

溶　　剂	峰面积/g	溶　　剂	峰面积/g
用氨水饱和的氯仿提取，蒸干，用甲醇溶解	667236.1	50% 甲醇	2708391.0
甲醇	2471883.0	甲醇－盐酸（100:1）	2690799.6

结果表明，采用 50% 甲醇为溶剂，加热回流提取方法优于其他溶剂。

② 回流提取时间的考察：取本品内容物（批号 1），研细，取 0.3g，精密称定，照

正文【含量测定】所述方法，分别回流提取15、30、45、60、90分钟，所得样品分别注入液相色谱仪测定，结果见表8-7。

表8-7 回流提取时间的比较试验

回流提取时间（分钟）	取样量（g）	峰面积/g
15	0.3095	2570189.0
30	0.2910	2532219.9
45	0.2975	2527238.7
60	0.3074	2613526.4
90	0.3060	2583359.5

结果表明：采用50%甲醇为提取溶剂，加热回流提取1小时，即可将原阿片碱提取完全。

（7）稳定性试验：取本品（批号1），按正文中【含量测定】项下的方法制备和测定原阿片碱于0、2、4、6、8、10小时内峰面积，结果见表8-8。

表8-8 供试品溶液稳定性试验

时间（小时）	峰面积值	平均峰面积值	*RSD*（%）
0	767370	61792.7	1.5
2	763254		
4	742455		
6	775871		
8	755515		
10	766291		

结果表明：本品供试品溶液在0～10小时内，基本稳定。

（8）重复性试验：取本品（批号1），一式5份，照正文中【含量测定】项下方法制备与测定，结果见表8-9，原阿片碱平均含量为5.3490mg/g，*RSD*=1.9%。

表8-9 重复性试验结果

样品量（g）	原阿片碱含量（mg/g）	平均含量（mg/g）	*RSD*（%）
0.2981	5.2993	5.3490	1.9
0.2990	5.4251		
0.3026	5.4918		
0.2984	5.2785		
0.2938	5.2503		

（9）加样回收率试验：取本品（批号1，含量5.3490mg/g）约0.15g，精密称定，各精密加入原阿片碱对照品溶液（0.017296mg/mL）50mL，照含量测定项下的方法制备和测定，结果见表8-10。

表 8－10　回收率试验结果

取样量（g）	样品中原阿片碱量（mg）	原阿片碱加入量（mg）	原阿片碱测得量（mg）	回收率（%）	平均回收率（%）	*RSD*（%）
0. 1577	0. 8435	0. 8648	1. 7201	101. 36		
0. 1581	0. 8457	0. 8648	1. 7435	103. 82		
0. 1526	0. 8163	0. 8648	1. 6851	100. 46	101. 55	1. 4
0. 1551	0. 8296	0. 8648	1. 7094	101. 73		
0. 1516	0. 8109	0. 8648	1. 6790	100. . 38		

（10）样品测定：取本品 10 批，照正文中【含量测定】项下方法制备和测定，测定结果见表 8－11。

表 8－11　原阿片碱含量测定结果

批号	原阿片碱含量测定结果（mg/粒）	批号	原阿片碱含量测定结果（mg/粒）
20031228	1. 76	20040221	1. 41
20040103	1. 68	20040223	1. 27
20040105	1. 71	20040704	1. 31
20040107	1. 66	20040706	1. 38
20040219	1. 55	20040708	1. 45

根据表 8－11 测定结果，拟定本品每粒含原阿片碱不得少于 1. 1mg。

【功能与主治】活血通络，行气止痛。用于中风偏瘫，气行不畅所致的中风，偏身麻木。

【用法与用量】口服，一次 2～3 粒，一日 3 次。

【规格】0. 32g

【注意】孕妇慎用。

【贮藏】密封。

第九章　中药制剂质量控制与评价新方法简介

由于中药制剂的化学成分复杂，其治疗效果往往是多种成分作用于不同靶点的综合结果，这也是中药的特色和优势。现行中药制剂质量分析方法还难以合理有效地评价中药制剂的质量，更难以反映其安全性和有效性。越来越多的中药研究工作者在不断的努力，尝试新方法，以期建立符合中医药特色的质量控制和评价体系。下面介绍几种目前在中药研究领域有较好应用前景的研究方法。

第一节　化学评价方法简介

化学评价方法是当前我国中药质量评价的主要模式，是基于指标性化学成分或有效成分的定性和定量分析方法。常用的含量测定方法包括 HPLC、GC、TLCS、UV - Vis 等各种色谱法、光谱法和化学分析法。

中药独特的疗效既不是某一有效成分的作用，也不是所含化学成分的简单加和，为了考虑中药多成分的整体作用，国内研究工作者尝试采用各种方法致力于中药质量控制方法研究，并提出许多非常有意义的见解和观点。如多维多信息特征图谱法、智能多模式多柱色谱系统及其联用技术、近红外光谱法、多指标定量法、一测多评法等。其中一测多评是利用中药有效成分内在的函数关系和比例关系，只选定一个成分为对照品，实现多个成分的同步测定。近红外光谱法是通过数学建模技术将在线光谱转化为代表中药质量信息的近红外光谱和指标成分的含量，不仅已经应用于中药质量评价，而且与过程分析技术结合，在中药生产过程质量控制中能发挥重要作用。本节主要介绍一测多评法和近红外光谱分析法。

一、一测多评法

（一）概述

一测多评（Quantitative analysis multi - components by single marker，QANS）是指在

多指标质量评价时，以药材中某一典型组分（有对照品供应者）为内标，建立该组分与其他组分之间的相对校正因子，通过校正因子计算其他组分的含量。

这种选定一个成分为对照品，实现对多个成分定量的方法命名为“一测多评”法。用一个对照品对多个成分进行定量，在2010年版《中国药典》中被列为复杂体系量效关系评价的测定方法之一。用于那些要测多个关联成分的质量控制，可有效改变因需要有多种标准物质、检测成本大、时间长、出报告慢的状况，可大大减少标准成本，提高检测工作效率。

一测多评法将是中药多组分同步定量的发展方向。本方法推广的关键在于色谱系统的标准化、色谱柱的标准化、流动相的标准化和操作的标准化。

（二）基本原理

一测多评法原理与校正因子法原理基本一致，利用相对保留时间（RT）差和峰形判断目标峰的位置。其原理如下：

在一定的线性范围内成分的量 W（质量或浓度）与检测器响应值 A 成正比，即 $W=fA$。在多指标质量评价时，以药材中某一典型组分（有对照品供应者）为内标，建立该组分与其他组分之间的相对校正因子，通过校正因子计算其他组分的含量。假设某样品中含有 i 个组分

公式1 $$\frac{W_i}{A_i}=f_i \quad (i=1,\ 2,\ \cdots,\ k,\ \cdots,\ m)$$

式中 A_i 为组分峰面积；W_i 为组分浓度。

选取其中一组分 k 为内标，建立组分 k 与其他组分 m 之间的相对校正因子。

公式2 $$f_{km}=\frac{f_k}{f_m}=\frac{W_k \times A_m}{W_m \times A_k}$$

由此可导出定量计算公式：

公式3 $$W_m=\frac{W_k \times A_m}{f_{km} \times A_k}$$

式中 A_k 为内标物峰面积，W_k 为内标物浓度。A_m 为其他组分 m 峰面积，W_m 为其他组分 m 浓度。

在实际测定时，用外标法测定内标成分的含量，再通过校正因子计算其他组分的含量。

（三）方法的建立与评价

一测多评法建立的方法与含量测定方法的建立是一致的。包括采样、样品制备、分析方法选择和方法学验证等内容。与常规的含量测定方法不同的是需要选择内参物，并要求进行校正因子的适应性考察，还要对实验结果进行检验。

1. 实验条件选择

（1）内参物的选择：内参物通常为在样品中含量较高，且廉价易得的成分，这样更

能体现一测多评方法简便、易操作、低成本的优点。

（2）检测波长的选择：检测波长选择应兼顾各个成分的吸收强度和吸收峰的平稳程度。

2. 方法学考察

根据《中国药典》中药质量标准分析方法验证指导原则，应进行线性范围、精密度、重复性、中间精密度、重现性、准确度等考察。

3. 一测多评系统适应性考察

（1）耐用性：考察不同色谱柱及高效液相色谱仪之间待测组分与内参物的校正因子。

（2）待测组分色谱峰的定位：利用保留时间的差值定位和利用相对保留值定位。

① 利用保留时间的差值定位：考察了待测组分与内参物保留时间差值的变化情况，在不同色谱柱和色谱仪上保留时间有所差别，待测组分与内参物的保留时间差值变化不大者，选择采用待测组分与内参物保留时间的差值定位。

② 利用相对保留值定位：相对保留时间差变化不大者，知道内参物的保留时间，加上相对保留值，再根据峰形判断，即能够正确判断出目标峰的准确峰位置。

（3）实验室考察：建立的一测多评实验方法再经两个实验室进行复核实验。

4. 实验结果检验

用常规方法（外标法）所得含量实测值与一测多评法所得计算值进行比较，评价一测多评法的准确性和科学性。目前用于比较实测值和计算值的贴近程度的评价方法主要有夹角余弦值法、相关系数法、Pearson 系数和 t 检验等。

（四）应用实例

1. 冠脉康胶囊

冠脉康胶囊由葛根、丹参等药材制成，葛根中异黄酮类成分葛根素、大豆苷元及丹参中酚酸类成分丹酚酸 B 等均为活性成分。以葛根素对照品为指标性成分，建立冠脉康胶囊中葛根素、大豆苷元及丹酚酸 B 的相对校正因子，用校正因子计算大豆苷元及丹酚酸 B 的含量。

色谱条件：色谱柱 Ultimate C_{18}（4.6mm × 200mm，5μm）；流动相 A 0.05% 甲酸水 - B 0.05% 甲酸甲醇，梯度洗脱程序见下表，流速 1.0mL/min，柱温 25℃，检测波长 269nm。

流动相梯度洗脱程序

t/min	A/%	B/%
0	80	20
25	45	55
60	0	100

对照品溶液的制备：分别精密称取葛根素、大豆苷元及丹酚酸 B 对照品各适量，分别置于 10mL 的量瓶中，制得各对照品的单一溶液。再分别精密吸取各对照品适量，置

同一10mL量瓶中，甲醇溶解并稀释至刻度，制得混合对照品溶液（葛根素0.18g/L、丹酚酸B 0.016g/L、大豆苷元0.024g/L）。

供试品溶液的制备：取冠脉康胶囊10粒内容物，混匀，取约0.2g，精密称定，置50mL锥形瓶中，精密加水25mL，称定质量，超声处理30分钟，放冷，再称定质量，用水补足减失的质量，滤过，滤液作为供试品溶液。

线性与范围：精密吸取上述混合对照品溶液2、4、8、12、16μL进样分析，以进样量对峰面积积分值进行回归处理，分别得葛根素、大豆苷元及丹酚酸B回归方程 $Y = 640.94C - 27.90$（$r = 0.9995$），$Y = 143.23C + 16.03$（$r = 0.9985$），$Y = 536197C + 19.95$（$r = 0.9995$），其中 Y 代表各样品的峰面积积分值，C 分别代表葛根素、大豆苷元及丹酚酸B的进样量，单位为μg。三者各在0.36～2.8、0.032～0.25、0.048～0.38μg线性关系良好。

校正因子计算：以葛根素为内标，分别计算葛根素对丹酚酸B和大豆苷元的校正因子，见表9-1。

表9-1 校正因子计算

进样体积/μL	$f_{葛根素}/f_{丹酚酸B}$	$f_{葛根素}/f_{大豆苷元}$
2	0.228	8.45
4	0.233	8.40
8	0.222	8.49
12	0.225	8.46
16	0.225	8.90

精密度试验：精密吸取同一混合对照品溶液15μL，连续进样6次，记录峰面积，葛根素、丹酚酸B和大豆苷元峰面积的 *RSD* 分别为1.3%、2.5%、2.2%。

重复性试验：取冠脉康胶囊10粒内容物，混匀，取约0.2g，平行6份，精密称定，按供试品溶液处理方法制备样品，测定。葛根素、丹酚酸B和大豆苷元平均含量为9.23、0.22、0.33mg/粒，*RSD* 分别为1.4%、2.6%、2.4%。

加样回收率：取冠脉康胶囊10粒内容物，混匀，取约0.1g，平行取6份，分别精密加入葛根素、丹酚酸B及大豆苷元混合对照品溶液（葛根素2.31mg/L、丹酚酸B55.0mg/L、大豆苷元82.7mg/L）1mL，按“供试品溶液的制备”制备供试品溶液，测定，计算。葛根素、丹酚酸B及大豆苷元的平均回收率分别为96.7%、95.0%、97.2%，*RSD* 分别为1.0%、2.1%、1.6%。

样品测定：分别精密吸取供试品溶液、混合对照品溶液及单一对照品（葛根素）溶液各5、10、15μL注入高效液相色谱仪，测定。分别采用一测多评法计算冠脉康胶囊中葛根素、丹酚酸B和大豆苷元的含量。分别采用一测多评法和外标一点法计算冠脉康胶囊中葛根素、丹酚酸B和大豆苷元的含量，见表9-2。试验结果表明，采用一测多评方法及外标法所测得的冠脉康胶囊中葛根素、丹酚酸B及大豆苷元的含量基本一致，说明本方法可行。

表9-2 冠脉康胶囊中葛根素、丹酚酸B及大豆苷元的含量（mg/粒）

批次	葛根素	丹酚酸B		大豆苷元	
		一测多评法	外标一点法	一测多评法	外标一点法
1	9.23	0.219	0.220	0.331	0.336
2	9.19	0.217	0.215	0.335	0.330
3	9.25	0.221	0.217	0.333	0.329

耐用性和系统适应性评价：色谱柱考察及峰专属性考察

取混合对照品溶液，进样5、10、15μL，测定，计算葛根素对丹酚酸B和大豆苷元的校正因子。本试验在Agilent 1100高效液相色谱系统上考察了不同填料、不同品牌及不同柱长的9根色谱柱，结果在不同的色谱柱填料及不同柱长情况下所得到的校正因子基本一致。尽管不同的色谱填料及柱长会影响到各检测组分的出峰时间，但采用相对保留时间差进行定性，知道标准峰的保留时间，加上相对保留时间差，即能够正确判断出目标峰的准确峰位置。葛根素及大豆苷元的拖尾因子接近1.0，色谱峰对称度较好，而丹酚酸B的色谱峰则略有后拖。

以冠脉康胶囊为例，通过方法学试验、方法的耐用性试验及系统适应性试验，对一测多评法应用于中药复方制剂的技术适应性及可行性进行了初步探讨。结果表明，采用一测多评法计算的含量结果与常规的外标试验方法所得的含量没有显著性差异，试验中在不同色谱柱上所得到的丹酚酸B及大豆苷元的校正因子具有普适性，可以实现在丹酚酸B及大豆苷元对照品缺少的情况下，通过较易得到的葛根素对照品与丹酚酸B与大豆苷元之间的相对保留时间差进行色谱峰进行定位，再利用葛根素对照品及相对校正因子计算含量，以实现对中药复方制剂多组分的质量控制。

2. 黄连

黄连是临床常用药物，生物碱是黄连的主要有效成分，除小檗碱之外，还含有巴马汀、黄连碱、表小檗碱、药根碱等成分，表小檗碱是黄连与其他掺假品的特征性成分；采用一测多评法选取小檗碱、巴马汀、黄连碱、表小檗碱、药根碱等5个成分作为指标评价黄连的质量

（1）测定方法

色谱条件与系统适用性试验：以十八烷基硅烷键合硅胶为填充剂；以乙腈-水（50:50），其中加入50mmol/L磷酸二氢钾（KH_2PO_4），25mmol/L十二烷基磺酸钠（SDS），调节pH 3为流动相；检测波长为345nm。理论塔板数按盐酸小檗碱峰计算应不低于5000。

对照品溶液的制备：取盐酸小檗碱对照品适量，精密称定，加甲醇制成每1mL含90.5μg的溶液，即得。

供试品溶液的制备：取本品粉末（过二号筛）约0.2g，精密称定，置具塞锥形瓶中，精密加入甲醇-盐酸（100:1）的混合溶液50mL，密塞，称定重量，超声处理（功率250W，频率40kHz）30分钟，放冷，再称定重量，用甲醇补足减失的重量，摇匀，滤过，精密量取续滤液2mL，置10mL量瓶中，加甲醇至刻度，摇匀，滤过，取续滤

液，即得。

测定：分别精密吸取对照品溶液与供试品溶液各10μL，注入液相色谱仪，测定，以盐酸小檗碱对照品的峰面积为对照，分别计算小檗碱、表小檗碱、黄连碱和巴马汀的含量，用待测成分色谱峰与盐酸小檗碱色谱峰的相对保留时间确定。

根据小檗碱、黄连碱、巴马汀、表小檗碱的峰位，其相对保留时间应在规定值的范围之内，即得。

表9-3　相对保留时间

待测成分（峰）	相对保留时间
表小檗碱	0.71
黄连碱	0.78
巴马汀	0.91
小檗碱	1

本品按干燥品计算，以盐酸小檗碱计，含小檗碱（$C_{20}H_{17}NO_4$）不得少于5.5%，表小檗碱（$C_{20}H_{17}NO_4$）不得少于0.80%，黄连碱（$C_{19}H_{13}NO_4$）不得少于1.6%，巴马汀（$C_{21}H_{21}NO_4$）不得少于1.5%。

（2）方法学研究

色谱条件：色谱柱为Alltima C_{18}（4.6mm×250mm，5μm），Agilent Extend-C_{18}（4.6mm×250mm，5μm），Zorbax SB-C_{18}（4.6mm×250mm，5μm），Kromasil C_{18}（4.6mm×250mm，5μm）。流动相为乙腈-水(50:50)，其中加入50mmol/L磷酸二氢钾（KH_2PO_4），25mmol/L十二烷基磺酸钠（SDS），调节pH 3，柱温30℃，流速0.6mL/min，检测波长345nmm。上述色谱条件下，各组分分离度良好，见图9-1。

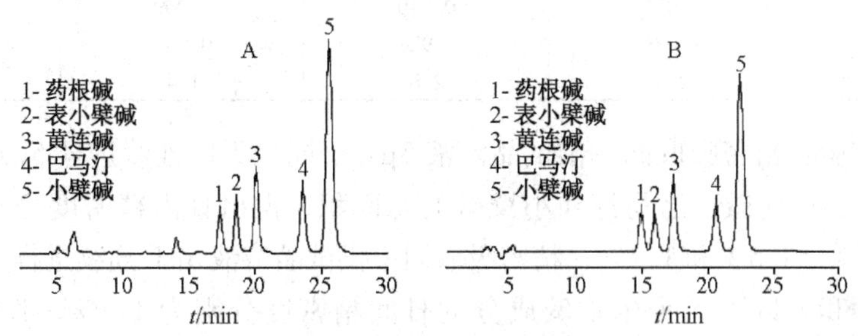

图9-1　黄连药材中5种生物碱的色谱图

A—黄连药材样品；B—对照品

对照品溶液的制备：取盐酸药根碱、盐酸表小檗碱、盐酸黄连碱、盐酸巴马汀和盐酸小檗碱5种生物碱，精密称定，分别为6.36、7.40、15.53、10.92、45.26mg，分别置于10mL量瓶中，用甲醇稀释至刻度，精密移取上述5个对照品溶液各1mL置50mL量瓶中，加甲醇稀释至刻度，为混合对照品溶液。

供试品溶液的制备：取黄连药材粉末（过40目筛）约0.1g，精密称定，置于50mL锥形瓶，精密加入甲醇-盐酸（100:1）的混合液50mL，称重，超声30分钟，冷却后加甲醇-盐酸（100:1）混合液补足重量，过滤，取续滤液过0.45μm滤膜，5μL进样。

线性范围：精密吸取上述混合对照品溶液40、30、20、10、8、6、4、2、1μL，进样分析，每个浓度进样3次，取平均值。以进样量对峰面积积分值进行回归处理，得药根碱、表小檗碱、黄连碱、巴马汀和小檗碱的标准曲线（见表9-4）。

表9-4 黄连药材中5种生物碱的标准曲线

分析物	回归方程	R	LOD/g·mL^{-1}	LOQ/g·mL^{-1}	线性范围/μg
药根碱	$Y=89.15x+2.240$	0.9999	5.1×10^{-8}	1.3×10^{-7}	0.01～0.51
表小檗碱	$Y=93.25x+4.546$	0.9998	5.7×10^{-8}	1.4×10^{-7}	0.01～0.59
黄连碱	$Y=185.52x+7.312$	0.9997	6.4×10^{-8}	1.3×10^{-7}	0.03～1.24
巴马汀	$Y=140.53x+10.723$	0.9997	8.7×10^{-8}	2.2×10^{-7}	0.02～0.87
小檗碱	$Y=568.32x+72.166$	0.9997	9.1×10^{-8}	1.8×10^{-7}	0.09～3.62

校正因子计算：以小檗碱为内标，计算小檗碱（Berberine，简称B）对药根碱（Jatrorrhizine，简称J）、表小檗碱（Epiberberine，简称E）、黄连碱（Coptisine，简称C）、巴马汀（Palmatine，简称P）的校正因子，见表9-5。

表9-5 黄连生物碱相对校正因子

进样体积/μL	*RCF* 值			
	$f_{B/J}$	$f_{B/E}$	$f_{B/C}$	$f_{B/P}$
20	1.113	1.000	0.945	1.023
10	1.099	0.991	0.931	1.012
8	1.078	0.988	0.938	1.024
6	1.105	0.994	0.944	1.017
4	1.101	0.985	0.937	1.011
2	1.088	0.978	0.926	1.000
1	1.036	0.940	0.909	0.971
平均值	1.089	0.982	0.933	1.008
RSD/%	2.4	2.0	1.4	1.8

精密度实验：精密吸取同一供试品溶液5μL于同一天内连续进样5次，记录药根碱、表小檗碱、黄连碱、巴马汀和小檗碱的峰面积，得出日内精密度分别为0.98%、0.65%、0.83%、1.5%和1.2%；精密吸取同一供试品溶液5μL连续进样3天，每天3次，记录峰面积，以上5个生物碱成分的日间精密度分别为1.3%、1.6%、2.1%、3.0%和2.4%。表明仪器较为稳定。

稳定性实验：精密吸取同一供试品溶液5μL，分别于配制后的0、2、4、8、12、24、48、72小时测定面积积分值，药根碱、表小檗碱、黄连碱、巴马汀和小檗碱稳定性的*RSD*分别为1.1%、0.85%、0.95%、2.1%和1.2%。表明处理后的样品在3天内稳定。

重复性实验：称取黄连药材粉末（40目）约0.1g，共6份，精密称定，按“供试品溶液的制备”项方法制备样品，测定药根碱、表小檗碱、黄连碱、巴马汀和小檗碱的平均含量分别为6.44、7.55、14.7、11.6和47.5mg/g，*RSD*分别为2.0%、2.1%、2.4%、3.0%和2.8%。

加样回收率：精密称取适量已知含量的黄连药材粉末（60目）6份，加入一定量的（药根碱、表小檗碱、黄连碱、巴马汀和小檗碱）对照品溶液各 1mL，甲醇 - 盐酸（100:1）的混合液 45mL，按“供试品溶液的制备”方法制备样品，测定，计算加样回收率，药根碱、表小檗碱、黄连碱、巴马汀和小檗碱的加样回收率分别为 101.0%、100.6%、99.46%、101.6% 和 103.7%，*RSD* 分别为 2.5%、1.6%、1.8%、2.5% 和 1.2%。

校正因子的重现性考察

色谱柱及高效液相色谱仪考察：取混合对照品溶液，进样 20、10、8、6、4、2、1μL 测定，计算小檗碱对药根碱、表小檗碱、黄连碱和巴马汀的校正因子。实验考察了 Agilent1100、Waters1515 - 2487 - 717 两种高效液相色谱系统，Alltima C_{18}（4.6mm × 250mm，5μm）、Agilent Extend - C_{18}（4.6mm × 250mm，5μm）、Zorbax SB - C_{18}（4.6mm × 250mm，5μm）、Kromasil C_{18}（4.6mm × 250mm，5μm）4 种色谱柱，结果见表 9 - 6。

表 9 - 6　不同仪器和色谱柱测得的相对校正因子

仪　器	色 谱 柱	RCF 值			
		$f_{B/J}$	$f_{B/E}$	$f_{B/C}$	$f_{B/P}$
Waters	Alltima	1.089	0.982	0.933	1.008
	Zorbax SB	1.106	1.018	0.949	1.029
	Agilent Extend	1.114	1.002	0.942	1.030
	Kromasil	1.105	1.005	0.932	1.016
Agilent	Alltima	1.127	1.077	1.020	1.032
	Zorbax SB	1.145	1.095	1.019	1.051
平均值		1.114	1.030	0.966	1.028
RSD/%		1.8	4.4	4.4	1.4

实验室考察：建立的一测多评实验方法经两个实验室进行复核实验 [Zorbax SB - C_{18}（4.6mm × 250mm，5μm）]，结果见表 9 - 7。

表 9 - 7　不同实验室测得的相对校正因子

进样体积/μL	$f_{B/J}$		$f_{B/E}$		$f_{B/C}$		$f_{B/P}$	
	Lab 1	Lab 2	Lab 1	Lab 2	Lab 1	Lab 2	Lab 1	Lab 2
20	1.113	1.157	1.004	1.117	0.945	1.034	1.033	1.057
10	1.120	1.155	1.007	1.110	0.947	1.035	1.033	1.053
8	1.119	1.151	1.008	1.106	0.948	1.032	1.033	1.056
6	1.128	1.149	1.003	1.160	0.942	1.030	1.032	1.047
4	1.132	1.146	0.999	1.103	0.939	1.033	1.030	1.049
2	1.079	1.133	1.000	1.064	0.940	0.988	1.028	1.049
1	1.115	1.126	0.989	1.061	0.932	0.981	1.023	1.046
平均值	1.114	1.145	1.002	1.095	0.942	1.019	1.030	1.051
RSD/%	1.5	0.99	0.59	2.1	0.56	2.3	0.33	0.41

待测组分色谱峰的定位：利用相对保留值定位：知道内参物的保留时间，加上相对保留值，再根据峰形判断，即能够正确判断出目标峰的准确峰位置，结果见表 9 - 8。由表 9 - 5 可知，$RSD \leq 5\%$，表明利用相对保留值（RT_R）进行峰的定位是可行的。

表9-8 不同仪器和色谱柱测得的相对保留值

仪器	色谱柱	RT_R值			
		J/B	E/B	C/B	P/B
Waters	Alltima	0.665	0.710	0.772	0.916
	Zorbax SB	0.669	0.703	0.763	0.912
	Agilent Extend	0.708	0.738	0.797	0.917
	Kromasil	0.696	0.726	0.789	0.913
Agilent	Alltima	0.641	0.697	0.775	0.897
	Zorbax SB	0.643	0.681	0.761	0.887
$x \pm s$		0.670 ±0.027	0.709 ±0.021	0.776 ±0.014	0.907 ±0.012
RSD/%		4.1	2.9	1.8	1.3

一测多评法与常规法结果比较研究：分别精密吸取供试品溶液各5μL注入高效液相色谱仪，测定。采用外标两点法和一测多评法计算黄连药材中药根碱、表小檗碱、黄连碱和巴马汀的含量，结果见表9-9。

表9-9 外标法和一测多评法测定黄连中生物碱含量的比较（$n=3$）

No.	药根碱		表小檗碱		黄连碱		小檗碱	
	外标法	QAMS	外标法	QAMS	外标法	QAMS	外标法	QAMS
1	0.960	0.950	1.23	1.24	2.27	2.21	1.93	1.91
2	1.13	1.12	1.28	1.29	2.28	2.23	2.08	2.06
3	0.854	0.844	1.35	1.36	2.09	2.04	1.66	1.64
4	1.03	1.02	1.03	1.04	2.06	2.01	1.84	1.83
5	0.813	0.804	0.966	0.973	1.96	1.91	1.49	1.47
6	0.815	0.805	0.950	0.957	2.16	2.10	1.46	1.45
7	0.947	0.936	0.799	0.806	1.86	1.81	1.53	1.52
8	0.993	0.980	0.951	0.958	1.97	1.92	1.69	1.67
9	0.888	0.878	0.764	0.772	2.20	2.15	1.49	1.48
10	0.734	0.726	0.874	0.880	1.78	1.73	1.44	1.42
11	0.725	0.716	0.963	0.970	2.03	1.98	1.37	1.36
12	0.926	0.916	1.08	1.08	2.13	2.07	1.72	1.70
13	0.924	0.911	1.04	1.04	1.69	1.65	1.45	1.43
14	0.868	0.856	0.902	0.908	1.68	1.63	1.46	1.44
15	0.795	0.784	0.963	0.968	1.84	1.79	1.37	1.36
16	1.01	1.00	0.923	0.931	2.06	2.01	1.57	1.56
17	1.18	1.17	1.29	1.30	2.53	2.47	2.05	2.03
18	0.944	0.934	1.00	1.01	2.24	2.19	1.63	1.61
19	0.932	0.921	1.03	1.04	1.97	1.92	1.65	1.63
20	1.04	1.03	1.02	1.03	2.01	1.96	1.73	1.71
21	1.01	0.998	1.29	1.30	2.45	2.39	1.80	1.78
22	1.01	0.999	1.11	1.13	2.10	2.05	1.82	1.80
23	0.605	0.594	0.698	0.699	1.33	1.29	1.10	1.08
24	0.90	0.89	1.09	1.10	2.11	2.05	1.52	1.50
25	1.08	1.08	1.43	1.44	2.99	2.92	1.96	1.94
26	1.13	1.12	1.32	1.34	2.34	2.28	1.96	1.95
27	1.03	1.02	1.10	1.11	2.40	2.34	1.78	1.77
28	1.03	1.02	1.41	1.42	2.82	2.75	1.90	1.88

为确认 QAMS 的准确性，我们用外标法进行比较。两法所得到的含量值之间用 Pearson 相关系数进行比较，分别为 0.999961、0.999971、0.999992 和 0.999973，说明两法得到的含量的相似性极高；再从其含量间的相对误差来看，亦在 3% 以内；表明两种含量测定方法得到的含量值之间无显著性差异，说明 QAMS 在黄连的多指标成分质量评价中应用是可行的。

从以上研究结果看出，黄连生物碱的相对校正因子（f）在 0.933～1.089 之间，为了计算方便，相对校正因子（f）按 1 计算。

二、近红外光谱分析法

（一）概述

近红外光谱分析法（Near infrared spectrometry，NIRS）是一种间接分析方法，该项技术具有不必对样品添加试剂，不必破坏样品，不污染环境，可实现快速测量和在线测量等优点，被称为“绿色分析技术”。现代 NIR 光谱分析是光谱测量技术、计算机技术、化学计量学技术与基础测量技术的有机结合，是将 NIR 光谱所反映的样品基团、组成或物态信息与标准或认可的参比方法测得的组成或性质数据，采用化学计量学技术建立校正模型来快速预测其组成性质的一门交叉技术。近年来，近红外光谱技术被引入到中药领域，在中药的定性鉴别和定量分析等方面显示出广阔的应用前景。

NIRS 检测样品主要有以下特点：①扫描速度快，一般可在 1 分钟内获得一个样品的全光谱图。②通过一次光谱的测量和已建立的校正模型，可同时对样品的多个组分或非化学参数（如水分、密度）进行测定。③是一种非破坏性的分析方法，检测时不需要破坏样品。不需要化学试剂、无污染、检测成本低。④一般不需要对样品进行预处理。⑤可用于样品的定性分析，也可用于定量分析。⑥光导纤维的应用使近红外光谱技术扩展到过程分析及有毒材料或恶劣环境的远程分析。同时，近红外光谱分析技术也有其自身的局限性：①目前还只能作常量分析，其检测极限一般为 0.1%，尚难进行痕量分析。②需要对大量代表性的样品用参比方法进行测定，辅助于化学计量学等方法，建立校正模型。③不是原始方法，测定的准确性取决于原始方法的准确性。

（二）方法原理

近红外光谱分析法系通过测定物质在近红外谱区（波长范围约在 780～2526nm）的特征光谱并利用化学计量学方法提取相关信息后，对被测物质进行定性、定量分析的方法。

近红外光谱属于分子振动光谱的倍频及合频吸收光谱，主要是由于分子振动的非谐振性使分子振动从基态向高能级跃迁时产生的，具有较强的穿透能力。近红外光主要是对含氢基团X-H（X=C、N、O）振动的倍频和合频吸收，其中包含了大多数类型有机化合物的组成和分子结构的信息。

近红外光照射时，频率相同的光线和基团将发生共振现象，光的能量通过分子偶极矩的变化传递给分子；而近红外光的频率和样品的振动频率不相同，该频率的红外光就不会被吸收。因此，选用连续改变频率的近红外光照射某样品时，由于试样对不同频率近红外光的选择性吸收，通过试样后的近红外光线在某些波长范围内会变弱，透射出来的红外光线就携带有机物组分和结构的信息。通过检测器分析透射或反射光线的光密度，就可以确定该组分的含量。

近红外光谱仪有分光型和非分光型。分光型近红外光谱仪由光源、单色器、检测器、数据处理和评价系统组成；非分光型近红外光谱仪，如傅里叶变换近红外光谱仪，用干涉仪代替单色器。

近红外光谱分析中常采用透射（Transmittance）或漫反射（Diffuse Reflectance）测量模式。

1. 透射模式

透射测定法的定量关系遵从Lambert-Beer定律，主要适用于液体样品，其正常的工作波长范围是850~1050nm。

2. 漫反射模式

漫反射测定法是对固体样品进行近红外测定常用的方法。当光源垂直于样品的表面，有一部分漫反射光会向各个方向散射，将检测器放在与垂直光成45°角的位置测定散射光强的方法称为漫反射法。

漫反射光强度A与反射率R的关系为：$A=\lg I/R=\lg R_0/R_1$，式中，R_1为反射光强，R_0为完全不吸收的表面反射光强。

透射-反射模式是透射与反射模式的结合，将反射镜置样品的后部，光源与检测器在样品的同侧，近红外光穿过样品后经反射镜返回，因此光程增加为两倍。

（三）分析方法的建立与验证

利用近红外分光光度法进行定量分析的主要步骤包括：收集和选择代表样品，测定光谱，选择化学计量学方法对图谱进行预处理和降维处理，建立定量分析模型，并对分析模型进行验证。

1. 代表性样品的选择

从大量的样品中筛选出一组用于建立模型的样品，筛选出的样品必须具有代表性。并对选择的样品采用常规分析方法测定某成分的含量。根据样品的收集及检验情况，选择能包括全部样品理化性质差异的适宜数量的样品作为建模样品。建模样品的含量范围应该宽于预测样品的范围。

2. 获取光谱数据

用近红外光谱分析仪获取建模样品的光谱数据，对其进行预处理。用化学计量学处理近红外的光谱主要是为了达到两个目的，突出有用信息和去除干扰信息。

近红外光谱携带了大量的样品信息，我们很难从中选择出哪些信息与特定理化性质相关，而且不同样品的光谱也可能只有微小的差别，用肉眼是很难分辨这些差别的。因此近红外光谱需要用化学计量学方法从中提取出尽可能多的有用信息。

近红外光谱信号不仅与样品的化学组分有关，样品大小、形状、密度等也会影响光谱信号，同样基线漂移以及温度等条件变化也会影响光谱的吸收。因此直接测量的光谱数据建立的模型的精度会受到影响，必须用化学计量学方法把近红外光谱中的干扰信息和无关信息除去。

常用的图谱预处理方法有归一化法、导数法、标准正态变量变换法、多元散射校正法等。

归一化处理常用于消除或减弱由位置或光程变化所导致的基线平移或强度变化；导数处理可以提高图谱的分辨率，但导数处理的同时扩大了噪音，因此常辅以平滑处理来消除噪声；对固体样品，采用多元散射校正（MSC）或标准正态变量变换（SNV）校正可以消除或减弱光散射引入的基线偏移。

多元近红外光谱数据包含有大量的相关变量（共线性），建模时需要减少变量，即用一组新的不相关但包含相应信息的变量来代表所有的数据的变化建立模型。常用的减少变量的方法是主成分分析（PCA）法。

3. 建立定量分析模型并验证

通过化学计量学方法对光谱进行处理，并将其与样品成分含量关联，建立光谱参数与样品含量间的关系，即模型。近红外光谱测量时可受多种因素的影响，利用单波长光谱数据很难获得准确的定量分析结果。现代近红外光谱定量分析均利用多波长光谱数据，采用多元校正的方法，如多元线性回归（MLR）、主成分回归（PCR）、偏最小二乘法回归（PLSR）和人工视神经网络（ANN）等建立分析模型。并且通过严格的统计验证，选择最佳数学模型。取另一组未参与建模且已知化学值的样品，扫描其近红外光谱，将光谱数据代入建立的数学模型，得到样品预测值，用预测值和化学值的相关系数和相对平均偏差来衡量所建模型的可靠程度。若所建模型可靠，即可用此模型来对未知样品进行预测。

4. 方法学验证

近红外光谱定量分析的方法学验证与其他分析方法的要求相似，每个被验证参数可被接受的限度范围与该方法的应用目的有关，通常应考虑专属性、线性、准确度、精密度和重现性。

5. 近红外模型的再验证

当预测物质的物理性质改变，或物质的来源改变如产品的组成、生产工艺、原（辅）料的来源或级别发生改变时，需要对已建立的定量模型进行再验证。必要时应对模型进行维护或建立新模型。

6. 近红外模型的传递

近红外模型的传递表示模型在不同的近红外光谱仪中的适用情况。当近红外模型在非建模仪器中应用时，必须考虑仪器的型号、数据格式、光谱范围、数据点数量、光谱分辨率等对模型的影响。用适宜的代表样品（数量依据具体模型确定）分别在建模仪器（源机）和其他仪器扫描光谱，分别利用不同仪器上获得的光谱预测结果，并进行统计学检验，以确证该模型在其他仪器中使用是否有效。

（四）应用实例

六味地黄丸的近红外光谱分析

（1）供试品的制备：将3瓶六味地黄丸（水蜜丸）取出混合均匀，随机称取样品10g左右用高速粉碎机粉碎约1分钟，装入自封口塑料袋中密封冰箱保存备用。

（2）近红外光谱库的建立：六味地黄丸近红外光谱测定方法采用积分球漫反射的工作方式。为了保持装样样品松紧度的一致性，在装样完成后用一个重约300g的砝码对样品进行压样处理。扫描范围为4000～12500cm^{-1}，波长的准确度小于0.1cm^{-1}，分辨率为4cm^{-1}，扫描次数为64次。按照此法扫描所有六味地黄丸样品，组成六味地黄丸近红外光谱库。

应用《中药近红外光谱分析软件》进行建模和优化，优化的内容包括数据预处理方法以及分析谱区范围的选择。采用的光谱预处理方法主要有中心化法、矢量归一化法、极差归一化法、散射校正法、一阶导数法、二阶导数法，通过分析比较，得到近红外数学模型最优的数据预处理方法；谱区的选择是对光谱数据集压缩的一种方法，分析谱区范围选择过宽会增加无效信息，降低有效信息率，分析谱区过窄，则可能丢掉有效信息，降低数学模型分析的准确度，通过比较分析，获得近红外数学模型最优的谱区范围。以选定批号提供的水分、丹皮酚和马钱苷含量作为近红外光谱分析的基础数据（亦称化学值或真值）。

由六味地黄丸样品的近红外光谱图可知，六味地黄丸样品的近红外光谱信息主要集中在4000～9000cm^{-1}之间，其中，4000～4800cm^{-1}为合频吸收区，4800～7200cm^{-1}为倍频及部分基团的三倍频吸收区。

（3）水分、丹皮酚和马钱苷含量近红外数学模型的建立：将六味地黄丸样品分为两组，一组为建模样品集，用以建立不同成分的近红外定量分析数学模型，一组为检验样品集，用以检验所建模型的效果。利用偏最小二乘法（PLS法）建立六味地黄丸近红外光谱与水分、丹皮酚和马钱苷含量之间的数学模型，通过选择不同的分析谱区（4000～7000cm^{-1}、4000～8000cm^{-1}和4000～9000cm^{-1}）和不同的数据预处理方法（如中心化法、矢量归一化法、极差归一化法、散射校正法、一阶导数法、二阶导数法及其与中心化法的组合等）对模型进行优化。结果表明，谱区范围对模型的效果产生显著影响，以4000～8000cm^{-1}效果最好，过窄或过宽均使模型效果下降。

不同的数据预处理方法对模型的影响也不同，通过分析比较，以一阶导数法对数据预处理后得到的模型结果为最优。通过优化确定选取4000～8000cm^{-1}作为分析谱区，采用一阶导数法对数据进行预处理，所建模型用相关系数（r）、校正标准差和平均相对误差来共同评价，预测模型用检验集样品的相关系数（r）、预测标准差和平均相对误差来共同评价。建模集与样品集水分、丹皮酚和马钱苷真值与预测值的散点图见图9-2。

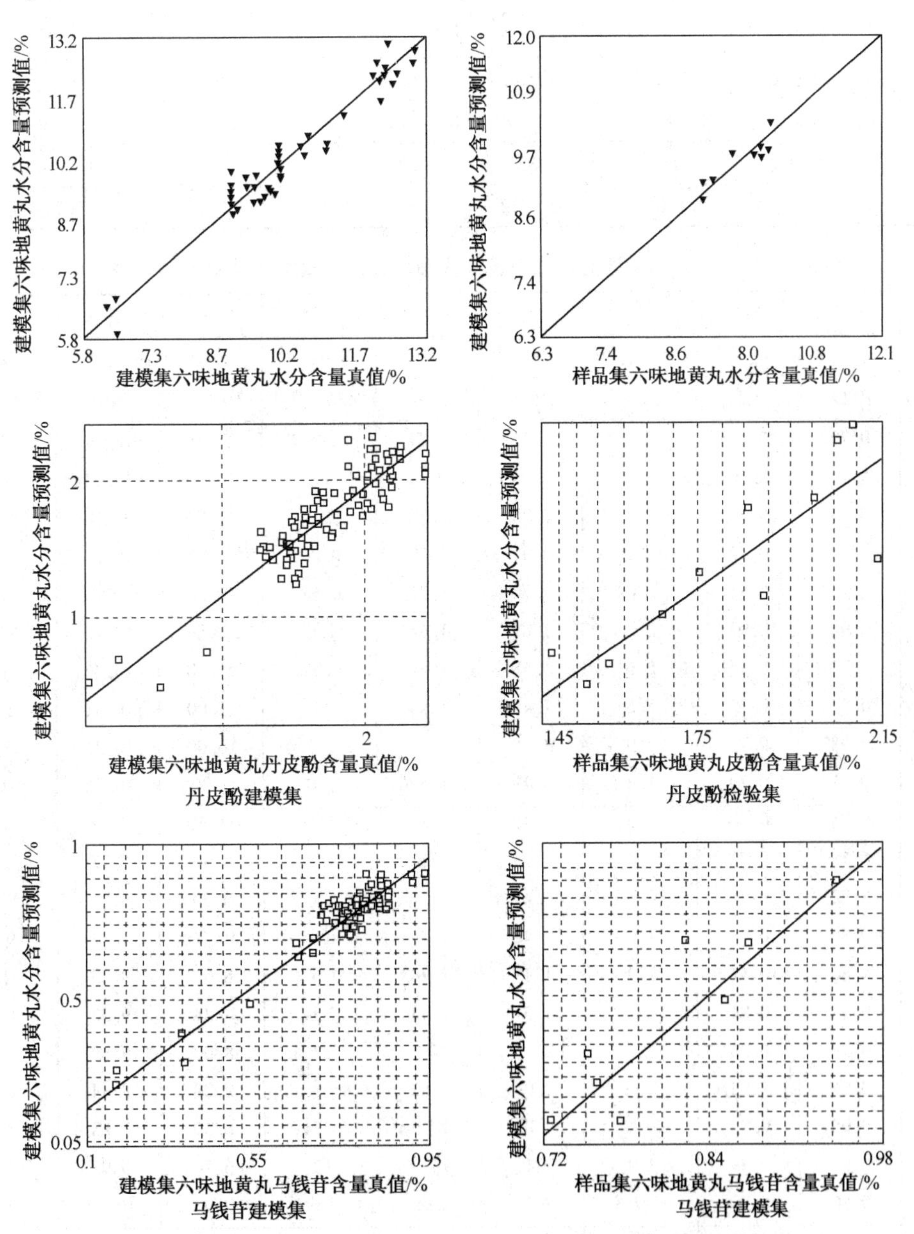

图9-2 建模集与检验集样品水分、丹皮酚和马钱苷真值与预测值的散点图

六味地黄丸三指标含量真值与预测值之间存在较好的线性关系，相关性显著，表明以六味地黄丸样品所建3种指标成分的数学模型可行。

（4）利用模型预测：未知样品利用上述三个指标的数学分析模型对22个建模外的

已知含量样品进行预测，并计算二者的相对误差，同时计算各指标的平均相对误差。

表 9－10　六味地黄丸水分、丹皮酚、马钱苷建模集和检验集的相关指标

指标	模型类型	样品数	相关系数	标准差	平均相对误差（%）	含量范围（%）
水分	建模集	55	0.9774	0.36	2.7	6.30～13.20
	检验集	14	0.9917	0.20	1.9	6.50～12.12
丹皮酚	建模集	125	0.9202	0.18	9.6	0.10～2.42
	检验集	12	0.8724	0.17	9.2	1.43～2.15
马钱苷	建模集	134	0.9601	0.042	5.4	0.10～0.98
	检验集	10	0.8712	0.053	5.7	0.71～0.98

表 9－11　3 个数学模型对六味地黄丸样品水分、丹皮酚和马钱苷的预测结果

样品编号	马钱苷			丹皮酚			水分		
	含量 C/mg·g^{-1}		相对误差（%）	含量 C/mg·g^{-1}		相对误差（%）	含量 C/mg·g^{-1}		相对误差（%）
	HPLC	NIR		HPLC	NIR		HPLC	NIR	
1	0.79	0.85	7.6	1.36	1.44	5.9	8.50	10.51	27
2	0.77	0.80	3.9	2.03	2.17	6.9	11.00	10.24	7.2
3	0.83	0.86	3.7	2.23	2.29	2.7	11.00	9.84	12
4	0.80	0.82	0.25	2.39	2.39	0.00	8.50	10.11	18
5	0.75	0.85	14	1.76	1.77	0.57	11.50	10.24	12
6	0.94	0.92	2.2	1.68	1.61	2.6	11.50	10.42	9.9
7	0.72	0.76	5.6	1.58	1.57	0.32	11.50	10.26	12
8	0.72	0.76	5.6	1.49	1.64	11	11.00	10.31	3.1
9	0.78	0.75	3.9	2.15	2.12	1.3	10.00	10.31	3.1
10	0.78	0.79	1.3	1.49	1.56	1.0	9.00	10.76	18
11	0.78	0.76	2.6	1.49	1.88	5.6	11.50	9.17	23
12	0.78	0.78	0	1.99	1.60	9.0	9.50	8.72	8.6
13	0.82	0.75	8.6	1.47	2.36	2.6	8.00	9.33	16
14	0.86	0.80	7.0	2.42	1.75	16	10.00	9.13	9.1
15	0.80	0.81	1.3	1.79	1.78	0.67	8.00	9.22	15
16	0.94	0.81	14	2.37	2.43	2.6	10.00	9.35	6.8
17	0.97	0.96	1.2	2.13	1.89	12	8.00	9.68	19
18	0.94	0.94	0.11	2.09	1.82	13	9.00	8.44	6.5
19	0.95	0.93	0.81	2.05	1.95	0.74	8.50	7.88	7.6
20	0.91	0.89	2.0	2.17	1.92	12	6.70	6.91	3.1
21	0.80	0.79	0.75	2.22	2.05	7.8	9.90	10.46	4.7
22	0.76	0.83	9.4	2.12	2.10	0.71	10.20	10.90	6.7

从预测的结果可以看出，马钱苷的相对误差最大者为 14%，平均相对误差为 4.28%，丹皮酚的相对误差最大者为 16%，平均相对误差为 5.07%，整体预测效果较好；而水分的相对误差最大者达 27%，平均相对误差为 11.54%，整体预测效果较差，但未出现超标值，这可能与甲苯法测定水分含量的准确度有关。

第二节 中药生物评价方法简介

中药的药材来源广泛，多变，制备工艺复杂，使得中药制剂的质量控制相对困难，此外，中药往往含有多种活性成分，具有多种药理作用，因此，仅仅控制少数成分不能完全控制其质量，反映其临床疗效。为了使中药的质量标准能更好地反映药品的临床疗效，在现有含量测定的基础上增加生物活性测定，以综合评价其内在质量。

一、概述

1. 中药生物活性测定的概念

生物活性测定法是利用生物体包括整体动物、离体组织、器官、细胞和微生物等评估药物生物活性的一种方法。它是从中药质量评价理念出发，以药物的药理作用为基础，以生物统计为工具，运用特定的实验设计在一定条件下比较供试品和相当的标准品或对照品所产生的特定反应，通过等反应剂量间比例的运算或限值剂量引起的生物反应程度，测定供试品的效价、生物活性或杂质引起的毒性。按测定方法和指标大致可分为生物效价测定法（量反应法）和生物活性限值测定法（半定量法或质反应法）。

中药是天然物质，化学成分复杂，与采用生物活性测定的生物制剂有许多相似之处，如果采用生物活性测定法来进行中药质量控制，的确能弥补化学测定不能体现中药生物活性的缺点。近年来随着生命科学的发展，以现代生物学理论为前提和基础，选择一个或几个恰当的指标，对中药作一个整体上的功能活性评价，并以这种生物效应的量化考核作依据来评价中药的质量。生物测定可适用于所有的中药，特别是对组成复杂、理化方法不能测定其含量或理化测定不能反映其临床生物活性的中药尤其适合。

2. 中药生物活性测定在药品质量控制中的运用

药物质量控制的根本目的是控制药物的生物活性，保证临床用药的安全性和有效性。对单一而结构稳定的分子，如果标准物质也是纯度很高、与测定目标分子结构一致的药物制剂，任何试验系统的测定结果都是一致的，包括生物反应的试验系统和物理化学测定方法。当然从采用方法的精度和经济性上讲，最好采用物理化学测定方法，可以用“mg”、“g”等绝对或相对重量表示其量值，量化指标明确、客观。对组分的分子结构是未知的或是多组分的不均一的混合体的药物，就不能用“mg”、“g”等绝对或相对重量表示其量值；或者是其重量等量值不能与其临床效应相关的药物，如不同构型不同活性的激素、酶等药物，只能从其药理作用中选择一种能代表临床疗效或毒性反应的指标，根据生物检定的方法建立能控制其质量的检定方法。因此，可以认为，生物检定是一种测量的工具，尽管相对来说不如重量测定那样精确。中药中许多成分不清楚，物质基础不明确，但是确有明确的疗效，采用生物检测方法结合化学测定可以更全面地评价中药的质量，这也是本方法在中药中应用的基础。

广义的生物活性测定，包括使用活生命体的生物检定和不使用活生命体的受体检定、免疫检定等。受体检定和免疫检定方法操作简便、费用低、精度高，但其反应值不完全代表整体动物的生物反应。从试验方法来看，分为体内、体外试验。体内试验的受试对象一般是整体动物，这时的反应代表了药品对整个动物或整个在位组织的反应。体外试验的受试对象一般指细胞、酶、受体等，体外试验仅表达了与受体结合的能力，不完全表达其生物反应。

由于生物活性测定的前提或方法特点，包括目标物的结构成分不确定，或反应值不完全代表整体动物的生物反应，所以生物检定的结果存在一定的不确定性。生物检定的有效测量是建立在若干假设基础上的：

假设1：标准物质与被测样品是同质的，至少应认为被测样品是标准物质稀释或浓缩的倍数。

假设2：规定的生物试验方法中的生物效应指标，是测量相当于标准物质中的目标物或相似物。

假设3：标准物质与供试品所用的剂量符合实验设计的要求。

因此，生物活性测定是一种复杂的测量形式，它所采用的标准物质、方法系统、单位含义和试验设计，都需要建立在一定的前提和假设的基础之上，需要借助生物统计的工具及概率的解释，需要随着科学技术的发展而不断完善。生物检定虽复杂而不够精确，但因为其反应生物效应的特点，仍然在药品、生物制品的质量控制中发挥着不可替代的作用，尽管在建立生物检定方法后我们会千方百计找出更适合的方法来取而代之，但是在没有合适的质量控制方法之前，此类方法仍是有效的控制手段。

3. 中药生物活性测定的基本原则

中药生物活性测定是测定生物活性进行质量控制的方法，既可以是说明生物活性的鉴别方法，也可以是控制毒性的限量检查，更鼓励采用通过试验设计进行确切的效价测定。因此，生物活性测定必须要有规范的确定的试验方法系统，必须符合药理学随机、对照、重复的基本原则，具备简单、精确的特点。同时，作为中药质量控制的生物活性测定方法，必须不违反中医药理论，并最好能体现中医中药的特点。

符合药理学研究基本原则：建立的生物活性测定方法应符合药理学研究随机、对照、重复的基本原则；具备简单、精确的特点；应有明确的判断标准。

体现中医药特点：鼓励应用生物活性测定方法探索中药质量控制，拟建立的方法的测定指标应与该中药的“功能与主治”相关。

品种选择合理：拟开展生物活性测定研究的中药材或中成药应功能主治明确，其中，优先考虑适应证明确的品种，对中药注射剂、急重症用药等应重点进行研究。

方法科学可靠：优先选用生物效价测定法，不能建立生物效价测定的品种可考虑采用生物活性限值测定法，待条件成熟后可进一步研究采用生物效价测定法。

二、生物测定方法分类与特点

按研究对象、测定方法及评价指标的不同，中药质量生物测定方法可分为生物效价测定法（量反应法）和生物活性限值测定法（半定量法或质反应法）。前者在一定剂量范围内，作用趋势一致，量效关系较明显，更易于量化评价；后者多用于达到某一特定值（给药量）的条件下，才出现某效应的评价（如出现凝集、死亡、惊厥等），属于半定量或定性的范畴。一般优先选用生物效价测定法，不能建立生物效价测定的品种可考虑采用生物活性限值测定法，待条件成熟后可进一步研究采用生物效价测定法。值得一提的是，除生物效价值外，生物效应谱也是重要的生物测定指标，并有从生物响应谱（Bio－response profile）向生物活性指纹谱（Bio－activity fingerprint）发展的趋势。如采用生物热活性测量技术（微量量热法）可表征小檗碱类中药（黄连、三颗针、黄柏、关黄柏）抑菌活性特征指纹谱，为刻画与甄别小檗碱类中药生物活性提供了技术参考。需要特别说明的是，生物测定方法专属性是指在其他成分（如杂质、降解产物、辅料等）可能存在下，采用的方法能正确测定出被测物的特性，这里的特性在中药质量生物测定中系指能引起某种与中药功效相关的药理作用的属性，体现的是对中药功效的专属性。专属性与排他性不同，比如水蛭生物测定方法具有较强的专属性，但并不具有排他性，即只要是具有活血作用的水蛭药材一定能表现出抗凝血酶活性（专属性），但能表现出抗凝血酶活性的样品却不一定就是水蛭（排他性）。

中药质量生物测定方法不等同于一般的药理学实验方法，须具备定量药理学与药检分析的双重属性和要求。一般来说，药理学实验方法主要是重现其趋势和规律，重在证实试验结果与对照组比较是否有统计学意义；而药检分析则要求重现试验数据的绝对值，但允许有一定的误差范围。也就是说，中药质量生物测定方法学考察既包括试验设计、量化指标、剂间距、分组、对照、可靠性检验等定量药理学的内容，还包括线性范围、精密度、重复性甚至回收率等药物分析的内容。

三、生物测定用参照物

生物测定用参照物应与供试品是同质的，在一定剂量范围内，参照物可视为供试品不同程度的浓缩物或稀释物，以最大限度地消除测定系统误差，即参照物和供试品的量反应曲线平行，才能进行生物效价的对比和换算，这也是生物测定中选择参照物的标准。

中药质量生物测定用参照物时，应依据实际测定对象和测定方法分别选择以下几种方式解决生物测定用参照物的问题：道地药材标准提取物、多组分组合物、化学药等。

四、中药生物活性测定方法设计的基本内容

中药生物活性测定的质量控制方法，在研究中应详细说明以下内容：实验方法的原理和观察指标、试验体系、观察测定指标及其测定方法、对照设置、剂量设计和结果计算、试验有效性和结果判断。中药的生物活性测定，应结合具体问题具体分析，不同的试验设计要求不同。

1. 中药生物活性测定方法实验条件

（1）实验原理和观察指标：实验方法应有明确的原理，此原理能够体现和说明药物的“功能主治”，能体现药物的主要生物效应。试验原理和观察指标的选择，需查阅大量文献，从中医药理论出发，结合现代研究分析作用机制和途径，选择最敏感、最能体

现药物功能主治的方法体系。由于中药的药理作用具有多效性，生物活性测定的指标选择不要求完全反映功能主治，但原理和观察指标必须与药物的功能主治密切相关。

测定指标应客观，可以是量反应指标，也可以是质反应指标。观察描述性的指标最好不用。应对指标测定的方法进行详细说明，包括仪器、试剂配制、测定过程描述等。

（2）受试药品：应选择疗效确切，作用途径和机制研究比较充分和清楚的中药，如中药注射剂或危重病症用药品。如果是饮片，应尽量来源（包括产地、分类等）清楚，如果是成方制剂，则应有确定的生产工艺，中试以上的样品，理化分析符合质量标准要求。方法学建立中最好使用3批以上样品。

（3）试验系：生物活性测定所用的体系载体，包括整体动物、离体器官和组织、细胞、亚细胞器、受体、离子通道和酶等。应选择背景资料清楚、影响因素少、成本低且简单易行的体系。试验系的选择与试验原理和测定指标密切相关，应选择灵敏，影响因素少的试验系。为更加符合国际规范，尽量选择可控的体外试验（符合条件的整体动物试验当然也可用），并尽可能细致地研究各种因素的影响，采取必要的措施进行准确控制。

如采用实验动物，应说明种属、品系、性别和年龄。如为其他试验系统，则应就系统的敏感度、灵敏度和重复性，以及背景资料进行说明。

（4）对照设置：试验设计应考虑采用合理的空白、阴性对照，如采用模型动物一般应设模型对照和阳性对照，以说明操作正确性和试验的有效性，特别稳定的模型，可以不采用阳性对照。

（5）效价测定中标准对照组的设定：生物活性测定是采用受试物与标准对照进行比较，通过生物统计计算后控制受试药品质量的方法。生物活性测定进行中药质量控制，选择合适的标准品是试验的关键。由于中药的复杂性，最好采用经过符合生物检定规范进行标定确定生物效应的中药标准品，也可以考虑采用已确定生物效应的西药对照等。标准对照品，必须有良好的生物效应并具备可重复量－效关系。

2. 试验设计

（1）剂量设计：如为活性鉴别试验，建议只设一个剂量，此剂量刚好能够保证中药的生物效应。方法学研究时，应采用多剂量试验充分说明用此剂量检定时，符合规定的可以保证生物效应，而不符合规定的药物则一定有质量问题。建议整体动物试验剂量按公斤体重计算不应超过人临床剂量的30倍。如为效价测定的多剂量试验，不同剂量之间的生物效应应有显著差异，应根据具体情况进行2剂量、3剂量等剂量设计，设计合理的剂量比关系，以符合生物检定统计学的要求，并尽量使试验简单易行。效价测定的单剂量试验，则药物剂量最好在标准曲线的中值附近。

（2）给药途径：给药途径应与临床拟用途径一致。如采用不同的给药途径，应说明理由。

（3）给药次数：根据药效学研究合理设计给药次数。

3. 统计与结果

应根据详细的试验记录，对结果进行定量和定性统计分析，说明具体的统计方法和选择理由，同时应注意对个体试验结果的评价。生物活性测定，必须对误差控制进行说明，试验成立的判定依据应符合药典生物检定统计的要求，最好能够有确定的FL%限值。

4. 判定标准

生物效应检定一定要能够反映药物生物效应的临床意义，检定标准应能就此作出说明，并规定判定的具体标准。判定标准的说明必须明确、无歧义。

五、中药生物活性测定方法学验证的基本要求

方法学的验证，是为了保证中药生物活性测定所采用方法本身的质量，目的是证明采用的方法适合于相应的检测要求。方法学验证的过程和结果均应做好详细记录，在质量标准的起草说明和修订说明中进行说明。

由于中药生物活性测定刚刚起步，生物活性测定的内容很广，形式多样，本着具体问题具体分析的原则，指导原则仅要求进行方法学考察，不规定具体内容，也不对准确性和精密度等提出具体要求。

1. 测定方法影响因素考察

应考察测定方法的各种影响因素，通过考察确定最佳的试验条件，以保证试验方法的专属性和准确性。根据对影响因素考察结果，规定方法的误差控制限值或对统计有效性进行说明。

2. 精密度考察

应进行重复性、中间精密度、重现性考察。

（1）重复性：按确定的测定方法，至少用3批供试品、每批3次或同批供试品进行6次测定，试验后对结果进行评价。生物活性测定试验结果判断应基本一致。

（2）中间精密度：考察实验室内部条件改变（如不同人员，不同仪器，不同工作日和实验时间）对测定结果的影响，至少应在同实验室改变人员进行考察。

（3）重现性：生物活性测定试验结果必须在3家以上实验室能够重现。

3. 方法适用性考察

按拟采用的生物活性测定方法和剂量对10批以上该产品进行内部质量控制测定，以积累数据，考察质量标准中该测定项目的适用性。

六、应用实例

水蛭的含量测定（2010年版《中国药典》）

取本品粉末（过三号筛）约1g，精密称定，精密加入0.9%氯化钠溶液5mL，充分搅拌，浸提30分钟，并时时振摇，离心，精密量取上清液100μL，置试管（8mm×38mm）中，加入含0.5%（牛）纤维蛋白原（以凝固物计）的三羟甲基氨基甲烷盐酸缓冲液（临用配制）200μL，摇匀，置水浴（37℃±0.5℃）中温浸5分钟，滴加每1mL中含40单位的凝血酶溶液（每1分钟滴加1次，每次5μL，边滴加边轻轻摇匀）至凝固（水蛭）或滴加每1mL中含10单位的凝血酶溶液（每4分钟滴加1次，每次2μL，边滴加边轻轻摇匀）至凝固（蚂蟥、柳叶蚂蟥），记录消耗凝血酶溶液的体积，

按 $U=C_1V_1/C_2V_2$式计算。

式中 U——每1g含凝血酶活性单位，U/g；

C_1——凝血酶溶液的浓度，U/mL；

C_2——供试品溶液的浓度，g/mL；

V_1——消耗凝血酶溶液的体积，μL；

V_2——供试品溶液的加入量，μL。

中和一个单位的凝血酶的量，为一个抗凝血酶活性单位。本品每1g含抗凝血酶活性水蛭应不低于16.0U；蚂蟥、柳叶蚂蟥应不低于3.0U。

（1）原理：水蛭素能与凝血酶直接结合，使凝血酶失活，其结合比例为1:1，即中和一个单位的凝血酶的量，为一个抗凝血酶活性单位。

（2）三羟甲基氨基甲烷盐酸缓冲液的配制：取0.2mol/L三羟甲基氨基甲烷溶液25mL与0.1mol/L盐酸溶液约40mL，加水至100mL，调节pH值至7.4。

（3）凝血酶溶液的配制：取凝血酶试剂适量，加生理盐水配制成每1mL含凝血酶40个单位或10个单位的溶液（临用配制）。

第三节 中药谱效关系研究

一、概述

中药的功效是内含成分整体作用的体现，是多成分、多机制的综合作用结果。为了评价中药的内在质量，制定合理的质量控制方法，中药质量评价逐渐从分解式的单一成分的“微观分析”模式向群体成分的“宏观分析”模式发展，对化学成分进行定性定量分析的化学表征逐步与药效活性研究相结合，尤其是系统生物学的各种组学策略和技术在中药的配伍规律、药效物质基础、作用机制和作用靶点及安全性等方面的应用，为实现中药质量的控制和综合评价奠定了重要的基础。在众多关于中药质量控制的综合评价方法研究中，以中药谱效关系的研究较为广泛和深入，因此本节主要对中药综合质量控制方法中的谱效关系研究进行简介。

二、中药谱效关系研究简介

中药成分的复杂性，药理作用的多方面性以及中医药理论与现代医学的差异，使得阐明中药有效成分成为一项极为困难的课题，也是中药质量控制和评价的难点。随着现代分析技术的进步和对中药系统研究的不断深入，中药指纹图谱质量控制技术应运而生。中药指纹图谱是指中药材、饮片及其制剂经适当处理后，采用一定的分析手段，得到的能够标示其特性的共有峰的图谱。中药指纹图谱具有整体、宏观和模糊分析等特点，在鉴别中药真伪、评价其质量一致性以及中药产品稳定性方面成为一种切实可行且为国内外广泛接受的质量评价模式。但中药指纹图谱反映的是中药中的化学信息，它不能直接体现中药药理活性信息，也不能直观地反映中药具有的疗效。因此，仅采用指纹图谱的质控方法与中药疗效相关性不强。为了使指纹图谱表征的化学成分能够体现出中药的药效，阐明指纹图谱特征与药效的相互关系，众多学者开展了药效与指纹图谱的相关性研究，即中药谱效关系研究。

（一）中药谱效关系研究思路

中药谱效关系研究的基本思路是在采用各种分析方法建立中药指纹图谱的基础上，将此标示中药化学物质群特征峰的中药指纹图谱与药效结果相对应，将其中化学成分的变化与中药药效结果相联系，以完整的“谱”表征整体的“效”，建立一种能在一定程度上表征中药药效物质基础的综合质量评价方法。中药谱效关系研究过程通常包括三个方面。①采用多种分析方法构建中药指纹图谱，并对图谱标示的成分进行分析；②建立合适的药效评价模型，获取药效学数据；③在上述基础上，采用数据处理技术将指纹图谱数据和药效学数据进行关联，建立能体现中药药效的指纹图谱。其基本研究思路见图9－3。

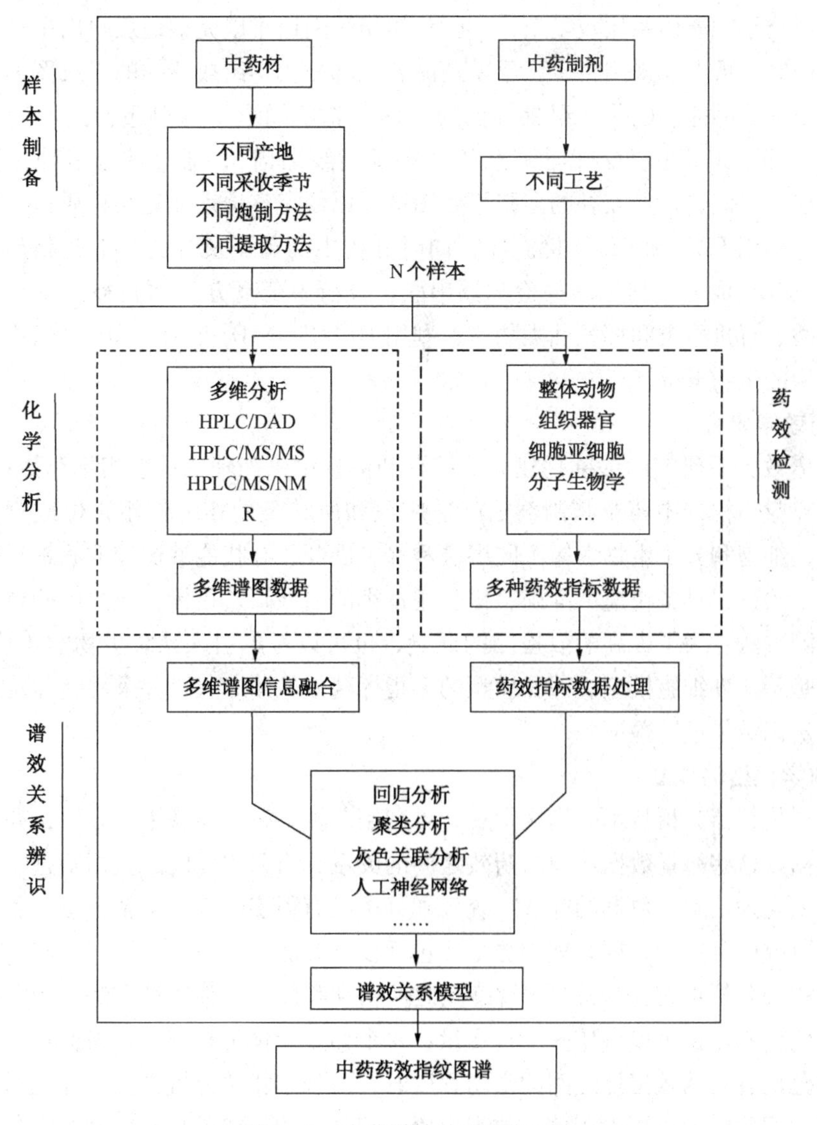

图9－3　中药谱效关系研究思路

（二）中药谱效关系研究一般方法

1. 中药指纹图谱的构建

中药谱效关系研究的基础是建立中药指纹图谱。中药指纹图谱的建立应满足特征性、重现性、实用性和可操作性。其构建的一般程序包括样品采集、方法建立、数据分析、样品评价、方法检验和得到结论等步骤。指纹图谱建立的技术关键在于分析方法。能用于指纹图谱测定的分析方法较多，包括色谱法、光谱法和生物学方法等。由于色谱法是一种集分离分析为一体的方法，基于色谱方法构建的指纹图谱能够较直观地体现中药所含化学成分（种类、个数和含量），且色谱峰面积在一定程度上体现了成分与药效之间的“量效关系”，在谱效关系研究中被广泛采用，成为主要方法，包括高效液相色谱法（HPLC）、气相色谱法（GC）及色谱-质谱联用技术。

当中药化学物质体系比较复杂，单张化学指纹图谱难以完整地反映出中药产品的化学组成特征时，可考虑采用将多张反映药品若干部分化学组成特征的指纹图谱组合在一起，共同表征药品完整的化学组成特征的“多元指纹图谱”和侧重使用不同仪器分析方法（检测器）来获取样品化学信息的“多源指纹图谱”，通过综合多种仪器分析方法，建立信源不同、信息互补的多张指纹图谱，以便完整地表征复杂物质体系的整体化学特征。如利用 DAD 和 ELSD 检测器，同时分析中药黄芪及含黄芪中药制剂中的黄酮类成分和皂苷类成分；利用多种检测器串联，分析中药复方“当归补血汤”中的黄酮类、皂苷类、有机酸类和挥发油类物质；利用 HPLC-DAD 和 GC-MS 分析中药红毛七中不同类型的生物碱等。

2. 药效学研究

中药谱效关系研究的关键是建立能符合和体现中医药理论的多指标药效检测方法。药效学研究应当根据中药及其制剂临床适应证和所涉及的相关作用靶位或靶点，从整体、器官、细胞和分子生物学等不同层次和水平展开，寻找能够比较准确地反映中药药效及功能主治，并具备快速、准确、样品用量小的活性筛选指标，建立中药体内外多指标药效检测方法。为了提高药效检测的通量，也可以考虑引入系统生物学等研究手段，探索建立基于体外细胞模型、计算模型的多指标药效检测方法，并采用整体动物模型对谱效关系辨识结果进行验证。

3. 数学模型的建立

随着现代仪器分析技术的迅猛发展，可利用多种分析仪器联用的方法，获取多维指纹图谱数据。这些海量数据与中药药效之间的关系，需采用专门的数据筛选、统计及信息学方法来实现。实验数据的筛选、统计和分析已有很多数学模型及方法，目前在中药谱效关系研究中常用的数据处理方法主要包括以下方法。

（1）相关分析：相关分析是研究变量之间密切程度的一种统计方法。中药指纹图谱中的每个色谱峰数据可以看作一个自变量，每个药效指标可看作一个因变量。当分析指纹图谱的色谱峰与药效指标之间的密切程度时，可采用相关分析方法，并能做出统计学推断。密切程度的大小可由相关系数来评价。相关系数能够反映两变量之间的密切程度和变化方向。现在多种统计分析软件（如SPSS）可同时给出相关系数值和对应的概率。

（2）聚类分析：聚类分析是研究分类问题的一种多元统计方法。它是将数据集中的样本聚集成簇以实现分类。同一类别中的样本彼此相似，不同类别中的样本差异较大。聚类可以反映出同类样本的共性特征和不同类样本之间的差异性特征。传统的聚类分析方法包括系统聚类法、动态聚类法及模糊聚类法等。常用分析软件如SAS、SPSS等已将聚类分析加入到其工具包中。

（3）回归分析：回归分析是处理变量之间关系的一种统计方法和技术。它基于观测数据建立变量之间的某种依赖关系，分析数据的内在规律，并能用于预报和控制。在研究谱效关系的工作中，为了探索“谱”和“效”之间的内在联系，常用到回归分析法。由于指纹图谱中的特征峰通常有数个到数十个，因此“谱”和“效”之间的关系可看作多元回归分析问题。多元回归分析是研究两个或两个以上自变量（如指纹图谱中的色谱峰）对因变量（如药效学指标）的数量变化关系，主要包括普通多元回归分析和偏最小二乘回归分析。

① 普通多元回归分析：中药的指纹图谱是复杂的多息数据，在数学上可近似地将指纹图谱特征峰看作多自变量数据。在进行普通多元回归分析过程中，由于指纹图谱色谱峰较多，相互之间可能存在作用重叠，不同指纹图谱特征峰对中药药效的贡献大小不一，如果将所有色谱峰用于谱效关系模型的建立，不仅增加了计算量，而且还对模型参数的估计和预测带来不利影响。因此需要对引入模型的色谱峰进行选择，使建立的回归模型简单、合理和实用。普通多元回归自变量选择有多种不同的计算方法，如强迫引入法、逐步回归法、强迫剔除法、后向逐步法及前向逐步法等。

② 偏最小二乘回归分析：在普通多元回归分析的应用中，若自变量之间存在多重相关性，谱效关系模型的精确性和可靠性将不能保证。此外，若模型中样本数量相对于自变量数太少，普通多元线性回归不宜适用。遇到上述情况可以采用偏最小二乘回归分析建立谱效关系的模型。该方法集多元线性回归分析、典型相关分析和主成分分析的基本功能为一体，在一个算法下，可以同时实现回归建模（多元线性回归分析）、数据结构简化（主成分分析）以及两组变量间的相关分析（典型相关分析），能够最大限度利用数据信息，具有预测精度较高及模型易于解释等特点。

（4）灰色关联度分析法：灰色关联度是分析系统中各因素关联程度的一种方法，是两个系统或两个因素间关联性大小的量度。如果两者在发展过程中相对变化基本一致，则认为两者关联度大；反之，两者关联度小。该方法的基本步骤包括：原始数据变换（均值化变换、初值化变换和标准化变换）、求绝对差序列、求关联系数、求关联度、确定关联序等。根据关联序确定各指纹特征峰对应的化学成分对药效的贡献。

（5）图谱比对方法：图谱比对方法实际上是图谱的直观比对，常用于血清药效指纹图谱的研究。中药传统口服给药形式决定其被吸收入血或经体内代谢转化后才能产生相应的活性。因此，药物体外实验不能完全反映其药效活性。通过造模动物给药前后或不同给药时刻的血清指纹图谱的比对差异，一定程度上可以反映谱效关系。

（6）其他分析方法：其他数据处理方法如主成分分析法、神经网络法等也常用于谱效关系研究。

上述各种数据处理方法各有优缺点，可根据具体情况和条件加以选择。相关分析是通过相关系数判断中药指纹图谱的色谱峰与药效指标的相关性大小、显著程度及变化方向。而相关系数是通过图谱中每个色谱峰与药效指标组成的变量对计算得到的，因此无法解释各个色谱峰对应成分对药效指标的共同作用。灰色关联度分析通过描述系统发展过程中因素间相对变化的关联性，根据关联度和关联序判断药效指标与色谱峰关联性的强弱。但各色谱峰对应成分对药效指标的综合贡献难以描述。图谱比对方法是通过指纹图谱的直观比对以寻找图谱间的差异特征峰，具有一定的主观性，无法量化评价差异特征峰与药效指标的相互关系。聚类分析首先对指纹图谱数据进行聚类，然后将聚类结果与药效指标进行对比分析，确定哪一类指纹图谱具有较好的药效作用，进而提取这一类指纹图谱的共性特征，用以挖掘可能的药效活性成分。然而聚类分析不能评价指纹图谱中各色谱峰与药效指标的相关性大小和方向，也无法体现各色谱峰对应成分对药效的综合作用。回归分析是建立在相关分析基础之上，对指纹图谱色谱峰与药效指标之间的密切相关关系进行测定，并以具体的数学表达式来确定。由于二者之间存在内在的联系，有些研究工作同时采用相关分析和回归分析研究谱效关系，找出与药效密切相关的色谱峰，达到相互佐证的研究目的。在关联“谱”和“效”的数学表达式中，回归分析根据回归系数的符号确定色谱峰与药效指标的相关变化方向（即正、负相关），根据回归系数的大小确定色谱峰对药效指标的重要程度。由于数学表达式描述了药效指标与各色谱峰之间的相互关系，因此回归分析能够反映各个色谱峰对应成分对药效指标的综合作用。普通多元线性回归可以采用逐步回归分析方法选择重要的色谱峰用于谱效关系建模，但未选入模型的色谱峰与药效的关系如何无从知晓。这样不利于体现中药成分对药效贡献的整体性和综合作用。对于样本数少于自变量数或者自变量之间存在多重相关性的谱效关系模型的建立，普通多元线性回归将不再适用。偏最小二乘回归分析也是一种回归分析方法，具有回归分析的特点。与普通多元线性回归相比，偏最小二乘回归分析允许在样本数少于变量数的条件下进行回归建模，同时也适合于存在多重相关性的谱效关系的数据处理。而且建立的最终模型包括指纹图谱中原有的所有色谱峰，最大限度地利用了数据信息，体现了中药成分对药效指标的综合作用，具有较强的实用性和稳定性。

三、应用实例

例1 吴茱萸汤谱效关系研究

吴茱萸汤是中医临床常用方剂之一。处方由吴茱萸、人参、生姜和大枣组成，具暖肝温胃、降逆化浊的功效。据研究，吴茱萸汤中吴茱萸和生姜是该方中不可缺少的药味；吴茱萸中镇痛成分为吴茱萸碱、吴茱萸次碱和柠檬苦素。因此本研究在吴茱萸汤原方的基础上，按正交试验法组成药量配比不同的9个处方，对9个处方的水煎醇沉液进行HPLC分析和药理实验，获得化学和药理数据，经数据处理，探讨吴茱萸汤谱效关系。

1. 仪器及材料

仪器：岛津 LC－10A 高效液相色谱仪（SPD－10A 紫外检测器；CLASS－10A 色谱工作站）。

试药：吴茱萸碱、吴茱萸次碱、吴茱萸药材；0.6%醋酸溶液、2%硫酸铜溶液（实验前配制）。试剂规格为分析纯或色谱纯。内标：氯氟舒松（分析纯）。

动物：昆明种小鼠，（20±2）g，雌雄兼用；健康家鸽，（350±50）g，雌雄兼用。

2. HPLC 分析

色谱条件：色谱柱为 Hypersil ODS（5μm，ID4.6mm×200mm，大连化物所）；A 流动相为乙腈－水－四氢呋喃－冰醋酸（48∶52∶1∶0.1），流速 0.8mL/min；检测波长为 225nmm；B 流动相为乙腈－水－四氢呋喃－冰醋酸（3∶97∶2∶0.2），流速 0.8mL·min^{-1}；检测波长为 290nmm；柱温为 20℃。

样品溶液的制备：按表 9－12 中 9 个处方药味用量的 1/10 称取所需各生药，置于圆底烧瓶中，加入 10 倍量的水，浸泡 30 分钟，急火煎沸后改用小火保持微沸 1 小时。倾出药汁（四层纱布过滤）。滤渣再加 10 倍量的水，同前法煎制，过滤。合并两次煎液，并用水洗涤纱布。滤液、洗涤液一并放入 100mL 量瓶中，加水定容至刻度，摇匀。精密移取此液 20mL，精密加入无水乙醇 60mL 沉淀（含醇量达 75%），置冰箱中静置 18 小时后取出，抽滤，弃去初滤液，移取续滤液 20mL，于旋转蒸发仪上蒸去乙醇，浓缩液用三氯甲烷萃取 3 次（20、20、10mL）。合并三氯甲烷层，于旋转蒸发仪上蒸去三氯甲烷，残渣用甲醇溶解，加入内标氯氟舒松溶液 0.20mL（1mg/mL）定容至 5mL（样Ⅰ），水层定容至 5mL（样Ⅱ）。

表 9－12　9 种吴茱萸汤处方的 $L_9(3^4)$ 表

处方编号	用量/g			
	R_1	R_2	R_3	R_4
1	9	18	9	10
2	9	9	4.5	5
3	9	27	13.5	15
4	4.5	18	4.5	15
5	4.5	9	13.5	10
6	4.5	27	9	5
7	13.5	18	13.5	5
8	13.5	9	9	15
9	13.5	27	4.5	10

R_1：吴茱萸；R_2：生姜；R_3：人参；R_4：大枣。

HPLC 测定：取样Ⅰ、样Ⅱ各 20μL 分别在 A 和 B 两个色谱条件下进样，记录色谱图（图 9－4）。共分离出 13 个色谱峰。其中吴茱萸碱、吴茱萸次碱对应的色谱峰分别为 7 号和 9 号峰，峰 IS 为氯氟舒松色谱峰，按内标法计算吴茱萸碱和吴茱萸次碱的含量，工作曲线方程分别为：$Y=0.0123+0.375X$，$Y=-2.691\times10^{-3}+0.2143X$。1～4、6、8、10、11 和 12 号色谱峰为吴茱萸中组分产生，5 号为生姜中组分产生，13 号为人参中组分产生。它们的含量按吴茱萸次碱的工作曲线计算，结果见表 9－13。

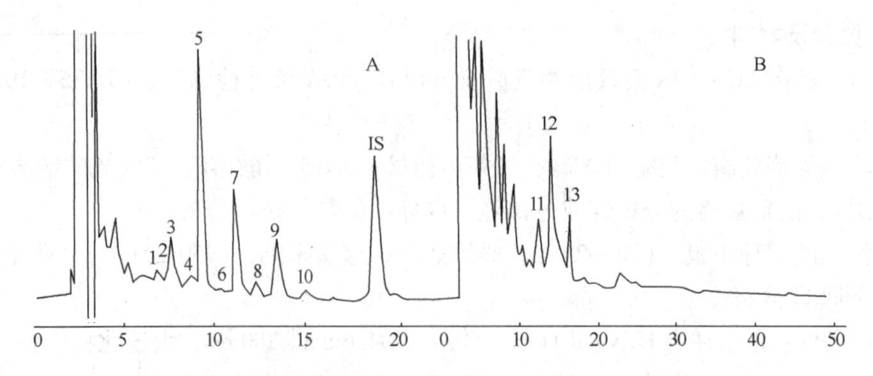

图9-4 吴茱萸汤样Ⅰ（A）和样Ⅱ（B）色谱图

1~4、6、8、10~12号峰来自吴茱萸；5号峰来自人参；7号峰为吴茱萸碱；

9号峰为吴茱萸次碱；13号峰来自生姜；峰IS为内标物（氯氟舒松）

表9-13 9种吴茱萸汤处方的HPLC原始数据（μg/mL）

处方编号	色谱峰峰号												
	1	2	3	4	5	6	7	8	9	10	11	12	13
1	0.1500	0.1304	0.8846	0.2859	3.8270	0.0916	1.3565	0.1378	1.6458	0.1496	1.1739	3.8970	1.3600
2	0.1398	0.1700	0.8716	0.2197	4.2760	0.1147	1.2830	0.3115	1.6181	0.0941	0.5636	1.4716	0.5558
3	0.2774	0.2344	1.0924	0.4320	5.0715	0.1405	1.4301	0.3631	1.6324	0.2564	0.4458	1.6804	0.2545
4	0.1527	0.1014	0.4459	0.2125	4.5120	0.0714	0.6423	0.1664	0.7400	0.0742	0.6626	0.9623	0.6185
5	0.1421	0.0510	0.1558	0.2200	4.8751	0.0892	0.7904	0.2153	0.8942	0.3927	0.7682	0.9876	2.3990
6	0.2173	0.0844	0.6047	0.2454	5.8169	0.1163	1.1409	0.3959	1.2652	0.3152	1.1578	2.9120	1.7274
7	0.2359	1.0796	0.8904	0.3133	6.1081	0.1339	1.9055	0.5602	2.2961	0.5602	2.1948	8.4736	1.9943
8	0.1481	0.0531	0.4366	0.2285	4.2164	0.1060	0.9131	0.2575	1.1440	0.3278	1.6186	5.8676	1.2131
9	0.3009	0.1540	0.9987	0.2887	9.7730	0.1540	2.0437	0.5305	2.2888	0.5956	2.0740	8.1219	0.7896

3. 药理实验

样品溶液的制备：同例1“样品溶液制备”法制成样品水煎醇沉溶液，蒸去乙醇，作为药理实验的样品溶液（含生药1g/mL），冷藏，备用。

镇痛实验：将小鼠称重，标记后随机分组，每组10只，编号。给药组按编号灌胃样品0.2mL/10g，对照组灌胃等量生理盐水。给药1小时后，各鼠腹腔注射0.6%醋酸溶液0.1mL/10g，观察并记录注射醋酸溶液后5~15分钟内小鼠出现扭体反应的次数，实验结果见表9-14。

止呕实验：将已禁食12小时的家鸽称重，标记后随机分组，每组8~10只，编号。给药组按编号灌服样品1.0mL/100g，对照组灌服等量自来水。给药1小时后，每鸽灌胃2%硫酸铜溶液1.0mL/100g，观察并记录各鸽出现第一次呕吐的时间（呕吐潜伏期）和给硫酸铜后1小时内呕吐的次数（呕吐频率）。实验结果见表9-15。

4. 数据处理

HPLC数据与药理数据的逐步回归分析：将表9-14和表9-15中的药理数据分别与表9-13中的HPLC数据组成原始数据矩阵，采用自编程序进行逐步回归分析。在镇痛回归分析中，有9个变量（色谱峰以X表示）对方程作用显著，被保留；镇痛复相

关系数 $RR = 110000$。其中 X_4、X_9、X_{10}、X_{12} 与镇痛成正相关，为有效成分；X_2、X_3、X_5、X_6、X_{13} 与镇痛成负相关，减弱镇痛效果。在止呕回归分析中，有 9 个变量对方程作用显著，被保留；止呕复相关系数 $RR = 110000$。其中 X_3、X_4、X_5、X_9、X_{10}、X_{12} 与止呕成正相关，为有效成分；X_7、X_{11}、X_{13} 与止呕成负相关，减弱止呕效果。

处方组成与药理数据的逐步回归分析：将表 9－14 和表 9－15 中的药理数据分别与表 9－12 中的处方用量数据组成原始数据矩阵，采用自编程序进行逐步回归分析。镇痛复相关系数 $RR = 0.9899$，止呕复相关系数 $RR = 0.9413$。由镇痛结果可知：吴茱萸、生姜、大枣与镇痛成正相关，有镇痛作用；人参与镇痛成负相关，减弱镇痛效果。由止呕结果可知：吴茱萸、生姜与止呕成正相关，有止呕作用；大枣与止呕成负相关，人参与止呕无明显相关性。

表 9－14　9 种吴茱萸汤药的镇痛效果

处方编号	动物数量	剂量（mL/10g）	15 分钟之内小鼠扭体反应次数（$x \pm s$）
生理盐水对照组	20	0.2	17.4 ± 5.80
1	10	0.2	4.80 ± 2.65**
2	10	0.2	5.40 ± 3.41**
3	10	0.2	5.10 ± 4.09**
4	10	0.2	7.90 ± 2.88**
5	10	0.2	7.80 ± 2.65**
6	10	0.2	7.70 ± 2.31**
7	10	0.2	3.60 ± 2.95**
8	10	0.2	3.40 + 3.53**
9	10	0.2	3.20 ± 2.09**

** $P < 0.01$。

表 9－15　9 种吴茱萸汤药的止呕效果

处方编号	动物数量	剂量（mL/100g）	1 小时内小鼠呕吐次数（$x \pm s$）
生理盐水对照组	20	1.0	7.15 ± 1.18
1	9	1.0	2.33 ± 1.87**
2	10	1.0	2.90 ± 2.70**
3	9	1.0	2.00 ± 2.00**
4	10	1.0	2.80 ± 2.78**
5	10	1.0	3.10 ± 1.52**
6	9	1.0	2.78 ± 2.44**
7	9	1.0	1.56 ± 1.42**
8	8	1.0	1.88 ± 1.96**
9	8	1.0	1.13 ± 1.14**

** $P < 0.01$。

药理数据方差分析：由表 9－14 和表 9－15 可知各处方均有显著的镇痛、止呕功效，为考察各因素即处方中各单味药的作用是否存在显著性差异，对两组药理数据分别进行方差分析，结果见表 9－16。由方差分析结果可知，吴茱萸对镇痛和止呕都有显著作用，而人参、生姜和大枣对药效有一定的影响，但不显著，说明吴茱萸在处方中为君药地位。

本研究结果表明：复方吴茱萸汤药效物质基础为产生 X_4、X_9、X_{10}、X_{12} 号色谱峰的化学成分（已确认 X_9 为吴茱萸次碱），这些成分镇痛、止呕作用的回归系数皆为正值，其含量增加，镇痛和止呕作用增强。

表 9－16　四种单味药镇痛和止呕药理数据的方差分析

方差来源	平方和	自由度	观察方差	方差比
镇痛实验				
R_1	295.4	2	147.7	16.20**
R_2	0.6001	2	0.3001	0.033
R_3	0.8001	2	0.4001	0.044
R_4	1.4	2	0.700	0.077
误差	738.7	81	9.120	
总和	1037	89		
止呕实验				
R_1	29.96	2	14.98	3.642*
R_2	6.156	2	3.078	0.748
R_3	0.2888	2	0.1444	0.035
R_4	0.6222	2	0.3111	0.076
误差	333.2	81	4.113	
总和	370.2	89		

* $P<0.05$，** $P<0.01$。

例 2　鱼腥草注射液谱效关系研究

鱼腥草注射液是鱼腥草的水蒸气提取物，主要含挥发油类成分。鱼腥草挥发油中主要含鱼腥草素，即癸酰乙醛、癸醛、月桂醛及甲壬酮等成分，具有抗菌、抗病毒以及增强机体免疫力的药理作用，在临床上多用于治疗上呼吸道感染、急性化脓性扁桃体炎、急性慢性支气管炎、肺炎等呼吸道疾病及尿道炎、肾盂肾炎等泌尿系统疾病和各种皮肤感染等疾病。该研究在采用 GC－MS 法建立鱼腥草注射液指纹图谱的基础上进行了其抗炎作用谱效关系研究。

1. 仪器及材料

仪器：岛津 GC－2010 型气相色谱仪；岛津 QP－2010 质谱检测器；日立公司 CD1700 血常规分析仪。

试药：二甲苯（化学纯）；角叉菜胶；氯化钠注射液。

动物：BALB/C 小鼠，雌雄各半，体重（21.0±2.0）g，健康无孕；Wistar 大鼠，雄性，体重（0.22±0.04）kg。

2. GC－MS 分析

测定条件：OV－1 毛细管柱（30m×0.25mm I.D，膜厚 0.25μm）。程序升温起始温度为 50℃，保持 6 分钟，然后以 10℃/min 的速度升温至 230℃，保持 16 分钟。进样口温度 280℃，检测器温度 230℃，载气为氦气，恒流模式，流速 0.70mL/min，分流比 10:1，进样量 1.0μL。岛津 QP－2010 质谱检测器；Class 5k 软件；电离方式 EI，电离能量 70eV，离子源温度为 280℃，扫描范围 20～450u，扫描间隔 0.2s/次。用 NIST 质谱数据库进行物质定性。

供试品制备：选用 10 个不同厂家的注射液各 200mL，按现行版《中国药典》一部附录挥发油提取方法提取，温控（120±2）℃，从回流开始计时，40 分钟后停止加热，冷却，收集挥发油，用正己烷溶解定容至 2mL。在冰箱中 4℃条件下储存，备用。

GC－MS 分析：取不同厂家生产的鱼腥草注射液，在上述色谱条件下测定其指纹图谱，结果如图 9－5 所示。

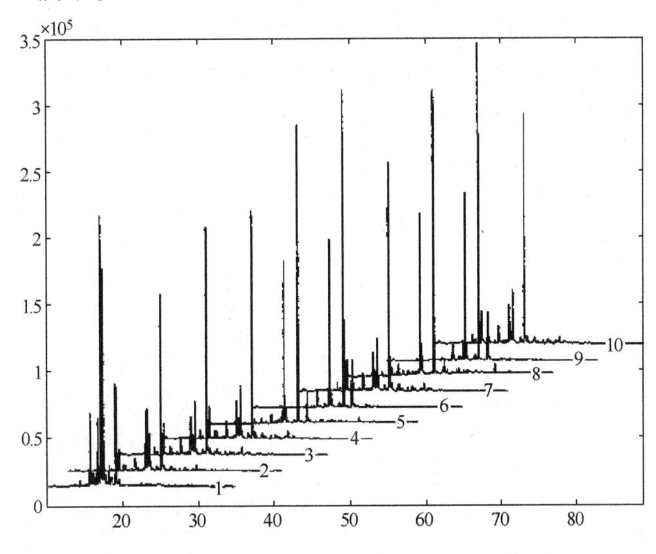

图 9－5　不同厂家鱼腥草注射液指纹图谱

3. 药理实验

小鼠耳肿胀模型：小鼠随机分为 11 组，每组 16 只。以 4.0mL/kg 用量在右耳根皮下注射给药，每天 2 次，共 6 次，阴性对照组以同样用量注射氯化钠注射液 6 次，末次给药 2 小时后分别用二甲苯以 20μL/只的用量致炎。致炎后 1 小时断颈处死。剪下双耳。用 8mm 直径打孔器分别在同一部位打下圆耳片，用电子天平称重。求算肿胀度、抑制率。结果见表 9－17。

表 9－17　鱼腥草注射液对小鼠耳肿胀炎症的抑制作用

组别		肿胀度（mg）Mean±s	抑制率（%）
氯化钠注射液		11.2±5.5	－
鱼腥草注射液	1	7.4±5.0	33.4
	2	6.9±4.7*	37.9*
	3	6.2±4.1*	44.6*
	4	5.7±4.1*	47.4*
	5	4.7±3.4*	57.8*
	6	4.7±3.3*	57.3*
	7	5.0±3.6*	55.3*
	8	5.3±3.5*	52.5*
	9	5.6±3.8*	50.1*
	10	6.3±4.2*	43.7*

* 与模型对照组比较，$P<0.05$。

大鼠胸膜炎模型：大鼠随机分为11组，每组12只动物。动物均为尾静脉注射给药，给药剂量均为5.4mL/kg，相当于拟定成人临床剂量60mL/d。每天给药一次，连续给药6天，阴性对照组给等体积氯化钠注射液。末次给药后24小时给予致炎剂（0.25%角叉菜胶以1.0mL/只注入大鼠右胸腔内），致炎后3小时再次给药，致炎后24小时，放血处死动物，取胸腔渗出液及适量全血进行相应指标测定。观察指标：血常规测定，主要记录血液中白细胞数（WBC）。渗出液主要进行炎性渗出液的计量和白细胞计数。采用考马斯亮蓝法测定渗出液中蛋白质含量。结果见表9－18。

表9－18 鱼腥草注射液对大鼠耳胸膜炎的抑制作用

组别		炎性渗出液渗出量（mL）Mean ± s	炎性渗出液蛋白含量（mg/mL）Mean ± s	炎性渗出液的白细胞（$\times10^6$/mL）Mean ± s	血液中白细胞总数 Mean ± s（$\times10^9$/L）
氯化钠注射液		1.12 ±0.41	26.18 ±17.17	65.79 ±32.24	21.66 ±5.17
鱼腥草注射液	1	0.22 ±0.15*	5.47 ±2.35*	47.60 ±27.01	10.98 ±4.03*
	2	0.10 ±0.05*	2.03 ±1.46*	36.87 ±23.00*	11.52 ±2.28*
	3	0.20 ±0.13*	5.32 ±5.40*	47.82 ±17.37*	11.58 ±2.42*
	4	0.09 ±0.02*	4.00 ±1.67*	37.74 ±16.35*	11.45 ±4.29*
	5	0.08 ±0.03*	5.24 ±1.78*	47.08 ±15.65*	10.85 ±4.94*
	6	0.16 ±0.09*	3.35 ±2.18*	27.98 ±10.88*	10.43 ±1.84*
	7	0.18 ±0.10*	3.02 ±2.11*	27.71 ±12.69*	10.93 ±2.54*
	8	0.12 ±0.06*	4.8 ±1.28*	46.11 ±14.76*	10.63 ±3.87*
	9	0.13 ±0.04*	4.50 ±2.87*	37.24 ±17.12*	11.24 ±5.01*
	10	0.15 ±0.11*	5.32 ±3.61*	46.82 ±20.62*	10.67 ±3.25*

*与模型对照组比较，$P<0.05$。

4. 数据处理

为了找出鱼腥草注射液指纹图谱中成分与药效的对应关系，通常采用回归的方法来处理，但考虑到两者之间存在严重的非线性关系，因此采用聚类分析来处理。10个厂家的聚类分析结果，见图9－6。从树形图来看，样本可直观地被分为4类。然而，在抗炎药效实验中，仅仅两类结果被定义，一类为表现出显著作用的，另一类为未显示出显著性的。因此将树形图中的指纹图谱也归为两类。因为从距离和指纹图谱来看，上面的4个分类中，与（d）相比，（a）、（b）和（c）三类彼此之间更加相似，所以厂家1注射液的指纹图谱就单独聚为一类，剩下的其他9个厂家注射液的指纹图谱聚为第二类。

根据成分分析结果，结合图9－7可以看出，具有显著抗炎效果和不具有抗炎效果的鱼腥草注射液的指纹图谱之间最大的区别在于：在所有具有抗炎效果的鱼腥草注射液中甲基正壬酮和乙酸龙脑酯（峰族保留时间为19.0～19.3分钟）的含量非常高，而在厂家1的注射液指纹图谱中，这一峰族的响应相对要低很多；在没有显著抗炎效果的鱼腥草注射液中，1－nonanol、4－terpineol、α－terpineol和n－decanal（峰族保留时间为17.0～17.6分钟）的含量比具有抗炎效果的鱼腥草注射液中的含量高很多。实际上，在聚为一类的厂家2～10的注射液指纹图谱之间也存在一定的差异（图9－6），这些组分含量上的差异，特别是主要成分或/和低含量成分的差异可能导致了抗炎效果的差异。

根据中医理论，鱼腥草注射液的抗炎效果应归功于鱼腥草注射液中大量组分之间的协同效果。因此，一类（厂家2～10）鱼腥草注射液的抗炎效果优于另一类（厂家1），应该是因为具有显著抗炎效果的一类鱼腥草注射液的成分组合方式优于没有显著抗炎效果的注射液成分的组合方式。

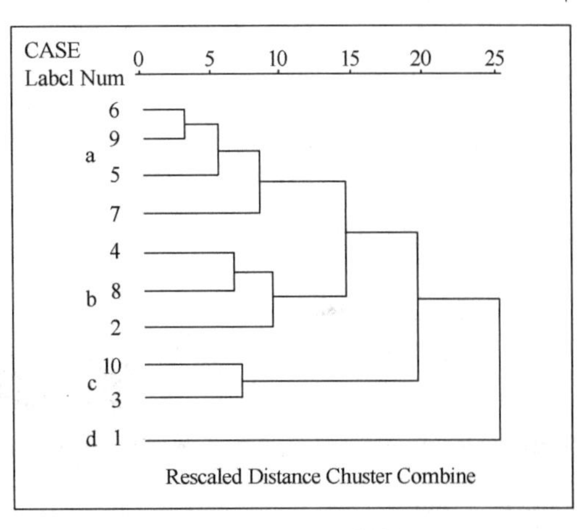

图9－6 聚类分析树状图

为了表征各厂家注射液指纹图谱之间的共性，采用平均值法计算鱼腥草注射液指纹图谱的共有模式。共有模式通过下式进行计算：

$$\bar{x} = \frac{\sum x_i}{n} \qquad i = 1、2、3 \cdots\cdots n$$

x_i为第 i 条指纹图谱，n 为指纹图谱的个数。

由于厂家1的注射液不具备显著的抗炎效果，因此在计算共有模式时，只考虑其他9个厂家注射液的指纹图谱。所得共有模式见图9－6。

采用光谱相关色谱对注射液中的共有组分峰族进行识别，再采用直观推导式演进特征投影法对有重叠现象的峰进行解析，然后进行定性。分析结果发现，大部分组分在注射液中都是共有的，其中几个含量较高的组分为甲基壬酮、α－蒎烯、β－pinene、1－壬醇、4－松油醇、α－松油醇、n－正癸醛、n－癸酸、3－亚甲基－十一烷和乙酸香叶醇酯（图9－7）。这些峰的面积百分含量超过了85%。

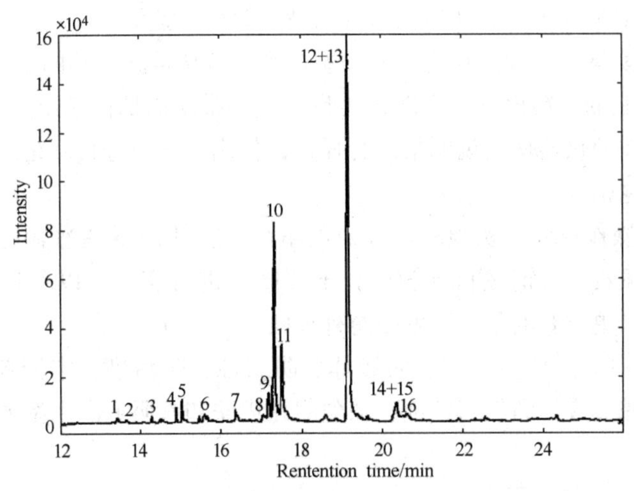

图9－7 具有显著抗炎效果的9个厂家的共有模式

（1. β－蒎烯；2. β－月桂烯；3. α－蒎烯；4. β－顺－罗勒烯；5. γ－松油烯；6. β－芳樟醇；7. β－松油醇；8. 1－壬醇；9. 4－松油醇；10. α－松油醇；11. 癸醛；12. 甲基壬酮；13. 乙酸龙脑酯；14. N－癸酸；15. 3－亚甲基－十一烷；16. 乙酸香叶醇酯）

实验部分

中药制剂分析实验的一般知识

一、中药制剂分析实验的任务和要求

中药制剂分析是一门实践性很强的学科。中药制剂分析实验的任务是使学生加深对中药制剂分析基本理论的理解，掌握中药制剂分析的基本操作技能，学习中药制剂分析实验的基本知识，养成严格、认真和实事求是的科学态度，提高观察、分析和解决问题的能力，为将来参加工作打下良好的基础。为了完成上述任务，提出以下要求：

1. 实验前认真预习，领会实验原理，明确本次实验的目的和要求，了解实验步骤和注意事项，做到心中有数，实验前可以先写好实验报告的部分内容，查好有关数据，以便实验时及时、准确地记录和进行数据处理。

2. 实验时要严格按照规范操作进行，仔细观察实验现象，认真记录有关数据。要善于思考，学会运用所学理论知识解释实验现象，研究实验中的问题。

3. 要认真写好实验报告，实验报告要清楚、简练、整洁。

4. 学生进入实验室必须严格遵守实验室规则，服从带教老师的指导。

5. 爱护实验室的仪器设备，不准将实验室的仪器设备私自带出实验室外。使用时，经老师允许后，按照仪器使用说明书进行操作，使用完毕要进行登记。实验中如有仪器损坏应立即报告老师。

6. 严格遵守操作规程及实验时应注意的事项，在使用不熟悉其性能的仪器和药品之前，应查阅有关资料或请教指导教师，不要随意进行实验，以免损坏仪器，浪费试剂，使实验失败，更重要的是预防发生意外事故。

7. 实验过程中应注意防火灾、防爆炸、防腐蚀、防污染，牢固树立“安全第一”意识。浓酸、浓碱具有强烈的腐蚀性，切勿溅在皮肤和衣服上。用浓酸溶解样品时，应在通风橱中操作。

8. 实验室严禁吸烟，不许会客，不许带入食物。

9. 使用易燃的有机溶剂时，应远离火焰和热源。低沸点有机溶剂应在水浴上加热，用过的此类溶剂应倒入回收瓶，不要倒入水槽。

10. 实验结束后，一切仪器试剂应放回原处，玻璃仪器要清洗干净，有毒、有腐蚀性的废液应倒入废液缸内。

11. 实验台面要擦拭干净，由值日生负责安全卫生工作，包括清理实验室，检查水、电的开关，清除垃圾和污物，最后关好门窗后方可离开实验室。

二、中药制剂分析实验的基本要求和操作技能

根据药品质量标准规定，评价一个药物的质量一般包括鉴别、检查和含量测定三个方面。判断一个药物的质量是否符合要求，必须全面考虑三者的检测结果。这些检测结果的可靠性，又是建立在基本操作技能的基础上，过硬的基本操作技能是进行药品全面质量检测与研究的基本条件，也是使药品质量标准真正符合法规要求的必要条件。否则会使合格的产品被误认为“不合格”，给生产单位造成不必要的损失，或者使不合格的产品误认为“合格”，则危害更大。

中药制剂分析的实验课程正是培养学生掌握好基本操作技能的重要教学环节。学生在校期间经过中药制剂分析基础理论的学习和基本技能的严格训练，可获得检验和研究药品质量的基本思路和方法，为今后做好药品质量的控制和提高工作效率打下坚实的基础。

中药制剂分析实验将选择一些有代表性的内容，包括鉴别、检查和含量测定，以《中国药典》和《中国药品检验标准操作规范》中的分析方法为主要内容，加强对学生基本操作的训练。中药制剂分析的对象大多是复方中药制剂，被测成分相对含量低，干扰大，会给分析工作带来一定的难度，再者有些分析方法（如薄层色谱法）易受众多因素影响，有时结果重复性、可控性不太理想，要想获得可靠、准确、重复性好的分析结果，需要学生有过硬的基本操作技能，规范的操作理念，科学、严谨的工作作风，以满足药品检验和药品研究工作的实际需求。

实验中所用术语要规范、准确，要与《中国药典》相一致。

为了保证药物分析结果的准确性和可靠性，《中国药典》对一些基本操作中的专用术语都有严格的定义，现将《中国药典》中凡例部分有关规定摘录如下：

1. 标准物质

药品标准物质，是指供药品标准中物理和化学测试及生物方法试验用，具有确定特性量值，用于校准设备、评价测量方法或者给供试药品赋值的物质，包括标准品、对照品、对照药材、参考品。药品标准物质由国家药品监督管理部门指定的单位制备、标定和供应（国家药品监督管理部门的药品检验机构负责标定国家药品标准品、对照品），均应附有使用说明书，标明批号、用途、使用方法、贮藏条件和装量等。

标准物质的建立或变更批号，应与国际标准品、国际对照品或原批号标准品、对照品进行对比，并经过协作标定和一定的工作程序进行技术审查。

标准品系指用于生物检定、抗生素或生化药品中含量或效价测定的标准物质，按效价单位（或μg）计，以国家标准品进行标定。化学药品标准物质常称为对照品，除另有规定外，均按干燥品（或无水物）进行计算后使用。

对照药材、对照提取物主要为中药检查中使用的标准物质。参考品主要为生物制品检查中使用的标准物质。

2. 计量

计算分子量以及换算因子等使用的原子量均按最新国际原子量表推荐的原子量。

试验用的计量仪器均应符合国家质量技术监督管理部门的规定。

质量标准中采用的计量单位如下。

（1）法定计量单位名称和单位符号

长度	米（m）、分米（dm）、厘米（cm）、毫米（mm）、微米（μm）、纳米（nm）；
体积	升（L）、毫升（mL）、微升（μL）；
质（重）量	千克（kg）、克（g）、毫克（mg）、微克（μg）、纳克（ng）；
压力	兆帕（MPa）、千帕（kPa）、帕（Pa）；
动力黏度	帕秒（Pa·s）、毫帕秒（mPa·s）；
运动黏度	平方米每秒（m^2/s）、平方毫米每秒（mm^2/s）；
波数	厘米的倒数（cm^{-1}）；
密度	千克每平方米（kg/m^3）、克每立方厘米（g/cm^3）；
放射性活度	吉贝可（GBq）、兆贝可（MBq）、千贝可（kBq）、贝可（Bq）。

（2）滴定液和试液的浓度：以 mol/L（摩尔/升）表示者，其浓度要求精密标定的滴定液用“XXX 滴定液（YYYmol/L）”表示；作其他用途不需精密标定其浓度时，用“YYY mol/L XXX 溶液”表示，以示区别。

（3）温度：温度通常以摄氏度（°C）表示，必要时也可采用绝对温度（K）表示。

有关的温度描述，一般用以下名词术语表示：

水浴温度	除另有规定外，均指 98℃～100℃；
热水	系指 70℃～80℃；
微温或温水	系指 40℃～50℃；
室温（常温）	系指 10℃～30℃；
冷水	系指 2℃～10℃；
冰浴	系指约 0℃；
放冷	系指放冷至室温。

（4）符号“%”：表示百分比，系指重量的比例，但溶液的百分比，除另有规定外，系指溶液 100mL 中含有溶质若干克；乙醇的百分比，系指在 20℃时容量的比例，此外，根据需要可采用下列符号：

%（g/g）	表示溶液 100g 中含有溶质若干克；
%（mL/mL）	表示溶液 100mL 中含有溶质若干毫升；
%（mL/g）	表示溶液 100g 中含有溶质若干毫升；
%（g/mL）	表示溶液 100mL 中含有溶质若干克。

（5）缩写“ppm”：表示百万分比，系指重量或体积的比例。

（6）缩写“ppb”：表示十亿分比，系指重量或体积的比例。

（7）液体的滴：系指20℃时，以1.0mL的水为20滴进行换算。

（8）溶液后标示的“（1→10）”等符号：系指固体溶质1.0g或液体溶质1.0mL加溶剂使成10mL的溶液；未指明用何种溶剂时，均系指水溶液；两种或两种以上液体的混合物，名称间用半字线“-”隔开。其后括号内所示的“:”符号，系指各液体混合时的体积（重量）比例。

（9）药筛：现行版药典所用药筛，选用国家标准的R40/3系列，分等如下：

筛号	筛孔内径（平均值）	目号
一号筛	200μm ±70μm	10目
二号筛	850μm ±29μm	24目
三号筛	355μm ±13μm	50目
四号筛	250μm ±9.9μm	65目
五号筛	180μm ±7.6μm	80目
六号筛	150μm ±6.6μm	100目
七号筛	125μm ±5.8μm	120目
八号筛	90μm ±4.6μm	150目
九号筛	75μm ±4.1μm	200目

粉末分等如下：

最粗粉　指能全部通过一号筛，但混有能通过三号筛的不超过20%的粉末；

粗粉　指能全部通过二号筛，但混有能通过四号筛的不超过40%的粉末；

中粉　指能全部通过四号筛，但混有能通过五号筛的不超过60%的粉末；

细粉　指能全部通过五号筛，并含能通过六号筛的不少于95%的粉末；

最细粉　指能全部通过六号筛，并含能通过七号筛的不少于95%的粉末；

极细粉　指能全部通过八号筛，并含能通过九号筛的不少于95%的粉末。

3. 精确度

（1）称取“0.1g”：系指称取量可为0.06～0.14g；称取“2g”系指称取量可为1.5～2.5g；称取“2.0g”系指称取量可为1.95～2.05g；称取“2.00g”系指称取量可为1.995～2.005g。

（2）“精密称取”：系指称取重量应准确到所取重量的千分之一；“称定”系指称取重量应准确至所取重量的百分之一；“精密量取”系指量取体积的准确度应符合国家标准中对该体积移液管的精度要求；“量取”系指可用量筒或按照量取体积的有效数位选用量具。取用量为“约”若干时，系指取用量不能超过规定量的±10%。

（3）恒重：除另有规定外，系指连续两次干燥或灼烧后的重量差异在0.3mg以下的重量。干燥至恒重的第二次及以后各次称重均应在规定条件下继续干燥1小时后进行，炽灼至恒重的第二次称重应在继续炽灼30分钟后进行。

（4）试验中按“干燥品（或无水物，或无溶剂）计算”：除另有规定外，应取未经干燥（或未去水，或未去溶剂）的供试品进行试验，并将计算中的取用量按〔检查〕

项下测得的干燥失重（或水分，或溶剂）扣除。

（5）试验中的“空白实验”：系指在不加供试品或以等量溶剂替代供试液的情况下，按同法操作所得的结果；〔含量测定〕中的“并将滴定的结果用空白试验校正”，系指按供试品所耗滴定液的量（mL）之差进行计算。

4. 试药、试液、指示剂

试药系指供各项试验用的试剂，但不包括各种色谱用的吸附剂、载体与填充剂。除生化试剂与指示剂外，一般常用化学试剂分为基准试剂、优级纯、分析纯与化学纯 4 个等级。

选用时可参考下列原则：①标定滴定液用基准试剂；②制备滴定液可采用分析纯或化学纯试剂，但不经标定直接按称重计算浓度者，则应采用基准试剂；③制备杂质限度检查用的标准溶液，采用优级纯或分析纯试剂；④制备试液与缓冲液等可采用分析纯或化学纯试剂。

试验用的试药，除另有规定外，均应根据现行版药典附录试药项下的规定，选用不同等级并符合国家标准或国家有关行政主管部门规定的试剂标准。

试液、缓冲液、指示剂与指示液、滴定液等，均应符合现行版药典附录的规定或按照现行版药典附录的规定制备。

试验用水，除另有规定外，均系指纯化水。酸碱度检查所用的水，均系指新沸并放冷至室温的水。

酸碱性试验时，如未指明用何种指示剂，均系指石蕊试纸。

三、实验数据的记录、处理和实验报告

1. 实验数据的记录

学生应备有专用的记录本，不允许将数据记在小纸片上或随便记在其他地方。

实验过程中所得的各种测量数据及现象，应及时记录下来，有特殊要求的，要按规定进行，如薄层色谱法要用绘图、复印件或彩照表示。记录数据时，要实事求是，决不能拼凑数据。若发现数据读错、算错，而需要改动时，可将该数据用一横线划去，并在其上方或旁边写上正确的数据。

记录内容一般包括供试药品名称、来源、批号、数量、规格、外观性状、包装情况、检验中观察到的现象、检验数据等。记录实验数据时，保留几位有效数字应和所用仪器的准确程度相适应。

2. 实验数据和处理

在实验中，测得一组数据后，对其中可疑数据是保留还是舍弃，可用 Q 检验法或 Grubbs 检验法进行检验，决定取舍，然后算出平均值，作为实验数据，绝不允许主观臆断，决定其取舍。

3. 实验报告

中药制剂分析实验报告一般包括以下内容：

（1）实验名称、实验日期。

（2）实验目的。写明通过本实验要达到的训练目的。

（3）实验原理。用文字表述本实验的基本原理。

（4）操作步骤。简明扼要地叙述本实验的操作步骤。

（5）实验数据的处理及结果，定性鉴别和检查实验要写明本次实验的结果如何，如定性鉴别要说明是否可检出被测成分、检查项目是否符合规定。

（6）问题及讨论。应对实验中观察到的现象及实验结果进行分析和讨论，如果实验失败，要寻找失败原因，总结经验教训，以提高自己的基本操作技能。

药品检验报告书与实验报告不同，药品检验报告中是药品检验部门对检品检验所作出的检测结果报告，报告书有一定的格式要求，常见的药品检验报告书如下：

药 品 检 验 报 告 书

报告书编号：

检品名称			
批号		规格	
生产单位或产地		包装	
供样单位		效期	
检验目的		检品数量	
检验项目		收检日期	
检验依据		报告日期	

检验项目　　　　标准规定　　　　检验结果

检验结论：

检验者：　　　　复核者：　　　　负责人：

报告书中检验项目是指性状、定性鉴别、检查、含量测定等内容；标准规定是指标准中规定的检验结果或数据；检验结果是指实际检验结果或数据；经检验所有项目符合规定者，应作出决定性的结论，否则应提出不符合规定的项目及相应结论。

实验一　中药制剂的显微定性鉴别

一、目的要求

熟悉中药制剂的显微鉴别方法。

二、实验原理

通过用显微镜来观察中药制剂中保留有原药材的组织、细胞或内含物等显微特征，从而鉴别制剂的处方组成。

三、仪器与试药

1. 显微镜、载玻片、盖玻片、酒精灯、乳钵、擦镜纸、小镊子、小刀。
2. 水合氯醛试液、甘油醋酸试液、稀甘油（AR）。
3. 牛黄解毒片、蛇胆川贝散、银翘解毒片、六味地黄丸（市售品）。

四、操作步骤

（一）牛黄解毒片显微鉴别

操作方法：取本品片心，研成粉末，取少许，置载玻片上，滴加适量水合氯醛试液，透化后加稀甘油 1 滴，盖上盖玻片，用吸水纸吸干周围透出液，置显微镜下观察。

1. 草酸钙簇晶大，直径 60 ~ 140μm。
2. 不规则碎块金黄色或橙黄色，有光泽。

（二）蛇胆川贝散显微鉴别

操作方法：取本品粉末少许，置载玻片上，用甘油醋酸试液装片，置显微镜下观察：淀粉粒广卵形或贝壳形，直径 40 ~ 64μm，脐点短缝状、人字状或马蹄状，层纹可察见。

（三）银翘解毒片显微鉴别

操作方法：取本品粉末少许置载玻片上，用水合氯醛试液装片，透化后加稀甘油 1 滴，盖上盖玻片，置显微镜下观察：

1. 花粉粒类球形，直径约 76μm，外壁有刺状雕纹，具 3 个萌发孔。
2. 草酸钙簇晶成片，直径 5 ~ 17μm，存在于薄壁细胞中。
3. 联结乳管直径 14 ~ 25μm，含淡黄色颗粒状物。

（四）六味地黄丸显微鉴别

操作方法：取本品适量，采取适当方法解离后，取少许，观察淀粉粒和不规则分枝状团块，用甘油醋酸试液装片，其他用水合氯醛试液透化后滴加适量稀甘油，置显微镜下观察。

1. 淀粉粒三角状卵形或矩圆形，直径24～40μm，脐点短缝状或人字状。
2. 不规则分枝状团块无色，遇水合氯醛试液溶化，菌丝无色，直径4～6μm。
3. 薄壁组织灰棕色至黑棕色，细胞多皱缩，内含棕色核状物。
4. 草酸钙簇晶存在于无色薄壁细胞中，有时数个排列成行。
5. 果皮表皮细胞橙黄色，表面观类多角形，垂周壁链珠状增厚。
6. 薄壁细胞类圆形，有椭圆形纹孔，集成纹孔群。
7. 内皮层细胞垂周壁波状弯曲，较厚，木化，有稀疏细孔沟。

五、思考题

1. 试述你观察到的显微特征，各代表何种中药材？
2. 通过对以上4种中成药的显微鉴别，请你总结出中成药显微鉴别的方法及注意事项。

实验二　中药制剂的理化鉴别

一、目的要求

1. 掌握中药制剂的理化定性鉴别方法。
2. 熟悉理化鉴别的原理。

二、仪器与试药

1. 离心机、水浴锅。
2. 烧杯、试管、漏斗、蒸馏装置、分液漏斗。
3. 盐酸、氢氧化钠、对二甲氨基苯甲醛、醋酸、磷酸、正丁醇、乙醇、乙醚、镁粉，均为分析纯。
4. 硫氰酸铵试液、亚铁氰化钾试液、氧化钙试液、草酸铵试液、亚硝酸钴钠试液、品红亚硫酸试液、氯化钡试液、碳酸钠试液、碘化铋钾试液、碘化汞钾试。
5. 脑立清丸、安胃片、柴胡口服液、大山楂丸、川贝雪梨膏（市售品）。

三、实验内容

（一）脑立清丸的理化鉴别

主要组成：磁石、赭石、珍珠母、清半夏、酒曲、酒曲（炒）、牛膝、薄荷脑、冰片、猪胆汁（或猪胆粉）

理化鉴别：取本品0.6g，研细，置具塞离心管中，加6mol/L盐酸4mL，振摇，离心（转速为每分钟3000转）5分钟，取上清液2滴，加硫氰酸铵试液2滴，溶液即显血红色；另取上清液0.5mL，加亚铁氰化钾试液1~2滴，即生成蓝色沉淀；再加25%氢氧化钠溶液0.5~1mL，沉淀变成棕色。

（二）安胃片的理化鉴别

主要组成：醋延胡索、枯矾、海螵蛸（去壳）。

理化鉴别：

（1）取本品2片，研细，置试管中，即泡沸，放出二氧化碳气体，二氧化碳气体遇氧化钙试液，即生成白色沉淀。将试管中的酸性液体滤过，取滤液3mL，加氨试液使成微碱性，即生成白色胶状沉淀，滤过，沉淀在盐酸、醋酸和过量的氢氧化钠试液中溶解；滤液中加草酸铵试液2滴，即生成白色沉淀，该沉淀在盐酸中溶解，在醋酸中不溶。

（2）取本品2片，研细，置小烧杯中，加水10mL，充分搅拌滤过。取滤液2mL，加氯化钡试液2滴，即生成白色沉淀，该沉淀在盐酸和硝酸中均不溶解；另取滤液2mL，加亚硝酸钴钠试液2滴，即生成黄色沉淀。

（三）柴胡口服液的理化鉴别

主要组成：柴胡。

理化鉴别：

（1）取本品10mL，置250mL烧瓶中，加水50mL，加热蒸馏，收集蒸馏液10mL，取2mL，加入品红亚硫酸试液2滴，摇匀放置5分钟，溶液显玫瑰红色。

（2）取本品5mL，置水浴上蒸干，残渣加甲醇10mL使溶解，取上清液0.5mL，加对二甲氨基苯甲醛甲醇溶液（1→30）0.5mL，混匀，加磷酸2mL，置热水浴中，溶液显淡红紫色。

（四）大山楂丸的理化鉴别

主要组成：山楂、六神曲（麦麸）、炒麦芽。

理化鉴别：取本品9g，剪碎，加乙醇40mL，加热回流10分钟，滤过，滤液蒸干，残渣加水10mL，加热使溶解，用正丁醇15mL振摇提取，分取正丁醇液，蒸干，残渣加甲醇5mL使溶解，滤过。取滤液1mL，加少量镁粉与盐酸2~3滴，加热4~5分钟后，即显橙红色。

（五）川贝雪梨膏的理化鉴别

主要组成：梨清膏、川贝母、麦冬、百合、款冬花。

理化鉴别：取本品20g，加水20mL及碳酸钠试液5mL，搅匀，用乙醚20mL振摇提取，分取乙醚液，挥干，残渣加1%盐酸溶液2mL使溶解，滤过，滤液分置二支试管中，一管中加碘化铋钾试液1~2滴，生成红棕色沉淀；另一管中加碘化汞钾试液1~2滴，呈现白色浑浊。

四、思考题

1. 各理化鉴别原理是什么？
2. 理化鉴别的专属性如何？

实验三　更年安片的薄层色谱鉴别

一、目的要求

1. 掌握薄层荧光法的原理及操作。
2. 掌握薄层色谱法在中药制剂鉴别中的应用。

二、基本原理

更年安片由地黄、泽泻、五味子、制何首乌等药味组成，可利用薄层色谱法对五味子和制何首乌进行鉴别。五味子中主要有效成分为木脂素类，五味子甲素为其主要有效成分之一，可吸收 UV 光，在硅胶 GF_{254} 薄层板上形成暗斑，用对照药材和对照品进行对照，可鉴别制剂中五味子；制何首乌中主要有效成分为蒽醌类，主要为大黄素和大黄素甲醚等成分，在可见光下呈黄色，在氨蒸气中斑点呈红色，紫外光（254nm 或 365nm）照射下产生荧光，硅胶 G 薄板在可见光、紫外光下或显色后检视其斑点，用对照药材和对照品进行对照，可鉴别制剂中何首乌。

三、仪器与试药

1. 双槽层析缸、玻璃板 10cm×20cm、三用紫外线分析仪、分析天平（0. 01mg）。
2. 硅胶 G、硅胶 GF_{254}。
3. 五味子对照药材、何首乌对照药材（中国食品药品检定研究院）。
4. 五味子甲素、大黄素、大黄素甲醚对照品（中国食品药品检定研究院）。
5. 更年安片（市售）。
6. 其他试剂均为分析纯。

四、操作步骤

（一）五味子鉴别

1. 薄层板

以 0. 3% 的羧甲基纤维素钠为黏合剂制备的硅胶 GF_{254} 薄层板（实验前自制）。

2. 供试品溶液制备

取更年安片 20 片，除去糖衣，研碎，加氯仿 30mL，置水浴上加热回流 90 分钟，滤过，滤液蒸干，残渣加氯仿 1mL 使溶解，作为供试品溶液。

3. 对照溶液制备

取五味子对照药材0.5g，同上法制成对照药材溶液。取五味子甲素对照品，加氯仿制成每1mL含1mg的溶液，作为对照品溶液。

4. 薄层层析

将薄层板的边缘修饰整齐，作好标记。用毛细管吸取上述三种溶液各4μL，分别点于同一硅胶GF_{254}薄层板上，以石油醚（30℃～60℃）－甲酸乙酯－甲酸（15∶5∶1）的上层溶液为展开剂，预平衡15～30分钟展开，展距10cm，取出，晾干，置紫外光灯（254nm）下检视。供试品色谱中，在与对照药材色谱及对照品色谱相应的位置上，显相同颜色的斑点。

（二）何首乌鉴别

1. 薄层板制备

含0.5%氢氧化钠溶液的硅胶G板（实验前自制）。

2. 供试品溶液制备

取更年安片16片，除去糖衣，研碎，加甲醇100mL，置水浴中加热回流1小时，滤过，滤液蒸干，残渣加水10mL使溶解，再加盐酸2mL，置水浴上加热30分钟，立即冷却，用乙醚20mL分2次提取，合并乙醚提取液，蒸干，残渣加氯仿1mL使溶解，作为供试品溶液。

3. 对照溶液的制备

取何首乌对照药材1.5g，同上法制成对照药材溶液。取大黄素、大黄素甲醚对照品，加甲醇制成每1mL各含1mg的混合溶液，作为对照品溶液。

4. 薄层层析

将薄层板边缘修饰整齐，作好标记。用毛细管吸取上述三种溶液各2μL，分别点于同一用0.5%氢氧化钠溶液制备的硅胶G薄层板上，以甲苯－醋酸乙酯－甲酸（15∶2∶1）为展开剂，预平衡15～30分钟展开，展距10cm，取出，晾干，置紫外光灯（365nm）下检视。供试品色谱中，分别在与对照药材色谱和对照品色谱相应的位置上，显相同的橙色荧光斑点；置氨气中熏后，斑点变为红色。

（三）麦冬鉴别

1. 薄层板

硅胶GF_{254}薄层板（实验前制备或用商品板）。

2. 供试品溶液制备

取本品20片，除去包衣，研细，加水30mL和盐酸2mL，加热回流1小时，滤过，滤液用三氯甲烷振摇提取2次，每次30mL，合并三氯甲烷液，蒸干，残渣加三氯甲烷1mL使溶解，作为供试品溶液。

3. 对照品溶液制备

取麦冬对照品药材2g，加水30mL和盐酸1mL，同法（三氯甲烷每次用量为15mL）

制成对照药材溶液。

4. 薄层层析

将薄层板边缘修饰整齐，做好标记。用毛细管吸取上述两种溶液各10μL，分别点于同一硅胶 GF_{254} 薄层板上，以三氯甲烷－丙酮（4∶1）为展开剂，预平衡15～30分钟展开，取出，晾干，分别在紫外光灯（254nm）和日光下检视。供试品色谱中，在与对照药材色谱相应的位置上，紫外光下显相同颜色的斑点；喷以10%硫酸乙醇溶液，加热至斑点显色清晰，日光下显相同颜色的斑点。

实验四　牛黄解毒片薄层色谱鉴别

一、目的要求

1. 掌握薄层荧光法的原理及操作。
2. 掌握薄层色谱法在中药制剂鉴别中的应用。

二、基本原理

牛黄解毒片由人工牛黄、雄黄、石膏、大黄、黄芩等药味组成，可利用薄层色谱法对大黄、黄芩和工人牛黄进行鉴别。大黄中主要有效成分为蒽醌类，大黄素为其主要有效成分之一，在可见光下呈橙黄色，在氨蒸气中斑点呈红色，紫外光（365nm）照射下可产生荧光，用对照药材和对照品进行对照，在硅胶H薄板上检视其斑点可鉴别大黄；黄芩主要有效成分为黄酮类，黄芩苷为其主要有效成分之一，在硅胶G薄板上展开显色后检视其斑点，用对照品进行对照，可鉴别制剂中黄芩；人工牛黄在日光、紫外光（365nm）照射下产生荧光，硅胶G薄板在可见光、紫外光下检视其斑点，用对照药材进行对照，可鉴别制剂中的人工牛黄。

三、仪器与试药

1. 双槽层析缸、玻璃板10cm×20cm、三用紫外线分析仪、分析天平（0.01mg）。
2. 硅胶H、硅胶G。
3. 大黄对照药材、人工牛黄对照药材（中国食品药品检定研究院）。
4. 大黄素、黄芩苷对照品（中国食品药品检定研究院）。
5. 牛黄解毒片（市售）。
6. 其他试剂均为分析纯。

四、操作步骤

（一）黄芩鉴别

1. 薄层板制备

以含4%醋酸钠的羧甲基纤维素钠为黏合剂制备的硅胶G板（实验前自制或用市

售品）。

2. 供试品溶液制备

取牛黄解毒片4片，研细，加乙醚30mL，超声处理15分钟，滤过，弃去，弃去乙醚，滤渣挥尽乙醚，加甲醇30mL，超声处理15分钟，滤过，滤液蒸干，残渣加水20mL，加热使溶解，滴加盐酸调节pH至2～3，加乙酸乙酯30mL振摇提取，分取乙酸乙酯液，蒸干，残渣加甲醇1mL使溶解，作为供试品溶液。

3. 对照品溶液制备

取黄芩苷对照品，加甲醇制成每1mL含1mg的溶液，作为对照品溶液。

4. 薄层层析

将薄层板的边缘修饰整齐，作好标记。用毛细管吸取上述两种溶液各5μL，分别点于同一用4%醋酸钠的羧甲基纤维素钠为黏合剂制备的硅胶G薄层板上，以乙酸乙酯－丁酮－甲酸－水（5∶3∶3∶1）为展开剂，预平衡15～30分钟，展距10cm，取出，晾干，喷以1%三氯化铁乙醇溶液。供试品色谱中，在与对照品色谱相应的位置上，显相同颜色的斑点。

（二）人工牛黄鉴别

1. 薄层板制备

以羧甲基纤维素钠为黏合剂制备的硅胶G薄层板（实验前自制或用市售品）。

2. 供试品溶液制备

取牛黄解毒片4片（包衣片去除包衣），研细，加石油醚（30℃～60℃）－乙醚（3∶1）混合溶液30mL，加10%亚硫酸氢钠1滴，摇匀，超声处理5分钟，滤过，弃去滤液，滤纸及滤渣置90℃水浴上挥去溶剂，加三氯甲烷30mL，超声处理15分钟，滤过，滤液置90℃水浴上蒸至近干，放冷，残渣加三氯甲烷－甲醇（3∶2）混合溶液1mL使溶解，离心，取上清液作为供试液。

3. 对照品溶液制备

取人工牛黄对照药材20mg，加三氯甲烷20mL，加10%亚硫酸氢钠1滴，摇匀，自“超声处理15分钟”起，同法制成对照药材溶液。

4. 薄层层析

将薄层板的边缘修饰整齐，作好标记。用毛细管吸取上述两种溶液各2～10μL，分别点于硅胶G薄层板上，以石油醚（30℃～60℃）－三氯甲烷－甲酸乙酯－甲酸（20∶3∶5∶1）上层溶液为展开剂，预平衡15～30分钟，展距10cm，取出，晾干，置日光及紫外光（365nm）下检视。供试品色谱中，在与对照药材色谱相应的位置上，显相同颜色的斑点及斑点荧光；加热后，斑点变为绿色。

五、思考题

硅胶GF_{254}、硅胶G、硅胶H有何不同？实验中如何选择和使用？

实验五　三黄片薄层色谱鉴别

一、目的要求

1. 掌握薄层荧光法的原理及操作。
2. 掌握薄层色谱法在中药制剂鉴别中的应用。

二、基本原理

三黄片由大黄、盐酸小檗碱、黄芩（浸膏）组成，可利用薄层色谱法对其鉴别。黄芩中主要有效成分为黄酮类，黄芩苷为其主要有效成分之一，硅胶 GF_{254} 薄板在紫外光（254nm）下检视其斑点，用对照品进行对照，可鉴别制剂中黄芩；盐酸小檗碱可产生荧光，在薄板上用紫外光（365nm）照射检视其荧光斑点，用对照品进行对照，可鉴别制剂中盐酸小檗碱；大黄中主要有效成分为蒽醌类，大黄素为其主要有效成分之一，在可见光下呈橙黄色，硅胶 G 薄层板在紫外光（365nm）下检视其荧光斑点，用对照药材进行对照，可鉴别大黄。

三、仪器与试药

1. 双槽层析缸、玻璃板 10cm × 20cm、三用紫外线分析仪、分析天平（0. 01mg）。
2. 硅胶 G、硅胶 GF_{254}（薄层色谱用）。
3. 大黄对照药材（中国食品药品检定研究院）。
4. 盐酸小檗碱、黄芩苷对照品（中国食品药品检定研究院）。
5. 三黄片（市售）。
6. 其他试剂均为分析纯。

四、操作步骤

（一）盐酸小檗碱、黄芩鉴别

1. 薄层板制备

以含 0. 3% 的羧甲基纤维素钠为黏合剂的硅胶 GF_{254} 薄层板（实验前自制或用市售品）。

2. 供试品溶液制备

取三黄片 5 片，除去包衣，研细，取 0. 25g，加甲醇 5mL，超声处理 5 分钟，滤过，滤液作为供试品溶液。

3. 对照品溶液制备

取盐酸小檗碱对照品，加甲醇制成每 1mL 含 0. 2mg 的溶液；取黄芩苷对照品加甲醇制成每 1mL 含 1mg 的溶液，分别作为对照品溶液。

4. 薄层层析

将薄层板的边缘修饰整齐，作好标记。用毛细管吸取上述三种溶液各3～5μL，分别点于同一硅胶 GF_{254} 薄层板上，以乙酸乙酯－丁酮－甲酸－水（10:7:1:1）为展开剂，预平衡15～30分钟，展距10cm，取出，晾干，分别在紫外灯光（365nm、254nm）下检视。供试品色谱中，在与盐酸小檗碱对照品色谱相应的位置上，紫外光（365nm）灯下显相同颜色的荧光斑点；在与黄芩苷对照品色谱相应的位置上，紫外光（254nm）灯下显相同颜色的斑点。

（二）大黄鉴别

1. 薄层板制备

以羧甲基纤维素钠为黏合剂制备的硅胶G薄层板（实验前自制或用市售品）。

2. 供试品溶液制备

同上项制备供试品溶液。

3. 对照品溶液制备

取大黄对照药材0.2g，加甲醇3mL，超声处理5分钟，取上清液作为对照品溶液。

4. 薄层层析

将薄层板的边缘修饰整齐，作好标记。用毛细管吸取上述两种溶液各5μL，分别点于硅胶G薄层板上，以环己烷－醋酸乙酯－甲酸（12:3:0.1）为展开剂，预平衡15～30分钟，展距10cm，取出，晾干，置紫外光灯（365nm）下检视，供试品色谱中，在与对照药材色谱相应的位置上，显相同颜色的荧光斑点。

实验六　双黄连片薄层及薄膜色谱鉴别

一、目的要求

1. 掌握薄层荧光法的原理及操作。
2. 掌握薄层色谱法在中药制剂鉴别中的应用。

二、基本原理

双黄连片由金银花、黄芩、连翘三味中药制成。金银花中含有绿原酸，黄芩中含有黄芩苷等成分，绿原酸和黄芩苷都可以吸收UV光，但荧光较弱，可利用吸收UV光的性质，在UV光灯照射下，在聚酰胺薄膜上形成暗斑，可对金银花、黄芩进行鉴别。同时，也可用薄层色谱法鉴别连翘，用对照药材对照，点在硅胶G薄层板上，以三氯甲烷－甲醇（5:1）为展开剂，晾干后喷以10%硫酸乙醇溶液，形成斑点，可鉴别制剂中的连翘。

三、仪器与试药

1. 双槽层析缸、玻璃板、紫外线分析仪、分析天平（0.01mg）。

2. 硅胶G、聚酰胺薄膜。
3. 绿原酸、黄芩苷对照品、连翘对照药材（中国食品药品检定研究院）。
4. 双黄连片（市售）。
5. 其他试剂均为分析纯。

四、操作步骤

（一）金银花、黄芩鉴别

1. 聚酰胺薄膜

用市售聚酰胺薄膜商品。

2. 供试品溶液制备

取本品一片，除去薄膜衣，研细，加75%甲醇10mL，超声处理10分钟，滤过，滤液作为供试品溶液。

3. 对照溶液制备

取绿原酸、黄芩苷对照品，分别加甲醇制成每1mL含0.1mg的溶液，作为对照品溶液。

4. 薄膜层析

将薄层板的边缘修饰整齐，做好标记。用毛细管吸取上述三种溶液各2μL，分别点于同一聚酰胺薄膜上，以醋酸为展开剂，预平衡15~30分钟展开，取出，晾干，置紫外光灯（365nm）下检视。供试品色谱中，在与绿原酸对照品色谱相应的位置上，显示相同颜色的斑点；在与黄芩苷对照品色谱相应的位置上，显示相同颜色的荧光斑点。

（二）连翘鉴别

1. 薄层板

以含0.3%的羧甲基纤维素钠为黏合剂制备的硅胶G薄层板（实验前自制或用商品板）。

2. 供试品溶液制备

同（一）中的供试品溶液。

3. 对照溶液制备

取连翘对照药材0.5g，加甲醇10mL，置水浴上加热回流20分钟，滤过，滤液作为对照药材溶液。

4. 薄层层析

将薄层板的边缘修饰整齐，做好标记。用毛细管吸取上述对照品和供试品溶液各5μL，分别点于同一硅胶G薄膜上，以三氯甲烷－甲醇（5∶1）为展开剂，预平衡15~30分钟展开，取出，晾干，喷以10%硫酸乙醇溶液，在105℃加热至显色清晰。供试品色谱中，在与对照药材色谱相应位置上，显相同颜色的斑点。

实验七 矿物药石膏与玄明粉中重金属的检查

一、目的要求

1. 掌握重金属检查的方法与原理。
2. 熟悉目视比色法的操作与判断。

二、基本原理

目视比色法是以肉眼直接观察比较样品溶液与标准品溶液的颜色深浅，判断样品所含杂质是否超出规定限度。重金属在实验条件下都能与硫代乙酰胺或硫化钠反应显色，生成黑色硫化物沉淀，标准溶液常以 Pb^{2+} 为代表，其原理为：

在酸性溶液中

$$CH_3CSNH_2 + H_2O \longrightarrow CH_3CONH_2 + H_2S\uparrow$$

$$Pb^{2+} + H_2S \longrightarrow PbS\downarrow \text{（黑色）}$$

在碱性溶液中

$$Pb^{2+} + Na_2S \longrightarrow PbS\downarrow \text{（黑色）} + 2Na^{+}$$

三、仪器与试药

1. 电炉、25mL 纳氏比色管及比色管架。
2. 万分之一分析天平。
3. 量瓶、刻度吸管、烧杯、锥形瓶、量筒等。
4. 其他试剂均为 AR 级。
5. 石膏、玄明粉（市售品）。

四、操作步骤

（一）石膏重金属检查

取样品 16g，加冰醋酸 4mL 与水 96mL，煮沸 10 分钟，放冷，滤过，用水洗涤并定容至 100mL。取 25mL 纳氏比色管 2 支，甲管中加标准铅溶液 2mL 与醋酸盐缓冲液（pH = 3.5）2mL 后加水使成 25mL。乙管加样品滤液 25mL，在甲乙两管中分别加硫代乙酰胺试液 2mL，摇匀，放置 2 分钟，同置白纸上，自上向下透视，乙管中显出的颜色与甲管比较，不得更深。

（二）玄明粉重金属检查

取 25mL 纳氏比色管 2 支，甲管中加标准铅溶液 2mL 与醋酸盐缓冲液（pH = 3.5）2mL 后，加水使成 25mL，乙管取玄明粉 1.0g，加醋酸盐缓冲液 2mL 与适量水溶解成

25mL。在甲乙两管中分别加入硫代乙酰胺试液各 2mL，摇匀，同置白纸上，自上向下透视，乙管中显出的颜色与甲管比较，不得更深。

附：

1. 标准铅溶液的配制

精密称取在 105℃干燥至恒重的硝酸铅 0.1598g，置 1000mL 量瓶中，加硝酸 5mL，水 50mL 溶解后，用水稀释至刻度，摇匀，作为储备液。

临用前，精密量取储备液 10mL，置 100mL 量瓶中，加水稀释至刻度，摇匀，即得（每 1mL 相当于 10μg 的 Pb）。

2. 硫代乙酰胺试液的配制

取硫代乙酰胺 4g，加水使溶解成 100mL，置冰箱中保存，临用前取混合液（由 1mol/L 氢氧化钠溶液 15mL，水 5.0mL 及甘油 20mL 组成）5.0mL，加上述硫代乙酰胺溶液 1.0mL，置水浴上加热 20 秒钟，冷却，立即使用。

3. 醋酸盐缓冲液的配制（pH 3.5）

取醋酸铵 25g，加水 25mL 溶解后，加 7mol/L 盐酸溶液 38mL，用 2mol/L 盐酸溶液或 5mol/L 氨溶液准确调节 pH 值至 3.5（电位法指示），用水稀释至 100mL，即得。

五、思考题

1. 石膏及玄明粉的重金属限量分别是多少？
2. 在酸性溶液中重金属能否用 Na_2S 作显色剂？为什么？

实验八　黄连上清丸中重金属的检查

一、目的要求

1. 掌握中成药炽灼的基本方法和操作。
2. 熟悉中成药消化后进行重金属检查的方法与原理。

二、基本原理

中药制剂常含有大量的有机化合物，在进行重金属检查前必须先进行有机质破坏。进行有机质破坏时，炽灼温度对重金属的影响很大，温度越高重金属损失越多。《中国药典》规定，炽灼温度应控制在 500℃～600℃，以使完全灰化。炽灼残渣加 0.5mL 硝酸加热处理，使消化完全，必须蒸干除尽氧化氮，蒸干后加盐酸使成盐酸盐，水浴加热蒸干，赶除残留盐酸，加水溶解，调 pH 3.5，依法检查，重金属检查的化学反应原理同实验七。

三、仪器与试药

1. 电炉、马福炉、坩埚、恒温水浴锅。

2. 25mL纳氏比色管及比色管架。
3. 万分之一分析天平。
4. 量瓶、刻度吸管、烧杯、量筒、蒸发皿等。
5. 其他试剂为AR级。
6. 黄连上清丸（市售品）。

四、操作步骤

取本品5丸，切碎，过二号筛，取1.0g，精密称定重量，置已炽灼至恒重的坩埚中，精密称定，缓缓炽灼至完全炭化（或在电炉上缓缓加热至冒白烟，但不得起明火），放冷至室温，加硫酸0.5～1mL使湿润，低温加热，硫酸蒸气除尽后，再在马福炉中500℃～600℃炽灼使完全灰化，移置于干燥器内，放冷至室温，精密称定后，再在500℃～600℃炽灼至恒重，放冷，加硝酸0.5mL蒸干，至氧化氮蒸气除尽后，放冷，加盐酸2mL，置水浴上蒸干后，加水15mL，滴加氨试液至对酚酞指示液显中性，再加醋酸盐缓冲液（pH3.5）2mL，微热溶解后，完全转移至纳氏比色管中，加水稀释成25mL；另取配制供试品溶液的试剂，置瓷皿中蒸干后，加醋酸盐缓冲液（pH＝3.5）2mL与水15mL，微热溶解后，移至纳氏比色管中，加标准铅溶液2.5mL，再用水稀释成25mL，再在样品与对照品纳氏比色管中分别加硫代乙酰胺试液2mL，摇匀，放置2分钟，同置白纸上，自上向下透视，样品管中颜色与对照品管比较，不得更深。

五、注意事项

1. 对马福炉的使用要严格按操作规程操作。
2. 对照品的配制要从加0.5mL硝酸蒸干开始。

六、思考题

1. 根据试验计算黄连上清丸的重金属含量限度。
2. 配制对照品时，为什么要取配制供试品溶液的试剂？
3. 本次实验应注意哪些安全事项？

实验九　牛黄解毒片中砷盐限量检查（古蔡法）

一、目的要求

1. 熟悉砷盐检查法的基本操作。
2. 了解砷盐检查的原理和方法（古蔡法）。

二、基本原理

牛黄解毒片由人工牛黄、雄黄、石膏、大黄、黄芩、桔梗、冰片、甘草组成，主要功能为清热解毒。其中雄黄主要成分是二硫化二砷，砷盐为剧毒物质，须严格控制其限量。

古蔡法为《中国药典》规定砷盐检查第一法。

锌和酸作用所产生的初生态氢与供试品中微量砷盐化合物反应生成挥发性砷化氢，再与溴化汞试纸作用生成黄色至棕色砷斑。与同条件下一定量标准砷溶液所产生的砷斑比较，以判定供试品的砷盐限量。

$$AsO_3^{3-} + 3Zn + 9H^+ \longrightarrow AsH_3\uparrow + 3Zn^{2+} + 3H_2O$$

产生的砷化氢与溴化汞试纸作用。

$$AsH_3 + 2HgBr_2 \longrightarrow 2HBr + AsH(HgBr)_2 \text{（黄色）}$$

$$AsH_3 + 3HgBr_2 \longrightarrow 3HBr + As(HgBr)_3 \text{（棕色）}$$

因为 AsO_4^{3-} 在酸性溶液中被 Zn 还原的速度很慢，为提高反应速度，常在反应液中加入 KI 及酸性 $SnCl_2$ 将 AsO_4^3 还原为 AsO_3^{3-}，KI 被氧化生成 I_2，以 $SnCl_2$ 来还原，使反应液中维持有 KI 的还原剂存在。

$$AsO_4^{3-} + 2I^- + 2H^+ \longrightarrow AsO_3^{3-} + I_2 + H_2O$$

$$AsO_4^{3-} + Sn^{2+} + 2H^+ \longrightarrow AsO_3^{3-} + Sn^{4+} + H_2O$$

$$I_2 + Sn^{2+} \longrightarrow 2I^- + Sn^{4+}$$

溶液中的碘离子，与反应中产生的锌离子能形成配合物，使生成砷化氢的反应不断进行。

$$4I^- + Zn^{2+} \longrightarrow [ZnI_4]^{2-}$$

供试品和锌粒中可能含有少量硫化物，在酸性溶液中产生 H_2S 气体，干扰实验，故需采用醋酸铅棉花吸收除去 H_2S。

$$H_2S + Pb(CH_3COO)_2 \longrightarrow PbS\downarrow + 2CH_3COOH$$

三、仪器与试药

1. 古蔡法测砷装置（见右图）。

2. 标准砷试液（1μgAs/mL）；碘化钾试液；酸性氯化亚锡试液；醋酸铅棉花；锌粒；溴化汞试纸。

3. 牛黄解毒片（市售品）。

四、操作步骤

测试前，先于导气管 C 中装入醋酸铅棉花 60mg（装管高度为 60～80mm）；再于旋塞 D 的顶端平面上放一片溴化汞试纸（试纸大小以能覆盖孔径而不露出平面为宜），盖上旋塞 E 并旋紧，即得。

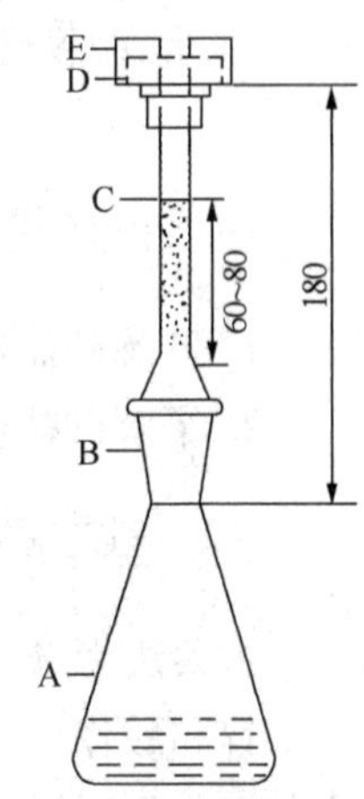

古蔡法测砷装置

1. 标准砷斑的制备

精密量取标准砷溶液 2mL，置 A 瓶中，加盐酸 5mL 与水 2mL，再加碘化钾试液 5mL 与酸性氯化亚锡试液 5 滴，在室温放置 10 分钟后，加锌粒 2g，立即将照上法装妥的导气管 C 密塞于 A 瓶上，并将 A 瓶置 25℃～40℃水浴中反应 45 分钟，取出溴化汞试纸，即得。

2. 供试品的制备

取本品适量（包衣片除去包衣），研细，精密称取1.52g，加稀盐酸20mL，时时搅拌1小时，滤过，残渣用稀盐酸洗涤2次，每次10mL，搅拌10分钟，洗液与滤液合并，置500mL容量瓶中，加水稀释至刻度，摇匀。精密量取5mL，至10mL容量瓶中，加水稀释至刻度，摇匀，即得。

3. 检查

精密量取供试品2mL置A瓶中，照标准砷斑的制备，自“加盐酸5mL与水2mL”起，依法操作。将生成的砷斑与标准砷斑比较，不得更深。

五、注意事项

1. 标准砷斑的制备应与样品检查法平行操作。
2. 制备标准砷斑应与供试品检查同时进行。因砷斑不稳定，反应中应保持干燥及避光，并立即比较。
3. 浸入乙醇制溴化汞试液的滤纸的质量，对生成砷斑的色泽有影响，因此必须选用质量较好、组织疏松的中速定量滤纸，溴化汞试纸一般宜新鲜制备。

六、思考题

1. 砷盐检查第一法的关键环节是什么？
2. 根据以上测定结果，牛黄解毒片中砷盐限量是多少？

实验十　冰片中砷盐限量检查（古蔡法）

一、目的要求

1. 熟悉砷盐检查法的基本操作。
2. 了解砷盐检查的原理和方法（古蔡法）。

二、基本原理

古蔡法为《中国药典》规定的砷盐检查的第一法。

锌和酸作用所产生的初生态氢与供试品中微量砷盐化合物反应生成挥发性砷化氢，再与溴化汞试纸作用生成黄色至棕色砷斑。与同条件下一定量标准砷溶液所产生的砷斑比较，以判定供试品的砷盐限量。

$$AsO_3^{3-} + 3Zn + 9H^+ \longrightarrow AsH_3\uparrow + 3Zn^{2+} + 3H_2O$$

产生的砷化氢与溴化汞试纸作用。

$$AsH_3 + 2HgBr_2 \longrightarrow 2HBr + AsH(HgBr)_2 \text{（黄色）}$$

$$AsH_3 + 3HgBr_2 \longrightarrow 3HBr + As(HgBr)_3 \text{（棕色）}$$

因为 AsO_4^{3-} 在酸性溶液中被 Zn 还原的速度很慢，为提高反应速度，常在反应液中加入 KI 及酸性 $SnCl_2$ 将 AsO_4^{3-} 还原为 AsO_3^{3-}，KI 被氧化生成 I_2，以 $SnCl_2$ 来还原，使反应液中维持有 KI 的还原剂存在。

$$AsO_4^{3-} + 2I^- + 2H^+ \longrightarrow AsO_3^{3-} + I_2 + H_2O$$

$$AsO_4^{3-} + Sn^{2+} + 2H^+ \longrightarrow AsO_3^{3-} + Sn^{4+} + H_2O$$

$$I_2 + Sn^{2+} \longrightarrow 2I^- + Sn^{4+}$$

溶液中的碘离子，与反应中产生的锌离子能形成配合物，使生成砷化氢的反应不断进行。

$$4I^- + Zn^{2+} \longrightarrow [ZnI_4]^{2-}$$

供试品和锌粒中可能含有少量硫化物，在酸性溶液中产生 H_2S 气体，干扰实验，故需采用醋酸铅棉花吸收除去 H_2S。

$$H_2S + Pb(CH_3COO)_2 \longrightarrow PbS\downarrow + 2CH_3COOH$$

三、仪器与试药

1. 古蔡法测砷装置。

2. 标准砷试液（1μgAs/mL）；碘化钾试液；酸性氯化亚锡试液；醋酸铅棉花；锌粒；溴化汞试纸。

3. 冰片（市售品）。

四、操作步骤

测试前，先于导气管 C 中装入醋酸铅棉花 60mg（装管高度为60～80mm）；再于旋塞 D 的顶端平面上放一片溴化汞试纸（试纸大小以能覆盖孔径而不露出平面为宜），盖上旋塞 E 并旋紧，即得。

1. 标准砷斑的制备

精密量取标准砷溶液 2mL，置 A 瓶中，加盐酸 5mL 与水 21mL，再加碘化钾试液 5mL 与酸性氯化亚锡试液 5 滴，在室温放置 10 分钟后，加锌粒 2g，立即将照上法装妥的导气管 C 密塞于 A 瓶上，并将 A 瓶置 25℃～40℃水浴中反应 45 分钟，取出溴化汞试纸，即得。

2. 供试品的检查

取冰片 1g，加氢氧化钙 0.5g 与水 2mL，混匀，置水浴上加热使冰片挥发后，放冷，加盐酸中和，再加盐酸 5mL 与水适量使成 28mL，照标准砷斑的制备，自“再加碘化钾试液 5mL”起，依法操作。将生成的砷斑与标准砷斑比较，不得更深。

五、注意事项

1. 制备标准砷斑应与供试品检查同时进行。因砷斑不稳定，反应中应保持干燥及避光，并立即比较。

2. 浸入乙醇制溴化汞试液的滤纸的质量，对生成砷斑的色泽有影响，因此必须选用质量较好，组织疏松的中速定量滤纸，溴化汞试纸一般宜新鲜制备。

六、思考题

1. 砷盐检查第一法的关键环节是什么？
2. 根据以上测定结果，冰片中砷盐限量是多少？

实验十一　克痢痧胶囊砷盐的限量检查

一、目的要求

1. 掌握砷盐的测定方法（Ag－DDC法）。
2. 了解中药制剂含砷量的测定步骤及操作。

二、基本原理

克痢痧胶囊由白芷、苍术、石菖蒲、细辛、荜茇、鹅不食草、猪牙皂、雄黄、丁香、硝石、枯矾、冰片制成，主要功能为解毒辟秽、理气止泻。其中雄黄主要成分是二硫化二砷，砷盐为剧毒物质，须严格控制其限量。

本法为《中国药典》规定砷盐检查第二法。

金属锌与酸作用产生新生态的氢，与药品中的微量亚砷酸盐反应生成具挥发性的砷化氢，用二乙基二硫代氨基甲酸银（Ag－DDC）溶液吸收，使之还原生成红色胶态银，与同条件下一定量标准砷溶液所产生的红色胶态银在510nm处测吸收度，进行比较，以判定砷盐的限量或含量。

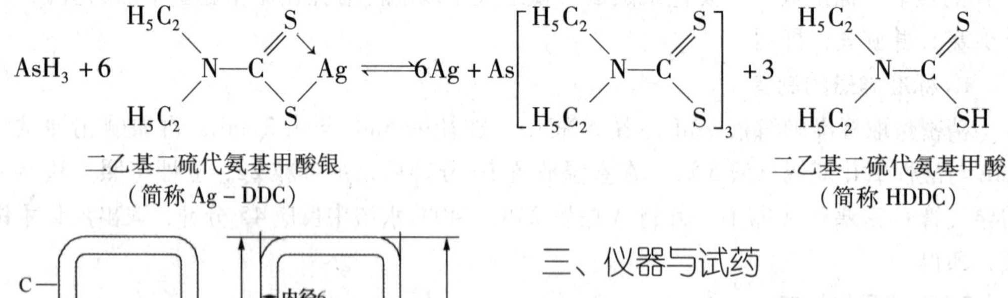

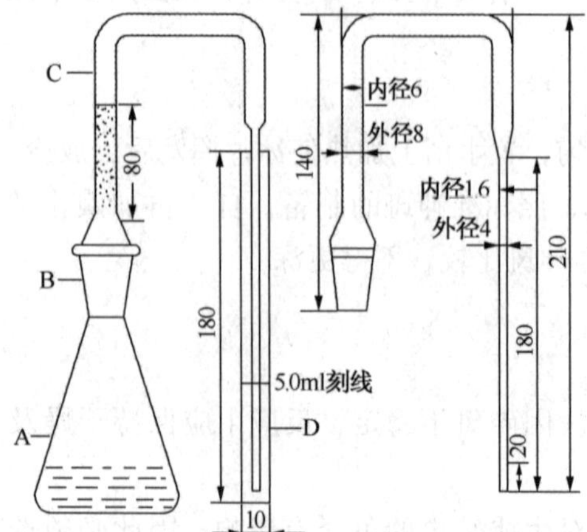

三、仪器与试药

1. 分光光度计。
2. 测砷装置（见左图）。
3. 二乙基二硫代氨基甲酸银（Ag－DDC）试液、标准砷试液（1μgAs/mL）、碘化钾试液、酸性氯化亚锡试液、盐酸、醋酸铅棉花。
4. 克痢痧胶囊（市售品）。

四、操作步骤

测试前，先于导气管 C 中装入醋酸铅棉花 60mg（装管高度约 80mm）；并于 D 管中精密加入 Ag - DDC 试液 5mL。

1. 标准砷对照液的制备

精密量取标准砷溶液 5mL，置 A 瓶中，加盐酸 5mL 与水 21mL，再加碘化钾试液 5mL 与酸性氯化亚锡试液 5 滴，在室温放置 10 分钟后，加锌粒 2g，立即将导气管 C 与 A 瓶密塞，使生成的砷化氢气体导入 D 管中，并将 A 瓶置 25℃ ~40℃水浴中反应 45 分钟，取出 D 管，添加氯仿至刻度，混匀，即得。

2. 供试品溶液的制备

取本品内容物适量，研细，取约 2. 63g，精密称定，加稀盐酸 20mL，不断搅拌 30 分钟，转移至 100mL 容量瓶中，加水分次洗涤容器，转移至容量瓶中并稀释至刻度，摇匀，滤过，精密量取续滤液 10mL，至 50mL 容量瓶中，加水稀释至刻度，摇匀，即得。

3. 检查

精密量取供试品溶液 5mL，置 A 瓶中，照标准砷对照液的制备，自“加盐酸 5mL 与水 21mL”起，依法操作。将标准液和样品液移至 1cm 比色皿中，用分光光度计在 510nm 波长处以 Ag - DDC 试液作空白，测定吸收度，样品液吸收度不得高于标准砷对照液吸收度（不得过 0. 019%）。

五、注意事项

1. 由于砷化氢气体导入盛有准确 5mLAg - DDC 试液中，在 25℃ ~40℃水浴中反应 45 分钟后，有部分氯仿挥发损失，故在比色前应添加氯仿至 5mL。

2. 因 Ag - DDC 试液呈浅黄绿色，应考虑背景补偿，故测吸收度时应以 Ag - DDC - 三乙胺 - 氯仿液作空白。

六、思考题

1. 导气管中加醋酸铅棉花的目的是什么?
2. 根据以上测定结果，克痢痧胶囊样品砷盐限量是多少?

实验十二 甲苯法测定中药制剂中水分含量

一、目的要求

掌握甲苯法测定中药制剂中水分的原理和操作方法。

二、基本原理

中药制剂水分测定的常用方法有烘干法和甲苯法，烘干法适用于不含或少含挥发性

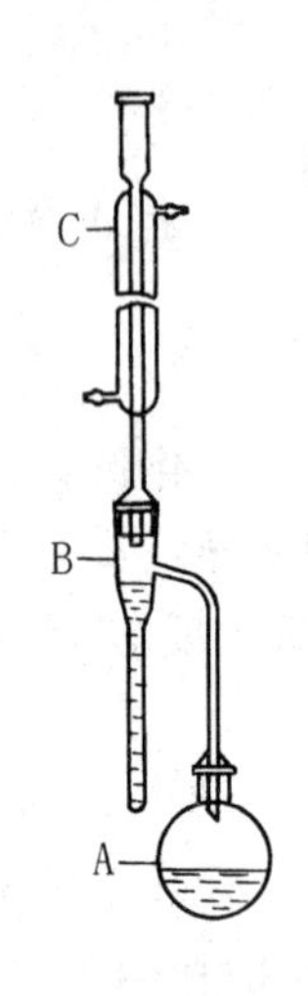

成分的药品，甲苯法用于含挥发性成分的药品。香砂养胃丸是由木香、砂仁、白术、陈皮、香附、广藿香、茯苓、半夏等十二味中药制成的水丸，其中有多味中药中含挥发性成分，应选用甲苯法测定该制剂中水分的含量。

三、仪器与试药

1. 甲苯法水分测定装置（见左图）（包括500mL短颈圆底烧瓶、水分测定管、直形冷凝管，外管长40cm）。
2. 电热套、分析天平。
3. 甲苯、亚甲蓝（AR）。
4. 铜丝。
5. 香砂养胃丸（市售品）。

四、操作步骤

将香砂养胃丸研碎，取约25g（约相当于含水量1～4mL），精密称定，置A瓶中，加甲苯约200mL，必要时加入玻璃珠数粒，将仪器各部分连接，自冷凝管顶端加入甲苯，至充满B管的狭细部分。将A瓶置电热套中或用其他适宜方法缓缓加热，待甲苯开始沸腾时，调节温度，使每秒钟馏出2滴。待水分完全馏出，即测定管刻度部分的水量不再增加时，将冷凝管内部先用甲苯冲洗，再用饱蘸甲苯的长刷或其他适宜的方法，将管壁上附着的甲苯推下，继续蒸馏5分钟，放冷至室温，拆卸装置，如有水黏附在B管的管壁上，可用蘸甲苯的铜丝推下，放置，使水分与甲苯完全分离（可加亚甲蓝粉末少量，使水染成蓝色，以便分离观察）。检读水量，并计算供试品中的含水量（%）。

五、注意事项

1. 用化学纯甲苯直接测定，必要时甲苯可先加水少量，充分振摇后，将水层分离弃去，经蒸馏后使用。
2. 样品应先粉碎成直径不超过3mm的颗粒。

六、思考题

1. 实验中所用仪器、器皿是否要烘干？为什么？
2. 为什么说本法适用于含挥发性成分中药制剂中水分的测定？

实验十三　中药制剂中乌头碱限量检查

一、目的要求

1. 掌握乌头碱在中药制剂中的限量检查方法。
2. 熟悉用薄层色谱法进行中药制剂的限量检查。

二、仪器与试药

1. 薄层铺板仪、分析天平（1/10 万）、水浴锅、振荡器。
2. 乙醚、无水乙醇、苯、醋酸乙酯、二乙胺等试剂均为分析纯。羧甲基纤维素钠、硅胶 G（薄层层析用）。
3. 氨试液、稀碘化铋钾试液。
4. 乌头碱对照品（中国食品药品检定研究院）。
5. 附子理中丸（市售品）。

三、操作步骤

取本品水蜜丸 25g 或大蜜丸 36g，切碎，置表面皿中，加氨试液 4mL，拌匀，放置 2 小时，加乙醚 60mL，振摇 1 小时，放置 24 小时，滤过，滤液蒸干，残渣加无水乙醇 1mL 使溶解，作为供试品溶液。另精密称取乌头碱对照品，加无水乙醇制成每 1mL 含 1mg 的溶液，作为对照品溶液。精密吸取供试品溶液 12μL、对照品溶液 5μL，分别点于同一以羧甲基纤维素钠为黏合剂的硅胶 G 薄层板上，以苯 - 醋酸乙酯 - 二乙胺（14:4:1）为展开剂，展开，取出，晾干，喷以稀碘化铋钾试液。供试品色谱中，在与对照品色谱相应位置上出现的斑点应小于对照品的斑点或不出现斑点。

四、思考题

1. 除薄层色谱法外，还可用什么方法进行酯型生物碱的限量检查？
2. 乌头碱在本品中的限量是多少？

实验十四　可见分光光度法测定夏枯草口服液中总黄酮的含量

一、目的要求

1. 掌握用分光光度法测定中药制剂中总黄酮含量。
2. 掌握可见分光光度计的使用方法。

二、基本原理

夏枯草口服液由夏枯草组成，主要功能为清火、散结、消肿，夏枯草主要成分为黄酮类、迷迭香酸等。

黄酮类化合物具有 OH O 、 O O OH 、 OH OH 结构，可与铝盐、铅盐、

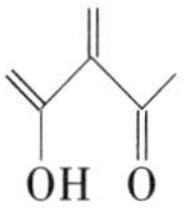

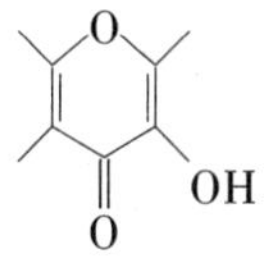

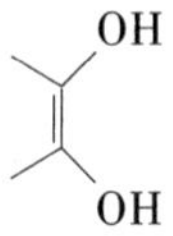

镁盐等金属盐类试剂反应，生成有色配合物，可用可见分光光度法测定其含量。本实验利用黄酮类化合物在亚硝酸钠的碱性溶液中，与 Al^{3+} 产生高灵敏度的橙红色配合物（$\lambda_{max}=510nm$），从而用可见分光光度法（比色法）测定夏枯草口服液中总黄酮的含量。

三、仪器与试药

1. 可见分光光度计、分析天平、分液漏斗、水浴锅。

2. 甲醇（A. R）、5%亚硝酸钠溶液、10%硝酸铝溶液、1mol/L 氢氧化钠溶液、水饱和正丁醇。

3. 芦丁（中国食品药品检定研究院）。

4. 夏枯草口服液（市售品）。

四、操作步骤

1. 对照品溶液的制备

精密称芦丁对照品 20mg，置 10mL 容量瓶中，加甲醇 5mL 置水浴上微热使溶解，放冷，加甲醇稀释至刻度，摇匀，精密量取 5mL，置 50mL 容量瓶，加水至刻度，摇匀，即得 0. 2mg/mL 的对照品溶液。

2. 标准曲线的制备

精密量取对照品溶液 1. 0、2. 0、3. 0、4. 0、5. 0、6. 0mL，分别置于 25mL 容量瓶中，各加水至 6mL，加 5%亚硝酸钠溶液 1mL，混匀，放置 6 分钟，加入 10%硝酸铝溶液 1mL，混匀，再放置 6 分钟，加入氢氧化钠溶液 10mL，再加水至刻度，摇匀，放置 15 分钟，以相应的试剂作空白，用可见分光光度计在 510nm 处测其吸收度，作 A－C 标准曲线（或计算其回归方程）。

3. 供试品溶液的制备

精密量取本品 10mL，加水 10mL，摇匀，用水饱和的正丁醇振摇提取 4 次，每次 20mL，合并提取液，蒸干，残渣加甲醇 10mL，使溶解并转移至 100mL 容量瓶中，加水至刻度，摇匀，即得。

4. 含量测定

精密量取供试品溶液 1mL，置 25mL 容量瓶中，照标准曲线制备项下的方法，自“各加水至 6mL”起依法测定吸光度，并由标准曲线或回归方程计算样品中总黄酮的含量。

本品每 1mL 含总黄酮以芦丁（$C_{27}H_{30}O_{16}$）计，不得少于 5. 0mg。

五、注意事项

实验证明，样品显色后，在 30 分钟内测定总黄酮含量，无明显改变，超过 30 分钟，含量有所改变。

六、思考题

1. 比色法操作的注意事项是什么?
2. 总黄酮与单体黄酮的测定方法有何不同?

实验十五 可见分光光度法测定垂盆草颗粒中总黄酮的含量

一、目的要求

1. 掌握用分光光度法测定中药制剂中总黄酮含量。
2. 掌握可见分光光度计的使用方法。

二、基本原理

垂盆草颗粒由鲜垂盆草制成，主要功能为清热解毒，活血利湿。用于急慢性肝炎湿热瘀结证。垂盆草中含有氰苷、黄酮类、甾醇类和三萜类等化合物。

黄酮类化合物具有 OH O 、 O OH O 、 OH OH 结构，可与铝盐、铅盐、镁盐等金属盐类试剂反应，生成有色配合物，可用可见分光光度法测定其含量。本实验利用黄酮类化合物在亚硝酸钠的碱性溶液中，与 Al^{3+} 产生高灵敏度的橙红色配合物（λ_{max} = 510nm），从而用可见分光光度法（比色法）测定垂盆草颗粒中总黄酮的含量。

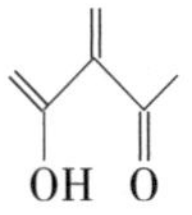

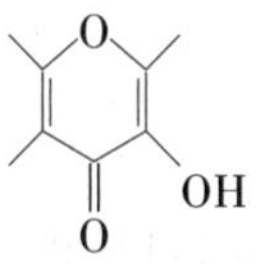

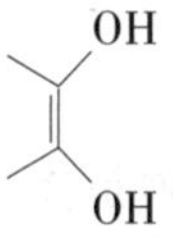

三、仪器与试药

1. 可见分光光度计、分析天平、索氏提取器。
2. 甲醇（A. R）、5% 亚硝酸钠溶液、10% 硝酸铝溶液、1mol/L 氢氧化钠溶液。
3. 芦丁（中国食品药品检定研究院）。
4. 垂盆草颗粒（市售品）。

四、操作步骤

1. 对照品溶液的制备

精密称取芦丁对照品 10mg，置 50mL 容量瓶中，加 50% 甲醇至刻度，摇匀，即得 0.2mg/mL 的对照品溶液。

2. 标准曲线的制备

精密量取对照品溶液 1.0、2.0、3.0、4.0、5.0、6.0mL，分别置于 25mL 容量瓶中，各加 50% 甲醇至 6mL，加 5% 亚硝酸钠溶液 1mL，混匀，放置 6 分钟，加入 10% 硝酸铝溶液 1mL，混匀，再放置 6 分钟，加入氢氧化钠溶液 10mL，再加 50% 甲醇至刻度，摇匀，放置15分钟，以相应的试剂作空白，用可见分光光度计在510nm处测其吸收度，作A－C标准曲线（或计算其回归方程）。

3. 供试品溶液的制备

取装量差异项下的本品，研细，精密称定3g或6g，精密加甲醇50mL，称定重量，加热回流1小时，放冷，再称定重量，用甲醇补足减失的重量，摇匀，滤过，精密量取续滤液25mL，置50mL容量瓶中，加水至刻度，摇匀，即得。

4. 含量测定

精密量取供试品溶液5mL，置25mL容量瓶中，加50%甲醇至刻度，摇匀，作为空白对照。另精密量取供试品溶液5mL，置25mL容量瓶中，照标准曲线制备项下的方法，自“加50%甲醇至6mL”起，依法测定吸光度，并由标准曲线或回归方程计算样品中总黄酮的含量。

本品每袋含总黄酮以芦丁（$C_{27}H_{30}O_{16}$）计，不得少于17.0mg。

五、注意事项

实验证明，样品显色后，在30分钟内测定总黄酮含量，无明显改变，超过30分钟，含量有所改变。

六、思考题

1. 比色法操作的注意事项是什么？
2. 总黄酮与单体黄酮的测定方法有何不同？

实验十六　万氏牛黄清心丸中硫化汞的含量测定

一、目的要求

1. 掌握沉淀滴定法原理和操作。
2. 掌握沉淀滴定法在中药制剂定量分析中的应用。

二、基本原理

沉淀滴定法是以沉淀反应为基础的滴定分析方法。滴定时，以沉淀剂为标准溶液与被测物作用，形成难溶性化合物，根据滴定至终点沉淀剂用量来计算被测物的含量。

万氏牛黄清心丸为《中国药典》2010年版（一部）收载品种，由牛黄、朱砂、黄连、黄芩、栀子、郁金等制成，其中朱砂主要成分为HgS，有毒，为此，制剂标准中对其进行含量测定并规定了硫化汞（HgS）的含量范围。测定时必须先对样品进行消化处理，再加硫酸铁铵指示液，用硫氰酸铵滴定液滴定，计算，即得。

三、仪器与试药

1. 酸式滴定管、电炉、分析天平。

2. 硝酸银、氯化钠、糊精、碳酸钙、荧光黄指示剂、硫氰酸铵、硝酸、硫酸铁铵、硫酸、硝酸钾、高锰酸钾、硫酸亚铁均为分析纯；水为重蒸馏水。

3. 万氏牛黄清心丸（市售品）。

四、操作步骤

（一）硝酸银滴定液的配制与标定

1. 配制

取硝酸银 17. 5g，加水适量使溶解成 1000mL，摇匀。

2. 标定

取在 110℃ 干燥至恒重的基准氯化钠约 0. 2g，精密称定，加水 50mL 使溶解，再加糊精溶液（1→50）5mL、碳酸钙 0. 1g 与荧光黄指示液 8 滴，用本液滴至浑浊由黄绿色变为微红色。每 1mL 硝酸银滴定液（0. 1mol/L）相当于 5. 844mg 的氯化钠，根据本液的消耗量与氯化钠的取用量，算出本液的浓度，即得。

（二）硫氰酸铵滴定液的配制与标定

1. 配制

取硫氰酸铵 8. 0g，加水使溶解成 1000mL，摇匀。

2. 标定

精密量取硝酸银滴定液（0. 1mol/L）25mL，加水 50mL，硝酸 2mL，硫酸铁铵指示液 2mL，用本液滴定至溶液微显淡棕红色，经剧烈振摇后仍不褪色，即为终点。根据本液的消耗量算出本液的浓度，即得。

（三）样品测定

取本品，剪碎，取 5g，精密称定，置 250mL 凯氏烧瓶中，加硫酸 30mL 与硝酸钾 8g，加热俟溶液至近无色，放冷，转入 250mL 锥形瓶中，加水 50mL 分次洗涤烧瓶，洗液并入溶液中，加 1% 高锰酸钾溶液至显粉红色，两分钟内不消失，再滴加 2% 硫酸亚铁溶液至红色消失后，加硫酸铁铵指示剂 2mL，用硫氰酸铵滴定液（0. 1mol/L）滴定。每 1mL 硫氰酸铵滴定液（0. 1mol/L）相当于 11. 63mg 的硫化汞（HgS）。

本品每丸含朱砂以硫化汞（HgS）计，小丸应为 69～90mg，大丸应为 138～180mg。

计算式：样品中硫化汞（HgS）含量 = $(CV)_{NH_4SCN} \times 11.63/W_{样}$

五、思考题

1. 本实验为何要将样品消化后进行测定？
2. 常见的消化有机样品的方法有几种？如何选择？

实验十七　酸性染料比色法测定华山参片总生物碱的含量

一、目的要求

1. 掌握酸性染料比色法的基本原理及操作方法。
2. 熟悉片剂中总生物碱（以莨菪碱计）的测定方法及计算方法。

二、基本原理

华山参片为华山参浸膏片，其中莨菪碱（$pK_a=9.65$）、东莨菪碱（$pK_a=6.20$）等生物碱为其主要成分，本实验利用生物碱（B）在一定 pH 介质中（pH4.0）与 H^+ 结合成盐（BH^+），在此条件下，一些酸性染料（HIn）解离为阴离子（In^-），与 BH^+ 阳离子定量结合成有色的离子对（$BH^+ \cdot In^-$）。此离子对可定量地溶于某些有机溶剂。测定有机相的吸收度，以阿托品（莨菪碱的外消旋体）为对照品，用对照品比较法测定样品中总生物碱（以莨菪碱计）的含量。

三、仪器与试药

1. 可见分光光度计、分液漏斗、具塞锥形瓶、定量滤纸。
2. 枸橼酸－磷酸氢二钠缓冲液（pH4.0）、0.04% 溴甲酚绿溶液（用上述缓冲液配制）、氯仿（AR）。
3. 硫酸阿托品（$(C_{17}H_{23}NO_3)_2 \cdot H_2SO_4 \cdot H_2O$）（中国食品药品检定研究院）。
4. 华山参片（市售品）。

四、操作步骤

1. 对照品溶液的制备

精密称取在 120℃ 干燥至恒重的硫酸阿托品，加水制成每 1mL 含莨菪碱 75μg 的溶液，即得。

2. 供试品溶液的制备

取本品 40 片，除去糖衣，精密称定，研细，精密称取适量（约相当于 12 片重量），置具塞锥形瓶内，精密加入枸橼酸－磷酸氢二钠缓冲液（pH4.0）25mL，振摇 5 分钟，放置过夜，用干燥滤纸滤过，弃去初滤液，取续滤液，即得。

3. 样品测定

精密量取供试品溶液与对照品溶液各 2mL，分别置分液漏斗中，各精密加枸橼酸－磷酸氢二钠缓冲液（pH4.0）10mL，再精密加入 0.04% 溴甲酚绿溶液 2mL，摇匀，用 10mL 氯仿振摇提取 5 分钟，待溶液完全分层后，分取氯仿液，用氯仿湿润的滤纸滤入 25mL 量瓶中，再用氯仿提取 3 次，每次 5mL，依次滤入量瓶中，并用氯仿洗涤滤纸，滤入量瓶中，加氯仿至刻度，摇匀。分别在415nm波长处测定吸收度，计算，即得。

本品含生物碱以莨菪碱（$C_{17}H_{23}NO_3$）计，应为标示量的80.0%～120%（标示量为0.12mg/片）。

五、思考题

1. 按下列方法配制对照品溶液，应称取干燥的硫酸阿托品多少毫克？

称取一定量的干燥硫酸阿托品，用水定容到25mL后，精密吸取5mL，再定容到50mL，得每1mL相当于含莨菪碱75μg的溶液。[已知换算因数$2(C_{17}H_{23}NO_3)/(C_{17}H_{23}NO_3)_2 \cdot H_2SO_4 = 0.8551$]

2. 酸性染料比色法的成败关键是什么？影响实验结果的因素有哪些？

3. 为什么在对照品和供试品的操作中，例如振摇方法、次数、速度、力度及放置时间等均应尽量一致。

实验十八　柱色谱－紫外分光光度法测定万氏牛黄清心丸中总生物碱的含量

一、目的要求

1. 掌握用连续回流提取法定量提取中药制剂中生物碱的原理和操作方法。
2. 掌握柱色谱法净化样品和用吸收系数法测定盐酸小檗碱的基本原理和操作方法。

二、基本原理

用连续回流提取法，将生物碱以盐的形式提取后，用氧化铝作净化剂进行液－固萃取净化处理，使提取液中具有紫外吸收的黄酮类及其他极性大的干扰组分保留于柱上，小檗碱、药根碱等小檗碱型生物碱被洗脱，以消除干扰。盐酸小檗碱在345nm±1nm处有最大吸收，在此波长处测定洗脱液的吸收度，以吸收系数法按盐酸小檗碱计算总生物碱含量。

三、仪器与试药

1. 分析天平、恒温水浴锅、分光光度计。
2. 量瓶、三角瓶、烧杯、刻度吸管、量筒、索氏提取器、色谱柱。
3. 色谱用中性氧化铝，其他试剂均为AR级。
4. 万氏牛黄清心丸（市售品）。

四、操作步骤

1. 提取

取剪碎的万氏牛黄清心丸约4g，精密称定，置索氏提取器中，加盐酸－甲醇（1∶100）适量，加热回流提取至提取液无色，提取液移至50mL量瓶中，用盐酸－甲醇（1∶100）

稀释至刻度，摇匀。

2. 净化

精密量取上述提取液5mL，置氧化铝柱（内径约0.9cm，中性氧化铝5g，湿法装柱，用30mL乙醇预洗）上，用25mL乙醇洗脱，收集洗脱液，置50mL量瓶中，用乙醇稀释至刻度，摇匀。

3. 测定

精密量取上述净化液2mL，置50mL量瓶中，加0.05mol/L硫酸溶液稀释至刻度，摇匀。以2mL乙醇及0.05mol/L H_2SO_4 液稀释至50mL的混合液为空白，用1cm比色池，在345nm波长处测定吸收度。按盐酸小檗碱（$C_{20}H_{17}NO_4 \cdot HCl$）的吸收系数（$E_{1cm}^{1\%}$）为728计算即得。本品按干燥品计算，含总生物碱以盐酸小檗碱计，不得少于1.7%。

五、思考题

1. 本实验操作中应注意哪些问题？
2. 欲证明此方法的可靠性，须做什么试验？如何设计？

实验十九　产复康颗粒中水苏碱的含量测定

一、目的要求

1. 掌握雷氏盐比色法测定中药制剂中生物碱的含量。
2. 熟悉标准对照法在中药制剂定量分析中的应用。

二、基本原理

产复康颗粒由益母草、当归、人参、黄芪等制成。益母草中含有益母草碱、水苏碱等生物碱类成分，可与雷氏盐（硫氰酸铬铵）生成沉淀，雷氏盐在525nm处有最大吸收。在供试品中加入过量的雷氏盐，将生物碱沉淀，滤过，取滤液测定剩余雷氏盐的吸收度，计算与空白溶液的吸收度差值，间接计算生物碱的含量。

三、仪器与试药

1. 分光光度计、分析天平（万分之一）、水浴锅、超声波提取器。
2. 乙醇、2%硫氰酸铬铵溶液、0.1mol/L盐酸、活性炭。
3. 水苏碱对照品（中国食品药品检定研究院）。
4. 产复康颗粒（市售品）

四、操作步骤

1. 对照品溶液的制备

取盐酸水苏碱对照品适量，精密称定，加0.1mol/L盐酸溶液制成每1mL含1mg的溶液，即得。

2. 供试品溶液的制备

取装量差异项下的本品内容物，混匀，取适量，研细，取约12g或3g（无蔗糖），精密称定，置具塞锥形瓶中，精密加入乙醇50mL，超声处理（功率300W，频率40kHz）30分钟，滤过，精密量取续滤液25mL，置50mL烧杯中，置水浴上蒸干，残渣中精密加入0.1mol/L盐酸溶液10mL使溶解，即得。

3. 测定

取上述对照品溶液和供试品溶液，各加活性炭0.5g，置水浴上加热1分钟，搅拌，滤过，滤液分别置25mL量瓶中，用0.1mol/L盐酸溶液10mL分次洗涤烧杯和滤器，洗涤液并入同一量瓶中；另取0.1mol/L盐酸溶液20mL置另一25mL量瓶中，作为空白溶液。在上述三种溶液中精密加入2%硫氰酸铬铵溶液（临用前配制）3mL，摇匀，加0.1mol/L盐酸溶液至刻度，摇匀，置冰浴中放置1小时，用干燥滤纸滤过，取续滤液；以0.1mol/L盐酸溶液为空白。照紫外－可见分光光度法，在525nm的波长处分别测定吸光度，用空白溶液的吸光度分别减去对照品溶液与供试品溶液的吸光度，计算，即得。

五、思考题

1. 本法测定的生物碱含量是否为水苏碱含量？
2. 是否可用雷氏盐生物碱沉淀物测定含量，如何操作？

实验二十　薄层扫描法测定九分散中士的宁的含量

一、目的要求

1. 掌握薄层扫描法测定中药制剂含量的方法。
2. 熟悉薄层扫描仪的使用方法。
3. 熟悉薄层定量的点样和展开技术。

二、基本原理

薄层扫描法是利用某种波长的单色光对薄层板上的斑点扫描，通过测定该斑点对光的吸收度而确定其含量。本实验采用双波长反射式锯齿扫描，利用士的宁的斑点在硅胶GF_{254}薄层板上产生荧光熄灭，测定九分散中士的宁的含量。

九分散由马钱子粉（调制）250g、麻黄250g、乳香（制）250g、没药（制）250g制成。

三、仪器与试药

1. 薄层扫描仪、分析天平、定量毛细管。

2. 薄层涂布器、薄层展开缸。
3. 硅胶 GF_{254}（薄层层析用）、其他试剂均为分析纯。
4. 士的宁对照品（中国食品药品检定研究院）。
5. 九分散（市售品或自制）。

四、操作步骤

1. 供试品溶液的制备

取本品约2g，精密称定，置具塞锥形瓶中，精密加氯仿20mL与浓氨试液1mL，轻轻摇匀，称重，于室温放置24小时，再称重，补足氯仿减失的重量，充分振摇，滤过。精密量取续滤液10mL，用硫酸溶液（3→100）分次提取，至生物碱提尽，合并硫酸液，置另一分液漏斗中，加浓氨溶液使成碱性，用氯仿分次提取，合并氯仿液，蒸干，放冷，残渣中精密加氯仿5mL使溶解，作为供试品溶液。

2. 对照品溶液的制备

取士的宁对照品，加氯仿制成每1mL含0. 4mg的溶液，作为对照品溶液。

3. 测定

精密吸取上述两种溶液各5μL，分别点于同一硅胶 GF_{254} 薄层板上，以甲苯－丙酮－乙醇－浓氨试液（16∶12∶1∶4）的上层溶液为展开剂，展开，取出，晾干，进行扫描测定，波长 $\lambda_S=254nm$，$\lambda_R=325nm$。测量供试品吸收度积分值与对照品吸收度积分值，计算，即得。

《中国药典》2010年版规定，本品按干燥品计算，每包（2. 5g）含马钱子以士的宁（$C_{21}H_{22}N_2O_2$）计，应为4. 5～5. 5mg。

五、思考题

散射参数与吸收参数分别与哪些因素有关?

实验二十一　薄层扫描法测定香连片中盐酸小檗碱的含量

一、目的要求

1. 掌握薄层扫描法测定中药制剂含量的方法。
2. 掌握薄层定量的点样和展开技术。
3. 熟悉薄层扫描仪的使用方法。

二、基本原理

薄层扫描法是利用某种波长的单色光对薄层上的斑点扫描，通过测定该斑点对光的吸收度而确定其含量。本实验采用荧光扫描，测定香连片中盐酸小檗碱的含量。

香连片由黄连（吴茱萸制）、木香制成。

三、仪器与试药

1. 薄层扫描仪、分析天平、索氏提取器、定量毛细管。
2. 薄层涂布器、薄层展开缸。
3. 薄层层析用硅胶 G，其他试剂均为分析纯。
4. 盐酸小檗碱对照品（中国食品药品检定研究院）。
5. 香连片（市售品）。

四、操作步骤

1. 供试品溶液的制备

取本品 20 片，除去包衣，精密称定，研细，精密称取适量（约相当于盐酸小檗碱 60mg），置索氏提取器中，加盐酸 - 甲醇（1∶100）的混合液适量，加热回流提取至提取液无色，将提取液移至 100mL 量瓶中，用少量盐酸 - 甲醇(1∶100)的混合液洗涤容器，洗液并入提取液中，加混合液至刻度，摇匀，精密量取 2mL，置 50mL 量瓶中，加甲醇至刻度，摇匀，作为供试品溶液。

2. 对照品溶液的制备

取盐酸小檗碱对照品适量，加甲醇制成每 1mL 含 0.02mg 的溶液，作为对照品溶液。

3. 测定法

精密吸取供试品溶液 2μL，对照品溶液 2μL 与 6μL，分别交叉点于同一硅胶 G 薄层板上，以苯 - 醋酸乙酯 - 甲醇 - 异丙醇 - 水（12∶6∶3∶3∶0.6）为展开剂，在另一槽中加入等体积的浓氨试液，预平衡 15 分钟后，展开，展距约 10cm，取出，晾干，进行荧光扫描测定，激发波长 λ = 366nm，测量供试品与对照品荧光强度积分值，计算，即得。

《中国药典》2005 年版规定，本品每片含黄连以盐酸小檗碱（$C_{20}H_{18}ClNO_4$）计，小片不得少于 7.0mg，大片不得少于 20mg。

五、思考题

1. 影响薄层扫描测定含量的因素有哪些？点样误差是不是主要因素？
2. 薄层扫描法中常用的点样器有哪些？

实验二十二　伤湿止痛膏的气相色谱鉴别

一、目的要求

1. 掌握气相色谱定性的原理及应用。
2. 熟悉用气相色谱法鉴别的操作方法。

二、基本原理

伤湿止痛膏由伤湿止痛流浸膏、水杨酸甲酯、薄荷脑、冰片、樟脑、芸香浸膏、颠茄流浸膏制成。在用气相色谱进行定性鉴别时，在相同的仪器操作条件和方法下，相同的物质应有相同的保留时间。本实验用气相色谱定性鉴别伤湿止痛膏中的樟脑、薄荷脑、冰片、水杨酸甲酯这四种成分，因此，在色谱图中，这四种成分应分别与其对照品色谱峰有相同的保留时间。

三、仪器与试药

1. 气相色谱仪、微量注射器。
2. 樟脑、薄荷脑、冰片、水杨酸甲酯对照品（中国食品药品检定研究院）。
3. 伤湿止痛膏。

四、操作步骤

1. 色谱条件

聚乙二醇 20000 毛细管柱（柱长为 30m，柱内径为 0. 32mm，膜厚度为 0. 25μm），柱温为 125℃。

2. 供试品溶液的制备

取本品适量，剪成小块，取 2g，置具塞锥形瓶中，加乙酸乙酯 50mL，密塞，超声处理 30 分钟，滤过，滤液作为供试品溶液。

3. 标准溶液的制备

取樟脑对照品、薄荷脑对照品、冰片对照品与水杨酸甲酯对照品，加乙酸乙酯制成每 1mL 含樟脑 0. 4mg、薄荷脑和冰片各 0. 2mg 及水杨酸甲酯 0. 3mg 的混合溶液，作为对照品溶液。

4. 色谱鉴别

分别吸取对照品和供试品溶液各 2μL，注入气相色谱仪。检测结果：供试品色谱中应呈现与对照品色谱峰保留时间相同的色谱峰。

五、注意事项

1. 实验前，必须对气相色谱仪整个气路系统进行检漏。如有漏气，及时处理。
2. 开机前先通气，实验结束，先关机，后关气。
3. 由于样品中挥发性成分较多，样品干燥时，要注意方法和温度。

六、思考题

1. 气相色谱仪常用的检测器有几种？并说明其特点。
2. 含哪些成分的中药制剂可以用 GC 法分析？毛细管气相色谱的优点有哪些？

实验二十三　气相色谱法测定冠心苏合丸中冰片的含量

一、目的要求

1. 掌握气相色谱法测定中药制剂中成分含量的方法和原理。
2. 熟悉气相色谱仪进行含量测定的操作过程。

二、基本原理

冠心苏合丸由苏合香、冰片、乳香、檀香和青木香制成。其中冰片为龙脑和异龙脑的混合物，具挥发性。因此本实验采用 GC 法，对冠心苏合丸中所含冰片进行测定，并用内标法计算含量。

三、仪器与试药

1. 气相色谱仪（FID）、微量进样器 。
2. 正十五烷、硅藻土、醋酸乙酯（AR）。
3. 冰片对照品（中国食品药品检定研究院）。
4. 冠心苏合丸（市售品）。

四、操作步骤

1. 色谱条件

以聚乙二醇（PEG）-20M 为固定相，涂布浓度为10%；柱温为140℃；载气为 N_2，柱前压 100kPa 左右；H_2 50kPa；空气 50kPa；FID 检测器。

2. 校正因子测定

内标溶液配制：取正十五烷 70mg，置 10mL 量瓶中，加醋酸乙酯至刻度，摇匀，作为内标溶液。

对照溶液配制：取冰片对照品 10mg，精密称定，置 5mL 量瓶中，精密加入内标溶液 1mL，加醋酸乙酯至刻度，摇匀，作为冰片对照溶液。

测定校正因子：取冰片对照液 1μL，注入气相色谱仪，测定至少 5 次，计算校正因子。

3. 测定

取本品 10 丸，精密称定，研细，精密加入等量硅藻土，研匀。精密称取适量（约相当于冰片 12mg），置具塞试管中，精密加入内标溶液 1mL 与醋酸乙酯 4mL，密塞，振摇使冰片溶解，静置，取上清液 1μL，注入气相色谱仪，测定。以龙脑、异龙脑峰面积之和计算，即得。

五、注意事项

1. 实验前，必须对气相色谱仪整个气路系统进行检漏。如有漏气，及时处理。

2. 开机前先通气，实验结束，先关机，后关气。
3. 由于样品中挥发性成分较多，样品干燥时，要注意方法和温度。

六、思考题

1. 气相色谱仪常用的检测器有几种？并说明其特点。
2. 含哪些成分的中药制剂可以用 GC 法分析？毛细管气相色谱的优点有哪些？

实验二十四 气相色谱法测定疏痛安涂膜剂中薄荷脑的含量

一、目的要求

1. 掌握气相色谱法测定中药制剂中成分含量的方法和原理。
2. 熟悉气相色谱仪进行含量测定的操作过程。

二、基本原理

疏痛安涂膜剂由透骨草、伸筋草、红花、薄荷脑制成。其中薄荷脑具挥发性。因此本实验采用 GC 法，对疏痛安涂膜剂中所含薄荷脑进行测定，并计算含量。

三、仪器与试药

1. 气相色谱仪（FID）、微量进样器。
2. 醋酸乙酯（AR）。
3. 薄荷脑对照品（中国食品药品检定研究院）。
4. 疏痛安涂膜剂（市售品）。

四、操作步骤

1. 色谱条件

以聚乙二醇20000（PEG－20M）为固定相，膜厚度 0.25μm；柱温为 120℃。分流进样，分流比为6∶1。载气为 N_2，柱前压 100kPa 左右，$H_2$50kPa，空气 50kPa，FID 检测器。

2. 对照溶液配制

取薄荷脑对照品适量，精密称定，加醋酸乙酯制成每 1mL 含 2.5mg 的溶液。

3. 供试品溶液的制备

取取本品 20g，精密称定，置具塞锥形瓶中，精密加入醋酸乙酯 50mL，密塞，称定重量，超声处理（功率为 300W，频率为 40kHz）30 分钟，放冷，再称定重量，用醋酸乙酯补足减失的重量，摇匀，滤过，取续滤液，即得。

4. 测定

分别精密吸取对照品溶液与供试品溶液各 1μL，注入气相色谱仪，测定，即得。

五、注意事项

1. 实验前，必须对气相色谱仪整个气路系统进行检漏。如有漏气，及时处理。
2. 开机前先通气，实验结束，先关机，后关气。
3. 由于样品中挥发性成分较多，样品干燥时，要注意方法和温度。

六、思考题

1. 气相色谱仪常用的检测器有哪几种？并说明其特点。
2. 含哪些成分的中药制剂可以用GC法分析？毛细管气相色谱的优点有哪些？

实验二十五　气相色谱法测定十滴水中樟脑和桉油精的含量

一、目的要求

1. 掌握气相色谱法测定中药制剂中成分含量的方法和原理。
2. 熟悉气相色谱仪进行含量测定的操作过程。

二、基本原理

十滴水由樟脑、干姜、大黄、小茴香、肉桂、辣椒、桉油制成。其中樟脑、桉油精具挥发性。因此本实验采用GC法，对十滴水中所含樟脑和桉油精进行测定，并计算含量。

三、仪器与试药

1. 气相色谱仪（FID）、微量进样器。
2. 环己酮，70%乙醇。
3. 樟脑对照品、桉油精对照品（中国食品药品检定研究院）。
4. 十滴水（市售品）。

四、操作步骤

1. 色谱条件

以改性聚乙二醇20000（PEG－20M）为固定相，膜厚度1μm；柱温为程序升温，初始温度为65℃，以每分钟6℃的速率升温至155℃。载气为N_2，柱前压100kPa左右，$H_2$50kPa，空气50kPa，FID检测器。

2. 校正因子测定

取环己酮适量，精密称定，加70%乙醇制成每1mL含10mg的溶液，作为内标溶液。分别取樟脑对照品20mg、桉油精对照品10mg，精密称定，置同一10mL量瓶中，精密加入内标溶液1mL，加70%乙醇至刻度，摇匀。吸取1μL，注入气相色谱仪，计算校正因子。

3. 测定

精密量取本品1mL，置10mL量瓶中，精密加入内标溶液1mL，加70%乙醇至刻度，摇匀。吸取1~2μL，注入气相色谱仪，测定，即得。

五、注意事项

1. 实验前，必须对气相色谱仪整个气路系统进行检漏，如有漏气，及时处理。
2. 开机前先通气，实验结束，先关机，后关气。
3. 由于样品中挥发性成分较多，样品干燥时，要注意方法和温度。

六、思考题

1. 气相色谱仪常用的检测器有哪几种？并说明其特点。
2. 含哪些成分的中药制剂可以用GC法分析？毛细管气相色谱的优点有哪些？

实验二十六　高效液相法定性鉴别孕康口服液

一、目的要求

1. 掌握高效液相色谱法的原理及操作。
2. 掌握高效液相色谱法对中药制剂进行定性鉴别的步骤和方法。

二、基本原理

孕康口服液为《中国药典》2010年版（一部）所收载品种，由山药、黄芪、当归、芍药等二十三味药制成，其芍药的主要有效成分为芍药苷，药典中采用高效液相色谱法对其进行定性鉴别，即供试品色谱中应呈现与对照品色谱峰保留时间相一致的色谱峰。

三、仪器与试药

1. 高效液相色谱仪（紫外检测器）、C_{18}色谱柱。
2. 微量注射器（10μL）、微孔滤膜（有机相）。
3. 分析天平（万分之一）。
4. 甲醇（色谱纯）、乙腈（色谱纯）、磷酸、重蒸馏水。
5. 芍药苷对照品（中国食品药品检定研究院）。
6. 孕康口服液（市售品）。

四、操作步骤

1. 色谱条件

以十八烷基硅烷键合硅胶为填充剂；以乙腈-0.1%磷酸溶液（14∶86）为流动相；

检测波长为230nm。理论塔板数按芍药苷峰计算应不低于2000。

2. 对照品溶液的制备

取芍药苷对照品适量，精密称定，加50%甲醇制成每1mL含20μg的溶液，即得。

3. 供试品溶液的制备

精密量取本品1mL，置50mL量瓶中，加50%甲醇溶解并稀释至刻度，摇匀，滤过，取续滤液，即得。

4. 测定

分别精密吸取对照品溶液10μL与供试品溶液20μL，注入液相色谱仪，测定，即得。

五、思考题

1. 影响样品保留时间的因素有哪些？
2. 峰面积的大小与药品的定性是否有关？其反映的是什么？

实验二十七　百令胶囊的HPLC特征图谱鉴别

一、目的要求

1. 掌握高效液相色谱法（HPLC）特征图谱的原理及操作。
2. 掌握特征图谱在中药制剂定性鉴别中的应用。

二、基本原理

HPLC特征图谱是指样品经适当处理后，采用高效液相色谱分析手段，得到的能够标示其化学特征的色谱图，并与标准特征图谱数据对比进行鉴别。

百令胶囊由发酵冬虫夏草菌粉制成，腺苷、尿苷是其主要成分之一，2010年版《中国药典》以腺苷、尿苷为对照，采用HPLC特征图谱对其进行定性鉴别。

三、仪器与试药

1. 高效液相色谱仪（紫外检测器）、C_{18}色谱柱。
2. 微量注射器（10μL）、微孔滤膜（有机相）。
3. 分析天平（万分之一）。
4. 甲醇（色谱纯）、乙腈（色谱纯）、磷酸二氢钾、重蒸馏水。
5. 发酵冬虫夏草菌粉对照药材、尿苷对照品（中国食品药品检定研究院）。
6. 百令胶囊（市售品）

四、操作步骤

1. 色谱条件

以十八烷基键合硅胶为填充剂；以乙腈为流动相A，以0.04mol/L磷酸二氢钾溶液为流动相 B，按下表中的规定进行梯度洗脱；检测波长为 260nm；理论塔板数按腺苷峰计算应不低于 3000。

时间（分钟）	流动相 A（%）	流动相 B（%）
0～15	0	100
15～45	0→15	100→85

2. 对照品溶液的制备

取发酵冬虫夏草菌粉对照药材 0.5g，同供试品溶液制备方法制成对照药材溶液。再取尿苷对照品，加 10% 甲醇制成每 1mL 含 5μg 的溶液；取腺苷对照品适量，精密称定，加 0.5% 磷酸溶液制成每 1mL 含 12μg 的溶液，即得。

3. 供试品溶液的制备

取装量差异项下的本品内容物，混匀，取约 0.5g，精密称定，置具塞锥形瓶中，加乙醇 20mL，密塞，浸泡 30 分钟，滤过，弃去乙醚液，取药渣，挥干，连同滤纸一并置具塞锥形瓶中，精密加入 0.5% 磷酸溶液 50mL，密塞，称定重量，超声处理（功率 250W，频率 33kHz）30 分钟，放冷，再称定重量，用 0.5% 磷酸溶液补足减失的重量，摇匀，静置，取上清液，滤过，取续滤液，即得。

4. 测定

分别吸取上述四种溶液各 20μL，注入液相色谱仪，记录色谱图。供试品色谱图上，应呈现与发酵冬虫夏草菌粉对照药材中的六个色谱峰保留时间相同的色谱峰，并呈现与腺苷、尿苷对照品色谱峰保留时间相同的色谱峰。

五、思考题

1. 简述高效液相色谱中引起色谱峰扩展的因素，如何减少谱带扩张、调高柱效？
2. HPLC 定性鉴别有哪些优点？与 TLC 相比如何？

实验二十八　高效液相色谱法测定三黄片中大黄素和大黄酚的含量

一、目的要求

1. 掌握高效液相色谱法原理及高效液相色谱仪的使用。
2. 掌握高效液相色谱仪在中药制剂定量分析中的应用。

二、基本原理

三黄片为《中国药典》2010 年版（一部）所收载品种，由大黄、盐酸小檗碱、黄芩浸膏制成，大黄为君药，其主要有效成分为大黄素和大黄酚等蒽醌类成分，制剂标准中利用高效液相色谱法测定了该制剂中大黄素和大黄酚的含量。

三、仪器与试药

1. 高效液相色谱仪（紫外检测器）。
2. 微量注射器（10μL）。
3. 分析天平。
4. 水浴锅、分液漏斗、蒸发皿。
5. 甲醇（色谱纯）。
6. 重蒸馏水。
7. C_{18}色谱柱。
8. 大黄素、大黄酚对照品（中国食品药品检定研究院）。
9. 三黄片（市售品）。
10. 乙醇、氯仿、醋酸乙酯（AR）。
11. 微孔滤膜（0.45μm，有机相）。

四、操作步骤

1. 色谱条件

C_{18}反相键合硅胶柱；以甲醇－0.1%磷酸溶液（85∶15）为流动相；检测波长为254nm。理论塔板数按大黄素峰计算不低于2000。

2. 对照品溶液的制备

分别精密称取大黄素和大黄酚对照品适量，加无水乙醇－醋酸乙酯（2∶1）制成每1mL含大黄素0.01mg、大黄酚0.025mg的混合溶液，即得。

3. 供试品溶液的制备

取三黄片20片，除去包衣，精密称定，研细（过三号筛），精密称取适量（约相当于1片的重量），置锥形瓶中，精密加乙醇25mL，密塞，称定重量，置水浴上加热回流1小时，放冷，用乙醇补足减失的重量，滤过，精密量取续滤液10mL，置烧瓶中，水浴蒸干，加30%乙醇－盐酸（10∶1）溶液15mL，置水浴中加热水解1小时，立即冷却，用氯仿强力振摇提取4次，每次15mL，合并氯仿液，置水浴上蒸干，残渣用无水乙醇－醋酸乙酯（2∶1）溶解，移置25mL量瓶中，并稀释至刻度，摇匀，用微孔滤膜（0.45μm）滤过，取续滤液，即得。

本品每片含大黄以大黄素（$C_{15}H_{10}O_5$）和大黄酚（$C_{15}H_{10}O_4$）总量计算，不得少于1.55mg。

4. 测定

分别精密吸取对照品溶液和供试品溶液各10μL，注入液相色谱仪，测定，即得。

五、思考题

影响理论塔板数的因素有哪些？实验中色谱柱一定时如何提高理论塔板数？

实验二十九　牛黄解毒片中黄芩苷的含量测定

一、目的要求

1. 掌握中药制剂中黄芩苷的测定方法。
2. 熟悉高效液相色谱仪的使用方法。

二、基本原理

利用高效液相色谱法分离牛黄解毒片中的黄芩苷，在 λ_{max}315nm 处进行检测。为了减小实验条件波动对分析结果的影响，采用随行外标一点法定量。

三、仪器与试剂

1. 高效液相色谱仪、超声波提取器、分析天平。
2. 甲醇（色谱纯）、磷酸（AR）、双蒸馏水、乙醇（AR）。
3. 黄芩苷对照品（中国食品药品检定研究院）。
4. 牛黄解毒片（市售品）。

四、操作步骤

1. 对照品溶液的制备

精密称取在 60℃减压干燥 4 小时的黄芩苷对照品适量，加甲醇制成 1mL 中含 30μg 的溶液，即得。

2. 供试品溶液的制备

取本品 20 片（包衣片除去包衣），精密称定，研细，取 0.6g，精密称定，置锥形瓶中，加 70% 乙醇 30mL，超声处理（功率 250W，频率 33kHz）20 分钟，放冷，滤过，滤液置 100mL 量瓶中，用少量 70% 乙醇分次洗涤容器和残渣，洗液滤入同一量瓶中，加 70% 乙醇至刻度，摇匀；精密量取 2mL，置 10mL 量瓶中，加 70% 乙醇至刻度，摇匀，即得。

3. 测定

色谱条件：以十八烷基硅烷键合硅胶为填充剂；甲醇 - 水 - 磷酸（45∶55∶0.2）为流动相；检测波长为 315nm。

测定：分别精密吸取对照品溶液 5μL 与供试品溶液 10μL，注入液相色谱仪，测定，即得。

本品每片含黄芩以黄芩苷（$C_{21}H_{18}O_{11}$）计，小片不得少于 3.0mg；大片不得少于 4.5mg。

五、思考题

1. HPLC 中常用的定量方法有哪几种？外标一点法有何优缺点？
2. 牛黄解毒片中黄芩苷的含量测定还可用哪些方法？

实验三十 高效液相色谱法测定六味地黄丸中丹皮酚的含量

一、目的要求

1. 掌握高效液相色谱法原理及高效液相色谱仪的使用。
2. 掌握高效液相色谱仪在中药制剂定量分析中的应用。

二、基本原理

六味地黄丸为《中国药典》2010 年版（一部）所收载品种，由熟地黄、酒萸肉、牡丹皮、山药、茯苓、泽泻制成，丹皮酚为牡丹皮中的主要有效成分，可利用高效液相色谱法测定该制剂中丹皮酚的含量。

三、仪器与试药

1. 高效液相色谱仪（紫外检测器）、C_{18}色谱柱。
2. 微孔滤膜（0.45μm，有机相）、微量注射器（10μL、20μL）。
3. 分析天平（万分之一）、超声波提取器。
4. 具塞锥形瓶、漏斗。
5. 甲醇（色谱纯）、重蒸馏水。
6. 丹皮酚对照品（中国食品药品检定研究院）。
7. 六味地黄丸（市售品）

四、操作步骤

1. 色谱条件

以十八烷基硅烷键合硅胶为填充剂；以甲醇－水（70∶30）为流动相；检测波长为 274nm。理论塔板数按丹皮酚峰计算应不低于 3500。

2. 对照品溶液的制备

取丹皮酚对照品适量，精密称定，加甲醇制成每 1mL 含 20μg 的溶液，即得。

3. 供试品溶液的制备

取本品水蜜丸或小蜜丸，切碎，取约 0.3g，精密称定；或取本品浓缩丸适量，研细，取约 0.4g，精密称定，置具塞锥形瓶中，精密加入 50% 甲醇 50mL，密塞，称定重量，超声处理（功率 250W，频率 33 kHz）45 分钟（本品浓缩丸只需 30 分钟），放冷，再称定重量，用 50% 甲醇补足减失的重量，摇匀，滤过，取续滤液，即得。

4. 测定

分别精密吸取对照品溶液 10μL 与供试品溶液 20μL，注入液相色谱仪，测定，计算含量，即得。

五、思考题

1. 影响理论塔板数的因素有哪些?
2. 实验中色谱柱一定时将如何提高理论塔板数?

实验三十一　高效液相色谱法测定葛根芩连片中葛根素的含量

一、目的要求

1. 掌握中药制剂中葛根素的测定方法。
2. 熟悉高效液相色谱法对中药制剂进行含量测定的步骤和计算方法。

二、基本原理

葛根芩连片由葛根、黄芩、黄连、炙甘草制成，葛根中的葛根素是黄酮类成分，并且是葛根中的有效成分之一，2010 年版《中国药典》中采用高效液相色谱法测定葛根芩连片中葛根素的含量。

三、仪器与试药

1. 高效液相色谱仪（紫外检测器）、C_{18}色谱柱。
2. 微孔滤膜（0.45μm，有机相）、微量注射器（10μL）。
3. 分析天平（万分之一）、水浴锅。
4. 具塞锥形瓶、漏斗。
5. 甲醇（色谱纯）、重蒸馏水。
6. 葛根素对照品（中国食品药品检定研究院）。
7. 葛根芩连片（市售品）

四、操作步骤

1. 色谱条件

以十八烷基硅烷键合硅胶为填充剂；以甲醇－乙腈－水（6:10:84）为流动相；检测波长为 250nm。理论塔板数按葛根素峰计算应不低于 2500。

2. 对照品溶液的制备

取葛根素对照品适量，精密称定，加甲醇－水（70:30）的混合溶液制成每 1mL 含 0.15mg 的溶液，即得。

3. 供试品溶液的制备

取本品 10 片，糖衣片除去糖衣，精密称定，研细，取 0.2g，精密称定，置具塞锥形瓶中，精密加入甲醇－水（70:30）的混合溶液 50mL，称定重量，加热回流 30 分钟，放冷，再称定重量，用上述混合溶液补足减失的重量，摇匀，滤过，取续滤液，即得。

4. 测定

分别精密吸取对照品溶液与供试品溶液各 10μL，注入液相色谱仪，测定，计算含量，即得。

五、思考题

1. HPLC 中常用的定量方法有哪几种?
2. 外标一点法有何优缺点？什么情况下采用?

实验三十二　清开灵注射液中总胆酸及栀子苷的含量测定

一、目的要求

1. 掌握注射剂的含量测定方法。
2. 熟悉动物药成分分析方法

二、基本原理

清开灵注射液主要含有牛黄（用牛胆液、猪去氧胆酸代替）、水牛角粉、珍珠母、黄芩、金银花、栀子等。

中药注射剂系指中药材经提取，精制而成的可供注射的无菌溶液（或供临用配成溶液的无菌粉末），大多数成分复杂，分析难度较大，对于成分已知，结构明确的可根据其理化性质进行选择，对于成分尚未弄清的，可从中选一两类认为是活性成分（或指标成分）进行分析，也要考虑添加剂的影响，排除干扰。

按投料量每 1mL 注射液含总胆酸为 7mg。胆酸和去氧胆酸与香草醛在硫酸作用下生成糠醛类衍生物，在 520nm 波长处有最大吸收，可用分光光度法测定；栀子苷，照高效液相色谱法测定。

三、仪器与试药

1. 紫外 - 可见分光光度计、离心机、1mL 移液管；HPLC 液相色谱仪。
2. 冰醋酸、浓硫酸、浓盐酸、香草醛、乙醇（AR)；磷酸、甲醇。
3. 8%（*W/V*）香草醛试液；乙腈 - 水（10∶90)。
4. 胆酸与猪去氧胆酸对照品；栀子苷对照品（中国食品药品检定研究院)。
5. 清开灵注射液（市售品)。

四、操作步骤

（一）总胆酸

1. 对照品溶液的配制

精密称取胆酸对照品 32.5mg，猪去氧胆酸对照品 37.5mg，用冰醋酸定容成 100mL

（0.7mg/mL）的溶液，摇匀，备用。

2. 供试品溶液的制备

精密吸取样品溶液1mL，置离心管中，滴加6mol/L HCl 1滴，搅拌使充分沉淀，离心分离，弃去上清液，用0.2mol/L HCl液10mL洗2次，离心，洗液弃去，沉淀用冰醋酸溶解，定量转移到10mL量瓶中，用冰醋酸稀释至刻度，摇匀，备用。

3. 工作曲线的制备

精密量取总胆酸标准品溶液0.1、0.2、0.3、0.4、0.5mL，分别置于具塞刻度试管（或50mL量瓶）中，各加冰醋酸稀释到0.5mL，另取0.5mL冰醋酸作空白，分别加入8%的香草醛乙醇溶液0.5mL，在水浴中用80%的硫酸稀释到6mL，摇匀，置70℃水浴加热10分种，取出冷却，用1cm比色皿，在520nm波长处测定吸收度，求出回归方程和相关系数（同时用坐标纸作工作曲线）。

4. 样品的测定

取样品溶液0.3mL置刻度试管（或50mL容量瓶）中，用冰醋酸稀释到0.5mL，以下操作同“工作曲线的制备”，测定吸收度，代入回归方程或用内插法即可求得$C_{样}$。

根据总胆酸含量（%）$=C_{样}\times 10/$标示量$\times 100\%$计算即得。

（二）栀子

1. 色谱条件

以十八烷基硅烷键合硅胶为填充剂；以乙腈－水（10∶90）为流动相；检测波长238nm。

2. 对照品溶液的制备

取栀子苷对照品适量，精密称定，加甲醇制成每1mL含30μg的溶液，即得。

3. 供试品溶液的制备

精密量取本品20mL，置具塞锥形瓶中，精密加入磷酸溶液（1→3）1mL，混匀，置2℃～10℃放置1小时，取出，放至室温，离心（转速为每分钟3000转）20分钟，精密量取上清液5mL，置50mL量瓶中，加甲醇稀释至刻度，摇匀，滤过，取续滤液，即得。

4. 测定

分别精密吸取对照品溶液与供试品溶液各10μL，注入液相色谱仪，测定，即得。

五、注意事项

1. 利用强酸将其沉淀分离后，再用香草醛－硫酸显色，可有效地控制总胆酸的含量，操作要按规定仔细操作，以减小误差。

2. 配制80%硫酸液和使用时，要注意安全。

六、思考题

1. 中药注射剂需要检查哪些项目？

2. 本实验中应用酸较多，分别说明它们的作用？

实验三十三　龙牡壮骨颗粒剂中钙的含量测定

一、目的要求

1. 掌握中药中无机元素的分析方法。
2. 熟悉中药颗粒剂的前处理方法。
3. 了解原子吸收分光光度计的使用方法。

二、基本原理

龙牡壮骨颗粒剂为由党参、黄芪、麦冬、龟板（醋制）、白术（炒）、山药、五味子（醋制）、龙骨、牡蛎（煅）、茯苓、大枣、甘草、乳酸钙、鸡内金（炒）、维生素D_2、葡萄糖酸钙制成的颗粒剂。主要含有钙、锌等营养元素。可用原子吸收分光光度法测定其含量。

三、仪器与试药

1. 原子吸收分光光度计。
2. 镧试液。
3. 标准品：碳酸钙（纯度大于99.9%）。
4. 龙牡壮骨颗粒剂（市售品）。

四、操作步骤

1. 测定条件

钙元素空心阴极灯，波长422.7nm，灯电流2mA，狭缝0.2mm，燃烧器高度11mm，空气流量5L/min，乙炔流量1.3L/min。

2. 对照品溶液的制备及标准曲线的绘制

精密称取经110℃干燥至恒重的碳酸钙对照品约60mg，置100mL容量瓶中，加水10mL湿润后，加稀盐酸5mL使溶解，加水稀释至刻度，摇匀，精密量取25mL，置100mL容量瓶中，加水稀释至刻度，摇匀，精密量取1.0mL、1.5mL、2.0mL、2.5mL和3.0mL，分别置25mL容量瓶中，各加镧试液1mL，加水至刻度，摇匀，按上述条件测定吸收度。计算回归方程（或绘制标准曲线）。

3. 供试品溶液的制备

取本品0.5g，研细，精密称定，置100mL容量瓶中，加10mL湿润后，加稀盐酸5mL使溶解，加水稀释至刻度，摇匀，滤过，精密量取该滤液2mL，置25mL容量瓶中，加镧试液1mL，加水稀释至刻度，摇匀，即得。

4. 测定步骤与结果计算

取供试品溶液按上述条件测定吸收度，按下式计算。根据《中国药典》规定，本品每袋含钙不得少于45.0mg。

定量实验结果计算

$$元素\% = \frac{C \times V \times 10^{-6}}{m} \times 100\%$$

式中 C——样品中被测元素的浓度（从回归方程中求出或从标准曲线用内标法求出）

V——样品溶液的体积（mL）

m——取样量（g）

五、注意事项

1. 使用原子吸收分光光度计时，应按操作规程正确操作，注意安全。
2. 在样品处理过程中，要避免损失而造成的误差。

六、思考题

1. 试比较干、湿法消化的优缺点。
2. 本实验定量分析中，主要的干扰因素有哪些？如何消除？

实验三十四 生脉饮质量标准研究

一、目的要求

1. 掌握中药液体制剂的提取分离方法。
2. 掌握中药制剂定性定量标准的设计。

二、条件

【处方】红参100g，麦冬200g，五味子100g。

【制法】以上三味，粉碎成粗粉，照流浸膏剂与浸膏剂项下的渗漉法（《中国药典》2010年版一部附录），用65%乙醇作溶剂，浸渍24小时后进行渗漉，收集渗漉液约4500mL，减压浓缩至约250mL，放冷，加水400mL稀释，滤过，另加60%糖浆300mL及适量防腐剂，并调节pH值至规定范围，调整总量至1000mL，搅匀，静置，滤过，灌封，灭菌，即得。

【性状】本品为黄棕色至红棕色的澄清液体，久置可有微量浑浊；气香，味酸、甜、微苦。

【功能主治】益气复脉，养阴生津。用于气阴两亏，心悸气短，脉微自汗。

三、实验要求

1. 设计本品三味药的定性方案。
2. 设计本品的含量测定方案。

3. 列出实验所需样品、材料、试剂等实验用品。
4. 按照设计的实验方案进行实验。
5. 制定出本品的定性定量标准。
6. 制定本品含量限度标准。

实验三十五　乐脉颗粒质量标准研究

一、目的要求

1. 掌握中药液体制剂的提取分离方法。
2. 掌握中药制剂定性定量标准的设计。

二、条件

【处方】丹参499g，川芎249.5g，赤芍249.5g，红花249.5g，香附124.75g，木香124.75g，山楂62.4g。

【制法】以上七味，加水煎煮三次，每次1小时，合并煎液，滤过，滤液于离心薄膜蒸发器内低温（45℃～50℃）浓缩至相对密度1.10～1.30的清膏，在间歇式流化床内与乳糖流化，制成颗粒，干燥，制成1000g，即得。

【性状】本品为黄棕色至棕色的颗粒；味微苦。

【功能主治】行气活血，化瘀通脉。用于气滞血瘀所致的头痛、眩晕、胸痛、心悸；冠心病心绞痛、多发性脑梗死见上述证候者。

三、实验要求

1. 设计本品中丹参的含量测定方案。
2. 设计本品中赤芍、山楂的定性鉴别方案。
3. 列出实验所需样品、材料、试剂等实验用品。
4. 按照设计的实验方案进行实验。
5. 制定出本品的定性定量标准。
6. 制定本品含量限度标准。

实验三十六　补中益气丸的质量标准研究

一、目的要求

1. 掌握中药蜜丸的分离提取方法。
2. 掌握蜜丸剂的理化鉴别方法和含量测定方法。

二、条件

【处方】炙黄芪 200g，党参 60g，炙甘草 100g，白术（炒）60g，当归 60g，升麻 60g，柴胡 60g，陈皮 60g。

【制法】以上八味，粉碎成细粉，过筛，混匀。另取生姜 20g、大枣 40g，加水煎煮二次，滤过，滤液浓缩。每 100g 粉末加炼蜜 100～120g 及生姜和大枣的浓缩煎液制成小蜜丸；或每 100g 粉末加炼蜜 100～120g 制成大蜜丸，即得。

【性状】本品为棕褐色至黑褐色的小蜜丸或大蜜丸；味微甜、微苦、辛。

【功能主治】补中益气，升阳举陷。用于脾胃虚弱、中气下陷所致的泄泻、脱肛、阴挺，症见体倦乏力、食少腹胀、便溏久泻、肛门下坠或脱肛、子宫脱垂。

三、实验要求

1. 设计本品中黄芪的含量测定方法。
2. 设计本品中党参、当归、柴胡的理化鉴别方法。
3. 列出实验所需样品、材料、试剂等实验用品。
4. 按照设计的实验方案进行实验。
5. 制定出本品的定性定量标准。
6. 制定出本品中含量限度标准。

实验三十七　正心泰胶囊质量标准研究（设计性、综合性实验）

一、处方

黄芪	葛根	丹参
槲寄生	山楂	川芎

二、制法

以上六味，取川芎粉碎成细粉。葛根用 85% 乙醇加热回流提取三次，滤过，合并滤液，减压回收乙醇，浓缩；山楂、丹参用 95% 乙醇加热回流提取一次，减压回收乙醇；其余黄芪、槲寄生及剩余川芎与上述山楂、丹参醇提后的残渣加水煎煮三次，滤过，合并滤液，浓缩，与上述浓缩液合并，浓缩至相对密度 1.35～1.40（60℃）的稠膏。稠膏加入川芎细粉及辅料适量，混匀，干燥，过筛，装入胶囊，制成 1000 粒，即得。

三、性状

本品为硬胶囊，内容物为棕褐色的粉末；气微，味微苦。

质量分析方案要求：根据以上条件请学生设计本品的定性鉴别、检查和含量测定分析方案。定性鉴别要写明所用对照品或对照药材、鉴别方法，本品至少要有四个鉴别项目。检查要写明检查内容及方法。含量测定要写明样品提取净化方法、所测成分、测定条件、测定方法及含量计算方法。

实验三十八 乳增宁胶囊质量标准研究（设计性、综合性实验）

一、处方

艾叶	淫羊藿	柴胡
川楝子	天冬	土贝母

二、制法

以上六味，加水煎煮三次，合并煎液，滤过，滤液浓缩至适量，趁热加入三倍量乙醇，搅拌均匀，静置，滤过，滤液减压回收乙醇，并浓缩至适量，加干燥的磷酸氢钙与淀粉的混合细粉适量，混匀，置80℃减压干燥，冷却，粉碎，加硬脂酸镁适量，混匀，加淀粉适量，混匀，装入胶囊，制成1000粒，即得。

三、性状

本品为硬胶囊，内容物为棕黄色至棕褐色的粉末；气微，微苦。

质量分析方案要求：根据以上条件请学生设计本品的定性鉴别、检查和含量测定分析方案。定性鉴别要写明所用对照品或对照药材、鉴别方法，本品至少要有四个鉴别项目。检查要写明检查内容及方法。含量测定要写明样品提取净化方法、所测成分、测定条件、测定方法及含量计算方法。

实验三十九 护肝片质量标准研究（设计性、综合性实验）

一、处方

柴胡 313g	茵陈 313g	板蓝根 313g	五味子 168g
猪胆粉 20g	绿豆 128g		

二、制法

以上六味，绿豆粉碎成细粉；柴胡、茵陈、板蓝根加水煎煮二次，每次2小时，滤过，滤液合并，减压浓缩至适量，喷雾干燥成细粉，与适量的绿豆细粉混合，减压干燥，粉碎成细粉；五味子粉碎成粗粉，用75%乙醇回流提取三次，第一次3小时，第二次2小时，第三次1小时，滤过，合并滤液，回收乙醇并浓缩至适量，与剩余的绿豆细粉混匀，减压干燥，粉碎成细粉，加入猪胆粉、上述细粉和适量的辅料，混匀，制成颗粒，干燥，压制成1000片，包糖衣或薄膜衣，即得。

三、性状

本品为糖衣片或薄膜衣片，除去包衣后显棕色至褐色；微苦。

四、功能主治

疏肝理气，健脾消食。具有降低转氨酶作用。用于慢性肝炎及早期肝硬化。

质量分析方案要求：根据以上条件请学生设计本品的定性鉴别、检查和含量测定分析方案。定性鉴别要写明所用对照品或对照药材、鉴别方法，本品至少要有四个鉴别项目。检查要写明检查内容及方法。含量测定要写明样品提取净化方法、所测成分、测定条件、测定方法及含量计算方法。

实验四十 利鼻片质量标准研究（设计性、综合性实验）

一、处方

黄芩100g 苍耳子150g 辛夷100g 薄荷75g
白芷100g 细辛25g 蒲公英500g

二、制法

以上七味，薄荷、白芷、细辛粉碎成细粉；其余黄芩等四味加水煎煮三次，第一次3小时，第二次2小时，第三次1小时。煎液滤过，滤液合并，浓缩成稠膏，加入上述细粉，混匀，低温干燥，粉碎，过筛，加入适量的淀粉或蔗糖粉，混匀，制成颗粒，干燥，压制成1000片，包糖衣，即得。

三、性状

本品为糖衣片，除去糖衣片后显棕褐色；味苦、微辛。

四、功能主治

清热解毒，祛风开窍。用于风热蕴肺所致的伤风鼻塞、鼻渊、鼻流清涕或浊涕。

质量分析方案要求：根据以上条件请学生设计本品的定性鉴别、检查和含量测定分析方案。定性鉴别要写明所用对照品或对照药材、鉴别方法，本品至少要有四个鉴别项目。检查要写明检查内容及方法。含量测定要写明样品提取净化方法、所测成分、测定条件、测定方法及含量计算方法。

附录一 常用试液及其配制

乙醇制氢氧化钾试液 可取用乙醇制氢氧化钾滴定液（0.5mol/L）。

乙醇制氨试液 取无水乙醇，加浓氨试液使100mL中含NH_3 9～11g，即得。本液应置橡皮塞瓶中保存。

乙醇制硫酸试液 取硫酸57mL，加乙醇稀释至1000mL，即得。本液含H_2SO_4应为9.5%～10.5%。

乙醇制溴化汞试液 取溴化汞2.5g，加乙醇50mL，微热使溶解，即得。本液应置玻璃塞瓶内，在暗处保存。

二乙基二硫代氨基甲酸银试液 取二乙基二硫代氨基甲酸银0.25g，加氯仿适量与三乙胺1.8mL，加氯仿至100mL，搅拌使溶解，放置过夜，用脱脂棉滤过，即得。本液应置棕色玻璃瓶内，密塞，置阴凉处保存。

二硝基苯试液 取间二硝基苯2g，加乙醇使溶解成100mL，即得。

二硝基苯甲酸试液 取3,5－二硝基苯甲酸1g，加乙醇使溶解成100mL，即得。

二硝基苯肼乙醇试液 取2,4－二硝基苯肼1g，加乙醇1000mL使溶解，再缓缓加入盐酸10mL，摇匀，即得。

二硝基苯肼试液 取2,4－二硝基苯肼1.5g，加硫酸溶液（1→2）20mL，溶解后，加水使成100mL，滤过，即得。

三硝基苯酚试液 本液为三硝基苯酚的饱和水溶液。

三氯化铁试液 取三氯化铁9g，加水使溶解成100mL，即得。

三氯化铝试液 取三氯化铝1g，加乙醇使溶解成100mL，即得。

三氯化锑试液 本液为三氯化锑饱和的氯仿溶液。

水合氯醛试液 取水合氯醛50g，加水15mL与甘油10mL使溶解，即得。

甘油醋酸试液 取甘油、50%醋酸与水各等份，混合，即得。

甲醛试液 取用“甲醛溶液”。

四苯硼钠试液 取四苯硼钠0.1g，加水使溶解成100mL，即得。

对二甲氨基苯甲醛试液 取对二甲氨基苯甲醛0.125g，加无氮硫酸65mL与水35mL的冷混合液溶解后，加三氯化铁试液0.05mL，摇匀，即得。本液配制后7日即不适用。

亚铁氰化钾试液 取亚铁氰化钾1g，加水10mL使溶解，即得。本液应临用时配制。

亚硝基铁氰化钠试液 取亚硝基铁氰化钠1g，加水使溶解成20mL，即得。本液应临用时配制。

亚硝酸钠乙醇试液 取亚硝酸钠5g，加60%乙醇使溶解成1000mL，即得。

亚硝酸钴钠试液 取亚硝酸钴钠10g，加水使溶解成50mL，滤过，即得。

过氧化氢试液 取浓过氧化氢溶液（30%），加水稀释成3%的溶液，即得。

苏丹Ⅲ试液 取苏丹Ⅲ0.01g，加90%乙醇5mL溶解后，加甘油5mL，摇匀，即得。本液应置棕色的玻璃瓶内保存，在2个月内应用。

吲哚醌试液 取α,β-吲哚醌0.1g，加丙酮10mL溶解后，加冰醋酸1mL，摇匀，即得。

钌红试液 取10%醋酸钠溶液1～2mL，加钌红适量使呈酒红色，即得。本液应临用时配制。

间苯三酚试液 取间苯三酚0.5g，加乙醇使溶解成25mL，即得。本品应置玻璃塞瓶内，在暗处保存。

间苯三酚盐酸试液 取间苯三酚0.1g，加乙醇1mL，再加盐酸9mL，混匀。临用时配制。

茚三酮试液 取茚三酮2g，加乙醇使溶解成100mL，即得。

钒酸铵试液 取钒酸铵0.25g，加水使溶解成100mL，即得。

变色酸试液 取变色酸钠50mg，加硫酸与水的冷混合液（9∶4）100mL使溶解，即得。本液应临用时配制。

草酸铵试液 取草酸铵3.5g，加水使溶解成100mL，即得。

茴香醛试液 取茴香醛0.5mL，加醋酸50mL使溶解，加硫酸1mL，摇匀，即得。本液应临用时配制。

钨酸钠试液 取钨酸钠25g，加水72mL溶解后，加磷酸2mL，摇匀，即得。

品红亚硫酸试液 取碱式品红0.2g，加热水100mL溶解后，放冷加亚硫酸钠溶液（1→10）2mL、盐酸2mL，用水稀释至200mL，加活性炭0.1g，搅拌并迅速滤过，放置1小时以上，即得。本液应临用时配制。

香草醛试液 取香草醛0.1g，加盐酸10mL使溶解，即得。

香草醛硫酸试液 取香草醛0.2g，加硫酸10mL使溶解，即得。

氢氧化钙试液 取氢氧化钙3g，置玻璃瓶内，加水1000mL，密塞，时时猛力振摇，放置1小时，即得。用时倾取上层清液。

氢氧化钠试液 取氢氧化钠4.3g，加水溶解成100mL，即得。

氢氧化钡试液 取氢氧化钡，加新沸过的冷水使成饱和溶液，即得。本液应临用时配制。

氢氧化钾试液 取氢氧化钾6.5g，加水使溶解成100mL，即得。

重铬酸钾试液 取重铬酸钾7.5g，加水使溶解成100mL，即得。

重氮对硝基苯胺试液 取对硝基苯胺0.4g，加稀盐酸20mL与水40mL使溶解，冷却至15℃，缓缓加入10%亚硝酸钠溶液，至取溶液1滴能使碘化钾淀粉试纸变为蓝色，即得。本液应临用时配制。

重氮苯磺酸试液 取对氨基苯磺酸0.1g，加10%氢氧化钠溶液2mL，使溶解，加稀盐酸20mL与0.1mol/L亚硝酸钠溶液6mL，搅拌1分钟，加脲50mg，继续搅拌5分钟，即得。本液应临用时配制。

盐酸羟胺试液 取盐酸羟胺3.5g，加60%乙醇使溶解成100mL，即得。

钼硫酸试液 取钼酸铵0.1g，加硫酸10mL使溶解，即得。

钼酸铵试液 取钼酸铵10g，加水使溶解成100mL，即得。

钼酸铵硫酸试液 取钼酸铵2.5g，加硫酸15mL，加水使溶解成100mL，即得。本液配制后两周，即不适用。

铁氰化钾试液 取铁氰化钾1g，加水10mL使溶解，即得。本液应临用时配制。

氨试液 取浓氨溶液400mL，加水使成1000mL，即得。

浓氨试液 取用“浓氨溶液”。

氨制硝酸银试液 取硝酸银1g，加水20mL溶解后，滴加氨试液，随加随搅拌，至初起的沉淀将近全溶，滤过，即得。本液应置棕色瓶内，在暗处保存。

氨制氯化铜试液 取氯化铜22.5g，加水200mL溶解后，加浓氨试液100mL，摇匀，即得。

高锰酸钾试液 本液为0.02mol/L高锰酸钾溶液。

高氯酸试液 取70%高氯酸13mL，加水500mL，用70%高氯酸精确调至pH 0.5，即得。

高氯酸铁试液 取70%高氯酸10mL，缓缓分次加入铁粉0.8g，微热使溶解，放冷，加无水乙醇稀释至100mL，即得。用时取上液20mL，加70%高氯酸6mL，用无水乙醇稀释至500mL。

α-萘酚试液 取15%的α-萘酚乙醇溶液10.5mL，缓缓加硫酸6.5mL，混匀后再加乙醇40.5mL及水4mL，混匀，即得。

硅钨酸试液 取硅钨酸10g，加水使溶解成100mL，即得。

硝铬酸试液 ①取硝酸10mL，加入100mL水中，混匀；②取三氧化铬10g，加水100mL使溶解。用时将二液等量混合，即得。

硝酸汞试液 取黄氧化汞40g，加硝酸32mL与水15mL使溶解，即得。

本液应置玻璃塞瓶内，在暗处保存。

硝酸银试液 本液为0.1mol/L硝酸银溶液。

硫化氢试液 本液为硫化氢的饱和水溶液。本液置棕色瓶内，在暗处保存。本液如无明显的硫化氢臭，或与等容的三氯化铁试液混合时不能生成大量的硫黄沉淀，即不适用。

硫化钠试液 取硫化钠1g，加水使溶解成10mL，即得。本液应临用时配制。

硫代乙酰胺试液 取硫代乙酰胺4g，加水使溶解成100mL，置冰箱中保存。临用前取混合液（由1mol/L氢氧化钠溶液15mL、水5.0mL及甘油20mL组成）5.0mL，加上述硫代乙酰胺溶液1.0mL，置水浴上加热20秒钟，冷却，立即使用。

硫脲试液 取硫脲10g，加水使溶解成100mL，即得。

硫氰酸汞铵试液 取硫氰酸铵5g与二氯化汞4.5g，加水使溶解成100mL，即得。

硫氰酸铵试液 取硫氰酸铵8g，加水使溶解成100mL，即得。

硫酸亚铁试液 取硫酸亚铁结晶8g，加新沸过的冷水100mL使溶解，即得。本液应临用时配制。

硫酸汞试液 取黄氧化汞5g，加水40mL后，缓缓加硫酸20mL，随加随搅拌，再加水40mL，搅拌使溶解，即得。

硫酸铜试液 取硫酸铜12.5g，加水使溶解成100mL，即得。

硫酸镁试液 取未风化的硫酸镁结晶12g，加水使溶解成100mL，即得。

紫草试液 取紫草粗粉10g，加90%乙醇100mL，浸渍24小时后，滤过，滤液中加入等量的甘油，混合，放置2小时，滤过，即得。本液应置棕色玻璃瓶内，在2个月内应用。

氯试液 本液为氯的饱和水溶液。本液应临用时配制。

氯化亚锡试液 取氯化亚锡1.5g，加水10mL与少量的盐酸使溶解，即得。本液应临用时配制。

氯化金试液 取氯化金1g，加水35mL使溶解，即得。

氯化钙试液 取氯化钙7.5g，加水使溶解成100mL，即得。

氯化钠明胶试液 取白明胶1g与氯化钠10g，加水100mL，置不超过60℃的水浴上微热使溶解。本液应临用时配制。

氯化钡试液 取氯化钡的细粉5g，加水使溶解成100mL，即得。

氯化铵试液 取氯化铵10.5g，加水使溶解成100mL，即得。

氯化铵镁试液 取氯化镁5.5g与氯化铵7g，加水65mL溶解后，加氯试液35mL，置玻璃瓶内，放置数日后，滤过，即得。本液如显浑浊，应滤过后再用。

氯化锌碘试液 取氯化锌20g，加水10mL使溶解，加碘化钾2g溶解后，再加碘使饱和，即得。本液应置棕色玻璃瓶内保存。

氯酸钾试液 本液为氯酸钾的饱和硝酸溶液。

稀乙醇 取乙醇529mL，加水稀释至1000mL，即得。本液在20℃时含C_2H_5OH应为49.5%~50.5%（mL/mL）。

稀甘油 取甘油33mL，加水稀释使成100mL，再加樟脑一小块或液化苯酚1滴，即得。

稀盐酸 取盐酸234mL，加水稀释至1000mL，即得。本液含HCl应为9.5%~10.5%。

稀硝酸 取硝酸105mL，加水稀释至1000mL，即得。本液含HNO_3应为9.5%~10.5%。

稀硫酸　取硫酸 57mL，加水稀释至 1000mL，即得。本液含 H_2SO_4 应为 9.5% ~ 10.5%。

稀醋酸　取冰醋酸 60mL，加水稀释至 1000mL，即得。

碘试液　本液为 0.1mol/L 碘液。

碘化汞钾试液　取二氯化汞 1.36g，加水 60mL 使溶解，另取碘化钾 5g，加水 10mL 使溶解，将二液混合，加水稀释至 100mL，即得。

碘化钾试液　取碘化钾 16.5g，加水使溶解成 100mL，即得。本液应临用时配制。

碘化钾碘试液　取碘 0.5g，碘化钾 1.5g，加水 25mL 使溶解，即得。

碘化铋钾试液　取碱式硝酸铋 0.85g，加冰醋酸 10mL 与水 40mL 溶解后，加碘化钾溶液（4→10）20mL，摇匀即得。

改良碘化铋钾试液　取碘化铋钾试液 1mL，加 0.6mol/L 盐酸溶液 2mL，加水至 10mL，即得。

稀碘化铋钾试液　取碱式硝酸铋 0.85g，加冰醋酸 10mL 与水 40mL 溶解后，分取 5mL，加碘化钾溶液（4→10）5mL，再加冰醋酸 20mL，用水稀释至 100mL，即得。

硼酸试液　本液为硼酸饱和的丙酮溶液。

溴试液　取溴 2 ~ 3mL，置用凡士林涂塞的玻璃瓶中，加水 100mL，振摇使成饱和的溶液，即得。本液应置暗处保存。

酸性氯化亚锡试液　取氯化亚锡 20g，加盐酸使溶解成 50mL，滤过，即得。本液配成后 3 个月即不适用。

碱式醋酸铅试液　取一氧化铅 14g，加水 10mL，研磨成糊状，用水 10mL 洗入玻璃瓶中，加醋酸铅 22g 的水溶液 70mL，用力振摇 5 分钟后，时时振摇，放置 7 天，滤过，加新沸过的冷水使成 100mL，即得。

碱性三硝基苯酚试液　取 1% 三硝基苯酚溶液 20mL，加 5% 氢氧化钠溶液 10mL，用水稀释至 100mL，即得。本液应临用时配制。

碱性盐酸羟胺试液　①取氢氧化钠 12.5g，加无水甲醇使溶解成 100mL。②取盐酸羟胺 12.5g，加无水甲醇 100mL，加热回流使溶解。用时将两液等量混合，滤过，即得。本液应临用时配制，配成后 4 小时即不适用。

碱性酒石酸铜试液　①取硫酸铜结晶 6.93g，加水使溶解成 100mL。②取酒石酸钾钠结晶 34.6g 与氢氧化钠 10g，加水使溶解成 100mL。用时将二液等量混合，即得。

碱性 β - 萘酚试液　取 β - 萘酚 0.25g，加氢氧化钠溶液（1→10）10mL 使溶解，即得。本液应临用时配制。

碱性碘化汞钾试液　取碘化钾 10g 与红碘化汞 13.5g，加水溶解并稀释至 100mL，临用前与等容的 25% 氢氧化钠溶液混合，即得。

碳酸钠试液　取一水合碳酸钠 12.5g 或无水碳酸钠 10.5g，加水使溶解成 100mL，即得。

碳酸氢钠试液　取碳酸氢钠 5g，加水使溶解成 100mL，即得。

碳酸铵试液　取碳酸铵 20g 与氨试液 20mL，加水使溶解成 100mL，即得。

醋酸汞试液 取醋酸汞5g，研细，加温热的冰醋酸使溶解成100mL，即得。

本液应置棕色玻璃瓶内，密闭保存。

醋酸铅试液 取醋酸铅10g，加新沸过的冷水溶解后，滴加醋酸使溶液澄清，再加新沸过的冷水使成100mL，即得。

醋酸氧铀锌试液 取醋酸氧铀10g，加冰醋酸5mL与水50mL，微热使溶解；另取醋酸锌30g，加冰醋酸3mL与水30mL，微热使溶解；将二液混合，放冷，滤过，即得。

醋酸铵试液 取醋酸铵10g，加水使溶解成100mL，即得。

镧试液 取氧化镧（La_2O_3）5g，用水润湿，缓慢加盐酸25mL使溶解，并用水稀释成100mL，静置过夜，即得。

磷钨酸试液 取磷钨酸1g，加水使溶解成100mL，即得。

磷钼酸试液 取磷钼酸5g，加无水乙醇使溶解成100mL，即得。

磷酸氢二钠试液 取磷酸氢二钠结晶12g，加水使溶解成100mL，即得。

糠醛试液 取糠醛1mL，加水使溶解成100mL，即得。本液应临用时配制。

鞣酸试液 取鞣酸1g，加乙醇1mL，加水溶解并稀释至100mL，即得。本液应临用时配制。

附录二　常用显色试剂及其配制

1. 通用显色剂

（1）碘蒸气：对很多化合物显黄棕色。

在一个密闭的玻璃缸内预先放入碘，使缸内空间被碘蒸气饱和，将薄层板放入缸内数分钟即显色。有时在缸内放一盛水的小杯，增加缸内的湿度，可提高显色的灵敏度。

（2）0.5%碘的氯仿溶液：对很多化合物显黄棕色。

（3）碘－碘化钾溶液：对很多化合物显黄棕色。

（4）5%磷钼酸乙醇溶液：喷后120℃烘，还原性物质显蓝色，再用氨气熏，则背景变为无色。

（5）20%磷钨酸乙醇溶液：喷后120℃烘，还原性物质显蓝色。

（6）碱性高锰酸钾试剂：还原性物质在淡红背景上显黄色。

溶液Ⅰ：1%高锰酸钾溶液。

溶液Ⅱ：5%碳酸钠溶液。

溶液Ⅰ和溶液Ⅱ等量混合使用。

（7）中性0.05%高锰酸钾溶液：易还原性物质在淡黄色背景上显黄色。

（8）硝酸银－氢氧化铵试剂：喷后105℃烘5～10分钟，还原性物质显黑色。

溶液Ⅰ：0.1mol/L硝酸银溶液。

溶液Ⅱ：5mol/L氢氧化铵溶液。

临用前溶液Ⅰ和Ⅱ以1∶5混合。注意：久放则形成爆炸性的叠氮化银！

（9）硝酸银－高锰酸钾试剂：还原性物质在蓝绿色背景上立即显黄色。

溶液Ⅰ：0.1mol/L硝酸银溶液－2mol/L氢氧化铵溶液－2mol/L氢氧化钠溶液（1∶1∶2）。临用前配制。

溶液Ⅱ：高锰酸钾0.5g，碳酸钠1g，加水成100mL溶液。

临用前溶液Ⅰ和溶液Ⅱ等量混合。

（10）四唑蓝试剂：还原性物质在室温或微加热时显紫色。

溶液Ⅰ：0.5%四唑蓝甲醇溶液。

溶液Ⅱ：6mol/L氢氧化钠溶液。

临用前溶液Ⅰ和溶液Ⅱ等量混合。

（11）铁氰化钾－三氯化铁试剂：还原性物质显蓝色，再喷2mol/L盐酸溶液，则蓝色加深。

溶液Ⅰ：1%铁氰化钾溶液。

溶液Ⅱ：2%三氯化铁溶液。

临用前溶液Ⅰ和溶液Ⅱ等量混合。

（12）浓硫酸：甲醇（1:1）溶液，或5%硫酸的乙醇溶液。喷后110℃烘15分钟，各种物质显不同颜色。

2. 生物碱显色剂

（1）通用显色剂

① 改良碘化铋钾试剂：生物碱和某些含氮化合物显橙红色。

溶液Ⅰ：碱或硝酸铋0.85g溶于冰乙酸10mL和水40mL。

溶液Ⅱ：碘化钾0.8g溶于水20mL。

储存液：溶液Ⅰ和Ⅱ等量混合（置棕色瓶中可以长期保存）。

显色剂：储存液1mL与冰乙酸2mL和水10mL混合，用前配制。

② 碘化铂钾（碘铂酸）试剂：不同的生物碱显不同的颜色。

10%六氯铂酸溶液3mL和水97mL混合，加6%碘化钾溶液100mL，混合均匀，临用前配制。

③ 碘－碘化钾试剂：生物碱显棕褐色。

碘1g和碘化钾10g溶于水50mL，加热，加冰醋酸2mL，用水稀释至100mL。

④ 改良碘化铋钾：碘－碘化钾（1:1）试剂：生物碱显紫色、棕褐色或灰黑色。

⑤ 硫酸铈－硫酸试剂（改良Sonnensclein试剂）：喷后110℃烘几分钟，不同的生物碱显不同的颜色。

硫酸铈0.1g悬浮于水4mL中，加三氯乙酸1g，加热煮沸，放冷，逐滴加入浓硫酸直到混浊消失为止。

（2）各类显色剂

① 吡啶生物碱类

A. 对二甲氨基苯甲醛试剂：在浅黄色或近乎无色的背景上显蓝色。

B. 对二甲氨基苯甲醛1g溶于无水乙醇70mL，二甘醇－乙醚（diethylone glycolmonoethyl ether）30mL和盐酸1.5mL。

② 毒芹生物碱类

A. 1－氯－2,4－二硝基苯试剂：黄色背景上显蓝色。

0.5%1－氯－2,4－二硝基苯乙醇溶液。

B. 溴麝香草酚蓝试剂：黄色背景上显蓝色。

溴麝香草酚蓝0.04g溶于0.01mol/L氢氧化钠溶液100mL。

C. 亚硝基铁氰化钠试剂：γ－去氢毒芹碱显红色。

溶液Ⅰ：1%亚硝基铁氰化钠溶液。

溶液Ⅱ：10%氢氧化钠溶液。

先喷溶液Ⅰ，然后喷溶液Ⅱ。

③ 烟草生物碱类

A. 氰化溴－对氨基苯甲酸试剂：对于至少有1个α位游离的吡啶环的化合物能检出。

将薄层放在盛有氰化溴溶液（剧毒！）烧杯的密闭箱中1小时，然后喷对氨基苯甲酸溶液。

氰化溴溶液：在冰浴中加入10%氰化钠溶液到饱和溴水中直至无色。

对氨基苯甲酸溶液：对氨基苯甲酸2g溶于0.75mol/L盐酸75mL中，再用乙醇稀释成100mL。

B. 联苯胺－氰化溴试剂：烟草生物碱显红色－紫红色。

溶液Ⅰ：1%联苯胺乙醇溶液。

溶液Ⅱ：氰化溴溶液，制法见前一个显色剂。

薄层喷溶液Ⅰ后再用氰化溴熏之。

④ 阿片生物碱类

A. 硫酸钼酸试剂

1%钒酸铵的浓硫酸溶液。

B. 硫酸钒酸试剂

1%钼酸钠或钼酸铵的浓硫酸溶液。

C. 硫酸硒酸试剂

0.5%硒酸的浓硫酸溶液。

D. 硫酸－甲醛试剂

浓硫酸1mL中含30%甲醛溶液1滴。

E. 铁氰化钾－三氯化铁试剂：在阿片生物碱中，吗啡显蓝色。

溶液Ⅰ：1%铁氰化钾溶液。

溶液Ⅱ：2%三氯化铁溶液。

用前将溶液Ⅰ和溶液Ⅱ等量混合。

⑤ 吲哚生物碱类

A. Van Urk试剂：喷显色剂前将薄层在50℃烤去展开剂中的挥发性碱类，喷显色剂后将薄层置于王水的蒸气中熏之，显各种颜色。

对二甲氨基苯甲醛1g溶于30%盐酸溶液50mL，再加乙醇50mL。

B. Ehrlich试剂：有时喷后需加热。

对二甲氨基苯甲醛1 g溶于96%乙醇100mL中。

C. Prochazka试剂：喷后100℃烘5分钟，在长波紫外灯下看荧光（黄、橙、绿），再以王水蒸气熏之，荧光加强。

35%甲醛溶液10mL与25%盐酸溶液10mL和乙醇20mL混合，应临用前配制。

D. 0.2mol/L三氯化铁的35%过氯酸溶液。

E. 1%硫酸铈铵的85%磷酸溶液：长春花生物碱显各种颜色。此试剂如用等量水稀释则喷雾时较方便。

⑥ 黄嘌呤生物碱类

A. 酸性碘-碘化钾试剂：咖啡因显棕色，茶碱显红紫色，可可豆碱显蓝紫色。

碘2g和碘化钾2g溶于95%乙醇50mL中（温热），加25%盐酸50mL混匀。

B. 三氯化铁-碘试剂：生物碱显不同颜色。

三氯化铁5g和碘2g溶于丙酮50mL和20%酒石酸溶液50mL的混合液中。

C. 氯胺T试剂：咖啡因显粉红色。

溶液Ⅰ：10%氯胺T溶液。

溶液Ⅱ：1 mol/L盐酸溶液。

先喷溶液Ⅰ，干后再喷溶液Ⅱ，加热至96℃~98℃，除去氯，薄层用氢氧化铵蒸气熏，再加热。

⑦ 甾体生物碱类

A. 三氯化锑-冰乙酸（1∶1）试剂。

B. 克拉克试剂（Clark试剂）：1%多聚甲醛（Paraformaldhyde）的80%磷酸溶液。

C. 对茴香醛试剂：1%对茴香醛乙醇溶液（含2%硫酸）。

D. 5%磷钼酸乙醇溶液。

⑧ 麻黄生物碱类

A. 茚三酮试剂：喷后在105℃烘15~20分钟。

茚三酮0.2g溶于乙酸5mL和正丁醇95mL。

B. 对硝基苯胺试剂

试剂Ⅰ：

溶液Ⅰ：对硝基苯胺0.7g溶于盐酸15mL，用水稀释至100mL。

溶液Ⅱ：0.5%亚硝酸钠溶液。

喷前各取溶液Ⅰ和Ⅱ少量混合使用。

试剂Ⅱ：

1%对硝基苯胺偶氮氟硼酸盐溶液。

薄层用以上任一试剂喷雾后，再喷2mol/L氢氧化钠溶液。

C. 2,4-二硝基氯苯试剂：喷后110℃烘30~60分钟。

2,4-二硝基氯苯1g溶于96%乙醇80mL和1%乙酸钠溶液20mL混合。

D. 吩噻嗪-溴试剂

溶液Ⅰ：0.1%吩噻嗪甲醇溶液。

溶液Ⅱ：2%溴的甲醇溶液。

薄层先喷1%乙酸钠溶液，空气干燥后，再喷试剂（溶液Ⅰ10mL和溶液Ⅱ8mL混合）。

E. 对苯醌试剂：苯醌0.2g溶于95%乙醇15mL与1%乙酸钠溶液5mL混合。

F. 醌氢醌试剂：醌氢醌0.1g溶于正丁醇10mL。

G. 氯醌试剂

试剂Ⅰ：氯醌 1g 溶于二氧六环 10mL。

试剂Ⅱ：氯醌 0.8g 溶于表露醇（epichlorohydrin）100mL。

薄层喷试剂Ⅰ，室温即可显出色点，喷试剂Ⅱ，则 110℃烘色点方能显色。

H. 氯－联苯胺试剂：产生氯气。4% 高锰酸钾溶液和 10% 盐酸溶液于密闭玻璃槽中小量混合。

显色剂：1% 碘化钾溶液 7.5mL 和联苯胺溶液 17.5mL（联苯胺 1g 溶于 2% 乙酸溶液 250mL 中）混合。

薄层用氯气熏 3 分钟，多余的氯用热风吹 5 分钟除去，再喷显色剂。

⑨ 秋水仙生物碱类

三氯化锑试剂：三氯化锑 25g 溶于氯仿 75mL 中成饱和溶液。

3. 强心苷显色剂

（1）碱性 3,5－二硝基苯甲酸试剂：强心苷显紫红色，几分钟后褪色。

2% 3,5－二硝基苯甲酸甲醇溶液与 2mol/L 氢氧化钾溶液，用前按 1∶1 混合。

（2）碱性三硝基苯试剂：在浅橙色背景上显橙红色。

溶液Ⅰ：间三硝基苯 100mg 溶于二甲基甲酰胺 40mL，加浓盐酸 3～4 滴，加水至 100mL，避光能长期保存。

溶液Ⅱ：5% 碳酸钠溶液。

先喷溶液Ⅰ，再喷溶液Ⅱ。喷后 90℃～100℃烘 5 分钟。

（3）三氯乙酸试剂：喷后 110℃烘 7～10 分钟，紫外光下观察荧光。

试剂Ⅰ：25% 三氯乙酸的乙醇或氯仿溶液，配制后可放置数日。

或用试剂Ⅱ：上述乙醇溶液用前每 10mL 加过氧化氢溶液 4 滴或与新配的 3% 氯胺 T 水溶液，按 4∶1 混合。

（4）三氯化锑试剂：喷后 100℃烘 5 分钟，日光下或紫外光下观察。

25% 或饱和的三氯化锑氯仿溶液。

（5）磷酸－溴试剂

溶液Ⅰ：10% 磷酸溶液。

溶液Ⅱ：溴化钾饱和溶液－溴酸钾饱和溶液－25% 盐酸溶液（1∶1∶1）。

薄层用溶液Ⅰ喷湿后，在 125℃烘 12 分钟（薄层太湿时则烘的时间可适当延长），在紫外光下观察一次，将薄层再烘热，趁热喷溶液Ⅱ，再在紫外光下观察。

4. 黄酮苷显色剂 黄酮类成分在紫外光下大多显出不同颜色，用氨熏，喷三氯化铝溶液或喷氢氧化钠等碱性溶液，则颜色变深或变色。

（1）氨气。

（2）10% 氢氧化钠或氢氧化钾溶液。

（3）1% 或 5% 碳酸钠溶液。

（4）1% 或 5% 三氯化铝乙醇溶液。

（5）2% 醋酸镁甲醇溶液。

（6）饱和三氯化锑的氯仿溶液：100℃烘5分钟。

以上六种试剂在喷前喷后将薄层置日光与紫外光下观察。

（7）1% ~2%三氯化铁乙醇溶液。

（8）1%中性乙酸铅或碱式乙酸铅溶液。

（9）0.1mol/L硝酸银溶液。

（10）铁氰化钾－三氯化铁试剂

溶液Ⅰ：2%铁氰化钾溶液。

溶液Ⅱ：2%三氯化铁溶液。

临用前溶液Ⅰ与溶液Ⅱ等量混合。

（11）硼氢化钾试剂：双氢黄酮化合物显红色、橙红色。

溶液Ⅰ：1% ~2%硼氢化钾（钠）异丙醇溶液，必须新鲜配制。

溶液Ⅱ：浓盐酸。

先喷Ⅰ，5分钟后放入盐酸蒸气槽内。

（12）Shinoda试剂：在混有锌粉的硅胶薄层上喷盐酸，黄酮醇显红紫色。

制备硅胶薄层时，加入2%（*W/W*）锌粉混合，薄层展开后喷6mol/L盐酸溶液，如展开剂为酸性，可在展开后先喷锌－丙酮混悬液，再喷盐酸溶液。

（13）罗丹明－氨试剂

溶液Ⅰ：0.1%罗丹明B的4%盐酸溶液。

溶液Ⅱ：浓氨溶液。

先喷溶液Ⅰ，然后将薄层放入氨蒸气槽内。

（14）对氨基苯磺酸试剂

溶液Ⅰ：0.3%对氨基苯磺酸盐溶液。

溶液Ⅱ：5%亚硝酸钠溶液。

将对氨基苯磺酸0.3g溶于8%盐酸溶液100mL中，取此溶液25mL用冰冷却，加预冷的溶液Ⅱ1.5mL。

（15）硼酸－柠檬酸试剂

溶液Ⅰ：饱和硼酸的丙酮溶液。

溶液Ⅱ：柠檬酸丙酮溶液。

先喷溶液Ⅰ，再喷溶液Ⅱ。

（16）福林试剂（Folin－ciocalteu试剂）：钨酸钠10g和钼酸钠2.5g溶于70mL水中，再缓缓加85%磷酸5mL和浓盐酸10mL。将混合液回流煮沸10小时，然后加硫酸锂15g，水5mL及溴一滴，再回流煮沸15分钟。所得溶液冷却后移置1000mL容量瓶中并用水稀释到刻度（贮备液），溶液应不显绿色。

溶液Ⅰ：20%碳酸钠溶液。

溶液Ⅱ：临用前上述贮备液1份用水3份稀释。

先喷溶液Ⅰ，稍干再喷溶液Ⅱ。

5. 皂苷类显色剂

（1）25%磷钼酸乙醇溶液：喷后在140℃加热5～10分钟，皂苷元均呈深蓝色。

（2）三氯化锑浓盐酸或氯仿溶液：喷后在90℃烘10分钟（应在通风橱中进行），不同的皂苷元在可见光或紫外光下显出各种颜色。

（3）硫酸－甲醇（1∶2）溶液：喷后加热，不同的皂苷元可显红褐色、紫色、黄色或黑色。所显颜色与温度无关。

（4）氯磺酸－乙酸（1∶1）溶液：喷后130℃加热5分钟，各种皂苷元可显天蓝、紫、粉红、淡棕等色，在紫外光下也显不同的荧光。

（5）碘蒸气：薄层置于碘蒸气筒中，皂苷元皆显棕黄色斑点。

（6）三氯乙酸或三氯乙酸－乙酸（1∶2）溶液，喷后在100℃加热20分钟皆显黄色。

6. 蒽醌类显色剂 蒽醌及其苷本身在日光下显黄色，在紫外光下则显黄色、红色、橙色荧光。在薄层上用氨熏或喷氢氧化钾碱溶液，则颜色变深或变色。

（1）氨气。

（2）10%氢氧化钾甲醇溶液。

（3）3%氢氧化钠溶液或碳酸钠溶液。

（4）0.5%乙酸镁甲醇溶液：喷后90℃烘5分钟。

（5）0.5%乙酸铝溶液：喷后紫外光下看荧光。

（6）0.5%牢固蓝B试剂：喷后则原来喷氢氧化钠或氢氧化钾等碱溶液显荧光的斑点，此时在可见光下显棕色、紫色或绿色。也可先喷本试剂，再喷稀氢氧化钠溶液而显色。也用于酚类及能偶合的芳香胺的显色。

溶液Ⅰ：新配的0.5%牢固蓝B盐的水溶液。

溶液Ⅱ：0.1 mol/L氢氧化钠溶液。

先喷溶液Ⅰ，再喷溶液Ⅱ。

7. 香豆精苷显色剂

（1）0.5%碘的碘化钾溶液：香豆精显各种颜色，很多其他类型的化合物也显色。

（2）重氮化氨基苯磺酸试剂：香豆精显黄、橙、红、棕、紫等颜色，也用于酚类、芳香胺及转偶合的杂环化合物的显色。

对氨基苯磺酸0.9g加热溶于12mol/L盐酸9mL，用水稀释到100mL，取此溶液10mL用水冷却，加冰冷的4.5%亚硝酸钠溶液10mL，0℃放15分钟（在0℃可保存3天），用前加等体积1%碳酸钠溶液。

（3）重氮化对硝基苯胺试剂：香豆精显黄、橙、红、棕、紫等颜色，也用于酚类的显色。

对硝基苯胺0.7g溶于12mol/L盐酸9mL，用水稀释到100mL，将此溶液逐渐滴加到冰冷的1%亚硝酸钠溶液5mL中，再用冰冷的水稀释到100mL，需临用时新配。

（4）4－氨基安替比林－铁氰化钾试剂：香豆精和酚类显橙红色至深红色。

溶液Ⅰ：2%4－氨基安替比林乙醇溶液。

溶液Ⅱ：8%铁氰化钾溶液。

先喷溶液Ⅰ，再喷溶液Ⅱ，再用氨气熏之。

（5）稀氢氧化钠溶液：喷前喷后薄层在短波长的紫外光灯下观察荧光。

8. 挥发油显色剂

（1）茴香醛－浓硫酸试剂：喷后105℃烘，挥发油中各成分显不同颜色。

浓硫酸1mL加到冰醋酸50mL中，冷后加茴香醛0.5mL。必须临用时配制。

（2）荧光素－溴试剂：检出含乙烯基化合物。

溶液Ⅰ：荧光素0.1g溶于乙醇100mL。

溶液Ⅱ：5%溴的四氯化碳溶液。

薄层喷溶液Ⅰ后，放入盛溶液Ⅱ的槽内，溴把荧光素转变成粉红色的曙红（Eosin），它在长波长的紫外光下不显荧光。如果薄层上有乙烯基化合物，则溴与它作用而不与荧光素作用，在长波长的紫外光下观察时，此处仍显荧光素的黄色荧光。

（3）碘化钾－冰醋酸－淀粉试剂：斑点显蓝色则为过氧化物。

溶液Ⅰ：4%碘化钾溶液10mL与冰醋酸40mL混合，再加锌粉一小匙过滤。

溶液Ⅱ：新配制的1%淀粉溶液。

先喷溶液Ⅰ，5分钟后大量喷溶液Ⅱ，直喷到薄层透明为止。

（4）对二甲氨基苯甲醛试剂：检出物在室温或80℃烘10分钟显深蓝色。

0.25g对－二甲氨基苯甲醛，溶于50mL冰醋酸，5g 85%磷酸和20mL水的混合液中（棕色瓶中可保存数日）。

（5）异羟肟酸铁试剂：斑点显淡红色，可能是酯和内酯。

溶液Ⅰ：盐酸羟胺5g溶于水12mL，再用乙醇稀释到50mL，储于冷处。

溶液Ⅱ：氢氧化钾10g溶于很少量水，再用乙醇稀释到50mL，储于冷处。

溶液Ⅲ：溶液Ⅰ和溶液Ⅱ以1∶2混合，滤去氯化钾沉淀，所得滤液必须放入冰箱中，可稳定两星期。

溶液Ⅳ：三氯化铁（$FeCl_3 \cdot 6H_2O$）10g溶于36%盐酸20mL中，与乙醚200mL振摇，得均匀的溶液，密塞储存可长久使用。

先喷溶液Ⅲ，在室温先干燥后，再喷溶液Ⅳ。

（6）2,4－二硝基苯肼试剂：醛和酮化合物显黄色。

36%盐酸10mL，2,4－二硝基苯肼1g，加入乙醇1000mL中。

（7）0.3%邻联二茴香胺冰醋酸溶液：醛和酮化合物显各种颜色。

（8）三氯化铁试剂：酚性物质显蓝绿色。

1%～5%三氯化铁的0.5mol/L盐酸溶液。

（9）4－氨基安替比林－铁氰化钾试剂：酚性物质显橙红色至深红色。

溶液Ⅰ：2%4－氨基安替比林乙醇溶液。

溶液Ⅱ：8%铁氰化钾溶液。

先喷溶液Ⅰ，再喷溶液Ⅱ，再用氨气熏之。

（10）硝酸铈铵试剂：醇在黄色背景显棕色。

硝酸铈铵 6g 溶于 4mol/L 的硝酸溶液 100mL 中。

（11）钒酸铵（钠）－8－羟基喹啉试剂：醇在蓝灰色背景显淡红色，有时需微加热。

1% 钒酸铵（钠）溶液 1mL 和 25% 8－羟基喹啉的 6% 乙醇溶液 1mL，加入苯 30mL 中振摇，分出灰蓝色的苯溶液使用。

（12）溴甲酚绿试剂：有机酸显黄色。

双甲酮 30mg 溶于乙醇 90mL 中，慢慢加入 85% 磷酸 10mL，放置于冷处能用几星期，但新配的效果较好。

（13）酚－硫酸试剂：喷后 110℃烘 10～15 分钟，糖显棕色。

酚 3g 及浓硫酸 5mL 溶于乙醇 95mL 中。

（14）3,5－二氨基苯甲酸－磷酸试剂：喷后 100℃烘 15 分钟，2－去氧糖在日光下显红棕色，在紫外光下显黄绿色荧光。

3,5－二氨基苯甲酸盐酸盐 1g 溶于 80% 磷酸 25mL，加水稀释至 60mL。

（15）对硝基苯胺－过碘酸试剂

溶液Ⅰ：饱和偏高碘酸溶液 1 份加水 2 份稀释。

溶液Ⅱ：1% 对硝基苯胺乙醇溶液 4 份与盐酸 1 份混合。

先喷溶液Ⅰ，放置 10 分钟再喷溶液Ⅱ，去氧糖显黄色，紫外光下显强荧光，再喷 5% 氢氧化钠甲醇溶液，颜色转绿，乙二醇同样显色。

溴甲酚绿 0.04g 溶于乙醇 100mL，然后再加 0.1 mol/L 氢氧化钠溶液到蓝色刚刚出现。

9. 有机酸显色剂

（1）甲红指示剂：0.1% 甲红乙醇溶液。

（2）甲红－溴酚蓝混合指示剂：如展开剂中含乙酸，则喷前薄层在 120℃烘烤除去。在黄色背景上显红色。

甲红 1g 及溴酚蓝 3g 溶于 95% 乙醇 1000mL 中。

（3）溴酚蓝指示剂：显黄色。

0.04% 溴酚蓝乙醇溶液，用 0.1 mol/L 氢氧化钠溶液调至微碱性。

（4）溴甲酚绿指示剂：如展开剂中含乙酸，则喷前薄层在 120℃烘烤除去，在蓝色背景上显黄色。

溴甲酚绿 0.04g 溶于乙醇 100mL 中，用 0.1mol/L 氢氧化钠溶液至蓝色刚刚出现。

（5）溴甲酚紫指示剂：喷前薄层在 100℃烘 10 分钟，冷却至室温后，喷显色剂。在蓝色背景上显黄色。

溴甲酚紫 0.04g 溶于 50% 乙醇 100mL，用 0.1mol/L 氢氧化钠溶液调至 pH10.0。

（6）溴甲酚紫柠檬酸试剂：溴甲酚紫 25mg 及柠檬酸 100mg 溶于丙酮－水（9∶1）混合液 100mL 中。

（7）百里酚酞碱溶液：在灰色或蓝色背景上显白色。

百里酚酞 50mg 溶于 2% 氢氧化钠溶液 100mL 中。

(8) 品红染料溶液：在玫瑰色或红色背景上显红色或白色。

0.05%酸性或碱性品红水溶液。

(9) 芳香胺-还原糖试剂：芳香胺（如苯胺5g）和还原糖（如木糖5g）溶于100mL 95%乙醇中。

(10) 碘化物淀粉试剂：在白色或浅蓝色背景上显深蓝色，灵敏度为2μg。

8%碘化钾溶液，2%碘酸钾溶液及1%淀粉溶液等量混合，用前新鲜配制。

(11) 硝酸铈铵-吲哚乙醇溶液

溶液Ⅰ：10%硝酸铈铵溶液。

溶液Ⅱ：0.25%吲哚乙醇溶液。

薄层先喷溶液Ⅰ再喷溶液Ⅱ。

(12) 联苯胺-亚硝酸钠试剂：喷后在紫外灯（254nm）下观察荧光。

溶液Ⅰ：联苯胺2.5g溶于浓盐酸7mL及水500mL中。

溶液Ⅱ：10%亚硝酸钠溶液。

临用前溶液Ⅰ3份和溶液Ⅱ2份混合。

10. 氨基酸显色剂

(1) 通用试剂

① 茚三酮试剂：用于氨基酸、氨及氨基糖，喷后110℃加热至显出颜色。

试剂Ⅰ：茚三酮0.3g溶于正丁醇100mL中，加冰乙酸3mL。

试剂Ⅱ：茚三酮0.2g溶于乙醇100mL中。

为了使茚三酮显色稳定，可采用下法：

硝酸铜试剂：饱和硝酸铜溶液1mL与10%硝酸溶液0.2mL及96%乙醇100mL混合。

方法：茚三酮试剂显色后用硝酸铜试剂喷雾，斑点由蓝紫色转成红色。

② 吲哚醌试剂：吲哚醌1g溶于乙醇100mL中，加冰乙酸10mL。

③ 茚三酮-硝酸铜试剂（Moffatt-Lytle反应）：喷后在电炉上烤至刚刚显色，颜色在日光中逐渐加深，某些氨基酸首先显出颜色，用笔立即将色点记下，许多氨基酸显出特殊的颜色，不同的氨基酸显色的速度也有差别。

④ 1,2-萘醌-4-磺酸试剂（Folin试剂）：喷后在室温干燥，不同的氨基酸产生不同的颜色。

1,2-萘醌-4-磺酸钠0.02g溶于5%碳酸钠溶液100mL中，新鲜制备。

⑤ 氯气-联甲苯胺试剂

氯化作用：薄层放在氯气中，假如氯气是从氯气筒中得到的，放置5~10分钟，如果由1.5%高锰酸钾溶液及10%盐酸（1:1）的混合物制得的，则需放置5~20分钟，然后将薄层置空气中5分钟以除去过量的氯气，再喷试剂。

试剂配制：邻联甲苯胺160mg溶于乙酸30mL中，溶液用蒸馏水500mL稀释，然后再加碘化钾1g。

(2) 特殊显色剂

① 8-羟基喹啉-次溴酸钠试剂（Sakaguchi试剂）：鉴定精氨酸，在薄层上先喷试

剂Ⅰ，干燥后再喷试剂Ⅱ，精氨酸显橙色至红色点。

试剂Ⅰ：0.1%8－羟基喹啉丙酮溶液。

试剂Ⅱ：溴0.2mL溶于0.5mol/L氢氧化钠溶液100mL中。

② 亚硝酰铁氰化钠－铁氯化钾试剂（FCNP试剂）：10%氢氧化钠水溶液，10%亚硝酰铁氰化钠水溶液，10%铁氰化钾水溶液与水按1∶1∶1∶3混合，室温放置20分钟。此试剂于冰箱中可保存几周，用前与等量丙酮混匀。

③ 亚硝酰铁氰化钠试剂：鉴定分子中含－SH基的半胱氨酸，含－S－S－键的胱氨酸及精氨酸。

试剂Ⅰ：亚硝酰铁氰化钠1.5g溶于2mol/L盐酸溶液5mL中，加入甲醇95mL及25%氢氧化铵溶液10mL，溶液过滤。

注意：含－SH基的氨基酸显红色，精氨酸转橙色最后呈灰蓝色。

试剂Ⅱ：氰化钠2g溶于水5mL，用甲醇稀释至100mL。

注意：含－S－S－键的氨基酸用试剂Ⅰ、Ⅱ喷后在黄色背景上显红色，氰化钠剧毒，用时须谨慎！

④ 碘铂酸试剂：10%六氯铂酸溶液3mL与水97mL混合，再加入6%碘化钾水溶液100mL，用前新鲜配制。

⑤ 重氮化碘试剂：鉴定含硫氨基酸。

重氮化钠3g溶于0.1mol/L碘溶液100mL中，用前新鲜配制。

⑥ 2,3,5－三苯基－H－四唑化氯试剂（TTC试剂）：用前将试剂Ⅰ、Ⅱ等量混合，喷后薄层在100℃烘5～10分钟，显红色。

试剂Ⅰ：4% TTC甲醇溶液。

试剂Ⅱ：1mol/L氢氧化钠溶液。

⑦ 重氮化对氨基苯磺酸试剂（Pauly）：对氨基苯磺酸4.5g加热溶于12mol/L盐酸溶液45mL中，用水稀释至500mL。取稀释液10mL于冰浴中冷却后加入冷却的4.5%亚硝酸钠水溶液10mL，此试剂于0℃保留15分钟（低温时可稳定1～3天），喷前加等体积10%碳酸钠水溶液。

⑧ 蓝光偶氮胺盐试剂（重氮试剂）：在薄层上先喷试剂Ⅰ，再喷试剂Ⅱ。

试剂Ⅰ：0.5%蓝光偶氮胺盐水溶液，新鲜配制。

试剂Ⅱ：0.1mol/L氢氧化钠溶液。

⑨ 香草醛－氢氧化钾试剂：鉴定鸟氨酸及脯氨酸，薄层先喷试剂Ⅰ，并于110℃加热10分钟，鸟氨酸于短波长紫外光下显出强绿黄色荧光而赖氨酸仅显弱绿黄色荧光。然后喷试剂Ⅱ，并稍加热，鸟氨酸转成橙红色，而脯氨酸、羟基脯氨酸、哌啶酸及肌氨酸几小时后转成红色，甘氨酸产生棕绿色斑点，其他氨基酸转成弱棕色。

⑩ 高碘酸钠－Nesslers试剂：鉴定结构中含—OH基的丝氨酸、苏氨酸。

薄层先喷试剂Ⅰ，室温干燥后再喷试剂Ⅱ。

试剂Ⅰ：1%高碘酸钠水溶液。

试剂Ⅱ：Nesslers试剂：碘化汞10g用少量水调成糊状，加入碘化钾5g，然后将氢氧化钠20g溶于水80mL中，加到上述混合物中，用水调节体积成100mL，糊状物立即成为溶液，将此溶液放置数天，使之沉淀，倾出溶液。

11. 糖显色剂

（1）茴香醛硫酸试剂：喷后100℃~105℃烘，不同的糖显不同颜色，浓硫酸1mL加到含茴香醛0.5mL的乙醇溶液50mL中，需临用前配。

（2）1,3-二羟基苯酚-硫酸试剂：在110℃预热的薄层上喷试剂几分钟后在白色背景上显不同颜色，再加热，颜色加深，背景也变深。

（3）苯胺-二苯胺-磷酸试剂：喷后85℃烘10分钟，各种糖显不同颜色。

二苯胺4g，苯胺4mL及85%磷酸20mL溶于丙酮200mL中。

（4）茴香胺-邻苯二甲酸试剂：喷后100℃烘10分钟，己糖显绿色，6-去氧己糖显黄绿色，戊糖显红紫色，糖醛酸显棕色。

0.1mol/L对茴香胺和0.1mol/L邻苯二甲酸的乙酸溶液。

（5）苯胺-邻苯二甲酸试剂：喷后105℃~110℃烘10分钟，糖显红棕色。

苯胺0.93g和邻苯二甲酸1.66g溶于水饱和的丁醇100mL中。

（6）α-萘酚-硫酸试剂：喷后100℃烘3~6分钟，多数糖显蓝色。鼠李糖显橙色，所显颜色于室温稳定2~3天。

15% α-萘酚乙醇溶液21mL，浓硫酸13mL，乙醇87mL及水8mL混匀后使用。

（7）1,3-二羟基萘酚-磷酸试剂：喷后105℃烘5~10分钟，酮糖显红色，醛糖显淡蓝色。

0.2%1,3-二羟基萘酚乙醇溶液100mL与85%磷酸100mL混合后使用。

（8）百里酚-硫酸试剂：喷后120℃烘15~20分钟，多数糖在白色背景上显暗红色，继续加热则变成浅紫色。

百里酚0.5g及浓硫酸5mL溶于乙醇95mL中。

（9）双甲酮-磷酸试剂：喷后110℃烘15~20分钟，仅酮糖显暗绿灰色。

附录三　常用缓冲溶液的配制

附表 1　　Na_2HPO_4－柠檬酸缓冲液

pH	0. 2mol/L Na_2HPO_4 (mL)	0. 1mol/L 柠檬酸 (mL)	pH	0. 2mol/L Na_2HPO_4 (mL)	0. 1mol/L 柠檬酸 (mL)
2. 2	0. 40	19. 60	5. 2	10. 72	9. 28
2. 4	1. 24	18. 76	5. 4	11. 15	8. 85
2. 6	2. 18	17. 82	5. 6	11. 60	8. 40
2. 8	3. 17	16. 83	5. 8	12. 09	7. 91
3. 0	4. 11	15. 89	6. 0	12. 63	7. 37
3. 2	4. 94	15. 06	6. 2	13. 22	6. 78
3. 4	5. 70	14. 30	6. 4	13. 85	6. 15
3. 6	6. 44	13. 56	6. 6	14. 55	5. 45
3. 8	7. 10	12. 90	6. 8	15. 45	4. 55
4. 0	7. 71	12. 29	7. 0	16. 47	3. 53
4. 2	8. 28	11. 72	7. 2	17. 39	2. 61
4. 4	8. 82	11. 18	7. 4	18. 17	1. 83
4. 6	9. 35	10. 65	7. 6	18. 73	1. 27
4. 8	9. 86	10. 14	7. 8	19. 15	0. 85
5. 0	10. 30	9. 70	8. 0	19. 45	0. 55

$Na_2HPO_4 \cdot 2H_2O$，分子量＝178. 05；　0. 2mol/L 溶液含 35. 61g/L

柠檬酸·H_2O，分子量＝210. 14；　0. 1mol/L 溶液含 21. 01 g/L

附表 2　　柠檬酸－柠檬酸钠缓冲溶液（0. 1mol/L）

pH	0. 1mol/L (mL) 柠檬酸	0. 1mol/L (mL) Na_3 柠檬酸	pH	0. 1mol/L (mL) 柠檬酸	0. 1mol/L (mL) Na_3 柠檬酸
3. 0	18. 6	1. 4	5. 0	8. 2	11. 8
3. 2	17. 2	2. 8	5. 2	7. 3	12. 7
3. 4	16. 0	4. 0	5. 4	6. 4	13. 6
3. 6	14. 9	5. 1	5. 6	5. 5	14. 5
3. 8	14. 0	6. 0	5. 8	4. 7	15. 3
4. 0	13. 1	6. 9	6. 0	3. 8	16. 2
4. 2	12. 3	7. 7	6. 2	2. 8	17. 2
4. 4	11. 4	8. 6	6. 4	2. 0	18. 0
4. 6	10. 3	9. 7	6. 6	1. 4	18. 6
4. 8	9. 2	10. 8			

柠檬酸·H_2O，分子量＝210. 14；0. 1mol/L 溶液含 21. 0g/L

Na_3 柠檬酸·$2H_2O$，分子量＝294. 12；0. 1mol/L 溶液含 29. 4g/L

附表 3 醋酸缓冲溶液（0.2mol/L）

pH（18℃）	0.2mol/L NaAc（mL）	0.2mol/L HAc（mL）	pH（18℃）	0.2mol/L NaAc（mL）	0.2mol/L HAc（mL）
3.6	0.75	9.25	4.8	5.90	4.10
3.8	1.20	8.80	5.0	7.00	3.00
4.0	1.80	8.20	5.2	7.90	2.10
4.2	2.65	7.35	5.4	8.60	1.40
4.4	3.70	6.30	5.6	9.10	0.90
4.6	4.90	5.10	5.8	9.40	0.60

$NaAc \cdot 3H_2O$，分子量＝136.09；0.2mol/L 溶液含 27.22g/L

附表 4 苯二甲酸氢钾－氢氧化钠缓冲液

pH	0.1mol/L NaOH（mL）	0.2mol/L 苯二甲酸氢钾（mL）	加水至（mL）
4.0	0.40	25.00	100.00
4.2	3.65	25.00	100.00
4.4	7.35	25.00	100.00
4.6	12.00	25.00	100.00
4.8	17.50	25.00	100.00
5.0	23.65	25.00	100.00
5.2	29.75	25.00	100.00
5.4	35.25	25.00	100.00
5.6	39.70	25.00	100.00
5.8	43.10	25.00	100.00
6.0	45.40	25.00	100.00
6.2	47.00	25.00	100.00

附表 5 磷酸缓冲液（0.2mol/L）

pH	0.2mol/L Na_2HPO_4（mL）	0.2mol/L NaH_2PO_4（mL）	pH	0.2mol/L Na_2HPO_4（mL）	0.2mol/L NaH_2PO_4（mL）
5.8	8.0	92.0	7.0	61.0	39.0
6.0	12.3	87.7	7.2	72.0	28.0
6.2	18.5	81.5	7.4	81.0	19.0
6.4	26.5	73.5	7.6	87.0	13.0
6.6	37.5	62.5	7.8	91.5	8.5
6.8	49.0	51.0	8.0		5.3

$Na_2HPO_4 \cdot 2H_2O$，分子量＝178.05；0.2mol/L 溶液含 35.61g/L

$NaH_2PO_4 \cdot 2H_2O$，分子量＝156.03；0.2mol/L 溶液含 31.21g/L

$NaH_2PO_4 \cdot H_2O$，分子量＝138.0；0.2mol/L 溶液含 27.6g/L

$Na_2HPO_4 \cdot 12H_2O$，分子量＝358.22；0.2mol/L 溶液含 71.64g/L

附表 6　　**硼酸缓冲液**（0.2mol/L 硼酸盐）

pH	0.05mol/L 硼砂（mL）	0.2mol/L 硼酸（mL）	pH	0.05mol/L 硼砂（mL）	0.2mol/L 硼酸（mL）
7.4	1.0	9.0	8.2	3.5	6.5
7.6	1.5	8.5	8.4	4.5	5.5
7.8	2.0	8.0	8.7	6.0	4.0
8.0	3.0	7.0	9.0	8.0	2.0

硼砂 $Na_2B_4O_7 \cdot 10H_2O$，分子量 = 381.43；0.05mol/L 溶液含硼砂 19.07g/L

硼酸，分子量 = 61.84；0.2mol/L 溶液含 12.37g/L

硼砂易失去结晶水，必须在带塞的瓶中保存；硼砂溶液也可以用半中和的硼酸溶液代替。

附表 7　　**盐酸－氯化钾缓冲溶液**

pH	0.1mol/L HCl（mL）	1/5mol/L KCl（mL）	加水至（mL）	pH	0.1mol/L HCl（mL）	1/5mol/L KCl（mL）	加水至（mL）
1.1	94.56	2.70	100.00	1.7	23.76	38.10	100.00
1.2	75.10	12.45	100.00	1.8	18.68	40.60	100.00
1.3	59.68	20.15	100.00	1.9	14.98	42.50	100.00
1.4	47.40	26.30	100.00	2.0	11.90	44.05	100.00
1.5	37.64	31.20	100.00	2.1	9.46	45.30	100.00
1.6	29.90	35.00	100.00	2.2	7.52	46.25	100.00

1/5mol/L KCl 溶液：溶 7.455g 氯化钾于水中，稀释至 500mL。

附表 8　　**苯二甲酸氢钾－盐酸缓冲溶液**

pH	0.1mol/L HCl（mL）	1/5mol/L 苯二甲酸氢钾（mL）	加水至（mL）	pH	0.1mol/L HCl（mL）	1/5mol/L 苯二甲酸氢钾（mL）	加水至（mL）
2.2	46.60	25.00	100.00	3.2	14.80	25.00	100.00
2.4	39.60	25.00	100.00	3.4	9.95	25.00	100.00
2.6	33.00	25.00	100.00	3.6	6.00	25.00	100.00
2.8	26.50	25.00	100.00	3.8	2.65	25.00	100.00
3.0	20.40	25.00	100.00				

1/5mol/L 苯二甲酸氢钾溶液：称取在硫酸干燥器中干燥过 24 小时的苯二甲酸氢钾 20.44g，溶于水中，稀释至 500mL。

附表 9　　**苯二甲酸氢钾－氢氧化钠缓冲液**

pH	0.1mol/L NaOH（mL）	0.2mol/L 苯二甲酸氢钾（mL）	加水至（mL）	pH	0.1mol/L NaOH（mL）	0.2mol/L 苯二甲酸氢钾（mL）	加水至（mL）
4.0	0.40	25.00	100.00	5.2	29.75	25.00	100.00
4.2	3.65	25.00	100.00	5.4	35.25	25.00	100.00
4.4	7.35	25.00	100.00	5.6	39.70	25.00	100.00
4.6	12.00	25.00	100.00	5.8	43.10	25.00	100.00
4.8	17.50	25.00	100.00	6.0	45.40	25.00	100.00
5.0	23.65	25.00	100.00	6.2	47.00	25.00	100.00

附表 10 磷酸二氢钾 - 氢氧化钠缓冲液

pH	0.1mol/L NaOH (mL)	0.2mol/L 磷酸二氢钾 (mL)	加水至 (mL)	pH	0.1mol/L NaOH (mL)	0.2mol/L 磷酸二氢钾 (mL)	加水至 (mL)
5.8	3.66	25.00	100.00	7.0	29.54	25.00	100.00
6.0	5.64	25.00	100.00	7.2	34.90	25.00	100.00
6.2	8.55	25.00	100.00	7.4	39.34	25.00	100.00
6.4	12.60	25.00	100.00	7.6	42.74	25.00	100.00
6.6	17.74	25.00	100.00	7.8	45.17	25.00	100.00
6.8	23.60	25.00	100.00	8.0	46.85	25.00	100.00

0.2mol/L 磷酸二氢钾溶液：溶 13.616g 磷酸二氢钾于水中，稀释至 500mL。

附表 11 硼酸 - 氯化钾 - 氢氧化钠缓冲液

pH	0.1mol/L NaOH (mL)	0.2mol/L 硼酸 - 氯化钾 (mL)	加水至 (mL)	pH	0.1mol/L NaOH (mL)	0.2mol/L 硼酸 - 氯化钾 (mL)	加水至 (mL)
7.8	2.65	25.00	100.00	9.0	21.40	25.00	100.00
8.0	4.00	25.00	100.00	9.2	26.70	25.00	100.00
8.2	5.90	25.00	100.00	9.4	32.00	25.00	100.00
8.4	8.55	25.00	100.00	9.6	36.85	25.00	100.00
8.6	12.00	25.00	100.00	9.8	40.80	25.00	100.00
8.8	16.40	25.00	100.00	10.0	48.90	25.00	100.00

1/5mol/L 硼酸 - 氯化钾溶液：溶 6.202g 硼酸和 7.456g 氯化钾于水中，稀释至 500mL。

注：上述表 7 ~ 表 11 所用水应是无二氧化碳的蒸馏水。

附表 12 标准缓冲溶液 pH 值

溶液	温度 (℃)									pH 稳定度	
	0	10	20	25	30	38	40	50	60	对酸碱*	对稀释**
0.1mol/L HCl	1.10	1.10	1.10	1.10	1.10	1.10	1.10	1.11	1.11	—	—
0.05mol/L 草酸三氢钾	1.67	1.67	1.68	1.68	1.69		1.70	1.71	1.73	0.07	+0.19
饱和酒石酸氢钾	—	—	—	3.56	3.55	3.54	3.54	3.55	3.57	0.027	+0.06
0.5mol/L 邻苯二甲酸氢钾	4.01	4.00	4.00	4.01	4.01	4.02	4.03	4.06	4.10	0.024	+0.06
0.025mol/L 琥珀酸氢钠	5.46	5.42	—	5.40	—	5.41	—	—	—	0.037	+0.06
0.025mol/L 磷酸二氢钠	6.98	6.92	6.88	6.86	6.85	6.84	6.84	6.83	6.84	0.024	+0.09
0.01mol/L 硼砂	9.46	9.33	9.22	9.18	9.14	9.07	9.01	9.01	9.96	0.020	+0.02
0.025mol/L 碳酸氢钠	10.32	10.18	—	10.12	—	9.91	—	—	—	0.026	+0.09
0.01 mol/L 磷酸三钠	—	—	—	11.72	—	11.88	—	—	—	0.027	-0.10

*：使 1L 溶液的 pH 值增加 1 单位时所需要 NaOH 的摩尔数。

**：+代表使溶液稀释一倍体积时 pH 值增加数。

主 要 参 考 书 目

1. 梁生旺. 中药制剂分析. 第 2 版. 北京：中国中医药出版社，2007
2. 梁生旺，万丽. 分析化学. 第 1 版. 北京：中国中医药出版社，2012
3. 梁生旺，万丽. 仪器分析. 第 1 版. 北京：中国中医药出版社，2012
4. 王强 ，罗集鹏 . 中药分析. 第 1 版. 北京：中国医药科技出版社 ，2009
5. 吴玉田 . 药物分析信息学及应用 . 第 1 版. 北京：人民卫生出版社 ，2009
6. 李好枝 . 体内药物分析. 第 1 版. 北京：中国医药科技出版社 ，2003
7. 孟宪纾. 中成药分析. 第 2 版. 北京：人民卫生出版社，1998
8. 傅强. 中药分析. 第 1 版. 北京：化学工业出版社，2010
9. 高文远. 现代中药质量控制及技术. 第 1 版. 北京：科学出版社，2010
10. 卫生部药政局，中国药品生物制品检定所. 中国药品检验标准操作规范. 第 1 版. 北京：中国医药科技出版社，1996
11. 刘文英. 药物分析. 第 6 版. 北京：人民卫生出版社，2007
12. 梁生旺，刘伟. 中药制剂定量分析. 第 1 版. 北京：中国中医药出版社，1998
13. 王宝琴. 中成药质量标准与标准物质研究. 第 1 版. 北京：中国医药科技出版社，1994
14. 杜文武，张振中. 现代色谱技术 . 第 1 版. 郑州 ：河南医科大学出版社，2001
15. 谢培山. 中药色谱指纹图谱. 第 1 版. 北京：人民卫生出版社，2005
16. 马广慈. 药物分析方法与应用. 第 1 版. 北京：科学出版社，2000
17. 陈德昌. 中药化学对照品工作手册. 第 1 版. 北京：中国医药科技出版社，2000